U0210035

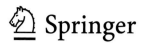

Clinical Reproductive Medicine and Surgery: A Practical Guide

临床生殖医学与手术

中文翻译版　原书第 3 版

主　编　〔美〕托马索·法尔科内

　　　　〔美〕威廉·W.赫德

主　审　郎景和

主　译　林　忠

副主译　谢丹尼　孙　燕　刘　刚　杨一华

科学出版社

北　京

图字：01-2022-1738

内容简介

生殖医学领域迄今已经取得了令人瞩目的成就。随着临床生殖医学的发展，以及腹腔镜等微创技术的临床应用，《临床生殖医学与手术》（第 3 版）的内容得到了进一步的丰富。本书完美地将基础医学、临床生殖医学及外科手术学要点融合在一起，重点介绍了临床生殖疾病诊断和外科治疗的最新观念和技术要点，以及相关成像方式。

本书经过全面修订和扩展，较上一版更新及新增五部分内容，包括关于生殖内分泌学和不孕症问题、女性生育力保存、植入前遗传学诊断和基因筛查、女性骨质疏松症、避孕与节育。

本书内容新颖、资料翔实，不仅有利于扩展临床医师对基础科学的理解，还有利于临床医师为患者提供更全面的治疗方法，是一本适合临床生殖医学领域医师阅读的实用参考书。

图书在版编目（CIP）数据

临床生殖医学与手术：原著第3版 / （美）托马索·法尔科内 (Tommaso Falcone, MD)，（美）威廉·W. 赫德 (William W. Hurd) 主编；林忠主译. —北京：科学出版社，2022.11

书名原文：Clinical Reproductive Medicine and Surgery: A Practical Guide (3rd Edition)

ISBN 978-7-03-073338-2

Ⅰ. ①临⋯　Ⅱ. ①托⋯ ②威⋯ ③林⋯　Ⅲ. ①生殖医学②泌尿系统外科手术　Ⅳ. ①R339.2②R699

中国版本图书馆 CIP 数据核字 (2022) 第 184581 号

责任编辑：王灵芳 / 责任校对：张　娟
责任印制：赵　博 / 封面设计：蓝正广告

First published in English under the title
Clinical Reproductive Medicine and Surgery: A Practical Guide
edited by Tommaso Falcone and William W. Hurd, edition: 3
Copyright © Springer International Publishing AG, 2017
This edition has been translated and published under licence from Springer Nature Switzerland AG.

科学出版社 出版
北京东黄城根北街 16 号
邮政编码：100717
http://www.sciencep.com

三河市春园印刷有限公司印刷
科学出版社发行　各地新华书店经销
*
2022 年 11 月第 一 版　开本：787 × 1092　1/16
2022 年 11 月第一次印刷　印张：20 3/4
字数：612 000

定价：248.00 元
（如有印装质量问题，我社负责调换）

译者名单

主　　审　郎景和

主　　译　林忠

副 主 译　谢丹尼　孙　燕　刘　刚　杨一华

译　　者（按姓氏汉语拼音排序）

贲　银	陈一君	邓　立	符晓倩	公方强	黄　春
黄卡立	黄俞介	江　秋	李　征	李玲秋	李梦洁
李肖然	李艳梅	李云娟	梁　凤	梁　雯	梁雪飞
林　秀	林　忠	刘　博	刘　刚	刘雪媛	柳雪琴
吕福通	马文红	莫　毅	莫似恩	牛向丽	农建宏
覃晓玲	石明华	孙　燕	檀大羡	王　娟	王　茜
王安然	王书佳	韦丽丽	温　静	谢丹尼	杨一华
周　莉	朱小凤				

翻译秘书　朱雪红　莫　毅

主译简介

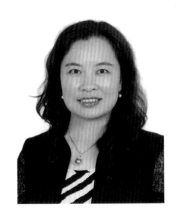

　　林　忠　主任医师，硕士研究生导师。广西壮族自治区生殖医院党委副书记、院长，国家辅助生殖技术管理专家库成员，广西壮族自治区人类辅助生殖技术管理中心主任，中国妇幼保健协会宫腔镜学组副主任委员，中国整形美容协会女性生殖整复分会秘书长。曾任原国家卫生部妇科腔镜技术培训基地主任、广西医学会/广西医师协会生殖医学分会副主任委员、广西优生优育协会副会长、广西医师协会微无创医学分会主任委员。毕业于中南大学湘雅医学院，1995年开始从事妇产科临床、教学、科研、管理工作，致力于微无创技术在不孕不育、盆底功能障碍性疾病及妇科肿瘤的应用与推广，重点从事不孕不育及盆底功能障碍性疾病防治的临床及基础研究，尤其是在生殖外科手术，宫、腹腔镜下保留和恢复女性生育功能的精细手术，宫腔因素反复胚胎种植失败诊治等方面有丰富的临床经验。在国内创新应用腹腔镜 CO_2 激光施行盆腔粘连分解及输卵管整形修复、循经络电刺激等技术促进女性生育力恢复。带领团队率先在广西壮族自治区开展胚胎植入前遗传学诊断技术。担任《中国内镜杂志》常务编委，《中国现代医学杂志》常务编委，《中国妇产科临床杂志》中青年审稿专家。荣获"全国巾帼建功标兵"等称号。

译者前言

　　生殖医学是一门飞速发展的学科。《临床生殖医学与手术》(第3版)是由美国的 Tommaso Falcone 和 William W. Hurd 带领生殖医学与相关领域专家倾力修订的生殖医学专著,由科学出版社引进,并由生殖医学及相关专业领域的专家学者集体翻译出版。

　　《临床生殖医学与手术》(第3版)是其同名版本英文专著的最新版本。这一版本在充分回顾临床医学药物治疗和手术治疗各个方面的基础上,经过全面修订和拓展,更新及新增五部分,包括关于生殖内分泌学和不孕症问题、女性生育力保存、植入前遗传学诊断和基因筛查、女性骨质疏松症、避孕与节育。

　　本书内容全面翔实,要点突出。本书的翻译工作坚持尊重科学、尊重原创,以英文原版原意为依据,力求准确表达原著所传递的生殖医学知识和理念,使之成为适合中文阅读的生殖医学经典著作和教科书,成为广大生殖医学临床医师的良师益友和专业进步的必备工具书。

　　在此,我要感谢参与本书翻译工作的每一位译者。所有译者均为生殖医学相关学科一线的实践者和探索者,他们不仅业务过硬,而且热衷思考。在近2年的翻译和反复校对修改过程中,每一位译者都始终秉持严谨踏实的态度和高度负责的精神,才使本书得以顺利出版。

　　由于中外术语规范及语言表达不尽相同,书中可能存在一些疏漏和欠妥之处,恳请各位同行和读者批评指正,并致以诚挚的谢意!

广西壮族自治区生殖医院院长

林　忠

2022 年 3 月

原著前言

  我们非常高兴地向大家推荐《临床生殖医学与手术》（第 3 版）。在每一个后续版本中，我们都将秉承初衷，使它成为一本全面、易于阅读、涵盖临床生殖医学实践大多数方面的书。本书的目标受众仍然是研究员、临床医师，以及那些最近开始第一次独立实践的医师（低年资生殖医学专业的相关医师）。我们将竭尽全力将本书的成本和篇幅控制在大多数人易于接受的范围内。

  在《临床生殖医学与手术》（第 3 版）中，我们做了一些明显的改变，以进一步改进原版著作。除了要求原著作者更新他们撰写的章节之外，我们还要求他们在每一章的开始都增加一个简短的案例介绍和一组关键词。我们还将一些在第 2 版合并的章节进行拆分，以便添加重要的细节。我们希望这些变化能进一步提高本书的可读性和对临床医师的实用性。我们的目标仍然是确认当前的临床实践，并向读者介绍关于临床常见疾病和不常见疾病的最新治疗办法。

Tommaso Falcone
Cleveland, OH, USA

William W. Hurd
Durham, NC, USA

原著者名单

Ashok Agarwal, PhD
Department of Urology, Cleveland Clinic, Cleveland, OH, USA

Paula Amato, MD, MCR
Division of Reproductive Endocrinology and Infertility, Department of Obstetrics and Gynecology, Oregon Health and Science University, Portland, OR, USA

Raj Kumar Anirudh, BA
University of Miami, College of Arts and Sciences, Coral Gables, FL, USA

Francisco Arredondo, MD, MPH
Department of Reproductive Endocrinology, RMA of Texas, San Antonio, TX, USA

Marjan Attaran, MD
Department of Obstetrics and Gynecology, Section of Pediatric and Adolescent Gynecology, Cleveland Clinic, Cleveland, OH, USA

Mohamed A. Bedaiwy, MD, PhD, FACOG
Division Head of Reproductive Endocrinology, Department of Obstetrics and Gynecology, University of British Columbia, Vancouver, BC, Canada

Sarah L. Berga, MD
Department of Obstetrics and Gynecology, Reproductive Medicine Section, Wake Forest Baptist Medical Center, Medical Center Boulevard, Winston-Salem, NC, USA
Department of Obstetrics and Gynecology, Section of Reproductive Endocrinology and Infertility Wake Forest School of Medicine Executive Director, Women's Health Service Line Wake Forest Baptist Medical Center Obstetrics and Gynecology Medical Center Boulevard, Winston-Salem, NC, USA

Victor E. Beshay, MD
Dallas-FortWorth Center for Fertility and IVF, Allen, TX, USA

Charles L. Bormann, PhD
Vincent Reproductive Medicine and IVF, Vincent
Department of Obstetrics and Gynecology, Massachusetts General Hospital, Boston, MA, USA
Department of Obstetrics, Gynecology, and Reproductive Biology, Harvard Medical School, Boston, MA, USA

Paul R. Brezina, MD, MBA
Department of Obstetrics and Gynecology, Vanderbilt University Medical Center, Nashville, TN, USA
Reproductive Genetics Center, Fertility Associates of Memphis, Memphis, TN, USA

Bruce R. Carr, MD
Division of Reproductive Endocrinology and Infertility, Department of Obstetrics and Gynecology, University of Texas Southwestern Medical Center at Dallas, Dallas, TX, USA

Gregory M. Christman, MD
Division of Reproductive Endocrinology and Infertility, Department of Obstetrics and Gynecology, University of Florida, Gainesville, FL, USA

Nina Desai, PhD, HCLD
IVF Laboratory, Department of Obstetrics and Gynecology, Cleveland Clinic Fertility Center, Beachwood, OH, USA

Sonia Elguero, MD
Boston IVF-The Albany Center, Albany, NY, USA

Tommaso Falcone, MD
Obstetrics, Gynecology and Women's Health Institute, Cleveland Clinic, Cleveland, OH, USA

Rebecca Flyckt, MD
Cleveland Clinic, Cleveland, OH, USA

Jason M. Franasiak, MD, TS (ABB)
Reproductive Medicine Associates of New Jersey, Basking Ridge, NJ, USA

Gary N. Frishman, MD
Woman and Infants Hospital, Hospital of Rhode
Island, OB/GYN, Alpert Medical School of Brown University, Providence, RI, USA

Mark Gibson, MD
Department of Obstetrics and Gynecology—Reproductive Endocrinology, University of Utah Healthcare Hospital, Salt Lake City, UT, USA
Utah Center for Reproductive Medicine, Salt Lake City, UT, USA

Jeffrey M. Goldberg, MD
Department of Obstetrics and Gynecology, Reproductive Endocrinology and Infertility, Cleveland Clinic, Cleveland, OH, USA

Jaclyn M. Grentzer, MD
Department of Obstetrics and Gynecology, Washington University in St. Louis, St. Louis, MO, USA

Ahmad Hammoud, MD, MPH
Department of Obstetrics and Gynecology—Reproductive Endocrinology, University of Utah Healthcare Hospital, Salt Lake City, UT, USA
IVF Michigan Fertility Centers, Bloomfield Hills, MI, USA

Heather D. Hirsch, MD, MS, NCMP
Center for Specialized Women's Health, Cleveland Clinic, Cleveland, OH, USA

William W. Hurd, MD, MSc, MPH
Department of Obstetrics and Gynecology, Duke University Medical Center, Duke University School of Medicine, Durham, NC, USA

Keith B. Isaacson, MD
Newton Wellesley Hospital, Harvard Medical School, Newton, MA, USA

Erika B. Johnston-MacAnanny, MD
Department of Obstetrics and Gynecology, Reproductive Medicine Section, Wake Forest Baptist Medical Center, Medical Center Boulevard, Winston-Salem, NC, USA
Department of Obstetrics and Gynecology, Section of Reproductive Endocrinology and Infertility Wake Forest School of Medicine Executive Director, Women's Health Service Line Wake Forest Baptist Medical Center Obstetrics and Gynecology Medical Center Boulevard, Winston-Salem, NC, USA

Miriam S. Krause, MD
Fertility and Endocrine Associates, Louisville, KY, USA

William H. Kutteh, MD, PhD, HCLD
Department of Obstetrics and Gynecology, Vanderbilt University Medical Center, Nashville, TN, USA
Recurrent Pregnancy Loss Center, Fertility Associates of Memphis, Memphis, TN, USA

Dan I. Lebovic, MD
Division of Reproductive Endocrinology and Infertility, Department of Obstetrics and Gynecology, University of Wisconsin School of Medicine, Middleton, WI, USA

James H. Liu, MD
Department of Reproductive Biology and Obstetrics and Gynecology, University Hospitals MacDonald Women's Hospital, Cleveland, OH, USA

Jennifer Ludgin, BA
OB/GYN/IVF Research Intern, Department of Obstetrics and Gynecology, Cleveland Clinic Fertility Center, Beachwood, OH, USA

Erica B. Mahany, MD
Department of Obstetrics and Gynecology, University of Michigan, Ann Arbor, MI, USA

Emanuela Molinari, PhD
Department of Obstetrics and Gynecology and Reproductive Sciences, Yale University Fertility Center, New Haven, CT, USA

Levent Mutlu, MD
Department of Obstetrics and Gynecology, Yale School of Medicine, New Haven, CT, USA

Steven T. Nakajima, MD
Stanford Medicine: Fertility and Repro Health, OB/GYN—Repro Endocrinology and Infertility, Sunnyvale, CA, USA

Michelle G. Park, MD
Minimally Invasive Gynecologic Surgery Unit, Newton Wellesley Hospital, Newton, MA, USA

Caitlin Parks, MD
Department of Obstetrics and Gynecology, Washington University in St. Louis, St. Louis, MO, USA

Bansari Patel, MD
Department of Obstetrics and Gynecology, Wake Forest School of Medicine, Winston Salem, NC, USA

Pasquale Patrizio, MD
Department of Obstetrics and Gynecology and Reproductive Sciences, Yale University Fertility Center, New Haven, CT, USA

Jeffrey F. Peipert, MD, PhD
Department of Obstetrics and Gynecology, Indiana University School of Medicine, Indianapolis, IN, USA

Robert W. Rebar, MD
Department of Obstetrics and Gynecology, Western Michigan University Homer Stryker M.D. School of Medicine, Kalamazoo, MI, USA

Joseph S. Sanfilippo, MD, MBA
Obstetrics, Gynecology and Reproductive Sciences, Magee-Womens Hospital, Pittsburgh, PA, USA
Department of Obstetrics and Gynecology, University of Pittsburgh, Pittsburgh, PA, USA

Richard T. Scott Jr, MD, HCLD/ALD (ABB)
Division of Reproductive Endocrinology, Department of Obstetrics and Gynecology, Thomas Jefferson University, Philadelphia, PA, USA

Rakesh Sharma, PhD
Department of Urology, Cleveland Clinic, Cleveland, OH, USA

Howard T. Sharp, MD
Department of Obstetrics and Gynecology, University of Utah Health Sciences Center, Salt Lake City, UT, USA

Andrea Sikon, MD
Center for Specialized Women's Health, Cleveland Clinic, Cleveland, OH, USA

Yolanda R. Smith, MD
Department of Obstetrics and Gynecology, University of Michigan, Ann Arbor, MI, USA

Meir Jonathon Solnik, MD
Head of Gynaecology and Minimally Invasive Surgery, Mt. Sinai Hospital, Toronto, ON, Canada
Department of Obstetrics and Gynaecology, Mt. Sinai Hospital, Toronto, ON, Canada

Hugh S. Taylor, MD
Department of Obstetrics and Gynecology, Yale
School of Medicine, New Haven, CT, USA

Holly L. Thacker, MD
Center for Specialized Women's Health, Cleveland Clinic, Cleveland, OH, USA

Togas Tulandi, MD, MHCM
Department of Obstetrics and Gynecology, McGill University, Montréal, QC, Canada

Roxanne Vrees, MD
Woman and Infants Hospital, Hospital of Rhode Island, OB/GYN, Alpert Medical School of Brown University, Providence, RI, USA

Kaitlyn M. Weeber, BS
Vanderbilt University Medical Center, Nashville, TN, USA

Hélène S. Weibel, MD
Department of Obstetrics and Gynecology, McGill University, Montréal, QC, Canada

Melissa F. Wellons, MD
Medicine-Division of Diabetes,Endocrinology and Metabolism, Vanderbilt University Medical Center, Nashville, TN, USA

Lynn M. Westphal, MD
Department of Obstetrics and Gynecology, Stanford University, Stanford, CA, USA

Hope Y. Yu
Woman and Infants Hospital, Hospital of Rhode Island, OB/GYN, Alpert Medical School of Brown University, Providence, RI, USA

目　录

第 1 章
下丘脑－垂体－卵巢轴和月经周期的控制

Victor E. Beshay and Bruce R. Carr

1.1 引言

　　月经周期是各种激素协调作用的结果。它涉及许多内分泌腺相互作用及子宫内膜对激素的反应。月经周期是一个复杂的过程，许多方面仍未得到很好的解释。本章我们将研究中枢神经系统（即下丘脑和垂体）与卵巢间的相互作用对月经周期的调控，以及因此产生子宫内膜周期性的有序脱落。本章第一部分"月经周期"将回顾月经周期的各个阶段。第二部分"月经周期解析"中，将回顾下丘脑、垂体、卵巢和月经周期性变化。控制月经周期的关键激素包括促性腺激素释放激素（gonadotropin-releasing hormone，GnRH）、卵泡刺激素（follicle-stimulating hormone，FSH）、黄体生成素（luteinizing hormone，LH）、雌二醇和孕酮（表 1-1）。除了这些主要激素，还将讨论在月经周期中起作用的其他肽激素和非肽激素。这些激素将在第三部分"月经周期的内分泌调节"中讨论。

■ 临床案例

　　患者，女，25 岁。因月经周期不规律就诊，诉自月经初潮以来，她的月经周期一直不规律。因有妊娠计划，患者前来咨询月经周期不规律的原因，并想知道调整月经周期的方法。

1.2 月经周期

　　月经周期可分为三个阶段：增殖期（卵泡期）、排卵期和分泌期（黄体期）。月经周期可根据其天数（月经第一天到下次月经前一天之间的天数）来描述。大多数人的月经周期是 25~30 天，平均时间为 28 天。月经周期的长短由增殖期决定，大多数女性分泌期天数保持不变，为 14 天。月经频发是指月经周期少于 21 天。相反，月经稀发是指月经周期超过 35 天。月经期间失血量通常在 30ml 左右，失血量超过 80ml（月经过多）被认为是异常。

　　增殖期从月经来潮开始，直到发生排卵。卵泡生成就发生在这个阶段。从要排卵的生长卵泡池中选择优势卵泡。在这个阶段，卵泡的生长取决于垂体激素，如 FSH。卵泡的生长还会导致其周围的颗粒细胞层分泌雌二醇，雌二醇可促进子宫内膜的增生。

　　排卵发生在 LH 促进下卵泡生长的高峰点。在排卵前，卵泡直径会达到 20mm 以上。然后，由于长期暴露于雌二醇，LH 以正反馈方式从腺垂体释放。为了发生正反馈，雌二醇水平＞200pg/ml 需持续约 50 小时（图 1-1）。在 LH 峰值后约 12 小时，释放出卵母细胞。为了让卵母细胞从卵泡中释放出来，需要激活几种蛋白水解酶和前列腺素，使得卵泡壁胶原蛋白被消化。待卵母细胞释放后，输卵管负责将其输送至等待受精的地方。

　　排卵后进入分泌期。在排卵过程中未随卵母细胞释放的剩余颗粒细胞增大并获得黄色的叶黄素（类胡萝卜素）。这些颗粒细胞称为黄体，主要分泌孕酮。排卵后 1 周孕酮分泌达到峰值（图 1-1）。孕酮将增殖期子宫内膜转变为分泌期子宫内膜，为胚胎植入做准备。黄体的寿命及孕

表 1-1 下丘脑 - 垂体 - 卵巢轴主要激素 [a]

激素	结构	基因位点	主要合成部位	半衰期	血清浓度
促性腺激素释放激素	10 肽	8p21-8p11.2	下丘脑弓状核	2~4 分钟	N/A
卵泡刺激素	含 α 亚基和 β 亚基的糖蛋白	α：6q12.21；β：11p13	腺垂体的促性腺激素细胞	1.5~4 小时	5~25mIU/ml
黄体生成素	含 α 亚基和 β 亚基的糖蛋白	α：6q12.21；β：19q12.32	腺垂体的促性腺激素细胞	20~30 分钟	5~25mIU/ml
雌二醇	18 碳甾体激素	N/A	颗粒细胞	2~3 小时	20~400pg/ml
孕酮	21 碳甾体激素	N/A	卵泡叶黄素细胞	5 分钟	0.1~30ng/ml
抑制素	含有 α 亚基和 β 亚基的肽	α：2q33	颗粒细胞	30~60 分钟	
	抑制素 A= α + β A	β A：2q13			A：10~60pg/ml
	抑制素 B= α + β B	β B：7p15			B：10~150pg/ml

注：a. 经许可，转载自 Mahutte NG, Ouhilal S, 2007. The hypothalamic-pituitary-ovarian axis and control of the menstrual cycle// Falcone T, Hurd WW. Clinical reproductive medicine and surgery. Mosby: Elsevier

酮的产生取决于腺垂体持续的 LH 支持。如果妊娠，人绒毛膜促性腺激素（human chorionic gonadotropin, hCG）可维持黄体功能。但是，如果未妊娠，则会发生黄体退化，黄体转化为白色结缔组织，称为白体。黄体退化和随后的孕酮分泌减少，子宫内膜变得不稳定，并会出现子宫内膜脱落，标志着新的月经周期到来。

1.3 月经周期解析

月经周期的最初信号来自中枢神经系统，中枢神经系统相关的内分泌部分由下丘脑和垂体组成。

下丘脑仅占整个大脑的 0.3%，大小约 4cm³，重约 10g。下丘脑尽管体积小，但包含许多负责调节内分泌、生育、代谢、体温调节、情绪反应和电解质平衡的核区（图 1-2）。下丘脑因位于丘脑下方而得名。从侧面看，它与丘脑下前部、内囊和视束相邻。下丘脑形成第三脑室的侧壁和底。下丘脑的正中隆起延伸至腺垂体，并包含影响腺垂体产生激素的神经分泌神经元。下丘脑由外侧、内侧和脑室周围三个区域组成。每个区域

都有几个神经核，其中弓状核与生育有关，弓状核负责 GnRH 的合成。GnRH 分泌至门脉垂体循环，进而到达腺垂体，影响 FSH 和 LH 从腺垂体释放。下丘脑还通过促甲状腺激素释放激素（thyrotropin-releasing hormone, TRH）影响甲状腺功能，通过促肾上腺皮质激素释放激素（corticotropin releasing hormone, CRH）影响肾上腺功能，以及通过促性腺激素释放激素（growth hormone-releasing hormone, GHRH）影响生长和代谢稳态。

脑垂体是一个豌豆大小的腺体，是最重要的内分泌腺，大小为 12mm×8mm，重约 500mg。它位于第三脑室下方和蝶窦上方名为蝶鞍的骨腔中（图 1-2，图 1-3）。成年人垂体包括 2 个主要部分：神经垂体和腺垂体。神经垂体是间脑向下生长与下丘脑相连的部分，而腺垂体是口腔的外胚层衍生物。垂体也可分为 2 个主要叶：前叶和后叶。前叶相当于腺垂体，而后叶相当于神经垂体。不同的是，前叶和后叶的命名不包括漏斗部，漏斗部是从下丘脑延伸至垂体，其与神经垂体连接，并与正中隆起相连。腺垂体包含几种细胞类型：促性腺激素分泌细胞（负责 FSH 和 LH

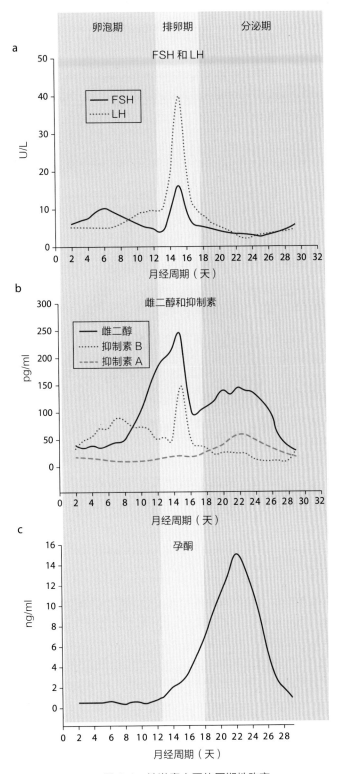

图 1-1　性激素水平的周期性改变

　　a. 整个月经周期 FSH 和 LH 的周期性变化；b. 雌二醇和抑制素的平均水平；c. 月经周期中孕酮的平均水平。经许可，转载自 Mahutte NG, Ouhilal S, 2007. The hypothalamic-pituitary-ovarian axis and control of the menstrual cycle// Falcone T, Hurd WW. Clinical reproductive medicine and surgery. Mosby: Elsevier

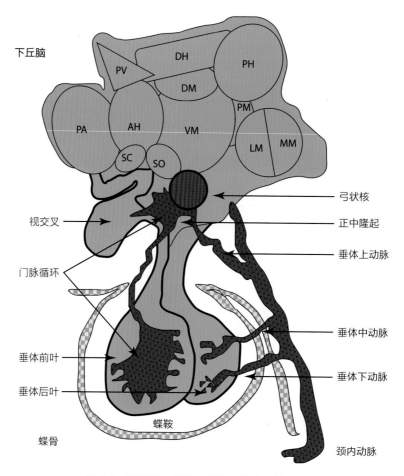

下丘脑

PV　DH　PH

DM

PM

PA　AH　VM

SC　SO

LM　MM

弓状核

视交叉

正中隆起

门脉循环

垂体上动脉

垂体中动脉

垂体前叶

垂体下动脉

垂体后叶

蝶鞍

蝶骨

颈内动脉

图 1-2　下丘脑、垂体、蝶鞍和门脉系统

弓状核是产生 GnRH 神经元的主要部位。GnRH 从正中隆起释放到门脉系统。脑垂体的血液供应来自颈内动脉。除弓状核外，下丘脑还包括视上核（SO）、视交叉上核（SC）、室旁核（PV）、背内侧核（DM）、腹内侧核（VM）、下丘脑后核（PH）、前乳头核（PM）、外侧乳头核（LM）和内侧乳头核（MM）。下丘脑的 3 个区域是视前区（PA）、前下丘脑区（AH）和背侧下丘脑区（DH）。经许可，转载自 Mahutte NG, Ouhilal S, 2007. The hypothalamic-pituitary-ovarian axis and control of the menstrual cycle// Falcone T, Hurd WW. Clinical reproductive medicine and surgery. Mosby: Elsevier

的分泌）、促甲状腺激素分泌细胞［负责促甲状腺激素（thyroid-stimulating hormone，TSH）的分泌］、促肾上腺皮质激素分泌细胞（负责促肾上腺皮质激素的分泌）、促生长激素分泌细胞（负责生长激素的分泌）和催乳素分泌细胞（负责催乳素的分泌）（表 1-2）。除这些激素外，腺垂体还可以分泌激活素、抑制素和卵泡抑制素，它们在月经周期的调节中发挥作用。神经垂体中有 2 种细胞类型，它们能分泌抗利尿激素（antidiuretic hormone，ADH）和缩宫素。下丘脑和腺垂体之间无直接神经联系，两者通过下丘脑 - 垂体门脉系统进行交流。

女性的生殖腺由双侧卵巢组成。卵巢位于子宫两侧的骨盆中。育龄妇女的卵巢大小约为 2.5cm×3cm×1.5cm。从侧面看，卵巢通过骨盆漏斗韧带连接到骨盆侧壁，该韧带包含供应卵巢的血管（卵巢动脉和静脉）。卵巢由皮质和髓质组成。卵泡位于皮质中，而髓质主要包含纤维肌肉组织和脉管系统。每个卵泡都由一个卵母细胞组成，卵母细胞被颗粒细胞层和卵泡膜细胞层包围。这些细胞层随着卵母细胞不同的成熟阶段而发生相应的变化。在卵巢皮质内，可以发现处于不同发育阶段的卵泡。卵泡发育的早期不依赖于中枢神经系统激素的产生，但卵泡发育的后期

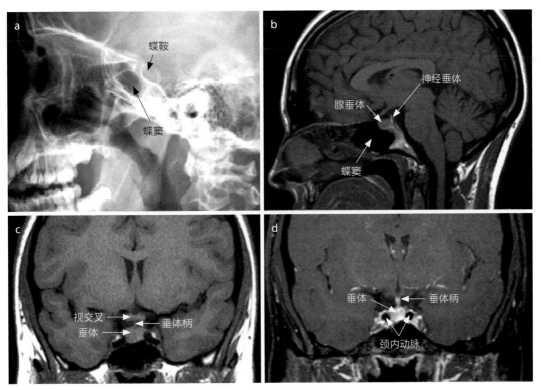

图 1-3　垂体 X 线平片及 MRI T₁ 加权像

a. 颅骨侧位片，显示蝶窦和蝶鞍；b. 颅骨矢状切面图像，显示了蝶窦和垂体之间的关系；与垂体前叶相比，正常的垂体后叶在 MRI 上是高信号，蝶鞍在 MRI 上成像不佳；c. 颅骨冠状切面图像，显示了垂体与视交叉和垂体柄之间的关系；d. 颅骨增强扫描冠状切面图像，显示垂体距离颈内动脉非常近。经许可，转载自 Mahutte NG, Ouhilal S, 2007. The hypothalamic-pituitary-ovarian axis and control of the menstrual cycle// Falcone T, Hurd WW. Clinical reproductive medicine and surgery. Mosby: Elsevier

表 1-2　腺垂体的主要细胞类型 [a]

细胞类型	光镜观察	细胞占比（%）	产物
促生长激素细胞	嗜酸性	50	生长激素
催乳激素细胞	嗜酸性	20	催乳素
促肾上腺皮质激素细胞	嗜碱性	20	促肾上腺皮质激素
促甲状腺激素细胞	嗜碱性	5	促甲状腺激素和游离 α - 亚基
促性腺激素细胞	嗜碱性	5	卵泡刺激素、黄体生成素和游离 α - 亚基

注：a. 经许可，转载自 Mahutte NG, Ouhilal S, 2007. The hypothalamic-pituitary-ovarian axis and control of the menstrual cycle// Falcone T, Hurd WW. Clinical reproductive medicine and surgery. Mosby: Elsevier

则与中枢神经系统产生的生殖激素有关。不断增长的卵泡将在颗粒细胞中产生雌二醇（表 1-3）。排卵后，卵泡的残余细胞黄体化并开始分泌孕酮。颗粒细胞还负责分泌抑制素和抗米勒管激素（anti-Müllerian hormone，AMH）。

子宫在很大程度上是所有类固醇激素的靶器官。子宫是一个纤维肌性器官，前面是膀胱，后面是直肠。子宫可分为 2 个主要部分：子宫体和子宫颈。子宫的中空部分有一层黏膜，称为子宫内膜。子宫内膜包括基底层和功能层，其中基底

表1-3 卵巢主要类固醇激素的合成位点

细胞类型	主要类固醇激素产品
卵泡膜细胞	雄激素（雄烯二酮、DHEA、睾酮）
颗粒细胞	雌激素（雌二醇、雌酮、抑制素、AMH）
卵泡叶黄体细胞	孕激素（孕酮、17-羟基孕酮）
黄体颗粒细胞	雌激素（雌二醇、雌酮）

层负责子宫内膜的再生，功能层根据月经周期发生周期性变化。子宫内膜通常会随着月经周期前半段雌二醇水平的升高而增殖，而在月经周期后半段，子宫内膜会因孕酮的产生而进入分泌期。如果该月经周期没有妊娠，即缺乏 hCG，黄体不能维持孕酮的分泌，子宫内膜脱落，为新的月经周期和下一次妊娠做准备。

1.4 月经周期的内分泌调节

GnRH 是一种在下丘脑合成的十肽，在 20 世纪 70 年代由 Schally 和 Guillemin 首次提出，他们也因此获得诺贝尔生理学或医学奖（图 1-4）。在妊娠 9~10 周就可以在胎儿下丘脑中检测到 GnRH 神经元。GnRH 神经元起源于嗅觉区，后迁移至嗅觉基板，停留在下丘脑的弓状核中。然后下丘脑 GnRH 神经元向垂体发送投射。GnRH 神经元与嗅觉系统的关联可以在卡尔曼综合征中得到证明，其中 GnRH 缺乏与嗅觉缺失相关。信息素是由一个个体分泌并被另一个个体感知的空气中的小分子，这提示信息素是 GnRH 分子和嗅觉系统共同的起源。信息素可以解释在一起生活或工作的女性可能会在月经周期中发展同步的原因。

迄今为止，已在人体中检测到 3 种类型的 GnRH（GnRH-Ⅰ、GnRH-Ⅱ和 GnRH-Ⅲ）。在鱼类、两栖动物和原脊索动物中还描述了许多其他的 GnRH 类型。GnRH-Ⅰ是典型的下丘脑激素，负责调节、合成和分泌垂体促性腺激素 FSH 和 LH。GnRH-Ⅱ最早在脑组织中被发现，此后在许多其他外周组织，如子宫内膜、乳房和卵巢中被发现。Lamprey 在 1993 年首次描述了 GnRH-Ⅲ，Yahalom 等在下丘脑神经元中发现了 GnRH-Ⅲ。但 GnRH-Ⅲ对人类的作用尚不清楚。GnRH-Ⅲ没有很强的促进 LH 和 FSH 释放的作用，但它已被证明对癌细胞有直接的抗增殖作用，并且有学者正在研究将其用作抗肿瘤药物。

GnRH-Ⅰ由 92 个较大的氨基酸前体合成。合成后，GnRH-Ⅰ到达下丘脑的正中隆起，并以脉冲方式释放到门脉循环中。GnRH-Ⅰ分子的寿命非常短，因为它裂解迅速，半衰期为 2~4 分钟。由于 GnRH-Ⅰ的快速裂解，GnRH-Ⅰ的外周血水平很难测定，与垂体作用也没有很好的相关性。

GnRH-Ⅰ作用于腺垂体，促使促性腺激素合成和储存，使促性腺激素从储备池移动到易于释放的点，并最终分泌促性腺激素。为了正确发挥这种作用，有必要以脉冲方式释放 GnRH。持续的 GnRH 分泌会抑制 FSH 和 LH 释放，并通过腺垂体抑制 FSH 和 LH 基因转录。这是使用 GnRH 激动剂（如醋酸亮丙瑞林）抑制促性腺激素分泌的基础。GnRH 的脉冲频率会因月经周期的不同阶段而发生变化。LH 脉冲频率表明了 GnRH 脉冲分泌（表 1-4）。

GnRH-Ⅱ与 GnRH-Ⅰ的不同之处在于第 5、第 7 和第 8 位的 3 个氨基酸。此外，与 GnRH-Ⅰ相比，GnRH-Ⅱ主要在脑部以外的地方表达，如人类胎盘。与下丘脑释放 GnRH-Ⅰ类似，GnRH-Ⅱ是以脉冲方式从胎盘释放。

$$\text{pyro-Glu}^1\text{-His}^2\text{-Trp}^3\text{-Ser}^4\text{-Tyr}^5\text{-Gly}^6\text{-Leu}^7\text{-Arg}^8\text{-Pro}^9\text{-Gly}^{10}\text{-NH}_2$$

图 1-4 GnRH-Ⅰ 化学式

经许可，转载自 Mahutte NG, Ouhilal S, 2007. The hypothalamic-pituitary-ovarian axis and control of the menstrual cycle// Falcone T, Hurd WW. Clinical reproductive medicine and surgery. Mosby: Elsevier

表 1-4 月经周期中 LH 脉冲释放频率与幅度的变化[a]

月经阶段	平均频率（分钟）	平均幅度（mIU/ml）
卵泡早期	90	6.5
卵泡中期	50	5
卵泡晚期	60~70	7
黄体早期	100	15
黄体中期	150	12
黄体晚期	200	8

注：a. 经许可，转载自 Mahutte NG, Ouhilal S, 2007. The hypothalamic-pituitary-ovarian axis and control of the menstrual cycle// Falcone T, Hurd WW. Clinical reproductive medicine and surgery. Mosby: Elsevier

研究表明有多种因素在 GnRH 分泌中起作用。雌激素已被证明对 GnRH - Ⅰ 分泌具有协同作用和拮抗作用。雌激素以负反馈方式抑制 GnRH - Ⅰ 的分泌。此外，雌激素对 GnRH - Ⅰ 和 GnRH - Ⅱ mRNA 水平有不同的调节作用。雌激素可增加 GnRH - Ⅱ mRNA 水平，同时降低 GnRH - Ⅰ mRNA 水平。同时孕酮对 GnRH - Ⅰ mRNA 有刺激作用，而孕酮受体拮抗剂 RU48 可降低孕酮对 GnRH - Ⅰ mRNA 的刺激作用。然而，孕酮和抗孕激素米非司酮对于 GnRH - Ⅱ 的表达水平的作用没有发现差异。

在人类中已经发现两种类型的 GnRH 受体：GnRH - Ⅰ 受体（GnRH - Ⅰ receptor, GnRH - ⅠR）和 GnRH - Ⅱ 受体（GnRH - Ⅱ receptor, GnRH - ⅡR）。GnRH - ⅠR 是一种 G 蛋白耦联跨膜受体（G protein-coupled transmembrane receptor, GPCR）。然而，哺乳类动物 GnRH - ⅠR 缺乏羧基末端尾部。GnRH - ⅠR 激活导致磷脂酶 C 激活，进而产生第二信使三磷酸肌醇和二酰基甘油，刺激蛋白激酶、环磷酸腺苷（cyclic adenosine monophosphate, cAMP），并释放钙离子。GnRH - ⅠR 除了存在于大脑，还存在于人类胎盘、卵泡、子宫肌层和平滑肌瘤中，以及人类胰腺、肝、心脏、骨骼肌、肾和外周血中。GnRH - ⅡR 也是一种 GPCR，但与 GnRH - ⅠR 不同的是，它具有 C 端细胞质尾部。GnRH - ⅡR 可以在垂体、胎盘、卵巢、子宫、前列腺、成熟精子、胰腺、小肠和大肠、肾和肝中检测到。

GnRH 类似物是通过改变 GnRH 分子的氨基酸序列构造而开发的。这些改变延长了 GnRH 半衰期及其生物活性。GnRH 类似物有两大类：GnRH 激动剂和 GnRH 拮抗剂（表 1-5）。在使用 GnRH 激动剂的情况下，由于受体构象变化、与 G 蛋白解耦联，以及受体内化及受体合成减少，GnRH 受体的持续激活，导致其脱敏。在 GnRH 激动剂脱敏之前，会出现"点火"效应使促性腺激素分泌增加，7~14 天后脱敏。与 GnRH 激动剂不同，GnRH 拮抗剂在初次给药后不会引起促性腺激素分泌增加的"点火"效应。相反，GnRH 拮抗剂会立即抑制促性腺激素的分泌，这种抑制作用是快速且可逆的。目前，GnRH 类似物可以以注射的形式治疗多种生殖疾病，如性早熟、子宫内膜异位症和子宫肌瘤，也可用于体外受精治疗周期。GnRH 类似物的口服制剂正在研究中。Elagolix 是一种口服活性 GnRH 拮抗剂，正在研究用于治疗生殖疾病的效果。

GnRH 作用于腺垂体，促使其分泌促性腺激素 FSH 和 LH。FSH 是一种糖蛋白二聚体，由 α - 亚基和 β - 亚基 2 个亚基组成，α - 亚基在 FSH、LH、TSH 及 hCG 中都存在。这些激素的 β - 亚基不同，具有激素特异性，这使得每种激素的功能不同。α - 亚基由 92 个氨基酸组成，而 FSHβ - 亚基由 118 个氨基酸和 5 个唾液酸残基组成。唾液酸残基负责激素的半衰期，激素中唾液酸的含量越高，该分子的半衰期越长。FSH 的半衰期为数小时。将唾液酸添加到由尿液获得的或重组的 FSH 产品会延长其半衰期。促性腺激素的生成受 β - 亚基的调控。FSHβ - 亚基的合成除了受 GnRH 刺激，还依赖于激活素。

FSH 在月经开始前几天开始上升，这与卵泡募集和优势卵泡的选择有关（图 1-1）。FSH 诱导颗粒细胞的生长，并激活芳香化酶活性，从而将雄激素转化为雌激素。由于不断生长的卵泡颗粒细胞产生雌激素和抑制素 B，FSH 水平开始下降。尽管 FSH 水平下降，但优势卵泡因获得最高浓度的 FSH 受体（继发于周围颗粒细胞数量的增

表 1-5　市售 GnRH 激动剂的特性 [a]

	氨基酸位点 6 及位点 10 的结构与替代物	半衰期	相对效力	给药途径
促性腺激素释放激素	内源性 10 肽	2~4 分钟	1	静脉注射，皮下注射
那法瑞林	10 肽 位点 6：Nal 替换 Gly	3~4 小时	200	鼻内给药
曲普瑞林	10 肽 位点 6：Trp 替换 Gly	3~4 小时	36~144	皮下注射，肌内注射
亮丙瑞林	9 肽 位点 6：Leu 替换 Gly 位点 10：NHEt 替换 Gly	1.5 小时	50~80	皮下注射，肌内注射
布舍瑞林	9 肽 位点 6：Ser (O^{t}Bu) 替换 Gly 位点 10：NHEt 替换 Gly	1.5 小时	20~40	皮下注射，鼻内给药
戈舍瑞林	10 肽 位点 6：Ser (O^{t}Bu) 替换 Gly 位点 10：AzaGly 替换 Gly	4.5 小时	50~100	皮下植入
组氨瑞林	10 肽 位点 6：DHis 替换 Gly 位点 10：AzaGly 替换 Gly	50 分钟	100	皮下注射

注：a. 经许可，转载自 Mahutte NG, Ouhilal S, 2007. The hypothalamic-pituitary-ovarian axis and control of the menstrual cycle// Falcone T, Hurd WW. Clinical reproductive medicine and surgery. Mosby: Elsevier

加）而能继续生长，对 FSH 水平的下降更具抵抗力。此外，FSH 水平下降会导致非优势卵泡中更高的雄激素微环境。优势卵泡排卵后，FSH 会下降。

LH 也是一种糖蛋白二聚体，由 2 个亚基组成：α- 亚基和 β- 亚基。LH 的 β- 亚基由 121 个氨基酸和 1~2 个唾液酸残基组成，半衰期较短，约为 20 分钟。由于半衰期较短，LH 需要快速合成，并且分泌的脉冲幅度通常高于 FSH。与 FSH 一样，LH 在月经开始前也开始升高。LH 在增殖期是逐渐升高的。在排卵前，LH 对优势卵泡的雌激素水平具有正反馈作用。LH 水平在分泌期下降（图 1-1）。关于 LH 初始时对雌激素呈负反馈，而后来呈现正反馈关系的原因，目前所知甚少。许多研究人员对此进行了研究，一些研究人员认为突触传递速度可能为 LH 产生正反馈的原因。而有些研究人员则认为持续存在的雌激素会导致 GnRH 神经元中谷氨酸和 γ- 氨基丁酸（γ-aminobutyric acid，GABA）传递增加。然而，这些研究现处于动物实验阶段，尚未在人类中进行相关研究。

FSH 受体和 LH 受体都属于 GPCR 家族。FSH 受体仅存在于颗粒细胞膜上，而 LH 受体存在于膜细胞的细胞膜上。在雌二醇的作用下，FSH 诱导颗粒细胞上的 LH 受体。LH 受体活性主要刺激膜细胞产生雄烯二酮，雄烯二酮被转运到邻近的颗粒细胞，芳香化为雌酮，并最终转化为雌二醇。这是卵巢两细胞 - 两促性腺激素假说的基础（图 1-5）。

内源性阿片类物质是大脑产生的天然麻醉剂。阿片类物质可分为三类：脑啡肽、内啡肽和强啡肽。内啡肽水平在卵泡早期（月经期）处于最低水平，然后逐渐升高，在黄体期达峰值。性激素在内啡肽分泌中可能发挥作用。雌二醇已被证明可以促进内啡肽的分泌，而在切除卵巢的猴子中，在雌二醇中连续添加孕酮后，内啡肽的分

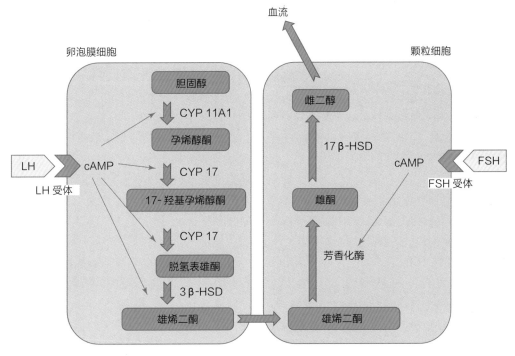

图 1-5　两细胞 - 两促性腺激素假说示意图

黄体生成素与卵泡膜细胞上的受体结合，可刺激胆固醇转化为雄烯二酮。卵泡刺激素与卵巢颗粒细胞上的受体结合，刺激雄激素芳香化为雌激素。LH. 黄体生成素；FSH. 卵泡刺激素；cAMP. 环磷酸腺苷；CYP 11A1. 胆固醇侧链裂解酶；CYP 17. 17 α - 羟化酶；HSD. 羟类固醇脱氢酶

泌会更高。研究表明，内啡肽分泌的增加可降低 LH 的脉冲频率，而阿片受体阻滞剂，如纳曲酮，已被证明会增加 LH 的脉冲频率。内源性阿片类物质对促性腺激素分泌的抑制作用继发于对下丘脑 GnRH 释放的抑制，因此阿片类物质似乎在下丘脑闭经中起作用（表 1-6）。阿片受体拮抗剂可以治疗患有下丘脑性闭经的女性患者，使其恢复排卵和月经周期。学者们还认为，与压力相关的闭经是内源性阿片类物质抑制 GnRH 的结果。患有压力性闭经的女性下丘脑促肾上腺皮质激素释放激素水平更高。阿黑皮素原是内啡肽的前体，主要由促肾上腺皮质激素释放激素控制。此外，运动员的下丘脑闭经也可能是继发于运动中阿片类药物的升高。

抑制素、激活素和 AMH 等卵巢多肽激素也可通过调节中枢神经系统而在月经周期中发挥作用。抑制素、激活素和 AMH 都属于转化生长因子 - β（transforming growth factor - β，TGF-β）超家族配体。

表 1-6　神经递质对 GnRH 释放的影响[a]

神经递质	作用
多巴胺	抑制 GnRH 释放
内啡肽	抑制 GnRH 释放
5-羟色胺	抑制 GnRH 释放
去甲肾上腺素、肾上腺素	刺激 GnRH 释放

注：a. 经许可，转载自 Mahutte NG, Ouhilal S, 2007. The hypothalamic-pituitary-ovarian axis and control of the menstrual cycle// Falcone T, Hurd WW. Clinical reproductive medicine and surgery. Mosby: Elsevier

抑制素是一种主要由颗粒细胞分泌的多肽，但在垂体促性腺激素中也有发现。抑制素由 α - 亚基和 β - 亚基组成。已鉴定出 2 种形式的抑制素：抑制素 -A 和抑制素 -B，每种形式都包含一个相同的 α - 亚基，但各有一个独特的 β - 亚基。抑制素 -A 主要在月经周期的黄体期分泌，而抑制素 -B 主要在月经周期的卵泡期分泌。抑制素

由颗粒细胞在 FSH 作用下释放，并选择性抑制腺垂体分泌 FSH，从而形成负反馈回路（图1-1）。

相反，颗粒细胞还分泌激活素，通过增加 GnRH 受体的形成来增加 FSH 的分泌。激活素的作用被抑制素和卵泡抑制素阻断。

卵泡抑制素是一种由垂体促性腺激素分泌的肽。卵泡抑制素通过阻断激活素来抑制 FSH 的合成和分泌。抑制素抑制卵泡抑制素的产生，而激活素刺激其产生。

AMH 是小窦卵泡和窦前卵泡的颗粒细胞的产物，可反映颗粒细胞的数量，也可反映卵巢储备功能，而卵巢储备功能通常是原始卵泡池大小的临床术语。尽管 AMH 在导致男性胎儿米勒管退化方面的作用已得到很好的描述，但其在女性胎儿后生命周期中的作用尚未明确。有学者认为，AMH 通过卵巢中的旁分泌作用抑制 FSH 刺激的卵泡生长，促进优势卵泡的出现。在整个生殖生命周期中，AMH、卵泡池和募集之间的关系很复杂，取决于性发育阶段。在临床上，AMH 已被用于生育力评估和接受治疗妇女卵巢储备功能预测。然而，卵巢储备功能不足与卵巢储备正常的界限不明显。多囊卵巢综合征患者的 AMH 水平升高，而暴露于抗肿瘤药物的女性 AMH 水平降低。

瘦素是一种由脂肪细胞分泌的蛋白质细胞因子。它由 167 个氨基酸组成，由脂肪组织分泌，反映身体脂肪量。瘦素最重要的作用是能量平衡。它受肥胖、葡萄糖和胰岛素等多种因素调节，以促进其分泌，而禁食、雄激素和甲状腺激素可抑制其分泌。瘦素在生育中的作用尚不清楚。如前所述，压力性闭经时 CRH 升高，减肥性闭经时 CRH 也升高。CRH 升高的原因尚不清楚。在这些临床情况下，瘦素水平的降低可能在大脑中 CRH 升高时起作用。在促性腺激素刺激的生育治疗周期中，瘦素还被证明会间接影响垂体中 FSH 和 LH 的分泌。

雌激素是 18 碳类固醇激素，包括雌酮（estrone，E_1）、雌二醇（estradiol，E_2）和雌三醇（estriol，E_3）。活性最高的雌激素是雌二醇，它是卵巢的产物。雌酮主要是外周雄烯二酮转化的

产物。雌酮也在肝中通过 17β - 羟类固醇脱氢酶转化产生雌二醇。雌三醇是妊娠期间胎盘形成的主要雌激素。血清雌二醇水平在月经周期的卵泡期升高，与卵泡的生长速度平行。雌二醇主要在血流中与载体蛋白结合。白蛋白结合约 60% 的雌二醇，而性激素结合球蛋白结合 38% 的雌二醇，另有 2% 以游离形式存在于血液中。这种呈游离状态的激素具有活性，能够作用于靶细胞。在卵泡期早期，血清雌二醇水平不超过 50pg/ml。在卵泡生长高峰时，血清雌二醇水平上升至 200~250pg/ml。雌二醇水平随着排卵而下降，但在黄体中期会出现二次升高，这反映了黄体中有雌激素分泌（图1-1）。血液循环中的雌激素在肝中结合，形成硫酸盐和葡糖苷酸，其中 80% 随尿液排出，20% 随胆汁排出。

有 2 种已知的雌激素受体：雌激素受体 - α（estrogen receptor-α，ER-α）和雌激素受体 - β（estrogen receptor-β，ER-β）。这 2 种受体都包含 DNA 结合域、激素结合域、一个铰链区和一个转录激活功能（transcriptional activation function，TAF）结构域。雌激素会进入任何细胞，但只有含有雌激素受体的细胞才会有反应。雌激素受体通常位于细胞核内，但可以通过核质穿梭的过程穿梭至细胞质。一旦雌激素与其受体结合，就会激活基因转录。

众所周知，雌二醇对 FSH 分泌具有负反馈作用。这种负反馈作用是雌二醇与其受体耦联的直接作用，导致 FSH-β 亚基转录受到抑制。

与雌激素类似，孕酮是一种类固醇激素。孕酮是一个 21 碳分子，是黄体分泌的主要类固醇。在卵泡期，孕酮水平通常 <2ng/ml。孕酮在黄体中期达到峰值，其水平 >5ng/ml（图1-1）。血液中大部分孕酮与白蛋白（80%）和皮质类固醇结合球蛋白（18%）结合。极少量的孕酮与性激素结合球蛋白（sex hormone binding globulin，SHBG）（0.5%）结合。其余的孕酮在循环中以游离状态存在的。肝负责将孕酮转化为孕二醇，以清除血液循环中的孕酮，孕二醇与葡糖醛酸结合，并通过尿液排出。

与雌激素类似，孕激素受体有 3 种：孕激素

受体 -A（progesterone receptor-A，PR-A）、孕激素受体 -B（progesterone receptor-B，PR-B）和孕激素受体 -C（progesterone receptor-C，PR-C）。PR-B 是孕激素作用的正调节剂，而 PR-A 和 PR-C 拮抗 PR-B。

在高浓度下，孕酮通过同时影响下丘脑和垂体来抑制 FSH 和 LH 的分泌。黄体期孕酮的存在也会导致下丘脑 GnRH 脉冲频率下降。在低浓度下，只有在雌激素和孕激素作用下，孕酮才能刺激 LH 的释放。孕酮还会导致雌激素受体的消耗，这是孕酮拮抗子宫内膜增生的机制。

雄激素是卵泡膜细胞的主要产物。雄激素是 19 碳类固醇激素，包括雄烯二酮、睾酮和脱氢表雄酮（dehydroepiandrosterone，DHEA）。卵泡膜层细胞分泌的主要雄激素是雄烯二酮。大部分睾酮是雄烯二酮通过 17β- 羟类固醇脱氢酶作用在外周转化的产物。在 FSH 的作用下，雄烯二酮和睾酮在颗粒细胞中进一步芳香化并转化为雌激素（图 1-6）。

雄激素受体以全长的 B 型和较短的 A 型存在。雄激素和孕激素只有在高浓度情况下才会与其受体发生结合反应。

在排卵前的卵泡中，雄激素和雌激素合成的首选类固醇途径是 Δ^5 途径，该途径涉及将孕烯醇酮转化为 17- 羟孕烯醇酮。在卵泡膜细胞中，17- 羟孕烯醇酮被转化为雄激素。由于卵泡膜细胞缺乏代谢雄激素的能力，它们被带到邻近的颗粒细胞进行芳香化（图 1-5，图 1-6）。相比之下，在黄体中，首选途径是类固醇生成的 Δ^4 途径，该途径涉及将孕烯醇酮转化为孕酮。类胆固醇侧链裂解形成孕烯醇酮是类固醇激素生成的限速步骤。在卵巢中，这一步骤由 LH 调节。LH 刺激导致 cAMP 产生增加和低密度脂蛋白（low density lipoprotein，LDL）受体 mRNA 增加，从而导致 LDL 摄入量增加。低密度脂蛋白是用于类固醇生成的主要胆固醇形式。cAMP 激活的

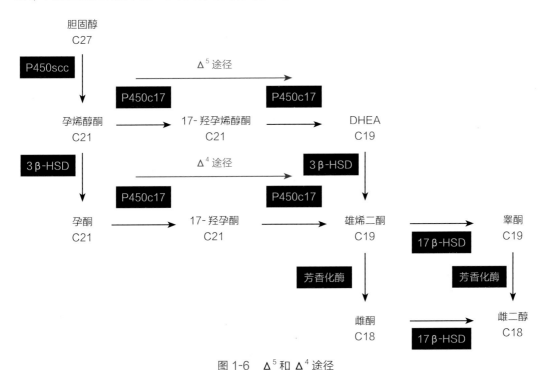

图 1-6 Δ^5 和 Δ^4 途径

类固醇激素生成的限速步骤是通过侧链裂解（P450scc）将胆固醇转化为孕烯醇酮。在卵泡期，孕烯醇酮优先通过涉及 17- 羟孕烯醇酮和脱氢表雄酮（DHEA）的 Δ^5 途径转化为雄烯二酮。相比之下，黄体优先通过 3β- 羟类固醇脱氢酶（3β-HSD）将孕烯醇酮转化为孕酮（Δ^4 途径）。经许可，转载自 Mahutte NG, Ouhilal S, 2007. The hypothalamic-pituitary-ovarian axis and control of the menstrual cycle// Falcone T, Hurd WW. Clinical reproductive medicine and surgery. Mosby: Elsevier

类固醇合成急性调节蛋白（steroidogenic acute regulatory protein，StAR）导致胆固醇跨线粒体膜的转运增加，并在此发生侧链裂解，所有剩余的卵巢激素都可以由此产生。

（柳雪琴　译，孙　燕　校）

第 2 章

雌雄配子发生

Nina Desai, Jennifer Ludgin, Rakesh Sharma, Raj Kumar Anirudh and Ashok Agarwal

2.1 引言

卵子的发生不仅在医学领域，在生物学、经济学、社会学及公共策略等领域也早已备受关注。约 4 个世纪前，英国内科医师 William Harvey（1578~1657 年）写道 *"ex ovo omnia"*，即 "一切生命皆来自卵"。

在女性的生殖寿命中，出生时卵巢有 100 万~200 万个卵母细胞，但只有 300~400 个卵母细胞最终会从卵巢中排出。卵子发生最早始于原始生殖细胞（primordial germ cell，PGC）的迁移。其结果是产生具备生殖能力的卵母细胞，这些卵母细胞内含有完整的遗传物质、蛋白质、mRNA 转录产物和细胞器，这些都是形成胚胎所必需的。卵子发生是一个严格调控的过程，不仅涉及卵巢旁分泌因子，还涉及垂体分泌的促性腺激素信号。

男性对生殖生物学的贡献是产生一个基因完整的精子，使卵母细胞受精。成熟精子是雄性配子发育的最终产物，其目的是将男方遗传物质传递给后代。雄性配子与雌性配子产生的生物学特性不同。雌性配子的产生与卵巢的内分泌功能密切相关。如果没有配子，那么激素的产生就会受到抑制。卵母细胞的耗竭意味着卵巢主要激素的衰竭。但是男性的情况并非如此。即使睾丸中无精子，雄激素仍会继续正常生成。

本章介绍人类卵巢卵泡生长发育、卵子发生的基本知识，以及涉及的调节机制，同时包括睾丸的基本结构形状和成熟精子的发育过程。

■ 临床案例

患者，女，41 岁。因不孕 1 年而就诊。16~40 岁她一直在进行节育。她询问在这段时间如果抑制排卵，卵母细胞是否会保留。

2.2 卵巢结构

卵巢是女性的主要生殖器官，内含生殖细胞。它还具备内分泌器官的功能，它可响应促性腺激素和旁分泌信号而分泌雌激素和孕酮。卵巢以一对腺体的形式位于子宫两侧，约杏仁大小。在腹腔内，卵巢靠近骨盆侧壁，附着于子宫阔韧带后壁。这个区域被称为卵巢窝，被髂外血管、脐动脉和输尿管包绕。

卵巢由几层不同类型的组织组成（图 2-1）。最内层为髓质，内含营养卵巢所必需的血管。外层为卵巢皮质，由卵泡和基质组织组成。最外层由一层薄薄的上皮细胞构成，该层被称为生发上皮，在胎儿生长过程中会产生数千个原始卵泡。在生发上皮下层是称为白膜（tunica albuginea，TA）的结缔组织结构。卵子的产生和卵母细胞的成熟均发生在卵巢皮质内。随着原始卵泡的募集和发育，它们会向卵巢外缘迁移，最终在排卵过程中突破表层而排出。

2.3 卵子发生概述

人类的卵子发生始于受精后 3 周左右。PGC 起源于卵黄囊，通过变形运动经直肠迁移至生殖嵴。PGC 在迁移过程中经历了快速有丝分

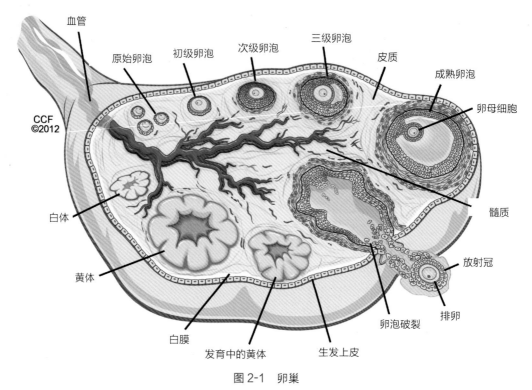

图 2-1 卵巢

显示了卵巢皮质发育中的卵泡和卵母细胞。最外层由一层称作生发上皮的薄层上皮细胞组成，可在胎儿生长过程中产生原始卵母细胞。下层为结缔组织层，称为白膜。髓质位于卵巢中心，容纳对卵巢固定及功能至关重要的血管和韧带

裂，生殖嵴在妊娠 3.5~4.5 周形成，由间充质细胞和体腔上皮细胞组成。到达生殖嵴后，PGC 会产生卵原细胞或生殖干细胞（germ stem cell, GSC），这些细胞会继续增殖以进一步扩大生殖细胞库。在妊娠 7 周左右，这些细胞分别形成原始髓索和性索。卵原细胞数量会从妊娠 8 周的 60 万增加至妊娠 20 周的 600 万以上。

卵泡形成始于胎儿期 16~18 周。卵原细胞被生殖嵴间充质细胞衍生的体细胞上皮细胞包裹，形成始基卵泡。随后卵原细胞停止有丝分裂并进入减数分裂。

一旦开始减数分裂，卵原细胞就被称作初级卵母细胞。周围的间充质体细胞分泌卵泡的基底膜，并形成颗粒细胞层。在妊娠 4~5 个月时，卵巢的卵母细胞数量达到峰值，为 500 万 ~800 万。这一数量在出生时骤降至 100 万 ~200 万，到青春期时不足 50 万。含有这些未成熟卵母细胞的原始卵泡基本上处于休眠状态。在女性未来 35~40 年的生殖寿命中，少量卵泡稳步释放到生长池中。

2.3.1 卵母细胞发育及减数分裂

卵子发生是成熟卵子分化的过程。目前控制生殖系开始减数分裂的信号是依靠细胞自主还是有赖于中肾体细胞尚不清楚。减数分裂是生殖细胞特有的。它通过 2 次分裂，进而产生具有单倍体 DNA 的配子细胞。在卵子发生过程中，细胞分裂是不均等的。结果是生成一个卵子，而多余的遗传物质以极体的形式排出。这与精子发生截然不同，在精子发生中，减数分裂可产生 4 个相同的单倍体 DNA 配子细胞。

减数分裂的 4 个主要阶段是前期、中期、后期和末期（图 2-2）。DNA 复制、染色体配对及重组是有性繁殖不可或缺的步骤，均发生在前期。前期可分为细线期、偶线期、粗线期和双线期等阶段。DNA 复制在细线期早期完成，并且在该期，姐妹染色单体寻找其同源染色体。此外，重组结的形成促进了同源染色体的相互作用。在偶线期，同源染色体配对并开始进行染色体联会。染色体

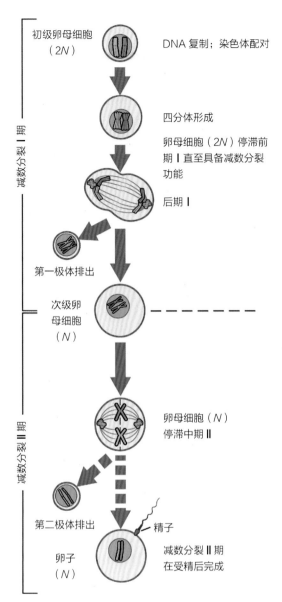

初级卵母细胞（2N）　DNA 复制；染色体配对

四分体形成

卵母细胞（2N）停滞前期 I 直至具备减数分裂功能

后期 I

第一极体排出

次级卵母细胞（N）

卵母细胞（N）停滞中期 II

第二极体排出

精子

卵子（N）　减数分裂 II 期在受精后完成

减数分裂 I 期

减数分裂 II 期

图 2-2　单倍体卵细胞排卵的减数分裂 I 期和减数分裂 II 期

与精子发生不同，卵母细胞发生过程中的减数分裂导致不对称的细胞分裂，从而产生单个卵细胞。外部遗传物质被挤压在第一极体和第二极体中。在分裂过程中，大部分细胞质（包括重要蛋白质、细胞器及生长因子）保留在卵母细胞内

联会期间联会复合体始终存在。染色体的交叉与重组发生在粗线期，早于卵巢泡的形成。染色体联会过程在粗线期完成，双线期时，同源染色体主要于交叉部位结合。原始卵泡中的卵母细胞在第一个减数分裂前期的双线期停滞。

早期卵母细胞内的细胞核称为生发泡。卵质因子可防止早期卵母细胞减数分裂的修复，直到它达到特定的直径和阶段。这个阶段被称为"减数分裂能力"，发生在窦卵泡中。一旦减数分裂恢复，第一次减数分裂的中期、后期和末期就会快速进行。随后卵母细胞停滞于第二次减数分裂的中期，直至精子进入。不同成熟阶段的卵母细胞形态如图 2-3 所示。

2.3.2　卵泡发育

卵巢内的卵泡形成是一个极其复杂的过程，卵泡的损失率很高。卵泡周期性从休眠池进入生长池，但若缺乏 FSH 调节，则会发生闭锁。青春期后，一旦下丘脑 - 垂体 - 卵巢性腺轴被激活，FSH 水平升高可使卵泡继续发育。在这个过程中，卵巢旁分泌信号持续诱导卵泡生长，这一过程称为初始募集。被募集的卵泡称为初级卵泡，随后进一步发育成次级卵泡和窦卵泡。图 2-4 展示了卵泡发育的不同阶段。最终，将有一个卵泡发育成优势卵泡。它会在 LH 峰诱导下释放出成熟的卵母细胞。约 90% 没有"减数分裂能力"的卵泡会发生细胞凋亡或细胞程序性死亡。

这一过程的关键是体细胞成分和卵母细胞自身之间的相互作用。根据对促性腺激素、FSH 和 LH 的反应，卵泡生长从初始阶段到排卵前阶段可分为两个不同的阶段。在人类中，第 1 阶段相对较慢，需要 120 多天，并且不直接依赖于促性腺激素水平。这个早期阶段的关键生长介质可能包括 TGF-β、激活素、骨形态生成蛋白、AMH、胰岛素、雌激素和雄激素。卵泡和卵母细胞的直径增加，从原始卵泡的 30~40 μm 增大到窦前卵泡的 100~200 μm（图 2-4）。位于原始卵泡中的单层鳞状颗粒细胞开始增殖，卵母细胞被几层立方颗粒细胞包围。前体膜细胞从周围基质中募集，并在卵泡周围形成基底膜。

卵泡生长的第 2 阶段则要快得多。卵泡对促性腺激素、FSH 和 LH 的刺激产生反应。颗粒细胞分泌物会形成充满液体的腔或窦。在卵泡发育早期，卵泡直径从 200 μm 增至 2~5mm。至卵母

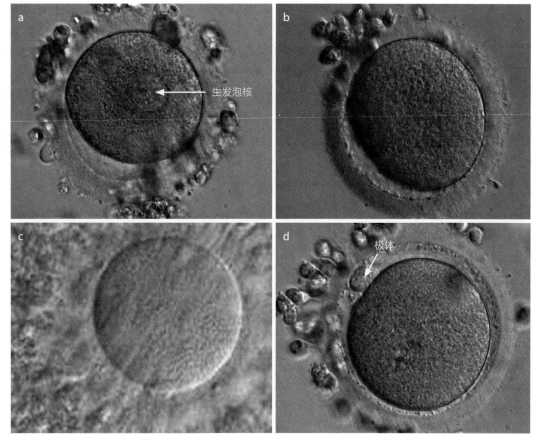

图 2-3　卵母细胞成熟的各个阶段

a. 减数分裂前期 I 未成熟卵母细胞；b. 中期 I 卵母细胞；c. 卵丘：卵母细胞复合体在排卵时表现出与成熟卵母细胞相关的形态；d. 中期 II 成熟卵母细胞

细胞排卵时，卵泡直径可增至 20mm。

充满液体的窦腔形成及类固醇激素的合成标志着卵泡发育过渡到窦卵泡期。在这个阶段，在 FSH 的刺激下，颗粒细胞分化，并将膜细胞分泌的雄激素芳香异构化为雌激素。局部雌激素环境与高 FSH 水平共同促进颗粒细胞进一步增殖和 FSH 受体增加，会使卵泡对 FSH 刺激更加敏感。雌激素水平升高对下丘脑 - 垂体性腺轴的负反馈可抑制 FSH 分泌。因此，只有 FSH 受体增加的卵泡能进一步发育，而其余卵泡则发生闭锁。正是通过这一机制选择了一个优势卵泡。尽管 FSH 水平在月经周期中期会降低，但选定的卵泡仍会继续发育，这是由于颗粒细胞已获取 LH 受体。虽然早期颗粒细胞只对 FSH 敏感，但晚期窦卵泡对 FSH 和 LH 均敏感，可分泌高水平雌二醇。

与卵母细胞毗邻的特殊颗粒细胞层内的细胞称为卵丘细胞，也称放射冠。这些细胞不仅支持细胞质成熟，而且在维持减数分裂停滞及诱导排卵中起关键作用。排卵前卵泡称 Graafian 卵泡，其直径超过 18mm，卵母细胞直径约为 120μm。多个卵泡被包裹在基底膜内，并且基底膜将其与下方的血管化膜细胞层间隔。

2.3.3　卵母细胞发育

双线期停滞的卵母细胞与卵泡的协调发育取决于卵母细胞和周围颗粒细胞之间的相互交流。这些交流通过颗粒细胞和卵母细胞的缝隙连接发生，这些膜通道可使两种细胞类型的共同且必需的小分子生长，如无机离子、第二信使、小代谢物及旁分泌因子。

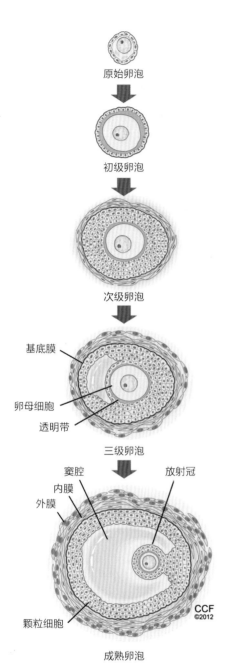

原始卵泡

初级卵泡

次级卵泡

基底膜

卵母细胞

透明带

三级卵泡

窦腔

内膜

外膜

放射冠

颗粒细胞

CCF
©2012

成熟卵泡

图 2-4　人类卵巢内卵泡的发育顺序

此过程开始于被始基卵泡的单层颗粒细胞包绕的卵母细胞，并以完全发育成熟的多层卵泡结束，其卵泡腔内含有次级卵母细胞

卵母细胞无法运输某些氨基酸及进行胆固醇生物合成，也不能在没有颗粒细胞提供必要因子的情况下进行糖酵解。同样地，有证据表明颗粒细胞增殖及其他代谢过程需要卵母细胞来源的分泌产物。一项体外培养卵泡的研究表明，缝隙连

接和细胞间交流的阻断会触发过早排卵，最终导致释放的卵母细胞退化。

缝隙连接由多种连接蛋白组成。连接蛋白的基本结构由 4 个跨膜结构域、2 个细胞外环、1 个细胞质环，以及细胞质 N 端和 C 端组成。不同的连接蛋白具有不同的特性，增加了特定分子调控的复杂性。小鼠模型中的基因敲除实验已确定了特定缝隙连接蛋白及其在卵泡发生中的关键作用。缺乏连接蛋白 -37 会干扰窦卵泡的形成，而缺乏连接蛋白 -43 基因的小鼠卵泡会在窦前早期停滞，并且无法产生具有减数分裂功能的卵母细胞。磷酸化和几种不同的蛋白激酶似乎也与缝隙连接的激活及调节有关。

卵母细胞在其早期生长阶段就具备代谢活性，合成支持受精后早期胚胎发育所需的母体 RNA 库。卵母细胞合成超过 400 种不同的蛋白质。卵泡激活并进入生长池后不久，卵母细胞会分泌一层厚厚的糖蛋白外壳。这层糖蛋白外壳称为透明带，包裹着卵母细胞，由 3 种透明带蛋白（ZP1、ZP2 和 ZP3）组成。随着卵母细胞的生长，透明带厚度增加，至约 15 μm。透明带在卵母细胞 / 胚胎穿过生殖道时起重要的保护作用。透明带介导精子结合，赋予物种特异性，并可阻止多精子受精。在受精时，卵母细胞细胞质释放的皮质颗粒会导致透明带硬化，并阻止多余的精子穿透卵母细胞。

2.3.4　恢复减数分裂和排卵

卵母细胞的减数分裂过程高度依赖于使卵母细胞保持减数分裂静止的因素与促进卵母细胞成熟的因素之间的微妙平衡。cAMP 是使卵母细胞处于减数分裂停滞阶段的细胞内信号分子之一。由颗粒细胞产生的 cAMP 通过缝隙连接转运至卵母细胞。只要维持 cAMP 阈值，减数分裂就会受到抑制。

一般来说，卵母细胞完成减数分裂的能力与其大小相关，可能是由于卵母细胞体积增加对应的合成蛋白质的细胞质也增加。卵母细胞直径 < 70~80 μm 时，减数分裂的能力较低，然而当其直径接近 100 μm 时，卵母细胞通常能恢复减

数分裂。要恢复减数分裂，需激活 M 期促进因子（maturation promoting factor，MPF）。MPF 水平随卵母细胞发育而上升，并最终达到阈值，此时卵母细胞具备减数分裂能力。MPF 由周期蛋白 B 及其蛋白激酶 CDK1（也称为 p34^{cdc2}）组成。

LH 激增促进了后续一系列改变，最终致使来自成熟卵泡中的卵母细胞成熟并排卵。LH 通过颗粒细胞诱导类固醇激素向生成孕酮转变。排卵前卵丘细胞扩张会导致卵丘与卵母细胞的连接中断，从而降低卵母细胞中 cAMP 水平，进而降低其对减数分裂的抑制作用。随后 MPF 激活促使卵母细胞减数分裂首先从生发泡破裂（germinal vesicle breakdown，GVBD）分解开始。细胞周期蛋白 B 的新合成可能是一个限速步骤，可解释观察到的减数分裂恢复与 GVBD 之间出现滞后时间，以及从第一次减数分裂中期向第二次减数分裂中期过渡的原因。

生发泡破裂后，同源染色体在分裂前中期开始变得有序，随后在第一次减数分裂中期排列于赤道板上，形成纺锤体。卵母细胞在第二次减数分裂中期保持停滞，直至精子穿透。精子与卵母细胞受体结合或在卵母细胞融合期间释放可溶性精子衍生因子触发的细胞内 Ca^{2+} 信号：精子融合引发内源性细胞周期蛋白的破坏。卵母细胞可完成减数分裂，染色体从中期至后期转换开始分离。在这一阶段，染色体分离异常会导致产生非整倍体的卵子和胚胎。

2.4 其他调控因子

原始卵泡池的平稳、卵泡的募集及闭锁、优势卵泡的选择，以及控制卵母细胞成熟和卵泡同步发育，是一个复杂的过程。在本部分，我们将讨论一些最重要的卵巢旁分泌因子，这些因子参与卵泡发育过程各步骤的调节（表 2-1）。

同房后 1 周，有以下调控因子发生相应的变化。抗米勒管激素（AMH）、骨形态生成蛋白（BMP）、生长分化因子（growth differentiation factor，GDF）、卵泡刺激素（FSH）、黄体生成素（LH）、干细胞因子（stem cell factor，SCF）、

环氧化物酶 -2（cyclooxygenase isoform，COX-2）、前列腺素 E$_2$（prostaglandin E$_2$，PGE$_2$）。

2.4.1 环磷酸腺苷

如前所述，FSH 和 LH 协同工作，是参与卵泡发育的两种极其重要的激素。该系统的一个重要组成部分是第二信使 cAMP，它放大 FSH 和 LH 的诱导信号。这种放大作用导致 FSH 和 LH 协同产生的反应比它们单独产生的反应大。两组重要的酶控制细胞内 cAMP 稳态：产生 cAMP 的腺苷酸环化酶和分解 cAMP 的磷酸二酯酶（phosphodiesterase，PDE）。FSH 和 LH 与其各自受体结合，和腺苷酸环化酶一起，共同激活卵泡颗粒细胞中由 ATP 产生的 cAMP。cAMP 分子激活一系列蛋白激酶，分离催化组分，然后使转录因子磷酸化。这些转录因子在称为 cAMP 反应元件的部位与基因上游的 DNA 序列结合，调节卵泡生成，如优势卵泡的发育。在卵母细胞中，高浓度的第二信使可阻止减数分裂。

2.4.2 TGF-β 生长因子家族

参与卵泡生成的几个关键调节因子属于 TGF-β 家族，其中许多因子利用缝隙连接进行通讯。TGF-β 生长因子家族的重要成员包括 AMH、生长分化因子 -9（growth differentiation factor-9，GDF-9）、骨形态生成蛋白、激活素和抑制素。

2.4.3 抗米勒管激素

当女性生殖能力活跃时，抗米勒管激素（AMH）由颗粒细胞分泌。在小鼠模型的相关研究中，AMH 已被证实在卵泡发生过程中具有 2 个重要作用。其一，当已有越来越多的原始卵泡时，AMH 会抑制额外的始基卵泡募集。通过这种方式，AMH 可防止女性卵母细胞储备速度过快。其二，AMH 降低了这些生长卵泡对 FSH 的反应。人类研究表明，每个卵泡都有一个特定的 FSH 阈值，必须达到该阈值方能进入排卵前阶段。AMH 可能会影响卵泡在周期性募集过程中对 FSH 激增的反应程度。

表 2-1　从原始生殖细胞开始的人卵母细胞发生及卵泡发育（显示了关键调节剂及其作用点）

发育阶段	关键调控因子
原始生殖细胞	
性交后 3 周	BMP4、BMP8b
形成	c-Kit、SCF
迁移与增殖	
性腺形成的克隆化	
迁移后的存活	
卵原细胞	
通过有丝分裂增殖	
卵细胞减数分裂前期 I	
细线前期：DNA 复制	
细线期：同源染色体配对	
偶线期	
同源配对	
联会	
粗线期	
交换	
重组	
DNA 修复	
双线期：减数分裂停滞	cAMP
原始卵泡	激活素、AMH、TGF-β、BMP、胰岛素、雌激素、
性交后 16~18 周	雄激素、c-Kit
双线期停滞卵母细胞	
平层颗粒细胞层	
初级卵泡	激活素、AMH
立方形颗粒细胞层	
窦前次级卵泡	激活素、抑制素、AMH
晚期卵泡发生	
颗粒细胞增生	GDF-9、BMP-15
前体卵泡膜形成	
窦状次级卵泡 / 成熟卵泡	抑制素、AMH、cAMP、FSH/FSH 受体、LH/LH 受体
窦腔形成	
排卵前卵泡及黄体形成	
卵丘扩张	LH 信号肽、PGE$_2$
减数分裂恢复	MPF
排卵	COX-2、LH
卵子成熟与受精	Ca^{2+}

AMH 也被用作衡量女性卵巢储备功能的指标。AMH 水平会随着女性卵泡池的大小而发生改变。与此同时，较低的 AMH 水平无法充分抑制休眠池，因此卵泡储备消耗率增加。

2.4.4 生长分化因子 -9 和骨形态生成蛋白

骨形态生成蛋白（bone morphogenetic protein，BMP）由多种细胞产生，在卵母细胞发生中扮演多种角色。我们虽然对人类卵巢中的特定 BMP 功能知之甚少，但大量动物研究结果有助于我们了解卵泡发育过程中 BMP 的生物学活性。来自大鼠模型的研究表明，BMP 影响始基卵泡向初级卵泡转变，以及随后向次级卵泡转变。也有学者认为 BMP 水平下降可能预示着优势卵泡选择的发生。在大鼠模型中，BMP-4 和 BMP-7 在次级卵泡膜细胞中表达，而它们各自的受体在颗粒细胞上表达。它们可用于调节 FSH 对合成必需类固醇雌二醇和孕酮的反应。

卵母细胞旁分泌信号负责激活参与调节卵丘细胞分化的途径。BMP-15 和 GDF-9 是卵母细胞分泌的 2 个因子，用于调控局部微环境及卵母细胞的最终质量。BMP-15 与 GDF-9 共同激活负责调节卵丘细胞分化及维持其表型的信号通路。已证明卵母细胞特异性因子缺失会导致不育。在卵巢皮质切片的体外培养过程中，观察到补充 GDF-9 可增加培养 7 天后存在的次级卵母细胞数量，并提高培养 14 天后的卵泡密度。GDF-9 还可用于预防卵泡闭锁。

2.4.5 激活素和抑制素

激活素和抑制素由卵泡颗粒细胞产生，并以拮抗机制发挥作用。由许多不同组织（包括性腺和腺垂体）产生的激活素，通过充当 FSH-β 亚基基因的转录因子激活剂来刺激 FSH 的释放。同时，抑制素通过阻碍垂体分泌 FSH，以达到平衡激活素的作用。虽然人们认为抑制素在类固醇和促性腺激素的产生中起重要作用，但对其在膜细胞募集和分化中的作用知之甚少。

2.4.6 c-Kit 和 Kit 配体

参与始基卵泡调控的另一个重要信号通路是 c-Kit 受体及其颗粒细胞产生的配体（通常称作 KL、干细胞因子或 SCF）。目前对这种受体 / 配体结合在卵泡早期发育中的具体作用尚不清楚。在人类卵巢组织、卵母细胞和颗粒细胞的早期窦卵泡中已检测到编码 c-Kit 和 KL 的 mRNA 编码的存在。我们对 c-Kit 的认知大多来自对小鼠模型的研究。c-Kit 和 KL 在 PGC 的存活、激活、迁移、颗粒细胞增殖、卵泡募集、减数分裂的维持及卵泡发育中发挥作用。

2.5 未来方向和挑战

增加我们对卵巢卵泡发育的复杂调节及卵母细胞与颗粒 - 膜细胞层之间相互作用的理解，对不孕症治疗的发展具有重大贡献。已研发出的药物和卵巢刺激方案可用于操控女性月经周期，从而产生多个成熟且具备功能的卵母细胞。同时，在过去 20 年里，我们在治疗男性不育上的发展，极大地改善了体外受精妊娠结局。

一个一直难以克服的问题是卵巢储备功能不足。通过加速闭锁，导致女性卵泡池的持续丢失并最终耗竭被认为是导致更年期的诱因。这是基于 50 多年前提出的概念，即卵子发生不可能出现在成年人的卵巢中，所以在出生时，女性卵巢就已包含有限的卵母细胞。近期，出现了一些令人激动的数据，这些数据对这一基础学说提出了质疑。这项有趣的研究由 Johnson 和他的同事在 2004 年首次提出，该研究对"非更新卵母细胞池"的概念提出了质疑。越来越多的证据表明，卵子发生实际上可能发生在成年哺乳动物的卵巢中。成年人的卵巢中可能存在生殖细胞，通过调控这些生殖细胞技术的发展可能为生育治疗开辟新的方向。

生殖医学的另一个挑战是为患有癌症的年轻女性患者保留生育能力。在癌症治疗过程中，放疗和化疗会破坏卵巢中卵母细胞的储备，导致生育能力下降。卵巢组织的冷冻保存给患者带来了希望，但如何最佳地利用卵巢组织来恢复其生育能力仍是难题。患者病情缓解后进行卵巢组织移植的成功率有限。此外，癌症复发的可能性始终存在。另一种解决方案是从卵巢冷冻组织中分离出卵泡，然后在体外使卵泡发育成熟。人类卵泡生长从原始阶段到排卵前阶段所需时长（约 120天）和卵泡正常生长所需的信号机制在体外很难被模拟。在传统的 2D 培养系统中，长时间保持生长过程中的球形结构是不可能的。此外，当卵泡扁平化时，卵母细胞与颗粒细胞之间的连接被破坏，卵母细胞与周围体细胞之间的关键双向通信也丧失。因此，3D 卵泡培养模型的设计一直是许多研究的重点。

成熟卵泡体外培养及创造有功能的卵母细胞的试验可能需数年的时间才能成功，但我们对卵母细胞及其支持的颗粒细胞和膜细胞成分之间复杂的相互作用的认知将为这一难题的解决提供方向。人类卵泡体外培养的成功预示着将开启生殖医学与不孕不育症治疗新篇章。

2.6　雄性配子发生

雄性配子发生（或称精子发生）相对于未分化的生殖细胞（即精原细胞）而言，是一个短暂性的事件，由精原细胞在数周内缓慢演变为高度特异化的睾丸精子。精子发生在睾丸内。精子被输送到附睾，在附睾中成熟并获能，然后随其他附属性腺分泌物一起被释放到精液中。在本部分，我们将介绍以下内容。

（1）睾丸组织的结构和功能，以及支持细胞的作用（即睾丸间质细胞和睾丸支持细胞）。睾丸主要是产生性激素和精子。

（2）阐述精子发生的过程和明确专业用语，主要阐述精原细胞的类型、精母细胞发生，以及有丝分裂和减数分裂的过程、精子发生、精子核发育、精子在管腔中的释放或排出。阐明生精上皮的周期或波动，以及精子发生的效率。

（3）描述精子的结构。

（4）阐述精子发生的调节，内源性和外源性调控对精子发生影响的差别。

（5）附睾及其在精子储存和成熟中的作用。

（6）精子进入宫颈黏液的过程、获能和顶体反应，以及随后受精的生理过程。

（7）《世界卫生组织人类精液检查与处理实验手册（第 5 版）》。

临床案例

患者，男，41 岁。与其性伴侣同居 1 年不育。检查发现他的精子数量低，FSH 高，但睾酮正常。咨询是否能帮助他。

2.7　睾丸组织

睾丸呈椭圆形，约为 2.5cm×4cm，外裹一层坚厚的结缔组织被膜（白膜）。睾丸后缘与附睾相连，附睾上行至尾部形成输精管。睾丸有 2个主要功能：一是分泌激素，尤其是睾酮；二是生成雄性配子——精子。精子表达特异性抗原，这些抗原直到青春期才形成，当这些自身抗原形成时，血 - 睾屏障形成。血 - 睾屏障使睾丸成为免疫特赦部位。睾丸被不完全地分成许多小叶。睾丸大部分由生精小管构成，这些生精小管呈环状或盲端，并被由纤维隔膜形成的结缔组织包裹（图 2-5）。纤维隔膜将睾丸实质分成约 370 个锥形小叶，每个锥形小叶由生精小管和管间组织构成。生精小管被成团的间质细胞、血管、淋巴组织和神经分隔开，是精子生成的场所。生精小管管壁由具有一定收缩作用的肌样细胞和纤维组织构成，每个生精小管的直径约 180 μm，生精上皮高约 80 μm，管间组织厚约 8 μm。生精上皮的组成细胞由嵌附于支持细胞中不同发育阶段的生殖细胞组成，即精原细胞、初级精母细胞、次级精母细胞及精子细胞。每个生精小管的末端均开口于睾丸网。生精小管分泌的液体被收集在睾丸网中，并进一步运输到附睾管中。

2.7.1　睾丸支持细胞

睾丸支持细胞是指在细胞发育过程中参与成熟精子生成过程的细胞。其中最重要的支持细胞有两种，分别是睾丸间质细胞（Leydig cell）和支持细胞（Sertoli cell）。

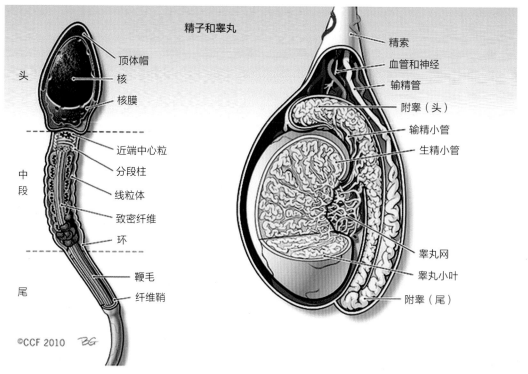

图 2-5　人睾丸和附睾

　　图中显示了睾丸的鞘膜和白膜，生精小管间隔、睾丸网及其上覆盖的附睾头、体和附睾尾部。左图是一个完全成熟精子的图示（版权所有为 Sperm Chromatin。Zini A, Agarwal A, 2011. Sperm Chromatin: Biological and Clinical Applications in Male Infertility and Assisted Reproduction. New York: Springer Science + Business Media）

2.7.2　睾丸间质细胞

　　睾丸间质细胞形态不规则，含颗粒状细胞质，于结缔组织内单个或成团存在。该细胞为间质细胞，是雄性激素睾酮的主要来源。垂体分泌的 LH 作用于睾丸间质细胞，促进其生成睾酮。这种作用通过对垂体的负反馈作用，抑制或调控 LH 进一步的分泌。与外周血相比，睾丸内的睾酮水平要高出数倍，尤其是生精小管基底膜附近的睾酮水平。

2.8　支持细胞

　　生精小管的基底膜上成排排列着高度特异的支持细胞，其细胞质以复杂的树状结构一直延伸至管腔（图 2-6）。精子发生从青春期开始，但不被免疫系统所识别，而免疫系统是出生后即开始发育的。生精小管被坚固的细胞间连接复合体

"紧密连接"，分为基底室及腔室。这种解剖学结构，加之围绕生精小管的肌样细胞的紧密排列，构成了血-睾屏障。该屏障为精子发生提供必要的环境，以逃脱免疫系统的攻击。支持细胞类似于精子发生的"守护"细胞，为其提供细胞发生、发育过程所需的营养，也参与生殖细胞的吞噬作用。支持细胞与发育中的生殖细胞有多处连接，可维持精子发生所需的激素微环境。FSH 与支持细胞上高亲和力的 FSH 受体结合，传导雄激素结合蛋白分泌信号。生精小管内同样为一高雄激素环境。

　　支持细胞可分泌 2 种极为重要的激素：抗米勒管激素及抑制素。抗米勒管激素是胚胎发育的一个关键成分，参与米勒管的退化；而抑制素则是调控垂体 FSH 分泌的核心大分子。支持细胞的生理功能主要包括：①维持生精小管结构的完整性；②对生精小管进行区室分界；③分泌管腔液，促进管腔中精子的运输；④参与精子释放；

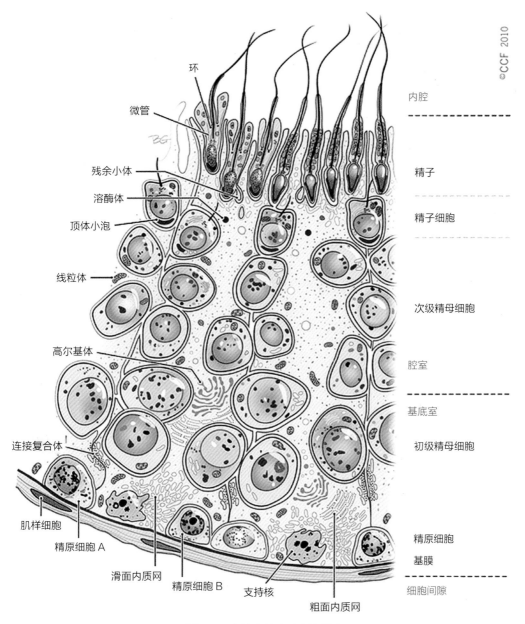

©CCF 2010

环

微管

残余小体

溶酶体

顶体小泡

线粒体

高尔基体

连接复合体

肌样细胞

精原细胞 A

滑面内质网

精原细胞 B

支持核

粗面内质网

内腔

精子

精子细胞

次级精母细胞

腔室

基底室

初级精母细胞

精原细胞

基膜

细胞间隙

图 2-6　生精小管生殖上皮切面

支持细胞将生精上皮分为基底室和腔室两个部分，精子被释放至管腔（版权所有为 Sperm Chromatin。经许可，转载自 Zini A, Agarwal A, 2011. Sperm Chromatin: Biological and Clinical Applications in Male Infertility and Assisted Reproduction.New York: Springer Science + Business Media）

⑤参与细胞质的吞噬及消除；⑥向生殖细胞提供营养；⑦糖皮质激素生成及代谢；⑧上皮内细胞的运动；⑨分泌抑制素及雄激素结合蛋白；⑩精子发生周期的调控；⑪为支持细胞上的激素 LH、FSH 和睾酮受体提供靶标。

2.9　精子发生

精原细胞分化成精子细胞的过程即精子发生，这是一个复杂而具时间性的事件，该过程中原始的全能干细胞完成分裂，或自我更新，或生成子细胞；子细胞再经过几周变成特异的睾丸精子（图 2-7）。精子发生包括有丝分裂、减数分裂及细胞结构重建。精子发生过程可分成 3 个阶段：①精原细胞的增殖和分化；②减数分裂；③精子形成。精子发生是一个复杂的形态发生过程，自减数分裂开始，至最后形成圆形精子细胞，即转变成结构复杂的精子。在人类，精子发生开始于青春期，并持续一生。上述过程在生精小管中完成。实际上，90% 的睾丸体积由生精小管及在不同阶段发育的生殖细胞决定。一旦胎儿的生殖母细胞已经分化成精原细胞，胚胎发育阶段即开始活跃的有丝分裂复制过程。该过程可能受 FSH 调控，并与睾丸组织中前体细胞的基础数量有关。

在生精小管中，从基底室至腔室，生殖细胞高度有序地排列。精原细胞直接定位于基底膜，其次是初级精母细胞、次级精母细胞及精子细胞，朝向管腔。紧密连接的屏障作为支架，逐一支撑着基底室的精原细胞与早期精母细胞，以及发育后期的生殖细胞。

精子发生也受到许多外部因素的干扰，如营养、治疗药物、阴囊温度升高和 X 线照射。

2.9.1 精原细胞的种类

精原细胞经过有丝分裂不仅产生更新的干细胞，还产生将继续进行减数分裂的精原细胞。生殖细胞按照形态分型，可分为暗色型（A_{dark}）、苍白型（A_{pale}）、B 型精原细胞、初级精母细胞（前细线期、细线期、偶线期和粗线期）、次级精母细胞及精子细胞（Sa、Sb、Sc、Sd1 和 Sd2）（图 2-7）。其他增殖的精原细胞还有 A_{paired}（A_{pr}），它是由分裂形成的 $A_{isolated}$（A_{is}）和随后分裂形成的 $A_{aligned}$（A_{al}）产生的。分化的精原细胞包括 A1、

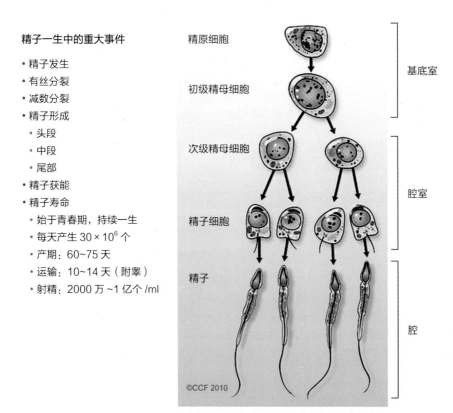

精子一生中的重大事件

- 精子发生
- 有丝分裂
- 减数分裂
- 精子形成
  - 头段
  - 中段
  - 尾部
- 精子获能
- 精子寿命
  - 始于青春期，持续一生
  - 每天产生 30×10^6 个
  - 产期：60~75 天
  - 运输：10~14 天（附睾）
  - 射精：2000 万 ~1 亿个 /ml

精原细胞 — 基底室

初级精母细胞 — 基底室

次级精母细胞 — 腔室

精子细胞 — 腔室

精子 — 腔

©CCF 2010

图 2-7 精子一生中的几个重大事件，主要包括精子发生、形成和排出过程，显示了生殖细胞经过有丝分裂、减数分裂至染色体含量减少的发育过程（版权所有为 Sperm Chromatin。经许可，转载自 Zini A, Agarwal A, 2011. Sperm Chromatin: Biological and Clinical Applications in Male Infertility and Assisted Reproduction.New York: Springer Science + Business Media）

A2、A3、A4 型、过渡型及 B 型，每一型均为前一型细胞的分裂产物。现已发现 4 种人类精原细胞，包括 A_{long}、A_{dark}、A_{pale} 和 B 型。学者目前认为大鼠的 $A_{isolated}$（A_{is}）型为干细胞，然而尚未明确何种人的精原细胞为干细胞。有些研究认为，A_{dark} 型精原细胞为不增殖的储备精原细胞，能进一步分化为 A_{pale} 型精原细胞。目前认为，与过渡型及 A 型精原细胞相比，B 型精原细胞的核膜内染色质更丰富（图 2-8）。B 型精原细胞可进一步分化，并进入减数分裂过程，最终形成初级精母细胞，为前细线期精母细胞分化前体细胞。由于持续的有丝分裂可有效维持干细胞池，因此该过程得以周而复始。

精原细胞减数分裂后并非完全分离，而是通过细胞间桥保持连接，这种细胞间桥贯穿精子发生的所有阶段，被认为是有利于相互间的生物化学作用的物质，可使生殖细胞成熟同步化。

2.9.2　精母细胞发生

精母细胞发生经过有丝分裂与减数分裂产生遗传物质，以保证物种的延续。精母细胞发生于生精上皮的基底部。初级精母细胞经过第一次减数分裂形成次级精母细胞。第一次减数分裂前期持续时间长，因而初级精母细胞的存活时间长；次级精母细胞经过第二次减数分裂生成精子细胞，其存活时间短（1.1~1.7 天）。

2.9.3　有丝分裂

有丝分裂涉及精原细胞的增殖与维持，是一个精确且高度协调的有序事件，包括遗传物质（染色体）的复制、核膜破裂、染色体及细胞质在两个子细胞中的平均分配。在细胞复制过程中，DNA 在特殊调控蛋白的相互作用下，形成环状域的空间结构。有丝分裂阶段的细胞包括精原细胞（A 型及 B 型）和初级精母细胞（Ⅰ型精母细胞）。发育中的生殖细胞通过细胞间桥相互连接，经过一系列有丝分裂形成初级精母细胞。青春期后，一旦精原细胞的基本数目确定，细胞将继续进行有丝分裂，不断储备前体细胞，并继续分化和成熟。

2.9.4　减数分裂

减数分裂是一个复杂过程，具有自身的调控机制。当 B 型精原细胞与基底膜分离，形成前线期初级精母细胞时，即开始减数分裂过程。然而理论上，每一个初级精母细胞均可形成 4 个精子细胞，而实际上只有少数细胞如此，因为许多生殖细胞由于复杂的减数分裂过程而丢失。初级精母细胞是生殖上皮中体积最大的生殖细胞。减数分裂包括前期、中期、后期及末期。二倍体的初级精母细胞经过 2 次成功的减数分裂形成 4 个单倍体精子细胞，其结果为每个子细胞均携带父源细胞 1/2 的染色体内容物。通过第一次减数分裂（成熟分裂），子细胞含有配对同源染色体中的一条，称为次级精母细胞。这些细胞快速进入第二次减数分裂（等数分裂），染色单体于着丝粒处分离，形成单倍体的早期圆形精子细胞。减数分裂保证了遗传的多样性，并涉及初级精母细胞和次级精母细胞，最后生成精子细胞。

减数分裂阶段包括初级精母细胞至精子细胞生成，此过程将完成染色体配对、交换及遗传信息的交换，以形成新的基因组。随后进行的减数分裂后期包括精子细胞发育成精子的过程，最终形成特异细胞。

2.9.5　精子形成

精子形成是一个形态改变的过程，发生于精子细胞分化形成精子的阶段。减数分裂一旦结束即标志着精子形成开始。人类精子细胞成熟的过程被分为 6 个不同阶段：Sa-1、Sa-2、Sb-1、Sb-2、Sc-1 及 Sc-2（图 2-9），每一阶段均通过形态特征进行区别。在 Sa-1，高尔基体与线粒体高度发育及分化，出现顶体泡，染色单体极性分布于顶体泡对面，并出现近端中心粒及轴丝。而在 Sb-1 和 Sb-2，可见顶体结构形成、中心体生成及尾部发育，并于 Sc 完成整个过程。

2.9.6　精子核发育

在精子发生过程中，细胞核及其内含物发生了许多变化。从精子形成的第 1 步到第 8 步，精

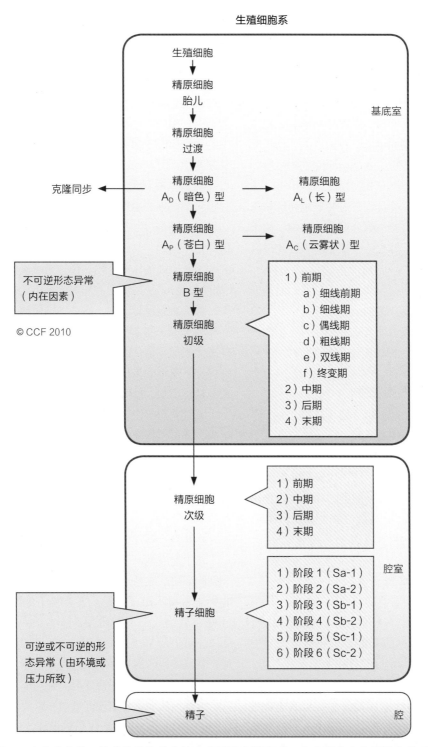

图 2-8　一个未分化的二倍体生殖细胞从基底室至腔室发育成一个功能齐全的单倍体精子，最后排至管腔，还显示了初级精母细胞、次级精母细胞和精子细胞等阶段发育的不同步骤，以及在精子发生的各个阶段可能发生的不可逆和可逆的形态异常（版权所有为 Sperm Chromatin。经许可，转载自 Zini A, Agarwal A, 2011. Sperm Chromatin: Biological and Clinical Applications in Male Infertility and Assisted Reproduction.New York: Springer Science + Business Media）

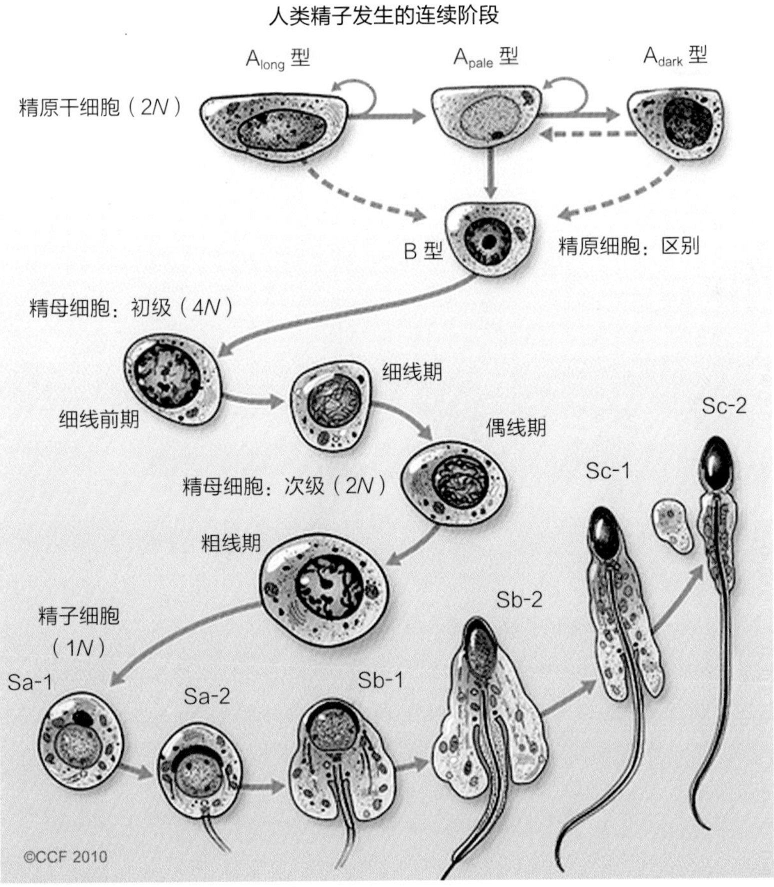

人类精子发生的连续阶段

图 2-9　人类二倍体生精细胞发育分化成一个功能齐全的精子（版权所有为 Sperm Chromatin。经许可，转　载　自　Zini A, Agarwal A, 2011. Sperm Chromatin: Biological and Clinical Applications in Male Infertility and Assisted Reproduction. New York: Springer Science + Business Media）

子的细胞核变长、变平，使头部呈典型的椭圆形。这种核浓缩的必然性一直存在争议，但人们普遍认为它有助于优化精子的运动能力及对卵母细胞的穿透能力。

细胞核的致密化包括染色质的修饰。在精子形成的最后一个减数分裂后阶段，DNA 围绕的组蛋白分子转化为过渡蛋白，然后再转化为鱼精蛋白。鱼精蛋白含有大量的半胱氨酸，当精子在附睾中成熟时，半胱氨酸有助于形成鱼精蛋白二硫键。受精后 2~4 小时，精子染色质中的鱼精蛋白被卵母细胞中的组蛋白取代。

2.9.7　精子释放

成熟的精子细胞从支持细胞中游离出来，进入生精小管的管腔，此过程即精子释放。支持细胞也积极参与精子释放。上述过程包括实际的细胞运动，如精子细胞向生精小管管腔的前进运动。成熟的精子细胞关闭细胞间桥，与生精上皮分离，成为游离细胞，即精子。支持细胞的部分细胞质，即所谓的胞质滴，在精子释放的过程中仍为精子的组成部分。精液中不成熟的精子内可见这种形态特征。

2.9.8　生精上皮的周期性变化

一个精子发生周期包括原始精原干细胞通过减数分裂生成各时相的生殖细胞。与完整的精子发生过程相比，A 型精原细胞分裂仅发生于很短的时间。因此，在任何时间，生精上皮中均同时存在不同发育时期的精子。人类精母细胞成熟需要约25.3天，精子形成过程则需要约21.6天，整个精子发生估计需要74天。而精子的发生并非无序地贯穿于整个生精上皮，生殖细胞所处的位置与其发育阶段一致，也说明了生殖细胞发育过程的连续性。在啮齿类动物中，生精小管的截面仅能找到一个发育阶段的精子。

各个时相的细胞通过顶体发育、减数分裂、细胞核形成及精子释放进入生精小管管腔进行区别。同一物种精子发生的周期可能一致，但每个周期的持续时间各不相同。精子发生的时相沿生精小管有序排列。这种精子发生时相的排列特征形成生精小管的"精子发生波"。这种波为空间性的，而在周期为时间性的一段生精小管中，仅有部分截面内可见精子释放。在大鼠中，所有时相都出现精子发生，但仅于第Ⅷ时相发生精子释放。

精子发生的各个阶段在空间和时间上都有规律。在生精小管内，某一位置上的第Ⅰ时相细胞可被第Ⅱ时相细胞所取代，随后被第Ⅲ时相细胞所取代，直至下一个周期，并周而复始。在人类中，一个周期约为16天，而从精原细胞发育至精子需要约70天或4.5个生精周期。在精子发生过程中，处于同一发育阶段的生殖细胞由细胞质桥相连接，并共同完成发育过程。生精小管截面通过组织学染色可见处于不同发育阶段的细胞组，而部分生殖细胞散在分布。因此，人类的生精上皮中有6种不同的时相。此外，更为复杂的是，生精小管内精子发生周期的不同阶段显示特定的结构形式，这一特定的结构形式称为"精子发生波"。在人类，这种"精子发生波"似乎以一种螺旋状的细胞排列形式，随着精子发生的进程而沿生精小管向前推进。这种空间排布的存在可能是为了保证精子的产生是以连续而非脉冲的方式进行。

2.9.9　精子发生效率

不同种属之间的精子发生效率明显不同，但人类表现相对稳定。从精原细胞分化成成熟精子需要（70±4）天。与动物相比，人类精子发生

的效率很差。每克睾丸组织每天可产生300万~400万个精子。WHO认为射出的精液中精子含量更多，《世界卫生组织人类精液检查与处理实验室手册（第4版）》认为射出的精液中精子含量超过2000万/ml，第5版则认为射出的精液中精子含量为1500万/ml。大多数精子细胞（约75%）由于退化及凋亡而丢失。幸存的精子50%以上是异常的。因此，只有约12%的精子储备可用于生殖。在人类，每天精子产生量随年龄增长而下降，这与睾丸中支持细胞的丢失有关。

2.10　精子结构

精子是高度特异化的浓缩细胞，不再生长与分裂。精子由精子头精子颈段与精子尾组成，精子头含有父源物质（DNA），精子尾部则为精子运动提供动力。精子含有巨大的细胞核，但缺乏大多数体细胞含有大量细胞质的特点。男性射出的精子呈现独特的形态学特征。

2.10.1　精子头部

正常的精子头部为椭圆形，长4.0~5.5 μm，宽2.5~3.5 μm。正常情况下，其长宽比例为（1.50~1.70）:1。在光镜下，最常见的畸形情况为头部形态/大小的缺陷，包括大、小、尖、不规则、空泡（>20%的头部为空泡状结构）、双头或为上述的混合。

头部还包含顶体，顶体是以高尔基体为代表的帽状结构，覆盖精子头部前端约2/3。不具备其他物种可见的尖端增厚。然而，顶体于接近"赤道"的部分呈现均匀的厚度，并覆盖精子头部的40%~70%。在卵子受精过程中，发生顶体反应时，顶体膜外侧与卵子质膜多处融合，并释放出顶体酶。精子头部的前半部分缺乏细胞质及外侧顶体膜，仅覆盖内侧顶体膜。精子头部后侧仅被覆单层膜，即核后帽。顶体与核后帽的重叠形成赤道段，该部位不参与顶体反应。

2.10.2　颈段

颈段为精子头部与尾部之间的一个连接，非

常脆弱。断头精子是一种常见的畸形情况。

2.10.3　尾部

精子尾部在精子细胞期出现，长 40~50μm。尾部包含精子的动力装置，尾部通过摆动进行推进，摆动产生于精子颈部并像鞭绳一样向远处传递。它是在精子发生过程中形成的，在扫描电子显微镜下可以清楚地观察到中心粒分化为 3 个部分：中段、主段及末段。线粒体在中段周围呈螺旋状排列。中段的线粒体鞘相对较短，但长于头部和颈部。轴丝由外周 9 组同心双纤维及 2 根中央纤维管组成，这种"9 + 2"的结构一直贯通至精子尾部。此外，外部环由 9 条粗纤维组成。主段为尾部最长的部位，大多数推动精子前进装置在这一部分。外环的 9 条粗纤维逐渐变薄，直至消失，最后大部分主段由仅剩的轴心纤维构成。主段的纤维被尾部纤维鞘包绕，该纤维鞘由分支及网状分布的半圆形纤维丝构成，通过附着于背侧及腹侧的 2 条主纤维带结合在一起。精子尾于末段结束，长 4~10μm，直径小于 1μm。由于缺乏外周纤维鞘，以及远侧微管逐渐退化，末段直径较小。常见的尾部异常情况包括缺失、折尾、扩张或中段不规则/弯曲、异常纤细（缺乏线粒体鞘），以及过短、多尾、分叉、断尾、宽度异常、滴状末端的卷尾带或上述异常的混合。

2.11　精子发生调控

精子发生的过程受不同内源性及外源性因素影响。

2.11.1　内源性调控

睾丸间质细胞分泌激素（睾酮）、神经递质（神经内分泌物质）及生长因子，影响邻近睾丸间质细胞、血管、生精小管的固有层及支持细胞。它们有助于维持支持细胞及管周组织细胞的营养，影响肌纤维的收缩，并以此调节生精小管的蠕动及精子的运输。睾丸间质细胞同时有助于调节生精小管之间微脉管系统的血流。此外，支持细胞及参与复杂细胞功能调控，以及发育过程的不同

生殖细胞亦分泌多种生长因子。所有这些因子对睾丸内精子发生均具有独立的调控作用。

2.11.2　外源性调控

精子发生的局部调节受下丘脑与脑垂体控制。下丘脑脉冲式分泌 GnRH，诱导脑垂体分泌 LH；刺激睾丸间质细胞产生睾酮。睾酮不仅影响精子发生，还分布至全身，为脑垂体提供反馈信息，以调控睾丸间质细胞的分泌功能。FSH 刺激支持细胞，对于生殖细胞的成熟非常重要。完全高质量的精子发生需要 FSH 及 LH。内分泌和旁分泌机制之间的相互作用决定了睾丸内的功能。支持细胞分泌的抑制素通过反馈作用机制直接作用于脑垂体。这些外源性调控是睾丸内功能调节的必要因素。因此，睾丸内生殖细胞的生长与分化过程涉及体细胞与生殖细胞之间一系列复杂的相互作用。

2.12　附睾

附睾附着于每侧睾丸的背外侧缘，由睾网发出的输出小管及附睾管组成。附睾连接于输精管，后者经过腹股沟管进入腹膜腔，开口于尿道的前列腺段。附睾分为 3 个功能不同的区域：附睾头、附睾体及附睾尾。其功能简单地描述为浓缩、精子成熟及储存精子。

大量睾丸液从生精小管内将精子运出后，于附睾头处再吸收，使精子浓度增加 10~100 倍。附睾上皮分泌附睾液，使精子悬浮其中。新发育的精子途经这些区域时会发生很多变化，如表面电荷、膜蛋白成分、免疫反应性、磷脂及脂肪酸含量，以及腺苷酸环化酶的活性变化等。目前认为，上述变化可提高精子膜结构的完整性，也可增加精子的受精能力。一般认为，附睾中蛋白质的分泌及储存能力对温度及生殖激素水平，如雌激素尤其敏感。

睾丸中释放的精子约 1/2 于附睾中死亡或碎裂，随后被附睾上皮重吸收。剩余的精子被储存于附睾尾部，约占生殖道所有精子的 70%。精子输出管道储存精子的能力由近及远逐渐降低，输

精管中精子的动力仅可维持几天。在人类，附睾尾并非最佳的储存器官，其内的精子不一定存活。性活动间歇期增长时，附睾尾部的精子首先失去受精能力，然后失去活动力和生命力，最后碎裂。如果生成较久、衰弱的精子无法规律地定期从男性生殖道中排出，其在下一次（或几次）射出的精液中所占比例将相对增加，即使这种精液中精子的密度较高，精液质量将下降。在人类，精子在附睾细管中运输的时间为 10~15 天。

附睾管中的管腔液来源于睾丸网，通过管腔上皮细胞的分泌与重吸收进行调控，精子在通过附睾时被充分暴露于这种动态变化的微环境中。有证据显示，非人类哺乳类动物的附睾上皮细胞亦具有促进精子成熟所需的关键影响因素。在人类，大多数数据来源于病例治疗过程，而非可正常生育的男性。精子在附睾中的成熟及获能是受精前所需的准备。在先天性输精管缺乏的患者生精小管中获得精子，并且未经过附睾仍可使卵细胞完成体外受精、妊娠并顺利分娩（用睾丸活检后获得的精子行卵细胞胞质内单精子注射），因此附睾仅发挥存储作用。

2.13　精子进入宫颈黏液

在射精的瞬间，精子进入宫颈黏液，附睾尾射出的精子与多种附属腺体的分泌物按特定的顺序混合，并储存于宫颈外口的阴道后穹隆部。射出的第一波精子的活力及生存力最高。射精后15~20 分钟大多数精子横穿宫颈黏液。这种横穿精液 - 宫颈黏液界面的迁移能力高度依赖于精子的特殊运动方式。精子进入宫颈黏液时，由于正常精子与异常精子之间的活力不同，可进一步对其进行筛选。一旦精子"先锋"进入宫颈黏液，宫颈黏液则对精子进行进一步筛选。宫颈黏液对精子穿透的容受性呈周期性变化，于排卵前 4 天增强，并于排卵后迅速降低。最大容受性为 LH峰值出现的前一天及当天。精子依靠自身运动从宫颈内口进入子宫腔，进而到达受精位置，即输卵管壶腹部。

2.14　获能与顶体反应

大鼠及家兔的动物实验研究显示，储存于雌性生殖道中的精子无法穿透卵子，需要在雌性生殖道中花费时间来获取这种能力。获能为一系列的细胞内或生理学改变，是精子受精所必需的过程。它代表了完整的精子质膜分子结构的变化，其特征表现包括进行顶体反应的能力、与透明带结合及获得更强的运动能力。

获能过程无任何形态上的变化，甚至可在超微结构水平上发生。而完整的精子发生质膜分子结构改变，使精子在接受刺激诱导后可发生顶体反应，如移除精子外膜的精浆、改变表面电荷、修饰精子外膜（即胆固醇及糖蛋白与顶体下紧靠的顶体外膜）。该过程还包括细胞内游离钙的增加。而精子新陈代谢的改变、3', 5'- 环状单磷酸的增加及顶体酶活性的增加被认为是获能的主要部分。在女性体内穿透宫颈黏液的迁移过程中精子获能可能已经开始。获能可能是附睾尾部无活性精子储存系统发展的进化结果。

通过向培养液中添加适当的能量作用底物、蛋白质及生物液体（如血清或输卵管液等），精子亦可于体外获能。通常精子体外获能需要约 2小时。而获能后的精子靠近卵子时可发生进一步的修饰。

顶体反应使精子获得了穿透透明带的能力，也赋予了覆盖无反应性赤道段上的质膜融合状态。顶体膜外侧与质膜之间有不同的融合点，而融合开始于赤道段前缘的后方，该部位始终不参加反应。这种变化即顶体反应，为精子与卵膜融合做准备。而精子膜表面胆固醇的分离则为顶体反应的基础。此外，D - 甘露糖结合外源性凝集素亦与人类精子与卵子透明带结合有关。

因此，这一系列变化是干细胞转换成完全成熟、有功能、能够用于卵子受精的精子所必需的。

2.15　结语

精子发生涉及一系列复杂的因素，在这些因素的作用下，产生了有受精能力且功能齐全的精子。然而，许多因素，无论是睾丸前因素、睾丸因素，还是睾丸后因素，都会明显影响射精过程中释放精子的质量和数量。根据《世界卫生组织人类精液检查与处理实验室手册（第 5 版）》，精液质量的参考值发生了明显变化，尤其是精子浓度、活力和正常精子形态。关于精子数量下降及其在男性不育治疗中的临床意义，目前仍存在争议。

（檀大美　译，刘　刚　校）

第 3 章
正常青春期和青春期疾病

Meir Jonathon Solnik and Joseph S. Sanfilippo

3.1 引言

性发育是一系列复杂的事件，如果按照适当的顺序精心安排，青春期就会顺利实现从童年到青年的正常过渡。虽然从进化论的角度来看，性发育的最终目标是实现物种的繁衍，但在生命中青少年这一关键时期，通常会出现身体和情感的矛盾挑战，甚至在与社会规范发生细微冲突时身心矛盾可能也会加剧。

本章将详细介绍青春期发育是如何分类的，以及随之而来的神经生理变化，之后重点阐述导致性早熟（包括中枢性和非依赖促性腺激素引起的早熟）和性发育延迟的过程，着重强调常见的病因和疾病状态，讨论如何及何时评估性发育异常的表现，以及如何理想治疗。这一变化时期为与临床医师建立纵向护理提供了一个关键的切入点。然而，当青春期偏离正常时，全面了解事件的适当时机和压力源，对众多专家来说是至关重要的。它们可为专家关注这些年轻患者带来独特的视角。

■ 临床案例

患者，女，17 岁。因未来月经在母亲的陪伴下前来就诊。母亲叙述了女孩的生长发育记录，11 岁时乳房发育正常，生长突增期也正常，目前身高 157.48cm。

3.2 首次就诊

首次妇科就诊很关键，因为这可能是患者第一次以成年人的身份接触医疗保健，这次就诊可能会对她的保健需求产生积极或消极影响。全面检查应从详细的病史采集开始，包括年龄和症状发作顺序、第二性征的进展，以及至少前 6 个月的线性生长发育评估。

应获取社会心理方面的病史，重点关注与同龄人、权威人物、父母、老师、教练及兄弟姐妹的关系。营养史应侧重评估时尚饮食、快餐、运动能力和明显的营养失调。明显的体重改变也可能有助于指导临床医师找到更合适的差异列表。

例如，阴道出血，虽然不是典型的早熟初期症状，但可能是卫生条件差、被忽视或被虐待的信号，应及时检查。应在线性增长曲线图上绘制出身高和体重，并随访数年以观察趋势和变化率。预测最终身高，传统习惯是使用 Bayley 和 Pinneau 所描述的方法。目标身高（cm）考虑遗传潜力，根据孩子父母身高的平均值来计算：男性＝（父亲身高＋母亲身高＋ 13）/2，女性＝（父亲身高－ 13 ＋母亲身高）/2。

体检中最重要且无创的部分是对患者的腋窝、乳房和外生殖器进行目视检查。只有当怀疑有盆腔肿块或明显病变时，才应进行盆腔或直肠腹部检查。一般患者不需要进行宫颈细胞学检查，也不需要进行性传播疾病感染检测，除非怀疑她有被虐待的嫌疑。雌激素作用下阴道涂片显示表层鳞状细胞的数量增加。当 40% 以上的细胞位于表层且迅速增加时，可怀疑是分泌雌激素的肿瘤。

体格检查提示中枢性性早熟（central precocious puberty，CPP）的项目包括有 Tanner Ⅱ 期乳房发育伴乳晕变暗、阴唇丰满伴阴道黏膜暗沉和白带增多。阴毛粗糙、痤疮、油性皮肤、阴蒂肥大和声音低沉是雄激素的表现，这可能也发生在异性恋发展的环境中，同样应进行调查。身材高大和成年人体味是评估性早熟的其他指标。最初应进行完整的神经系统检查、心理评估和皮肤评估，随后也应进行随访。简单地，例如，血压升高、提示非典型先天性肾上腺皮质增生症（congenital adrenal hyperplasia，CAH），或皮肤出现牛奶咖啡色斑等在体格检查时是最容易注意到，也是对疾病诊断最有帮助的简单发现。

3.3　正常青春期

匹兹堡大学的 Ernest Knobil 在 1980 年的描述中指出，下丘脑 - 垂体 - 性腺轴（hypothalamic-pituitary-gonadal axis，HPGA）的激活代表青春期女性生殖活动的开始。在较高级的皮质中心，从下丘脑的弓状核合成和释放 GnRH。通过对腺垂体的影响，GnRH 调节垂体促性腺激素、FSH 和 LH 的合成、储存和释放。这些激素的水平接近一个成年人在妊娠中期胎儿血液循环中的水平。然而，随着母体类固醇激素产量的增加，促性腺激素水平下降。分娩后不久，由于母体雌激素的来源减少，负反馈回路释放，促性腺激素水平明显升高。

这一变化证明了下丘脑 - 垂体 - 卵巢轴（hypothalamic-pituitary-ovarian axis，HPOA）在发育早期的功能和能力，并导致青春期前卵巢中卵泡生长和血液循环中雌二醇增加。这种有效且极其敏感的负反馈系统通常被称为性腺发动器（gonadostat），快速进展。在青春期前几年，由于血液循环低水平（10pg/ml）雌激素的抑制，促性腺激素水平仍然处于低水平。

有学者认为，抑制 GnRH 脉冲式释放和儿童期 HPOA 下调的两个主要影响因素是：①通过 γ - 氨基丁酸（γ-aminobutyric acid，GABA）抑制内在中枢神经系统（central nervous system，CNS）；②由卵巢类固醇激素驱动的负反馈系统。随着出生后 CNS 的持续成熟，可以观察到 CNS 对 GnRH 分泌神经元更强的内在抑制作用。在神经元通路发育不完善的早产儿中，由于 CNS 抑制作用较弱，垂体促性腺激素水平高于足月儿。性腺发育不全患者能分泌适度水平的促性腺激素以响应 GnRH 的能力，进一步证实这些调节途径中非甾体类调节物的存在。

白种人女孩的青春期为 7~13 岁，黑种人女孩为 6~13 岁。白种人女孩初潮年龄为（12.9±1.2）岁，黑种人女孩为（12.1±1.2）岁。平均而言，乳房初发育出现在阴毛初现前 1.2 年。初潮通常与阴毛初现第四阶段相关，通常在乳房初长后 2~2.5 年出现。

3.4　青春期开始

下丘脑弓状核 GnRH 的脉冲式分泌将导致性功能初现，类固醇性激素水平明显上升证明了这一点。青春期早期的变化在时间上，主要是在睡眠周期方面与 GnRH 脉冲式分泌频率的增加有关。随着月经初潮的临近，GnRH 分泌的脉冲幅度增加，并且类似于成年人，可以全天检测到。

遗传和环境的影响可能在青春期发育开始的同时发挥作用。有学者认为，这些事件的发生需要增加适当的体重和体脂百分比。这一观点在患有慢性疾病、营养不良或因剧烈运动而体重指数低的青春期女性中得到了证实。这些年轻女孩经常出现性成熟延迟，并可能出现由下丘脑性腺功能减退引起的原发性闭经。因此，在营养状况好转后，月经周期也会随之恢复正常。研究人员追踪健康女性整个青春期时发现，身体结构在 GnRH 分泌增加之前并没有发生变化，而是随 GnRH 分泌增加才发生明显变化。

瘦素是一种脂肪细胞衍生的激素，其血浆浓度与身体成分密切相关，并且已被证明在女性患者整个青春期都会升高。特定的瘦素缺乏已被证明会阻止性成熟，然后通过恢复瘦素正常水平可触发性成熟。然而，瘦素在青春期发育中的作用尚不清楚。子宫生长受限、印迹和随后的发育障碍都遵循着一个共同主线，正如 Barker 假说提出的那样，早期暴露于"低热量"环境可能会对儿童产生相反的影响，导致早发月经初潮和肾上腺素分泌。

另一种可能在逆转 HPOA 下调中起作用的分子是神经肽 Y（neuropeptide Y，NPY）。NPY 的血液循环水平受类固醇激素和营养状况的调节，通过改变 GnRH 的释放脉冲和垂体对 GnRH 的反应对促性腺激素合成产生影响。在患有神经性厌食症和暴食症等饮食失调症的女性中，NPY 水平升高，这可能是另一种与体脂百分比和生殖潜力相关的因素。

吻蛋白是 HPOA 的强刺激剂，通过 GnRH 神经元活动起作用，并且可能是青春期早期发育的关键因素。尽管促性腺轴的确切机制尚未明确，但已经在性早熟女性中发现了受体突变，并且当对下丘脑性闭经女性给药时，吻蛋白激动剂已经能成功刺激促性腺激素分泌。

胰岛素样生长因子 -1（insulin-like growth factor-1，IGF-1）似乎受 GnRH 的控制，而且似乎与生长激素轴有关。低水平的雌激素似乎部分通过生长激素 - 胰岛素样生长因子 I 轴（growth hormone-insulin like growth factor I axis）刺激骨骼生长。图 3-1 是对青春期发育的神经内分泌基础的概述。

3.5 性发育特征

一系列可预测和有序的事件可被称为性发育和躯体发育的标准，30 多年前 Tanner 和 Marshall 首次运用性成熟度评定（sexual maturity rating，SMR）量表来描述青春期事件时间（图 3-2）。虽然 HPOA 的激活导致性发育正常开始，但类固醇激素类似物的产生可能预示着青春期女孩早期发育异常。这类激素的类似物包括有机农药、大豆制品和含有胎盘提取物的洗发水。研究人员提出这些类似物影响发育的几种可能途径，包括直接激活 HPOA 和类固醇激素样活性。这

些类似物的出现提出了内分泌干扰化学物质的概念，尽管毫无疑问，持续暴露可能会对发育过程产生不利影响并促进疾病的进展，但从流行病学角度来看，与青春期发育的因果关联仍然是暂时的和微弱的。

3.6 乳房发育

大多数白种人女性发育的第一个迹象是乳房发育。根据 Tanner 和 Marshall 的研究，大多数女性发生在 8~13 岁，平均年龄为 10.6 岁。乳房发育从 Ⅱ 期到 Ⅴ 期的过渡期可能会持续 4.2 年。

3.7 肾上腺功能初现

典型的阴毛生长通常发生在腋毛生长之后，但也可能伴随下丘脑 - 垂体轴的激活而同时发生。尽管正常成熟的女性在乳房发育之前也可能有肾上腺功能初现，但不应在这个早期阶段检测到成年人毛发分布，因为它可能代表着雄激素分泌过剩。因此，在没有阴毛发育（雄激素不敏感综合征的潜在标志）的情况下，乳房成熟不应该如此提前。肾上腺功能初现通常发生在 11~12 岁，到 14 岁表现为成年人毛发分布。在整个生命过程中，雄激素水平会发生变化，而促肾上腺皮质激素（adrenocorticotrophic hormone，ACTH）和皮质醇的分泌没有相应的变化。因此，肾上腺雄激素的产生方式并不是那么清晰，似乎与下丘脑 - 垂体轴无关。

3.8 生长发育突增

青春期开始时出现生长发育突增（生长速度达峰值），在此期间青少年身高的增长高度占其成年后最终身高的 20% 左右。生长速度峰值（每年 2~3cm）出现在初潮之前，通常女孩出现生长速度峰值的时间比男孩早。青春期出现的生长发育首先是四肢的快速生长，然后是脊柱内结构逐渐伸长。生长发育突增变化的时间因种族而异。

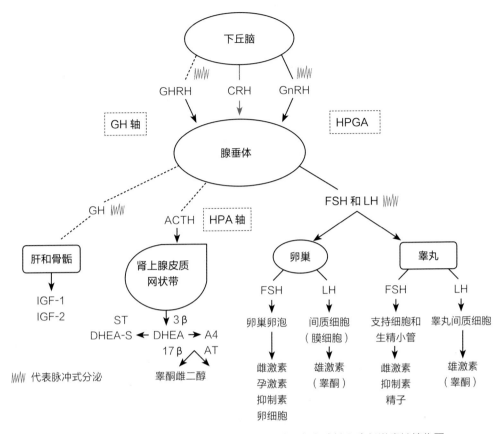

图 3-1　下丘脑 - 垂体 - 性腺轴、下丘脑 - 垂体 - 肾上腺轴和生长激素轴简化图

　　GnRH、CRH 和 GHRH 刺激垂体前叶释放 FSH、LH、ACTH 和 GH。GnRH、LH、GHRH 和 GH 随青春期不同的脉冲方式释放。在 HPG 轴上，FSH 刺激卵泡产生雌激素（来自膜细胞产生的雄激素前体）、抑制素、孕酮和卵子。雌激素对 GnRH 提供正反馈和负反馈。在女性中，需要一个关键的大量雌激素分泌的正反馈，刺激 LH 分泌激增，从而诱导卵泡排卵。在男性中，FSH 刺激支持细胞和生精小管产生雌激素、抑制素和精子。LH 刺激女性的卵泡膜细胞和男性的睾丸间质细胞产生雄激素。在 HPA 轴上，ACTH 刺激肾上腺的网状带分泌 DHEA。然后 DHEA 通过磺基转移酶转化为硫酸脱氢雄酮，并通过 3β - 羟类固醇脱氢酶转化为雄烯二酮。雄烯二酮通过 17β - 羟类固醇脱氢酶转化为睾酮，通过芳香化酶转化为雌二醇。在 GH 轴中，GH 刺激肝和骨骺产生胰岛素样生长因子 -1 和胰岛素样生长因子 -2。GnRH. 促性腺激素释放激素；CRH. 促肾上腺皮质激素释放激素；GHRH. 促性腺激素释放激素；FSH. 卵泡刺激素；LH. 黄体生成素；ACTH. 促肾上腺皮质激素；GH. 生长激素；HPA. 下丘脑 - 垂体 - 肾上腺；HPGA. 下丘脑 - 垂体 - 性腺轴；DHEA. 脱氢雄酮；ST. 磺基转移酶；DHEA-S. 硫酸脱氢雄酮；3β. 3β - 羟类固醇脱氢酶；A4. 雄烯二酮；17β. 17β - 羟类固醇脱氢酶；AT. 芳香化酶；IGF-1. 胰岛素样生长因子 -1；IGF-2. 胰岛素样生长因子 -2

3.9　初潮

　　根据 Tanner 的说法，1969 年英国女孩第一次来月经的年龄在 9~16 岁，平均为 13.5 岁。美国白种人青少年的平均初潮年龄为 12.7 岁，在初潮时，大多数女孩已达到 Tanner Ⅳ 期乳房发育，从乳房初发育到初潮的平均间隔时间为 2.3 年。

　　20 世纪上半叶，月经初潮的平均年龄似乎有所下降，部分原因是青少年的总体健康状况和营养状况有所改善。然而，自 20 世纪中期以来，很少有报道记录任何更进一步的变化。

　　有充分的证据表明，非洲裔美国女孩的青春期提前。Herman-Giddens 等在 1997 年发表的 "Pediatric Research in Office Settings"（PROS）研究就很好地证明了这一观点。这项多中心、横断面研究评估了 17 000 多名年龄在 3~12 岁的女孩。平均而言，非洲裔美国女孩比白种人女孩早 1.5 岁出现青春期早期征象。在 7 岁时，27.2%

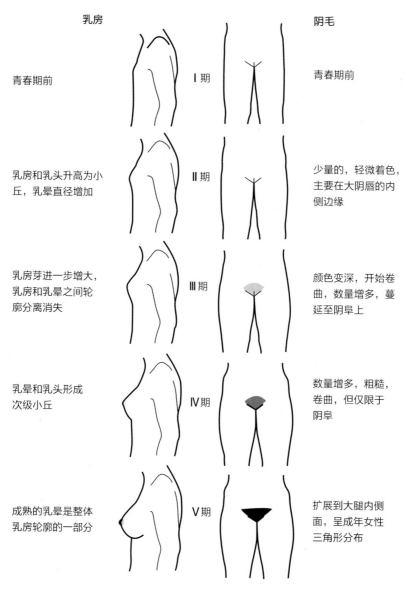

乳房   阴毛

青春期前 —— I期 —— 青春期前

乳房和乳头升高为小丘,乳晕直径增加 —— II期 —— 少量的,轻微着色,主要在大阴唇的内侧边缘

乳房芽进一步增大,乳房和乳晕之间轮廓分离消失 —— III期 —— 颜色变深,开始卷曲,数量增多,蔓延至阴阜上

乳晕和乳头形成次级小丘 —— IV期 —— 数量增多,粗糙,卷曲,但仅限于阴阜

成熟的乳晕是整体乳房轮廓的一部分 —— V期 —— 扩展到大腿内侧面,呈成年女性三角形分布

图 3-2   青春期事件的时间

数据来源于 1969 年英国学龄儿童情况研究,以及 1997 年美国学龄儿童研究。经许可,转载自 Solnik JM, Sanfilippo JS, 2007. Normal puberty and pubertal disorders. The hypothalamic-pituitary-ovarian axis and control of the menstrual cycle // Falcone T, Hurd WW. Clinical reproductive medicine and surgery. Mosby: Elsevier

的非洲裔美国女孩和 6.7% 的白种人女孩表现出乳房或阴毛发育,月经初潮几乎提前了 1 年。非洲裔美国女孩乳房初发育开始的平均年龄为 8.87 岁,白种人女孩为 9.96 岁。在每个连续的发展阶段,非洲裔美国人比白种人每年都更超前。其他种族背景的女孩在青春期成熟的开始时间也可能存在特征性差异。然而,这项研究只包括白种人和非洲裔美国女孩。

PROS 是首个从当前和人口统计学相关标准方面去评估正常青春期和异常青春期开始的大型调查研究。此后,还出版了更新的指南,并建议对 6 岁以前就诊的非洲裔美国女孩和 7 岁以前就诊的白种人女孩进行正式性早熟评估。尽管这项调查招致诸多批评,但它确实可促使我们重新考虑当前的标准(图 3-2)。

3.10　性早熟

每位临床医师都面临的一个挑战是何时开始对疑似性早熟的儿童进行评估。19 世纪的历史记载报道了月经开始的年龄相对较晚（16~17 岁），这可能是营养不良造成的。性早熟的定义此后一直保持稳定，因此如果不进行评估，任何在 8 岁之前就诊的女孩都会被观察到有性特征的进展。如前所述，Herman-Giddens 的研究使传统定义受到了冲击，他强烈建议正常青春期发育可能早在 6 岁时就开始了。性早熟的原因列于表 3-1。

表 3-1　性早熟的原因

中枢性性早熟（GnRH 依赖型）
　特发性
　中枢神经系统肿瘤
　　颅咽管瘤
　　创伤
　　感染
　　原发性甲状腺功能减退症
　促性腺激素相关的综合征
　　Silver 综合征（侏儒样特征）
外周性性早熟（非 GnRH 依赖型）
　外源性类固醇激素暴露（雌激素）
　卵巢肿瘤
　　颗粒细胞
　　功能性囊肿
　肾上腺肿瘤
　纤维性骨营养不良综合征（先天性骨营养不良综合征）
异性性早熟
　外源性类固醇激素暴露（雄激素）
　肾上腺和卵巢产生雄激素性肿瘤

3.10.1　性早熟对成年人身高的影响

低水平的雌激素已被证明能促进骨骼的生长，生长发育突增期间的高速生长速度证明了这一点。相反，高浓度雌激素则促进骨骺板闭合。青春期出现较早性早熟的女孩通常比同龄的女孩身高高，这是由于类固醇水平的增加和 IGF-1 的作用。但这种增长是过早的和有限的，因此未经治疗的较早性早熟患者的最终身高可能不足 155cm。所以，

当大多数青少年出现月经初潮时，她们可能已经达到了其最终身高。尽管存在明显的身材矮小的风险，但仍有相当数量的未经治疗的特发性疾病患者可能达到相对正常的成年人身高，其发生率高于第三个百分位数。该领域的一些专家认为，除非有症状，否则无法诊断性早熟与快速生长有关。

3.10.2　中枢性性早熟

中枢性性早熟（CPP）在女孩中更为常见，发生率为 1∶5000~1∶10 000，是由 GnRH 神经元过早被激活引起的，其中 70%~95% 是特发性的。然而，必须首先考虑其他潜在病因，因为个体化病因不同，其紧急程度和治疗需求会有所不同。有关病因的完整列表请参阅表 3-1。

3.10.3　实验室检查

青春期范围内的促性腺激素水平基线以 LH 反应为主，提示 CPP。白天的随机促性腺激素水平在青春期发育中也许不太起作用，因为此激素的脉冲式初始增加发生在晚上。为了区分 CPP 与非依赖 GnRH 型性早熟，应进行 GnRH 刺激试验。为此，通过静脉注射 100 μg 的醋酸促性腺激素，然后绘制 20 分钟、40 分钟和 60 分钟时间点的促性腺激素水平基线。生理性青春期的最早迹象之一是 GnRH 的夜间脉冲式分泌，随后血清 LH 水平增加。对于分泌 GnRH 的每个脉冲，LH 都有相应的升高。这些相同的事件发生在青春期开始早期，预计 LH∶FSH ＞1。血清雌二醇水平也会在青春期范围内被检测到。为了支持 CPP 的诊断，雄激素（DHEA、DHEA-S、睾酮）和 17- 羟孕酮（17-hydroxyprogesterone，17-OHP）水平曲线也要检测。

3.10.4　影像学检查

影像学检查在评估儿童性早熟中起关键作用，因为在生长发育和骨龄快速增长的儿童中，通常能看到典型的类固醇性激素水平快速升高。线性生长和骨骼成熟度是比第二性征发育更加准确的青春期发育评估手段。

骨龄通常是通过左手和腕关节的 X 线片进行评估，是一种简单、无创的检测方法，大多数儿童都能很好地耐受。骨龄比实际年龄提前可诊断性早熟，差异大于 2 年者更怀疑是进行性障碍。鉴于中枢神经系统异常的发生率较高，尤其是在发病特别早或已知有儿童癫痫病史的女孩中，即使在没有神经症状的情况下，神经影像学检查通常用于排除占位性病变、恶性肿瘤和其他中枢神经系统异常。

然而，盆腔超声通常是最简单和最有用的研究之一，因为它提供了卵巢功能（发育中的卵泡能够产生雌二醇，卵巢皮质体积增加提示雄激素分泌过多）或肿瘤的良好图像。超声也可显示随后类固醇激素对其他生殖器官的影响。性早熟的诊断方法详见图 3-3。

3.10.5 治疗

CPP 的最终治疗目标是抑制 HPOA，使激素环境恢复到青春期前状态（血清雌二醇＜10pg/ml）。最重要的是使线性生长速度和骨成熟度正常化。CPP 患者的结局可能存在很大差别，这进一步限制了我们预测谁将从治疗中获益最多的能力。

3.10.6 下丘脑抑制

要达到这种程度的下丘脑抑制，最初的尝试是使用孕激素。然而，这些方法在限制性早熟进展变化方面并不成功，因此已被淘汰。在美国，治疗 CPP 最常用的 GnRH 类似物是亮丙瑞林、那法瑞林和组氨瑞林。

性早熟的儿童通常需要更高的药物剂量才能实现抑制，这可以通过血清雌二醇水平和 GnRH 刺激试验来进行监测。为了提高依从性，可以使用皮下制剂。与非随机对照相比，使用长效 GnRH 激动剂的早期治疗方案报道了第二性征的明显消退和最终身高的整体改善。然而，已经发表的一些随机系列研究探讨了 GnRH 激动剂对青春期过早或缓慢进展的女孩最终身高的影响。有学者证实了先前的观察和非随机报告的结果，记录了下丘脑抑制对改善年长患者最终身高的影响很小。表现为"青春期早期"或"缓慢进行性青春期"晚期的儿童很可能在没有下丘脑抑制的情况下达到合理成年人身高。

有一种理论可能有助于解释患者在 GnRH 类似物治疗期间的生长受损，可能是治疗开始前雌激素暴露早期相关骨骺板衰老所致。所以，可

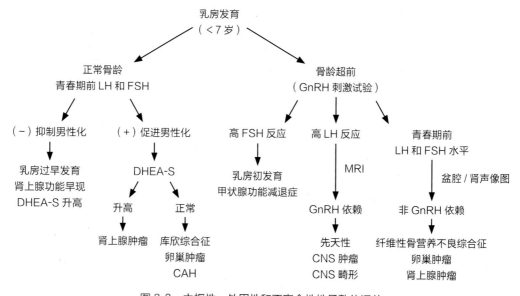

图 3-3　中枢性、外周性和不完全性性早熟的评估

LH. 黄体生成素；FSH. 卵泡刺激素；DHEA-S. 硫酸脱氢雄酮；CAH. 先天性肾上腺皮质增生症；MRI. 磁共振成像；GnRH. 促性腺激素释放激素；CNS. 中枢神经系统

能正是因为这个限速步骤,使患者治疗处在骨骺板生长的机遇窗之外,从而限制了最终的身高。

对于骨龄提前的女孩,应及时开始治疗,因为她们可能会从 GnRH 激动剂治疗中获益最大。Adan 等建议将以下因素作为身高下降的危险因素和适当的治疗指征,尤其是在发病年龄较早时:①预测成年人身高低于 155cm(如果 LH/FSH 与 CPP 一致,则可能包括预测身高超过 155cm 的人)。②骨龄提前超过实际年龄 2 年以上。治疗的激素监测可以在开始后 3 个月、6 个月和 12 个月通过 GnRH 刺激试验进行,此后每年随访一次。

虽然中止治疗的最佳时间尚不清楚,但许多人建议在 12~12.5 岁骨龄时停止抑制。其他需要考虑的因素包括治疗的总持续时间和前几个月的生长速度。第二性征、体重的常规评估和盆腔结构超声测量也应持续进行。长期使用 GnRH 激动剂可能会影响骨矿物质密度,因此不应忽略对骨骼健康的关注。

3.10.7　重组生长激素

尽管使用了 GnRH 类似物,一些性早熟儿童的骨骺板仍会提前闭合。结果,这些女孩在没有进一步干预的情况下成年后个子仍矮小。生长激素作为 GnRH 激动剂的辅助剂用于性早熟的女孩已经被一些观察性和随机性系列研究评估,并发现可以改善最终身高。尽管儿科内分泌学家经常给某些患者使用生长激素,但评估疗效的研究遇到的困惑,与分析使用 GnRH 激动剂对最终身高影响的分析非常相似。需要注意的是,美国食品药品监督管理局(Food and Drug Administration,FDA)尚未批准生长激素用于治疗儿童性早熟而导致身材矮小的女孩。

3.10.8　不依赖 GnRH 的性早熟

当不依赖垂体促性腺激素而发生性早熟时,必须确定雌激素产生的来源。一种常见的来源是不经意地摄入外源性激素,如口服避孕药或合成代谢类固醇中的激素。其他不太常见的来源包括原发性甲状腺功能减退症。然而,不依赖 GnRH 的雌激素产生的最常见来源通常是卵巢本身。

3.10.9　自主性卵巢雌激素分泌

卵巢肿瘤是一种罕见但重要的好发于儿童的肿瘤,约 10% 的病例出现在性早熟。颗粒细胞瘤是最常见的产生雌激素的肿瘤。然而,其他肿瘤,如卵泡膜细胞瘤、性腺母细胞瘤、畸胎瘤、黏液性囊腺瘤和卵巢癌,均可能是卵巢自主分泌雌激素的原因之一。腹腔内肿块通常是可触及的,但超声或磁共振成像可能有助于确定肿瘤特征,手术探查通常是必要的。

实验室检验标准有助于区分这些中枢来源的过程,包括低基线促性腺激素水平和青春期前对 GnRH 刺激试验的反应。与 CPP 类似,雌二醇水平会很高且骨龄会提前(图 3-2)。治疗通常是外科手术切除病根,从而促使青春期变化的消退。

3.10.10　纤维性骨营养不良综合征

纤维性骨营养不良综合征(McCune-Albright syndrome,MAS)是一种影响骨骼和皮肤色素沉着的遗传性疾病。女孩患有 MAS 的特征标志是性早熟,这种情况约占所有性早熟女孩的 5%。这些患者患有产生雌激素的卵泡囊肿,其发育独立于性腺激素的刺激,这种情况称为自主卵泡发育。

患有这种罕见疾病的儿童也有纤维性结构不良,这会导致骨折、畸形和 X 线影像异常。面部骨骼畸形可能导致容貌问题。此外,这些孩子还有牛奶咖啡样斑点,这是浅褐色的胎记。纤维性骨营养不良综合征通常与其他几种内分泌疾病有关,如甲状腺功能亢进、肢端肥大症、垂体腺瘤和肾上腺增生。

3.10.11　治疗

与患有 CPP 的女孩相比,患有纤维性骨营养不良综合征的女孩表现为缺乏 GnRH 脉冲式分泌,促性腺激素水平低,雌二醇由自主卵泡发育分泌。纤维性骨营养不良综合征的治疗方案旨在用芳香化酶抑制剂抑制外周雌二醇的产生,或用选择性雌激素受体调节剂(selective estrogen receptor modulator,SERM)从受体水平阻断其作用。

芳香化酶抑制剂为治疗纤维性骨营养不良综合征提供了一些理论上的帮助。不过，评估睾酮内酯的研究结果尚无定论。

有学者提出，持续暴露于外源的雌激素可能会继发诱导 HPOA，从而可能同时发生中枢性性早熟。这些发现有助于解释芳香化酶抑制剂对某些纤维性骨营养不良综合征患者缺乏治疗效果。这些复杂患者的评价和管理应依据 CPP 所使用的算法。

一项前瞻性、多中心试验对 25 名患有纤维性骨营养不良综合征的女孩用他莫昔芬治疗 12 个月进行了试验。这种治疗降低了阴道出血的发生率，也降低了骨生长速度和骨成熟度。性早熟的其他原因见表 3-1。

3.10.12 乳房早发育

早期乳房发育，在没有其他性成熟迹象时，通常是一种良性的、自限性的事件。初步的实验室评估将揭示青春期前促性腺激素水平和正常骨龄。GnRH 刺激将主要导致 FSH 反应。尽管如此，持续观察是必要的，乳房发育可能是单侧或双侧的，可能会倒退，也可能会持续发育到正常的青春期开始。

3.10.13 肾上腺功能早现

6 岁之前的成年人阴毛生长可能是由于肾上腺分泌异常反应导致雄激素产生（17-羟孕烯醇酮、脱氢雄酮和硫酸脱氢雄酮）。像乳房早发育一样，在缺乏其他性发育征兆的情况下，只能在纵向评估后做出诊断。尽管可能会出现骨龄轻度增加，但不需要治疗，因为这些儿童很可能会达到正常的成年人身高。

除非骨龄明显提前，否则空腹血浆 17-OHP 水平通常足以排除非典型 CAH。只有确诊为高水平的 17-OHP 患者才需要治疗。有证据表明，出现肾上腺功能早现的女孩可能有多囊卵巢综合征（polycystic ovarian syndrome，PCOS）的风险。

3.11 青春期延迟和原发性闭经

女孩青春期的延迟定义是 13 岁时未出现乳房发育，或在乳房发育（性成熟 Tanner 分期 Ⅱ 期）和初潮之间间隔 4 年以上。当女孩出现第二性征，到 16 岁时仍未出现初潮，即可诊断为原发性闭经。体质性（青春期）延迟是最常见的病因，占所有病例的 53%。图 3-4 概述了评估青春期延迟女孩的流程。

大多数青春期延迟的女孩都有正常的卵巢（性腺），她们的性发育在体质上延迟。性腺功能减退，可能是卵巢功能衰竭的结果，称为原发性性腺功能减退症，或因为正常卵巢没有得到刺激而分泌激素，称为低促性腺激素性性腺功能减退。

3.11.1 原发性性腺功能减退症

原发性性腺功能减退症是青春期发育延迟最常见的病因。做出此诊断所需的必要条件是促性腺激素升高，包括 FSH 和 LH 都升高。最近的研究进展促进了我们对影响青春期的神经内分泌机制的理解，遗传学、环境因素都进一步提高了我们对这些机制的认识。这些方面探索出了新的疗法。这些细节超出了本章的范围。

特纳综合征是该亚组最常见的（每 2000 例活产女婴中就有 1 例患病）诊断出的病症。核型可能显示 45，X 或嵌合，这可能发生在多达 40%~50% 的性腺发育不全患者中。DNA 分析至关重要，因为 Y 染色体的存在使患者面临性腺肿瘤的风险，如性腺母细胞瘤和无性细胞瘤等。混合性性腺发育不全，45，X/46，XY（最常见的核型）是异常性染色体组的代表。

具有正常性染色体的原发性和继发性卵巢功能衰竭也存在多种形式。单纯性性腺发育不全即 Swyer 综合征，通常表现为青春期延迟。化疗和（或）放疗可能会导致性腺功能障碍和发育迟缓，而其他遗传和表型正常的女性可能会出现这种情况。

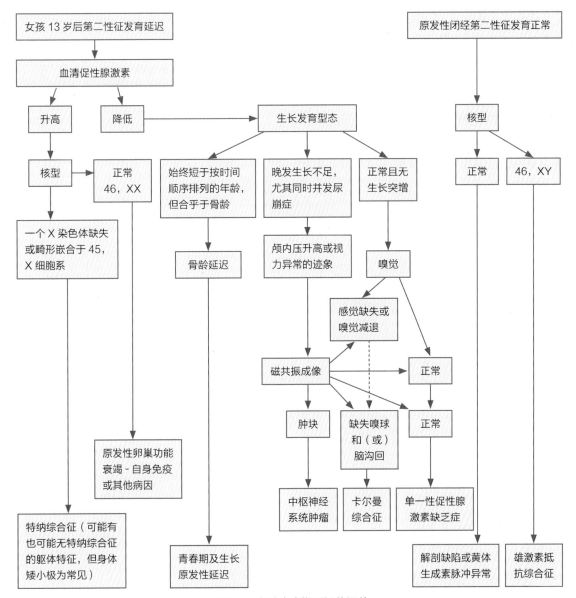

图 3-4　女孩青春期延迟的评估

经许可，转载自 Melmed S, Polonsky K, Larsen PR, et al, 2011.Williams textbook of endocrinology. 12th. Philadelphia: Saunders: 1137

卵巢功能衰竭的其他原因有自身免疫性卵巢炎、半乳糖血症、促性腺激素抵抗卵巢综合征、类固醇生成酶缺乏症、感染或促性腺激素受体基因突变。与原发性性腺功能减退相关的自身免疫性疾病有桥本甲状腺炎和艾迪生病。17α-羟化酶缺乏的患者表现为肾上腺功能不全、高血压和缺乏性激素，如雄激素。

3.11.2　低促性腺激素性性腺功能减退

这种情况是由 HPO 轴功能障碍和 GnRH 缺乏所致。特发性低促性腺激素性性功能减退需与最常见的病因生理性延迟相鉴别。低促性腺激素性性功能减退患者的骨龄和身高龄均延迟，而甲状腺功能减退患者的骨龄延迟比身高龄延迟明显。区别生理性延迟与特发性低促性腺激素性性功能减退的唯一方法是长久观察。

促性腺激素减退症的中枢性病因包括脑肿瘤、卡尔曼综合征、甲状腺功能减退症和慢性疾病状态（如克罗恩病、库欣综合征、神经性厌食症或营养不良）。

3.11.3 性发育正常的原发性闭经

基因型正常且 HPOA 功能正常的患者出现原发性闭经，通常有生殖器流出道异常，如处女膜闭锁或阴道隔膜（表 3-2）。导致原发性闭经的一个常见原因是 MRKH 综合征（Mayer-Rokitansky-Kuster-Hauser syndrome，MRKH）。这种疾病的特点是青春期性发育正常但出现阴道盲端，这是基因型为女性米勒管（副中肾）导管系统不发育所致。

雄激素不敏感综合征是原发性闭经的另一个常见原因。雄激素不敏感综合征以前又称睾丸女性化，是雄激素受体异常所致。本病是母源性 X-连锁隐性遗传病，患者呈 XY 基因型，睾丸正常，但下降不完全或完全不下降，可以产生睾酮，雄激素作用缺陷，表现为完全雄激素不敏感综合征，看起来与雄激素受体基因突变有关。由于雄激素受体异常，血液循环中高水平的睾酮导致表型正常的女性适时进入青春期。先兆是阴毛稀疏或无毛。

原发性闭经或月经初潮延迟常伴有高雄激素血症，继发于 PCOS 或成年人发病的 CAH。这些患者青春期正常，但也会出现雄激素过多的症状，如多毛症、痤疮和男性化。

症候群型高促性腺激素性性腺功能减退症是一种常染色体隐性卵巢发育不良，与耳聋有关时被称为 Perrault 综合征。

先天性半乳糖血症与原发性卵巢功能不全有关。这似乎反映了影响卵巢功能的代谢毒性状态。FSH 和 LH 受体失活也可导致原发性闭经和卵巢早衰，从而导致青春期延迟。

3.11.4 评估

任何符合青春期延迟或原发性闭经标准的青少年都应进行全面评估。

- 13 岁时仍没有任何青春期发育。

表 3-2　原发性闭经原因
1. 原发性性腺功能减退症
（1）性染色体异常
特纳综合征
（2）正常性染色体
46，XX 性腺发育不全
46，XY 性腺发育不全
假性卵巢功能衰竭
2. 性腺功能减退
（1）原发性性腺功能减退
性染色体异常
特纳综合征
正常性染色体
46，XX 性腺发育不全
46，XY 性腺发育不全
假性卵巢功能衰竭
（2）低促性腺激素性性腺功能减退
先天性异常
GnRH 缺陷
基因突变
先天性发育延迟
获得性异常
内分泌失调
垂体瘤
全身性疾病
（3）性腺发育正常
解剖异常
先天性无子宫和无阴道（CAUV）
处女膜闭锁
阴道横隔
（4）双性障碍
雄激素不敏感
多囊卵巢综合征

- 乳房初发育和初潮之间间隔超过 4 年。
- 16 岁时有第二性征出现但无月经来潮。

大量新生儿和家族史包括青春期发育的年龄和获得的最终身高，延伸至核心家庭以外的成员，对评估是有帮助的。还必须了解与先前暴露于外源性类固醇激素或化学药物治疗相关的病史。系统性回顾评估慢性疾病，以及运动和饮食模式，可能会有助于诊断。

应完成体格检查、在生长图表上绘制身高和体重，以及血压测量、甲状腺检查、Tanner 分期和腹部检查。还应进行完整的神经学评估，包括评估嗅觉能力。

原发性性腺功能减退症患者通常表现为身材矮小。特纳综合征（45，XO）是原发性性腺功能减退症的最常见表现，患者可能在婴儿期出现淋巴水肿或在儿童期出现典型特征，如身材矮小、蹼状颈和第四掌骨缩短。心血管异常和肾脏异常，如主动脉狭窄、二尖瓣狭窄和马蹄形肾，可以通过影像学检查确定。

混合型性腺发育不全（嵌合 XY/XO）患者可能表现出与特纳综合征患者相似的表现；然而，男性化或两性化外生殖器也可能存在 Y 染色体。46，XX 完全性腺发育不全的患者身高正常，通常表现为女性。缺乏米勒管结构和 46，XY 核型与 Swyer 综合征一致。

低促性腺激素性性腺功能减退症可见于极度运动或营养不良的青少年。任何一种原因导致的极少体脂都与可逆的下丘脑功能障碍有关。中枢神经系统肿瘤患者可能会出现持续性头痛或视野缺损。库欣综合征的典型特征是明显的向心性肥胖和满月脸。嗅觉丧失和下丘脑性腺功能减退符合卡尔曼综合征（单一性 GnRH 缺乏症）的诊断。催乳素瘤可能表现为高催乳素血症和溢乳。

其他第二性征发育正常的原发性闭经的青少年通常身材正常。对这些患者中进行盆腔或直肠腹部检查以排除生殖道的解剖异常，包括阴道隔膜和与 MRKH 综合征和雄激素不敏感综合征相关的阴道闭锁。

3.11.5　影像学检查

骨龄的评估方法与青春期性早熟的青少年相似。因此，原发性性腺功能减退症患者的身高会下降，单纯性腺发育不全（46，XX）除外。

如果青春期延迟导致促性腺激素水平较低，则必须确定主要病因。同样地，催乳素升高表明垂体或下丘脑有问题。在这些情况下，大脑和垂体的 MRI 可排除下丘脑-垂体轴的异常，如垂体或下丘脑肿瘤。

患有原发性闭经但性发育正常的青少年需要进行盆腔超声检查以评估内生殖器的情况，并检测是否存在与阴道隔膜相关的阴道积血的液平面。腹部和盆腔磁共振扫描检查有助于评估阴道发育不全患者的肾或骨骼异常。

3.11.6　青春期延迟的治疗

3.11.6.1　特殊疗法

治疗促性腺激素分泌缺乏性疾病主要是治疗原发性病因。如果是颅内病变压迫垂体柄，建议手术治疗。如果病因是催乳素瘤，可选择溴隐亭作为一线治疗。药物治疗通常能恢复月经和生育能力，虽然早期外科手术有良好效果，但高催乳素血症的复发率很高。因此，建议推迟手术，除非药物治疗无效。

对于运动员和神经性厌食症患者的治疗更具有挑战性。由于体重（全身脂肪至少 12%~14%）与月经恢复有关，许多临床医师认为应鼓励患者在进行药物治疗之前，改变他们的生活方式和饮食。如果特发性或不可逆性性腺功能衰竭的患者在 14~15 岁开始接受治疗时还未表现出性发育，则这些患者可以晚一些开始治疗。

3.11.6.2　雌激素疗法

如果青春期延迟的原因是不可逆的或特发性的（如体质性的发育延迟），则提示需要类固醇性激素替代治疗。治疗的目标包括诱导乳房发育、骨骼生长和调理月经。卵巢功能衰竭患者的激素替代不仅对诱导青春期发育很重要，而且还可以降低因长期低雌激素状态而导致的后续骨质疏松症和心血管疾病的风险。

激素替代治疗开始的时机非常重要。在大多数情况下，当患者在青少年早期出现青春期延迟时就开始进行治疗。然而，一些特纳综合征患者在儿童时期接受评估，如果这些患者过早开始雌激素治疗，骨骺闭合可能会限制其生长。

用于治疗青春期延迟的激素替代治疗是从低剂量雌激素开始，通常是应用 0.3mg 结合雌激素 6~12 个月。主要目的是促进乳房正常发育，因为雌激素剂量过高会导致乳房结节性发育。随后的治疗目标包括调节月经和维持骨量，这可以在治疗一年后缓慢增加雌激素的剂量直到月经来潮。孕激素治疗［如在雌激素周期结束时醋酸甲羟孕酮（5~10mg）］在雌激素剂量增加后 3 个月，通常是在出现典型的突破性出血时开始。最常见的配方包括连续雌激素治疗，在周期的后期序贯口服孕激素，以产生规律性的月经。替代形式包括经皮给药的雌激素替代用品和微量孕激素，它们对脂质成分的负面影响较小。促性腺激素也被用于诱导排卵，但成本高且难管理，尤其是用于青少年患者时。

3.11.6.3　新疗法

吻蛋白 -10 在男性中的作用已有相关报道，在未来可能也适用于女性。它似乎可以刺激下丘脑 - 垂体 - 卵巢轴，并被推荐作为治疗特发性下丘脑性性腺功能减退症的一种选择性选项。

（朱小凤　李艳梅　译，孙　燕　校）

Levent Mutlu and Hugh S. Taylor

第 4 章

受精与植入

4.1 引言

不孕不育是一个普遍的问题，对心理、经济和医学具有重大的影响。据估计，不孕不育会影响 1/8 的女性。全世界约有 7000 万对不孕夫妇，其中大多数在发展中国家。据美国疾病控制与预防中心（the Centers for Disease Control，CDC）估计，在美国 15~44 岁的已婚女性中，约有 150 万人（6%）患有不孕症，在 15~44 岁的女性中，有 740 万人接受过不孕治疗。不孕症最常见的两种机制是受精失败和植入失败。受精是精子和卵子的结合，而植入是一个发育的囊胚附着在子宫内膜上。虽然我们在这一学科上的大部分知识依赖于其他哺乳类动物的受精模型，但随着技术的进步和对配子生物学、移植和植入的更深入理解，我们对不孕不育的认识，以及不孕不育夫妇的治疗选择和医疗护理方法已经得到明显改善。

在本章，我们将总结当前对影响成功受精和植入的证据，分析该过程至关重要的分子和细胞的相互作用，以及它们与当前临床生殖医学的相关性。

■ 临床案例

患者，女，27 岁。因特发性不孕症正在接受体外受精（in vitro fertilization，IVF）治疗，她的检查显示没有任何异常，其伴侣精子参数正常。在接受 IVF 治疗时，其获得了 11 个卵子并进行受精，最终得到 9 个胚胎，其中有 7 个胚胎发育到囊胚阶段。新鲜周期移植一个囊胚后，未孕。随后进行了 2 次冷冻周期的囊胚移植，均未孕。目前还剩 2 个囊胚。她向医师咨询未孕的原因及下一步计划。

4.2 精子在男性生殖道的运输

一个成熟和健康的精子对生殖的成功至关重要。雄性性腺通常称睾丸，有 2 个重要的生殖功能，一个是产生持续供应的精原干细胞，并通过减数分裂使其成熟为精子，这一过程被称为精子发生；另一个是产生精子发生和男性内分泌学所必需的各种代谢和生殖功能的性激素。尽管这些功能是在睾丸的 2 个不同的解剖组织中完成的，即间质和生精小管，但它们之间互相依赖。

生精小管在睾丸组织中占大部分。每个睾丸包含约 360m 的生精小管。这种复杂的管状结构由支持细胞排列构成，用于滋养和帮助精子发生。在支持细胞中，精原干细胞分化成精原细胞，并最终发育成成熟精子。为了保护精子发生，支持细胞之间形成紧密的连接，称为血 - 睾屏障。这种屏障有助于调节激素和营养物质的进入，最重要的是，可以防止对发育中的精子产生免疫反应。

睾丸的间质部分包含睾丸间质细胞、血管、肌成纤维细胞和神经，这些都通过激素的产生和控制生精小管部分环境来促进精子发生。睾丸间质细胞产生精子发生和男性生殖功能所需的大部分雄激素。

众所周知，对精子发生和性腺衍生激素产生的最终控制来自腺垂体促性腺激素——LH 和

FSH。腺垂体分泌的 LH 刺激睾丸间质细胞产生雄激素。睾丸内睾酮通过与鞘细胞、髓细胞和管周细胞中的睾酮受体结合来发挥作用。

另一种促性腺激素是 FSH，可刺激支持细胞产生雄激素结合蛋白，该蛋白结合雄激素并优化局部雄激素水平，这对精子发生至关重要。支持细胞的其他分泌功能包括但不限于产生将雄激素转化为雌激素的芳香化酶，以及调节影响 FSH 释放的抑制素或激活素的释放。

精子的发生周期约为 72 天。精子在生精小管产生后，被运送到睾丸网，后经输出小管、附睾头部、附睾体，最后到附睾，并在那里储存直至射精。附睾不仅是精子的储存部位，事实上，精子在其中经历生理改变，从而获得渐进性运动和受精的能力。附睾中的精子含有游离巯基而不是二硫键，这些自由基的氧化有助于稳定精子结构。精子在附睾中能够获得运动的能力，但是附睾中的酸化环境可抑制其运动。精子在附睾的转运过程中，与精液相互作用，获得丰富的胆固醇、糖磷脂。这一过程降低了精子膜的流动性，防止顶体过早发生反应。精子表面大麻素受体的激活也有助于保持精子处于不运动状态。此外，附睾管腔内的各种分泌蛋白可能有助于精子成熟。含有移动抑制因子（MIF）和醛糖还原酶的胞外囊泡蛋白可以从附睾细胞的顶端表面运输到精子，从而使精子获得新的表面蛋白，这些蛋白由雄激素控制，参与精子的进一步成熟。

人类精子似乎依赖于糖酵解来产生 ATP，而糖酵解酶的活性在附睾成熟过程中被修饰。

射精后，精子从附睾通过输精管被迅速输送，并与精囊和前列腺分泌物混合。事实上，精液中只有 5% 是精子。精液主要由精囊的分泌物（70%）、前列腺分泌物（25%）及尿道球腺分泌物（不到 1%）组成。

精囊分泌物呈碱性，含有丰富的营养物质，作为精子的初始能量来源，并且负责"凝结"形成的蛋白质，这对稳定女性生殖道中沉积的精子非常重要。前列腺分泌物的一个重要组成成分是前列腺衍生的丝氨酸蛋白酶，即前列腺特异性抗原（prostate-specific antigen，PSA），负责液化凝固物，使精子可以在阴道中自由游动。

射精的成分在不同个体之间和单个体都有所不同。最初，是前列腺的非凝固分泌物，之后是富含精子的非凝固成分。随后，以精囊分泌物为主，导致精液凝固。最初的不凝固性精子的优势在于比被困在凝固物中的精子更早进入女性生殖道。射精平均含有 2 亿 ~5 亿个精子，其中大多数是成熟和活动的。

除了精子发生，阴茎解剖学对生殖成功也很重要。各种解剖学异常，如阴茎弯曲和畸形尿道开口，可能导致男性因素不育。

4.3 精子在女性生殖道的运输

射精后，成熟的精子沉积在宫颈外腔或阴道前穹隆附近。射出的精液在 1 分钟内凝固，在人体内形成一种松散的凝胶，而不是在啮齿类动物体内观察到的致密凝胶。参与凝固的主要蛋白质是由精囊分泌的精囊蛋白 I 和精囊蛋白 II。凝胶的形成可最大限度地减少沉积的精子回流到阴道，并保护精子免受恶劣的阴道环境的影响，但仍有 35% 的精子可通过逆行向下和流出阴道而丢失。凝胶会在 30~60 分钟被酶消化。PSA 是参与这种消化的主要酶。虽然精液的碱性性质可保护精子免受酸性阴道环境的影响，但这种对精子的保护只能短暂维持 2 小时。射精液的碱性环境增加了精子细胞质的 pH，使精子具有活动能力。精子必须迅速离开该凝固物，以避免失活或受免疫攻击；它们只能在阴道内维持活动几个小时。在阴道沉积的几分钟内，人类精子开始离开精液池进入子宫颈。子宫颈和子宫输卵管连接部是精子需要克服的 2 个结构屏障。穿过子宫颈的精子数量取决于多种因素，如精子浓度、形态、活动力、精子表面的分子特征及精子的遗传因素等。只有最高质量的精子才能冲破这些障碍，这是一种防止多精子的进化保护机制。大多数未进入女性生殖道的精子或被酸性环境灭活，或被吞噬。

当精子进入子宫颈时，它们会遇到宫颈黏液。在排卵时，在雌激素的影响下，宫颈黏液高度液化，宫颈 pH 呈碱性，这是精子运输和激活的最佳条件。

这些生理变化的失败具有重要的临床意义，因此高雄激素的女性宫颈 pH 呈酸性时可能会导致不孕。此外，与基础体温等其他指标相比，性交当天宫颈黏液高度液化与妊娠成功更为相关。如果在这一时期没有受孕，在孕酮的影响下，宫颈黏液黏稠变厚，形成不利于精子通过的环境。

宫颈黏液可作为精子运输的选择性闸门。宫颈黏液也可作为异常精子运输的屏障，选择更活跃和更有活力的精子。此外，由于子宫分泌物的流动，宫颈黏液在宫颈黏膜沟槽中形成微结构。这种微结构被认为可以引导精子进入子宫。可能是由于其膜表面特性或运动不足，携带 DNA 碎片的精子在宫颈黏液中被过滤。这种选择有助于防止 DNA 质量差的精子到达卵子，从而产生质量差的胚胎。

和阴道一样，子宫颈也含有免疫屏障，如免疫球蛋白、补体系统和中性粒细胞等，这些免疫屏障共同采取行动来对抗微生物的进入。然而，借助精液血浆蛋白包裹的精子可以抵御免疫攻击，高度运动的精子可以毫无困难地摆脱这一障碍。

当精子进入子宫时，它们能够迅速穿过子宫腔。在卵泡期晚期，子宫平滑肌收缩强度增加，平滑肌收缩似乎仅限于子宫内膜层正下方的肌层。因此，精子活跃的鞭毛搏动和子宫收缩似乎都有助于精子通过子宫腔。研究还表明，平滑肌收缩还可以吸引水样宫颈黏液进入子宫。由于子宫腔体积小，在排卵周期宫颈黏液丰富，这使得精子很容易被拖拽穿过子宫腔。

精子运输的最后一部分是通过子宫输卵管连接部。在大多数哺乳类动物中，子宫输卵管连接部很窄，还可能充满黏液。虽然在人类的子宫输卵管连接部发现有黏液，但这似乎并不是精子运输的限速因素。只有少数精子可以在特定时间穿过输卵管，向最常见的受精部位壶腹部移动。输卵管收缩和流体流动促进了精子运输。

4.4　精子获能

虽然已经成熟，但精子在精子发生后不能立即使卵子受精。从子宫颈开始，发生在女性生殖道中的一系列分子和生理事件使精子获得能够使卵子受精的能力，这个过程被称为精子获能。获能过程包括质膜重组、离子渗透性调节、膜超极化、胆固醇损失和许多蛋白的磷酸化状态的改变。获能通常发生在女性生殖道内；然而，在实验室中，它可以通过将精子孵育在含有碳酸氢盐、胆固醇受体（如白蛋白、钙）和能量来源（如丙酮酸、葡萄糖或乳酸）等特定成分的培养基中来模拟。

精子主要有 2 个结构，即头部和尾部，它们在精子获能过程中表现得相对独立。然而，一些研究表明，它们在功能上是相关的，由于精子获能开始于尾部（超活化），它随后触发另一个部分的获能，即精子头（顶体反应）。

超活化现象发生于尾部（或鞭毛），与获能前精子相比，它增加了速度、运动频率和鞭毛搏动的频率。精子表现出不对称的鞭毛搏动，以及主鞭毛弯曲振幅增加和典型的高速"8"字运动模式。这种模式产生足够的推进力，使精子通过黏性输卵管液，穿透卵子的外层，即卵丘细胞和放射冠。超活化现象由碱性环境触发，随后细胞质内钙水平升高。钙通过精子离子通道从外部环境进入精子，并从细胞内储存中释放出来。除了钙的改变外，细胞膜的渗透性对钾、钠、质子、碳酸氢盐和氯化物的变化还有助于精子获能。这些离子通道的突变被发现与男性生育能力低下有关。

精子头是"顶体反应"的发生地，它被进一步分为 2 个部分：顶体区域和细胞核。顶体区域含有各种酶，在穿透透明带和与卵子融合中发挥关键作用，而细胞核携带父系的遗传密码。顶体反应是精子获能的最后一步，发生在精子接近卵子时，通常发生在输卵管的壶腹部。它被描述为顶体胞吐，使精子穿透卵子透明带，是受精的先决条件。顶体含有各种水解酶，如蛋白酶、芳基硫酸酯酶、磷酸酶、磷脂酶、透明质酸酶和顶体酶。钙是顶体排泄所必需的。关于顶体胞吐所需的钙增量的来源有各种理论。一种理论是，顶体中钙的消耗激活了 Ca^{2+} 通道，允许 Ca^{2+} 从周围的介质中进入顶体。还有理论认为，精子头部暴露于透明带蛋白或孕酮，会释放储存在精子头部后端多余的核包膜中的钙。钙离子的增加从头尾结合处开始，钙波向头部传播。钙离子水平的增加会伴随着 cAMP 水平的增加，以及囊泡融合蛋白的释放；顶体完全释放其酶成分，穿透到透明带并与卵子质膜融合。受精过程将在讨论卵子后进一步讨论。

对获能过程的理解对一些不孕不育夫妇有重要的临床应用。由于精子一旦具备受精能力，其可受精寿命就会缩短，通过评估其顶体状态和体外受精能力，受孕时间可以被精确地控制并帮助治疗不孕症。

4.5 卵子发育

早期卵泡发育

在胚胎发育早期，在妊娠第 7 周，来自卵黄囊内胚层的性腺干细胞迁移到性腺嵴。在这次迁移之后，原始生殖细胞进行有丝分裂，数量明显增加形成"卵原细胞"。在胚胎发育过程中，卵原细胞形成巢，最初没有被体细胞包围。这些卵原细胞被扁平的前颗粒细胞包围，形成原始卵泡。从原始生殖细胞形成卵原细胞的过程一直持续到妊娠晚期左右。与此同时，约在妊娠第 11 周，卵母细胞开始进入第一次减数分裂，成为初级卵母细胞，但第一次减数分裂被阻滞在核网期。初级卵母细胞将停留在核网期前期 I，直到出生后女性进入初潮。随着每次月经/排卵期，只有少数初级卵母细胞继续发育，而其他细胞仍停滞。初级卵母细胞的数量在妊娠第 20 周达到高峰，估计为 700 万，且此后稳定减少。以前人们认为育龄妇女不产生卵母细胞，然而最近的数据表明，卵原干细胞可能在成年人体内产生新的卵母细胞样结构。需要进一步的研究来了解卵母细胞样结构的生物学特性和对"卵母细胞池"的贡献。在生理条件下，卵母细胞池中可用的是卵母细胞是绝经年龄的最终决定因素。卵母细胞储备的消耗从胎儿在子宫内就已经开始，然后持续进行。在青春期，卵巢中还有平均 20 万个初级卵母细胞。

卵泡支持卵母细胞，卵泡的发生与卵母细胞的发育同时发生。最初，原始卵泡（被扁平颗粒细胞包围的未成熟卵母细胞）发育，并在约 20 周孕龄时与初级卵母细胞的数量同一时间达到峰值。这些卵泡或继续发育，或自然退化，或发生细胞凋亡，到青春期只剩下一部分。原始卵泡也称窦前卵泡，对促性腺激素没有反应，因此依赖于其他因素来发育。在达到促性腺激素敏感期之前启动卵泡发育的因素尚未完全确定；然而，Kit 配体、LIF、EGF、KGF、BMP-4、AMH 和 bFGF 已被证明与这一过程有关。AMH 在小生长卵泡的颗粒细胞中表达，并抑制原始卵泡向初级卵泡过渡。它还能降低卵泡对 FSH 的敏感性，从而抑制 FSH 诱导的窦前卵泡生长。在动物模型中，AMH 还抑制对原始卵泡初始募集的刺激因子、Kit 配体和 bFGF。因此，AMH 似乎通过抑制原始卵泡，在防止年轻时卵泡衰竭和募集方面发挥着关键作用。

由于早期卵泡发育独立于促性腺激素的刺激，这一卵泡发育阶段可以发生在青春期前和生育年龄期间。然而，早期卵泡会自发地退化或凋亡。只有在卵泡腔发育形成后，卵泡才会对促性腺激素产生反应。随着青春期的进展，下丘脑-垂体轴成熟，FSH 和 LH 脉动释放，窦状卵泡继续发育，直到排卵或闭锁。

4.6 排卵过程中卵丘细胞与卵母细胞的相互作用

卵泡包含一个卵母细胞和围绕在它周围的一些细胞，包括内层卵丘细胞和外层颗粒细胞。卵母细胞积极调控邻近的卵丘细胞（cumulus cell，CC）/颗粒细胞（granulosa cell，GC）的代谢，并为其自身的发育创造了最佳的环境。卵母细胞-卵丘细胞的相互作用是通过缝隙连接的直接接触和卵母细胞分泌因子（oocyte-secreted factor，OSF）的旁分泌作用来实现的。由于卵丘细胞比颗粒细胞更接近卵母细胞，因此卵母细胞对邻近的卵丘细胞的调节作用大于对远处的颗粒细胞的调节作用。被确定为 OSF 的 2 个不同因子是生长分化因子 -9（growth differentiation factor-9，

GDF-9）和 BMP-15。

OSF 对颗粒细胞和卵丘细胞的影响可总结为：①OSF 增加了 CC 和 GC 中的 DNA 合成，并增加了细胞增殖；②抑制 CC 黄体化；③抑制 CC 细胞凋亡；④调节 CC 代谢；⑤促进 CC 黏液化和扩展。

总之，卵母细胞紧密地控制着邻近的微环境，以实现其最佳发育。在 OSF 的作用下，CC/GC 转化为卵母细胞发育的支持细胞。壁层颗粒细胞与 CC/GC 具有不同的生理特性，它们不受 OSF 的影响。壁层颗粒细胞表达 FSH 受体，后来在卵泡发育中参与类固醇激素分泌、卵泡扩张，以及参与排卵。

4.7 卵泡发育晚期与卵子的采集

在卵泡期，在下丘脑 GnRH 脉冲式释放的影响下，垂体前叶促性腺激素前体释放 FSH。FSH 与原始卵泡的颗粒细胞上的受体结合并诱导其增殖。在连续 FSH 刺激下，窦前卵泡脱离卵泡闭锁并继续发育。然后一个优势卵泡被选择，并在持续的 FSH 和 LH 刺激下继续生长发育，而其他卵泡开始闭锁。在周期中期 LH 激增后，优势卵泡的卵母细胞完成其第一个减数分裂（它自妊娠最初发育以来在减数分裂前期 I 被阻滞），之后不久从卵巢排出。在这个阶段，卵母细胞被一层厚厚的糖蛋白层（即透明带）和颗粒细胞所包围，它们一起形成了卵丘 - 卵母复合体。卵母细胞和颗粒细胞通过缝隙连接进行功能连接，在卵母细胞的局部调节中发挥重要作用。排卵后不久，卵丘 - 卵母复合体就被输卵管的漏斗部捡起。漏斗部内含有指状突起的纤毛，不断地横扫卵巢表面。纤毛引导排出的卵丘 - 卵母复合体进入输卵管。子宫肌层收缩和输卵管上皮纤毛摆动被认为引导了这一过程。几分钟内，在输卵管的壶腹部可以发现卵丘 - 卵母复合体。

在卵子运输过程中，精子在输卵管中向上游动，与卵丘 - 卵母复合体会合。与精子能维持几天的受精能力不同，卵子在女性生殖道中停留了 12 小时后就失去了受精的能力。卵子和精子存活

时间的差异表明，适当时机的性交可以确保排卵时精子可供应，对获得妊娠具有重要临床意义。

4.8 受精

精子穿透卵丘细胞

为了使卵子受精，获能的精子必须通过卵丘细胞，它是围绕卵子周围的一层特殊的立方体颗粒细胞（图 4-1）。这些细胞由卵泡细胞形成，而卵泡细胞在排卵前黏附在卵母细胞上，并且起源于卵泡发育初期的鳞状颗粒细胞。这些卵丘细胞通过细胞外基质相互连接，细胞外基质主要由透明质酸、硫酸肝素和硫酸软骨素组成。虽然只有被透明带包围的无卵丘细胞卵子能够诱导顶体反应，但卵丘细胞似乎在精子到达透明带之前就促进了这种反应。精子超活化运动也有助于穿透这个最初的屏障。

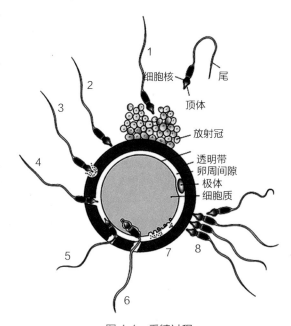

图 4-1 受精过程

1. 精子穿透卵丘细胞；2. 黏附于透明带；3. 顶体内容物胞吐；4. 穿透透明带；5. 进入卵周间隙；6. 与卵子细胞膜结合及融合；7. 皮质反应；8. 阻断多精受精。经许可，转载自 Esfandiari N, 2007. Normal fertilization and implantation//Falcone T, Hurd WW. Clinical reproductive medicine and surgery. Mosby: Elsevier

4.9 透明带结构和精子穿透

一旦精子穿过卵丘细胞，它们就会结合透明带，即卵子外厚的细胞外基质（图4-2）。精子与透明带的结合是一个物种特有的过程。这一概念是建立在"仓鼠带结合实验"基础上的。人类精子不能与具有完整透明带的仓鼠卵子结合，这导致人们认为透明带含有物种特异性受体。人类的精子仅在去除这个糖蛋白层后才能与仓鼠卵子结合。虽然也有一些种属例外，但透明带是种间受精的重要障碍。在临床应用中，精子穿透试验、精子-透明带结合、顶体反应和透明质酸结合可用于低生育力男性的检查。

借助电子显微镜和先进的分子技术，我们对透明带结构的理解有所增加。透明带主要由3种糖蛋白组成：ZP1、ZP2和ZP3，并在这一结构中具有不同的作用。ZP2和ZP3蛋白形成丝状结构，然后与ZP1蛋白交联。

在经典模型中，ZP3结合精子并启动顶体反应（图4-1）。ZP3的O-糖基化位点的突变已被证明会降低精子受体的活性，这表明ZP3是透明带中的精子受体。当精子与ZP3结合时，顶体外膜与精子质膜融合而发生囊泡化，导致顶体

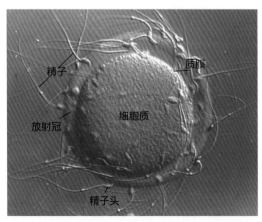

图 4-2　光学显微镜下小鼠精子结合未受精卵子的透明带

经 Nature Publishing Group 许可，转载自 Wassarman PM, Jovine L, Litscher ES. A profile of fertilization in mammals. Nat Cell Biol. 2001 Feb; 3(2): E59−64

酶释放，透明带溶解。这个反应暴露了可以与ZP2结合的顶体内膜（图4-3）。最终，精子穿透透明带，进入卵周间隙。其他各种模型表明，当精子遇到卵丘细胞时可能发生这种顶体反应。然而，如上所述，一些卵子没有卵丘细胞，却仍可受精。

4.10 皮质反应阻断多精受精

当精子进入卵周隙时，启动皮质反应（图4-1）。从卵子皮质颗粒中释放蛋白水解酶裂解ZP2，随后ZP2从ZP3中分离。因此，在皮质反应后，精子不能再与ZP3结合（图4-3）。此外，被裂解的ZP2不能与之前经历过顶体反应的精子结合。总之，在皮质反应后，顶体完整的精子和经历过顶体反应的精子都不能与透明带结合。这是防止多精受精的主要机制。

虽然通过小鼠模型，我们对受精过程有了较多了解，但仍有许多问题需要回答，需要进一步研究精子-卵子结合的确切机制。

4.11 精子-卵子膜融合

当精子穿透透明带并进入卵周隙后，卵子膜和精子膜结合（图4-1）。在这一阶段，精子已经经历了顶体反应，暴露了顶体内膜，改变了精子赤道和顶体后区的膜组成。正在受精的精子与卵子细胞膜赤道段的微绒毛区结合。在精子-卵子融合的几秒内，精子尾部的运动减少或停止。随后，精子头部和尾部的后部区被并入卵子。不幸的是，精子-卵子融合过程中分子相互作用的细节还不完全清楚。最初，在精子膜上发现的ADAM家族成员，特别是受精素和cyritestin，得到了广泛的关注。然而，基因敲除研究质疑它们在精子-卵子融合过程中的基本作用。当前研究认为，质膜上的cyritestin、受精素-α、受精素-β、CRISP1、izumo蛋白、α6β1整合素、GPI-锚定蛋白、CD151、CD9和CD81参与精子-卵子膜融合（图4-4）。

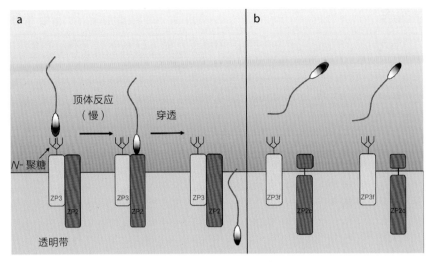

图 4-3　精子和 ZP3 的结合

顶体完整的精子头部呈红色新月状，而顶体反应的精子没有。a.ZP3 与精子结合，诱导顶体反应，从而释放溶解透明带的顶体酶。顶体反应的精子通过其暴露的顶体内膜与 ZP2 结合并穿透透明带，最终与卵母细胞融合。b. 受精后，皮质颗粒立即释放蛋白酶到卵周间隙，剪切 ZP2 并将其转化为裂解的 ZP2（ZP2c），不能再结合顶体反应的精子。裂解的 ZP2 与 ZP3 分离，导致 ZP3 发生细微的修饰，使其缺乏精子受体和顶体诱导能力的 ZP3f。经 Bioscientifica Ltd. 许可，转载自 Clark GF, 2011. The molecular basis of mouse sperm-zona pellucida binding: a still unresolved issue in developmental biology. Reproduction, 142(3): 377−381

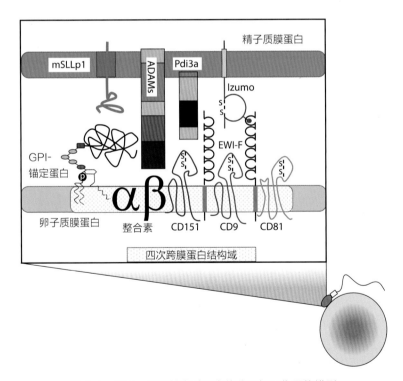

图 4-4　精子 - 卵子结合过程中的分子相互作用的模型

卵母细胞膜上的 GPI- 锚定蛋白、整合素、CD151、CD9、CD81 和 ADAM 蛋白，以及精子膜上的 Pdi3a 伴侣蛋白在重折叠的 Izumo 参与精子 - 卵子质膜的融合。经 Springer 许可，转载自 Nixon B, Aitken RJ, McLauglin EA, 2007. New insights into mechanisms of sperm-egg interaction. Cell Mol Life Sci, 64(14):1805−1823

4.12　卵子激活

哺乳类动物的卵母细胞在第二次减数分裂的中期被抑制。精子-卵子融合后，卵子继续进行减数分裂，释放皮质颗粒，推进细胞周期，形成原核，并募集对配子形成必不可少的母体mRNA。这些发生在卵子中的形态学和生化变化统称为"卵子激活"。卵子激活的另一个重要标志是钙振荡。研究表明，向小鼠卵母细胞中注射钙足以触发胚胎发育，直到囊胚期。在哺乳类动物的卵母细胞中，钙振荡是三磷酸肌醇介导的钙释放的直接结果。精子来源的磷脂酶（PLC-ζ）亦负责卵子激活。另一种已被证明可以激活卵子的蛋白是顶体后鞘结构域结合蛋白，其确切的信号传导机制尚不清楚，但它可能通过钙信号通路发挥作用。无论信号通路如何，卵子的激活对于原核形成和随后的胚胎形成至关重要。

卵子激活显然具有重要的临床意义。卵子活化不足被认为是 ICSI 后受精失败或受精率低的主要原因。最近有研究提示，PLC-ζ 可以作为另一种替代的卵子激活剂，类似于人工卵子激活，应用于包括男性因素不育等不孕症。

4.13　雄性原核的形成与染色体合并

受精的最后一步是精子和卵子原核的结合，产生一个二倍体细胞，即受精卵。动力蛋白激活蛋白、核孔蛋白、波形蛋白、动力蛋白和微管参与 2 个原核结合。有学者提出，一个核孔复合物插入新形成的原核的核膜。动力蛋白激活蛋白和波形蛋白丝随后被并入这个核孔复合物中。复合物的形成可能在卵子激活后开始。然后，精子星状体将微管"+端"从雄性原核伸出，其中一些到达雌性原核包膜。在动力蛋白激活蛋白-动力蛋白运动复合物的帮助下，2 个原核是并列的。随后，这 2 个核膜消失，DNA 进行复制。同源染色体在新形成的有丝分裂纺锤体上成对排列。最终，受精卵准备好进行第一次有丝分裂。

4.14　早期胚胎发育

在哺乳类动物中，受精卵在穿过输卵管时经历有丝分裂（称为卵裂），最终在到达子宫时发育形成囊胚（图 4-5）。对称的细胞分裂和卵裂形成一个仍然封闭在透明带中的全能细胞球（卵

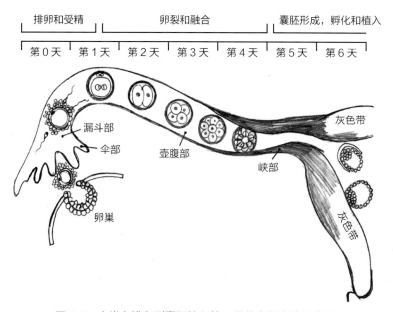

图 4-5　人类自排卵到囊胚植入第 1 周的主要事件示意图

经许可，转载自 Esfandiari N, 2007. Normal fertilization and implantation//Falcone T, Hurd WW. Clinical reproductive medicine and surgery. Mosby: Elsevier

裂球）。当受精卵发育到约 16 个细胞时，卵裂球形成一组紧密排列、表面光滑的细胞群体，这种早期的发育过程称为融合。这种光滑的表面是由卵裂球之间的黏附和紧密连接形成的。此时，合子中产生 2 种类型的极性，一种是细胞极性，发生于外侧卵裂球从基底侧表面分离的外表面形成的微绒毛；另一种是发育极性，表现为位于内部隔间的卵裂球，即内细胞团（inner cell mass，ICM），保持多能性的能力，而外层的卵裂球在继续分裂时开始形成滋养层细胞。通常在受精的第 5 天左右开始形成囊胚。随着卵裂的继续，外部的卵裂球表达紧密连接蛋白，包括 ZO-1、桑葚黏着蛋白（uvomorulin）及缝隙连接蛋白，如 Connexin-43，以及 Na^+、K^+-ATP 酶泵沿着顶端 - 基底外侧轴选择性地在不同位置表达。外部卵裂球的发育受到高度限制，最终成为滋养层细胞。Na^+、K^+-ATP 酶在滋养外胚层的偏振表达产生了一个跨滋养外胚层的钠梯度，促使渗透压升高，使水进入新生囊胚腔。TGF-α、EGF 等生长因子增加 Na^+、K^+-ATP 酶的表达，进而刺激囊胚腔（胚泡）的进一步扩张。与此同时，内部的卵裂球继续分裂，随着囊胚腔的扩张，它们形成了一团即将进入囊胚腔的细胞群体，这种具有全能性的细胞团通常称为 ICM。ICM 最终会形成胚胎和胚外组织。卵裂球的外部细胞层已经发育成滋养层 / 滋养外胚层，最终形成胎盘。发育到此时的胚胎被称为"囊胚"。

虽然很难完全排除，但合子最初的指数分裂和囊胚的形成似乎受母体的影响较小。

在排卵后 6 天左右，胚胎 / 囊胚到达子宫腔，其仍被透明带包裹。为了进行适当的植入，它必须去掉透明带。滋养层来源的类胰蛋白酶、胰蛋白酶和纤溶酶，被认为可以溶解透明带，使胚胎从透明带孵化出来并附着在子宫内膜上。

4.15　滋养层的发育和侵入

囊胚中滋养外胚层将发育为胎盘。虽然 ICM 发育形成胚胎和胚外组织，但它能刺激滋养外胚层的生长。在体外，去除 ICM 的囊胚导致滋养层细胞成熟，诱导它们变成无法侵入子宫内膜的滋养巨细胞。为了能恰当地附着在子宫内膜上，囊胚持续地将与 ICM 相邻的滋养外胚层细胞黏附在子宫内膜上。远离 ICM 的滋养层细胞与子宫内膜附着及异常胎盘形状和脐带偏心插入有关。

囊胚附着前，为了在着床窗口期成功妊娠，子宫上皮必须缩回其纤毛并表达胞饮突。如果发生所有必要的分子事件，囊胚在受孕后 6~7 天牢固地附着在子宫上皮上。

与 ICM 接触的滋养层细胞开始增殖并侵入子宫上皮。当它们入侵时，它们彼此融合，形成多核巨滋养细胞，即合胞滋养层细胞。内层的单核滋养细胞也发育成细胞滋养层细胞。融合后，多核合胞滋养层细胞不能增殖，因此细胞滋养层细胞起着储存细胞的作用。在整个妊娠过程中，细胞滋养层细胞分裂并补充成熟的合胞滋养层细胞。除了补充合胞滋养层细胞外，细胞滋养层细胞还产生胎盘的其他各种细胞类型，下文将对此进行讨论。

妊娠期细胞滋养层细胞融合动力学发生变化。在妊娠早期，2 个单核细胞滋养层细胞融合成为合胞滋养层细胞。然而，在妊娠后期，细胞滋养层细胞与已经形成的合胞滋养层细胞融合。这里我们将讨论早期胚胎的发育过程；植入过程将在下面进行更详细的讨论。

在受孕后 14 天左右，细胞滋养层细胞侵入合胞滋养层细胞层之上，与母体蜕膜细胞联系。它们形成了一个具有增殖核心的细胞柱，随着细胞的增殖，更多成熟的细胞被被动地推向母体蜕膜。更多的未成熟细胞表面表达 $\alpha6\beta4$ 整合素，它有助于结合基底膜成分，如胶原 IV 和层粘连蛋白。然而，当它们在细胞柱中进一步移动并靠近母体蜕膜细胞时，它们表面的整合素（整合素 $\alpha1\beta1$、整合素 $\alpha5\beta1$、整合素 $\alpha V\beta3$ 或整合素 $\alpha V\beta5$）的表达改变，这有助于它们附着在母体细胞外基质上。

除了黏附分子，滋养层细胞还分泌多种酶来调节入侵。MMP-2 和 MMP-9 被认为是着床过程中的关键酶，可降解胶原 IV，胶原 IV 是基底膜的主要胶原成分，可使滋养细胞通过蜕膜侵入母体血管系统。组织基质金属蛋白酶抑制剂（tissue inhibitor of matrix metalloproteinase，TIMP），特别是 TIMP-1、TIMP-2 和 TIMP-3 在滋养层细胞和蜕膜组织中也可被检测到。TIMP 通过滋养层和蜕膜细胞因子的调节控制 MMP 的活性。参与细胞外基质降解酶还有尿激酶和组织型纤溶酶原激活剂（分别为 uPA 和 tPA）。uPA 和 tPA 均由滋养层细胞产生，其活性受纤溶酶原激活物抑制物（plasminogen activator inhibitor，PAI）控制。另一种滋养层细胞蛋白，即肾上腺髓质素，可降低 PAI 水平，进而增加纤溶酶原激活物含量。此外，肾上腺髓质素可促进滋养层细胞的增殖。

滋养层细胞也分泌促血管生成因子，在侵袭过程中可刺激新血管的形成。新生血管的形成对胚胎的生长和维持至关重要。VEGF、PDGF 和 PAF 是滋养层细胞分泌的主要血管生成因子。TGF-β 和 TNF-α 存在于蜕膜中，可进一步刺激滋养层分泌这些血管生成因子。

蜕膜细胞和滋养层细胞之间发生复杂的分子相互作用，以调节滋养层的入侵。除上述因子外，EGF、HB-EGF、IGFBP-1、LIF、IL-1 等细胞因子和 hCG、孕酮等激素也被证明可以调节滋养层的入侵。

许多其他重要类型的滋养细胞也参与着床，即绒毛外滋养层细胞、血管内滋养层（endovascular trophoblast，EVT）细胞和腺内滋养层细胞。小的绒毛外滋养层细胞侵入母体蜕膜直至子宫肌层的 1/3，并到达母体螺旋动脉。EVT 细胞取代螺旋动脉的中膜（主要是平滑肌），将螺旋动脉转化为低阻力血管，不再对母体血管舒缩物质起反应。这种转变的目的是允许母亲与发育中的胎儿进行充分的物质交换，特别是在妊娠中期，母亲的血流量增加运输到子宫以支持胎儿的发育。除了取代平滑肌，EVT 细胞（EVT 的一个子集）还取代螺旋动脉的内膜层。这种重构的紊乱可导致 IUGR 和子痫前期。最后，腺内滋养细胞侵入子宫腺体，将其导向绒毛间隙，并取代子宫上皮细胞（图 4-6）。

尽管有这些早期滋养层的变化，母体血液的自由转移是在早期妊娠晚期才建立起来的。在最初入侵时，大量的 EVT 细胞堵塞了螺旋动脉的远端。绒毛间隙最终包含腺分泌产物和母体血浆滤液，而不是母体血液，这些物质负责子宫内营养，直到妊娠 10 周左右。最初螺旋动脉堵塞的原因被认为是它有助于保持低氧环境，从而减少胚胎早期形成的自由基。

10 周后，滋养层栓溶解，母体血液提供绒毛间液，为发育中的胎儿提供适量的营养和氧气。侵入的滋养层细胞和母体蜕膜之间的调节与相互作用最终形成了一个功能性胎盘，它是发育中的胎儿营养、呼吸、代谢产物排泄和激素生产的主要器官。

4.16 植入

着床可分为定位期、黏附期和侵入期 3 个阶段。定位期是囊胚最初与子宫内膜表面的黏附。定位期不稳定，随着子宫冲洗，囊胚可从子宫内膜表面脱落。定位期之后是黏附阶段，此时胚胎和子宫内膜之间建立了更强的连接。最后，在侵入期，滋养层细胞侵入子宫内膜。

4.17 子宫内膜容受性

植入的成功需要恰时发育的囊胚，可接受的子宫内膜和一系列分子相互作用。在人类中，75% 的失败妊娠被认为是继发性植入失败，因此了解这一过程涉及的基本分子的相互作用是必要的。在雌激素的影响下，子宫内膜增生并达到支持着床的临界厚度。在排卵后，由于孕激素的作用，子宫内膜分化并接受新孵化的囊胚。

着床发生在排卵后 6 天左右，范围在 6~12 天。理想的着床时间被认为是 LH 激增后的第 7~9 天，被称为"着床窗口"。这一时期的特点是子宫内膜细胞结构和分泌改变，为囊胚的成功植入提供了最有利的条件。子宫内膜增厚，血管增多，腺体弯曲，富含胆固醇、脂溶性维生素、脂质和蛋白质的分泌物增加。在这一发育节点上，胚胎与子宫血管还没有联系，这些分泌物将作为胚胎的

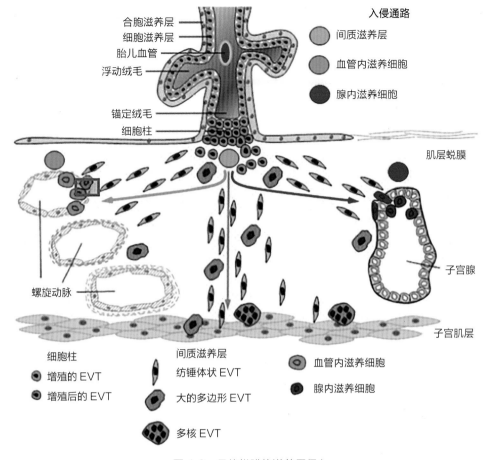

图 4-6　母体蜕膜的滋养层侵入

小的间质绒毛滋养细胞侵入母体蜕膜直达子宫肌层的 1/3，取代母体中膜螺旋动脉，形成低阻力血流。血管内滋养细胞取代血管内膜，而腺内滋养细胞侵入子宫腺体。经 John Wiley & Sons 许可，转载自 Huppertz B, Berghold VM, Kawaguchi R, et al, 2012. A variety of opportunities for immune interactions during trophoblast development and invasion. Am J Reprod Immunol, 67(5):349−357

能量来源。此外，子宫液体含量减少，使胚胎和子宫内膜之间有更广泛的接触。这些剧烈的子宫环境变化主要是孕激素刺激子宫内膜细胞向蜕膜细胞分化的结果。蜕膜细胞比子宫内膜细胞含有更多的细胞内脂质和糖原沉积，这使得蜕膜细胞形成多边形，而不是圆形的子宫内膜细胞。

4.18　胞饮突

容受期内，子宫内膜的一个特征是内膜细胞表面存在胞饮突。胞饮突是朝向子宫腔的水泡状突起，在理想的 28 天月经周期的 19~21 天大量出现。虽然它们在分泌中后期都有表达，但形态特征不同。这表明，它们的形态是成功植入的重要因素，而不是它们的存在。囊胚附着被证明优先发生在胞饮突的顶部，这表明附着所必需的受体位于胞饮突表面。

胞饮突的发育与孕酮、HOXA-10、LIF 和整合素 α V β 3 有关。HOXA-10，为同源盒基因，是囊胚植入、子宫内膜基质细胞增殖和上皮细胞形态发生所必需的基因。阻断 HOXA-10 的表达极大降低胞饮突的数量。

4.19　选择素

选择素是一种具有糖基化胞外结构域、单跨

膜结构域和细胞质尾部的糖蛋白。有 3 种不同的选择素：P 选择素、L 选择素和 E 选择素。选择素通常因其在初始白细胞附着和随后在内皮表面滚动的作用而闻名。然而，除了白细胞，选择素被认为与最初的囊胚 - 子宫内膜附着有关。

L 选择素在囊胚表面表达较强，而在母体侧，其配体 MECA-79 和 HECA-452 在着床窗口期上调。虽然 L 选择素在管腔上皮和腺上皮上均有表达，但 L 选择素在管腔上皮上表达较高。最初滋养层细胞附着到子宫内膜上被认为是在滋养层细胞 L 选择素和子宫内膜寡糖相互作用中发生的。

4.20 整合素

整合素是由非共价键连接的 α 和 β 亚基组成的跨膜糖蛋白。每个亚基都有细胞外、细胞内和跨膜结构域。胞内结构域与胞质细胞骨架和胞内信号通路相连接。它们成对组成整合素异二聚体；已经鉴定出 24 个功能不同的整合素。在其他各种功能中，它们主要参与细胞间和细胞与细胞外基质的相互作用。在子宫内膜中表达的整合素中，整合素 α1β1、整合素 α4β1、整合素 αVβ3 在月经周期的第 20~24 天共同表达。整合素 β3 在其他亚基中值得特别关注，因为它的表达开始于周期第 19 天，随后增加。此外，它主要在子宫腔内膜表面表达，这表明整合素 αVβ3 及其子宫内膜配体骨桥蛋白可能是胚胎附着的受体。各种研究表明，整合素 αVβ3 受激素和旁分泌两种方式的调控。例如，雌激素下调整合素的表达，但黄体期孕酮水平的增加抵消了雌激素的作用。孕酮不是直接作用，而是增加子宫间质中表皮生长因子和肝素结合生长因子的表达，导致整合素 αVβ3 水平升高。胚胎也积极参与 β3 亚基调控，可能与胚胎的 IL-1 系统有关。

此外，HOXA-10 增加了子宫内膜细胞中 β3 亚基的表达。该亚基是整合素 αVβ3 合成的限速步骤。考虑到整合素 αVβ3 在着床过程中的重要作用，它被用作子宫内膜容受性的临床标志物也就不足为奇了。

4.21 黏蛋白

黏蛋白是高度糖基化的蛋白质。糖类占其分子量的 50%~90%。到目前为止，18 种哺乳类动物黏蛋白基因已经确定。人子宫内膜表达大量黏蛋白 -1（mucin-1，MUC-1）和少量黏蛋白 -6（mucin-6，MUC-6）。它们位于生殖道腔上皮细胞的表面。它们在生殖道中的生理作用是捕获细菌和病毒并将其排出。它们对消化酶有抵抗力。它们的细胞外部分可以被裂解，这些被裂解的分子可以通过硫化键连接起来，形成黏蛋白凝胶。总之，黏蛋白在微生物防御中产生了一个强大的屏障。雌激素增加黏蛋白的产生。孕酮对黏蛋白的产生没有独立影响；然而，通过抵消雌激素的作用，孕酮的净效应是降低黏蛋白水平。细胞因子，特别是 TNF-α，也被证明参与黏蛋白的调节。

尽管黏蛋白是微生物防御的重要屏障，但它们也构成了阻止囊胚植入的屏障。黏蛋白的延伸外区凸起远远超出了子宫内膜表面受体，从而阻碍囊胚接近子宫内膜。在植入部位，黏蛋白的胞外结构域需要被裂解。脱落酶家族的酶特别是 TACE/ADAM17 和 MT1-MMP，被认为在这一裂解过程中发挥了作用。囊胚通过分泌细胞因子上调子宫内膜中的脱落酶裂解黏蛋白。

有趣的是，在着床期黏蛋白的分泌量增加。这似乎是一个矛盾的现象；然而，人们提出了 2 种可能的解释。第一，在性交后，射精可能会将微生物病原体引入子宫内膜，而黏蛋白水平的增加可能会起到额外的屏障保护作用。第二，由于囊胚积极参与刺激脱落酶产生裂解黏蛋白，使得黏蛋白分泌增加。黏蛋白可能是一种防止不健康胚胎附着的保护机制，否则将导致妊娠失败。与此观点一致的是，与生育对照组相比，复发性妊娠失败的妇女黏蛋白水平降低。

综上所述，黏蛋白可防止胚胎附着，胚胎附着时需要在附着的部位裂解黏蛋白。这一过程涉及一系列的相互作用，需要健康的胚胎和功能良好的子宫内膜。

4.22　细胞因子

细胞因子是一种可溶性蛋白质，在炎症、月经周期、排卵和着床等方面具有多种功能。干扰几种细胞因子的正常表达或其作用紊乱，可导致着床失败和人类胎盘发育异常。已知 gp130 家族的重要成员，如 LIF、IL-1、IL-11 和 IL-15 系统影响着床和胎盘发育。

4.23　白血病抑制因子

作为 gp130 细胞因子的一员，LIF 通过其表面受体复合物、LIF 受体（LIF receptor，LIFR）和 gp130 受体链起作用。LIF 与 LIF 受体的结合导致 gp130 异二聚化，随后激活下游信号通路，包括 JAK/STAT、MAP 激酶和 PI3 激酶通路。gp130 细胞因子家族的其他成员，包括抑瘤素（oncostatin M）、睫状神经营养因子、心肌营养因子（cardiotrophin-1）、IL-6 和 IL-11，也可与 LIF 受体结合。

LIF 是第一个被证明对小鼠着床至关重要的细胞因子。野生型小鼠的胚胎在纯合 LIF 突变雌性小鼠的子宫内膜中植入失败，补充 LIF 后可逆转植入结局。

在育龄女性中，LIF mRNA 在月经周期的第 18~28 天表达，并且在腺上皮和管腔上皮中都有表达。在许多 LIF 调节因子中，孕酮表达可能与子宫内膜 LIF 诱导有关。当使用选择性孕酮受体调节剂米非司酮治疗时，子宫内膜中 LIF 水平下降。除了孕酮，IL-1α、TNF、PDGF、TGF-β1 和 HB-EGF 也能刺激体外培养的子宫内膜基质细胞中 LIF 的表达。胚胎分泌的 hCG、IGF-1 和 IGF-2 也可增加 LIF 的表达水平。

LIF 蛋白在月经周期分泌期的中后期（预期着床时期）表达量最大。考虑到监测子宫分泌期比较容易，LIF 被认为是子宫内膜容受性的标志。在复发性植入失败的女性中，LIF 水平低于对照组，强调了 LIF 在成功植入中的重要性。重组人类 LIF（rhLIF）也被认为可以改善复发性植入失败患者的子宫内膜容受性，然而其疗效尚未在临床试验中得到证实。

4.24　白介素

白介素（interleukin，IL）-1 是炎症反应的关键调节介质之一。IL-1α、IL-1β 和 IL-1 受体拮抗剂是 IL-1 细胞因子家族的成员。间质细胞、腺细胞和巨噬细胞是子宫内膜中 IL-1 的蓄水池。在体外，用 IL-1 治疗子宫内膜细胞会增加上皮细胞中整合素 β3 的表达。然而，IL-1α 敲除小鼠是可育的，这表明这些 IL 在着床中不是必要的。IL-1 拮抗剂在植入窗口期表达下调，可能是通过下调 IL-1 拮抗剂与 IL-1 协同作用而影响着床。胚胎植入时期外源性 IL-1 拮抗剂治疗可阻断囊胚植入。总的来说，IL-1 系统明显参与了植入，然而它在植入中的确切作用尚不清楚。

IL-6 参与许多免疫反应，也被认为在着床中发挥作用。子宫内膜 IL-6 mRNA 表达在分泌中后期升高，在分泌后期降低。在着床窗，子宫腺上皮和管腔上皮有较强的免疫反应性。尽管存在争议，但 IL-6 缺陷小鼠似乎降低了生育力和着床率。IL-6 受体位于囊胚表面，IL-6 可能参与着床窗口期对旁分泌/自分泌的相互作用。在复发性自然流产患者中发现分泌中期 IL-6 mRNA 水平下降，也支持这一假设。

另一种值得注意的细胞因子是 IL-11。IL-11 具有抗炎活性，并在子宫内膜腺上皮和腔上皮中表达。雌激素、孕激素和局部因子可增加 IL-11 表达水平。IL-11 促进孕激素诱导的人子宫内膜间质细胞蜕膜。IL-11 及其受体 IL-11R 免疫定位于分泌期中晚期蜕膜基质细胞。它们也在滋养层细胞上表达，表明在正常胎盘中起作用。此外，研究发现 IL-11 信号不充分导致滋养层细胞入侵的失调。

4.25　前列腺素

前列腺素（prostaglandin，PG）是一种脂质炎症介质，在炎症、月经周期调节、排卵、胚胎附着、滋养层入侵和分娩等方面具有多种功能。前列腺素、白三烯和血栓素都属于类花生酸家族成员。它们由磷脂酶 A2（phospholipase A2，PLA2）和环氧化酶（Cyclooxygenase，COX）从细胞膜膜脂中产生。迄今为止，已经发现了 COX 的 3 种亚型：COX-1、COX-2 和 COX-3。COX-1 是结构性的，可在正常生理功能下表达，而 COX-2 主要参与炎症反应。COX-3 在人脑中表达，负责发热和对疼痛的反应。

小鼠研究表明前列腺素在着床中的重要性。在小鼠中缺失 PLA2 或 COX-2 会导致 PG 合成缺陷；PLA2 基因敲除小鼠表现出妊娠失败。COX 在月经期和增殖期表达最多。在许多调节因子中，IL-1 值得进一步探讨。IL-1 可增加 COX 酶和 PG 的产生，导致子宫内膜整合素水平升高，这对囊胚植入至关重要。

虽然前列腺素在子宫内膜异位症和月经周期的病理生理学中的作用是众所周知的，但它们在人囊胚附着和随后的入侵过程中的作用需要进一步探索。

4.26　同源盒基因

同源盒（Homeobox，HOX）基因是高度保守的基因，参与胚胎发育，以及子宫内膜的生长、分化和容受性。雌激素和孕激素均可增加 HOXA10 和 HOXA11 的表达。此外，HOXA10 和 HOXA11 的表达在植入窗期达到最高水平。野生型小鼠胚胎不能植入 HOXA10 或 HOXA11 基因敲除小鼠的子宫。这些发现提示 HOXA10 和 HOXA11 在子宫内膜容受性中起重要作用。同时，胞饮突、整合素 β3 和胰岛素样生长因子结合蛋白被证实受 HOX 基因的调控。如上所述，这些基因是少数被证明对子宫内膜容受性至关重要的基因之一。在人类中，没有 HOXA10 或 HOXA11 基因突变的记录。然而，在各种妇科疾病，如子宫内膜异位症、多囊卵巢综合征、输卵管积水、子宫肌瘤中，子宫内膜 HOXA10 和 HOXA11 mRNA 水平降低。这些发现表明，HOX 基因与这些疾病中观察到的子宫内膜容受性缺陷有关。

4.27　对滋养层入侵的免疫反应：滋养层细胞与白细胞的相互作用

如上所述，为了成功妊娠，囊胚必须能够附着在子宫内膜蜕膜上，并且不产生并发症。囊胚必须入侵子宫内膜和母体血管，以保证充足的血液供应，以及营养物质和气体交换。然而，由于囊胚一半的基因组来自父亲，另一半来自母亲，因此母体免疫系统将其视为半异体基因。因此，母体免疫系统反应性的改变必须发生在母体 - 胎儿界面。

当囊胚黏附在子宫上皮时，滋养外胚层分化为 2 层，即外层合胞滋养层和内层细胞滋养层。植入 2 周后，细胞滋养层突出穿过合胞滋养层形成细胞滋养芽。细胞滋养芽随后分化为绒毛滋养层和绒毛外滋养层。绒毛滋养层覆盖在绒毛膜绒毛上，绒毛是胎儿和母亲之间进行气体和营养交换的主要界面，如上所述，绒毛外滋养层侵入并重塑螺旋动脉。

在这个入侵过程中，母体细胞和胎儿细胞直接接触，免疫反应需进一步解释。母体白细胞位于子宫内膜，据估计约 40% 的蜕膜细胞是白细胞。幸运的是，滋养层细胞有一个独特的 MHC 表达谱。它们不表达最常见的人类白细胞抗原（human leucocyte antigen，HLA），如 HLA-A 和 HLA-B，即使有强大的刺激因子，如 IFN-α，它们也不表达某些白细胞识别的 MHC Ⅱ 类抗原。在滋养层细胞上表达的主要 MHC 类型是 HLA-C、HLA-G 和 HLA-E。

绒毛合胞滋养层细胞系充满血腔间隙，直接与母体血液接触。它们不表达 MHC- Ⅰ 抗原，因此免受 T 细胞介导反应的影响。间质滋养层细胞侵入蜕膜并表达 HLA-C、HLA-G 和 HLA-E。排列在母体螺旋动脉的 EVT 细胞表达 HLA-C、HLA-G 和 HLA-E。HLA-G 和 HLA-E 在这一细胞群上的表达可以使其免受母体免疫排斥。

白细胞通常在子宫内膜中发现，实际上 40% 的蜕膜是由白细胞组成的。在子宫内膜感染中，在子宫内膜内层发现多种类型的白细胞，它们都通过不同的机制发挥作用。B 细胞对抗原刺激产生抗体分泌浆细胞。

　　此外，巨噬细胞约占子宫内膜白细胞的 20%，它们能够识别 HLA-G 抗原并对其做出反应。

　　T 细胞占子宫内膜白细胞的 10%。它们需要 MHC-Ⅱ 抗原呈递来进行免疫反应，由于滋养细胞不表达 MHC-Ⅱ 抗原，它们不能直接刺激 T 细胞反应。这是绒毛合胞滋养层细胞排列在充满血液的腔隙中，从而不被母体 T 细胞攻击的原因。然而，母体子宫内膜的树突状细胞和巨噬细胞可以通过转移到淋巴结来处理父方来源的抗原，在那里它们可以启动免疫反应。

　　有趣的是，在妊娠期间可以发现针对父方 HLA 的抗体，然而它们很可能是在出生时胎儿细胞穿过胎盘而形成的。幸运的是，这些抗体主要是针对 HLA-A 和 HLA-B。由于这些 HLA 类型不是由滋养层细胞表达的，这些抗体的存在与成功妊娠无关。

　　自然杀伤 T（natural killer T，NKT）细胞是 T 细胞的一个子集，细胞因子的产生在感染中具有免疫调节作用。入侵的滋养层细胞通过多种不同的机制受到血液自然杀伤（natural killer，NK）细胞的保护。绒毛状合胞滋养层细胞可能是由于合胞滋养层细胞表面缺乏 NK 激活配体而受到保护。同样，母体螺旋动脉和蜕膜的 EVT 和间质滋养层分别表达 HLA-C、HLA-G 和 HLA-E，HLA-G 和 HLA-E 在这些细胞群体上的表达使其免受血液 NK 细胞的侵害。

　　子宫 NK（uterine NK，uNK）细胞是研究最多的子宫内膜白细胞类型之一，已知参与月经周期子宫内膜的更新、分化和衰退。尽管它们在着床中的确切作用尚不清楚，但它们的失调已被证明与复发性流产、子痫前期和着床失败有关。它们在空间和时间上与胚胎着床部位相关，并调节细胞因子、趋化因子微环境，从而促进妊娠期间子宫基质内的生理变化。它们的来源尚不清楚，但它们被认为来自于 CD34+ 干细胞的子宫增殖和分化。它们存在于蜕膜的深层，在月经期间不会脱落。另一种替代来源是从血液中的 CD56+ 细胞募集到子宫内膜。不管它们来自哪里，它们

的数量都与母体的孕激素水平有关。此外，还发现它们在着床部位大量积聚。它们与滋养层的近距离接触表明它们可能参与调节滋养层的入侵。此外，子宫内膜中 uNK 数量的降低与 IVF-ET 成功率的降低相关。综上所述，尽管 uNK 及其细胞因子产生的失调与复发性流产、子痫前期和着床失败有关，但其在着床中的确切作用尚不清楚。

4.28　临床意义

　　不孕不育的经典定义是 35 岁以下的女性在频繁性交 12 个月后未能妊娠，35 岁以上的女性在性交 6 个月后未能妊娠。不孕可能是由于男性因素、女性因素，或两者兼有。ICSI/IVF 的运用使得有男性因素不孕的夫妇的妊娠率与没有男性因素不孕的夫妇相当。

　　成功受精的关键步骤是卵母细胞的质量和卵母细胞的成熟。随着我们对卵母细胞生物学理解的增加，我们能够在体外模拟内源性卵母细胞发育的步骤。生殖医学的成功之一是体外成熟（in vitro maturation，IVM）的发展，即收集未成熟的卵母细胞，然后使其成熟，进行 IVF。这项技术为许多不孕症患者提供了宝贵的机会。此外，IVM 和 IVF 为保留生育能力提供了机会，包括因各种癌症的化疗而导致性腺毒性的患者。正如本书将进一步讨论的，发育胚胎的形态动力学已经被用来选择更有可能植入子宫内膜并导致成功妊娠的活体胚胎。

　　子宫内膜容受性缺陷是辅助生殖技术（assisted reproductive technology，ART）失败的重要原因。因此，正确评估子宫内膜容受性状态对成功着床至关重要。其中，胞饮突和整合素 αVβ3 被认为是反映植入窗口的候选生物标志物。子宫内膜诊刮和 G-CSF 已被用于改善子宫内膜容受性和着床，但仍缺乏有力的证据支持。基于转录组学数据的子宫内膜容受性阵列已被开发用于预测植入窗口，以提高植入成功率。然而，目前还没有足够有力的前瞻性临床试验证据来验证这些标志物。子宫内膜异位症、子宫肌瘤、多

囊卵巢综合征和输卵管积水的患者经常伴随不孕症，至少部分原因是子宫内膜容受性缺陷。认识和治疗潜在的病因至少可以部分改善这些患者的子宫内膜容受性。

（公方强　译，孙　燕　校）

第5章

生殖影像学

Miriam S. Krause and Steven T. Nakajima

5.1 引言

有几种不同的影像技术可对女性生殖道进行成像：盆腔超声、宫腔生理盐水灌注超声（saline infusion sonography，SIS）、子宫输卵管超声造影（hysterosalpingo-contrast sonography，HyCoSy）、子宫输卵管造影（hysterosalpingogram，HSG）、磁共振成像（magnetic resonance imaging，MRI）。最佳的影像学检查方法应具有诊断准确、经济有效、微创和可靠的特点。根据所描述的疾病过程或解剖变异，某一种成像方式可能比另一种更适合，或需要多种诊断方法联合使用。每一种影像检查方法都有优势和局限性，在某些特定的临床环境中可能具有优势；表 5-1 总结了这些

发现。表 5-2 展示用于选择最佳成像模式的决策树。腹腔镜和宫腔镜是直视观察盆腔结构更进一步的检查方法，但具有侵袭性等手术风险因素。直接可视化的重要优势是能够进行治疗等干预措施。

■ 临床案例

患者，女，34 岁。既往有规律月经大出血病史，无妊娠史，接受了孕酮药物治疗但没有任何改善，盆腔超声检查未发现异常，子宫内膜活检显示激素效应，未见其他异常，遂要求进行宫腔生理盐水灌注超声检查。

表 5-1　不同成像方式的优势和局限性

成像方式	优势	局限性
TVS	易于获得 价廉	获得的输卵管或子宫内膜病变信息有限 肥胖者受限
SIS	可进行子宫内膜病变评估	获得的输卵管病变信息有限
HyCoSy	可视化显示卵巢、输卵管和子宫内膜	可能引起患者不适 肥胖者受限 可能需要额外的操作
HSG	更好地显示整条输卵管 可能增加妊娠率 不受体型限制	更具侵入性的操作 辐射暴露 造影剂敏感的风险 并非所有机构都有可用设施
MRI	是评估平滑肌瘤或子宫发育异常的更好方式 不受体型限制，更少依赖观察者，可重复使用	价格昂贵 并非所有机构都有可用设施

表 5-2　生殖影像模态决策思路分析

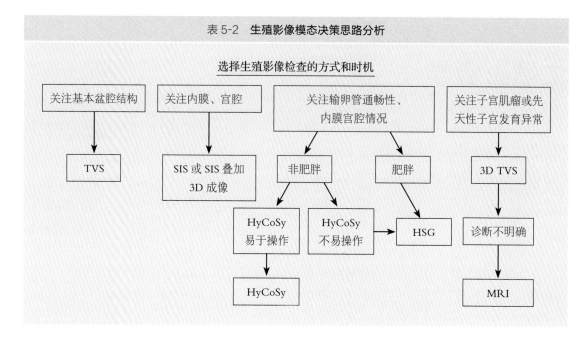

5.2　盆腔超声

经腹超声（transabdominal sonography，TAS）和经阴道超声（transvaginal sonography，TVS）安全、无创、门诊易于获得。超声较易显示子宫、卵巢及其他盆腔结构（盆腔肾、阑尾或附件肿块）的图像。

5.2.1　超声原理

超声图像是通过向人体发射高频脉冲声波，并测量从不同声阻抗的组织界面反射回换能器的回波信号，回波信号被转换成相应组织结构的实时动态图像。大多数探头是弧形或凸阵的，探头设计紧凑并可提供宽大声场。常规超声图像是通过 B 型模式（亮度）或灰阶获得的二维图像。超声波在以下模式中应用：①M 型超声分析心脏运动；②彩色血流多普勒超声测量血流速度和显示血流方向；③三维（3D）超声将多个 B 型模式图像组合成显示体积的 3D 图像。妇科超声常用频率为 3~7.5MHz。低频超声穿透组织越深，分辨率越低。相反，高频超声穿透组织的深度较浅，但分辨率较高。由于超声是一项实时技术，在检查过程中，操作者可以获得局部疼痛或脏器活动度减少的附加信息，这可能提示盆腔病变。

5.2.2　技术因素

妇科超声可采用经腹或经阴道扫查，首选经阴道超声检查，因为经阴道超声探头更接近盆腔脏器，图像分辨力好。然而，经阴道超声可能漏诊超出骨盆范围外的子宫或卵巢肿块，因此可能需要 2 种方法联合应用。无性生活史的患者宜选择经腹超声，需要适度膀胱充盈，以提供声学窗口，从而充分显示盆腔结构。盆腔超声检查无须预防性应用抗生素或特殊镇痛药物。盆腔超声对非妊娠的患者基本上是无风险的。对于妊娠期妇女，在有适应证时才进行超声检查。目前尚无研究显示产前超声检查后的儿童有任何异常。

经阴道超声探头应覆盖探头套以防止感染在患者之间传播，并在使用后消毒。值得注意的是，当使用避孕套作为经阴道超声探头套时，破裂率为 0.9%~2%，而当使用商用探头套时，破裂率高达 8%~81%。高效消毒试剂包括戊二醛、过氧化氢（浓度为 6%）、邻苯二甲醛（orthophthalaldehyde）、过氧乙酸和过氧乙酸-过氧化氢，但探头和消毒剂的相容性应根据制造商的使用说明进行确认。

最好在卵泡早期进行盆腔超声，此时子宫内膜较薄，可以更好地观察到子宫内膜病变。避免在阴道大出血时进行盆腔超声检查，因为血凝块可能会被误认为是息肉或粘连。但是，少量血液可以显现子宫内膜 - 肌层界面（宫腔声学造影）。

盆腔评估应按照以下系统方式进行，根据以下参数检查每个区域。

（1）子宫：在纵轴和横轴切面测量子宫的纵径、前后径和横径；平滑肌瘤的大小、数量和位置；子宫的位置和形态；子宫内膜的厚度和形态；子宫内膜和肌层之间的结合带描述；子宫发育异常；宫颈异常。

（2）卵巢：在纵轴和横轴切面测量纵径、前后径和横径，对 2~9mm 的窦卵泡计数，卵巢肿块的大小和特征表现。

（3）子宫直肠陷窝：有无游离液体。

（4）输卵管：常规盆腔超声较少探及正常输卵管。当探及盆腔管状低回声或弯曲结构高度提示输卵管积水，特别是在观察到"腰带征"时。"腰带征"是指囊性肿块的管壁上出现向内侧的凹陷征。

5.2.3　局限性

在对肥胖患者使用经腹超声检查时，较难清晰显示盆腔结构。肠道气体也会干扰经腹超声和经阴道超声检查的可视化。超声检查的质量和诊断存在较大的差异，主要取决于超声检查操作者的经验和专业知识。值得注意的是，对于临床医师来说，在操作或观察实时动态扫描时更容易发现异常，而不是通过查看之前获取的静态图像检出异常。常规超声检查无法评估输卵管通畅程度。如果预计存在子宫内膜病变，可采用宫腔生理盐水灌注超声检查。

5.2.4　适应证

盆腔超声检查的适应证包括：①盆腔肿块的管理；②卵巢扭转的评估；③异常子宫出血；④子宫平滑肌瘤；⑤盆腔疼痛；⑥复发性流产；⑦子宫异物。超声检查广泛用于不孕症的评估，包括：①监测卵泡（图 5-1）；②评估子宫内膜厚度（图 5-2）；③经阴道抽吸取卵；④超声引导下胚胎移植；⑤检测输卵管积水（图 5-3）。不同的研究显示经阴道超声检查诊断输卵管积水

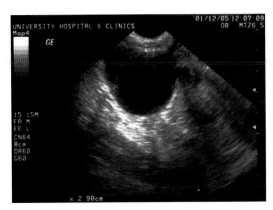

图 5-1　卵巢内的囊性结构提示优势卵泡

经许可，转载自 Lindheim SR, Uhler ML, 2007. Pelvic ultrasonography and sonohysterography//Falcone T, Hurd WW. Clinical reproductive medicine and surgery. Mosby: Elsevier

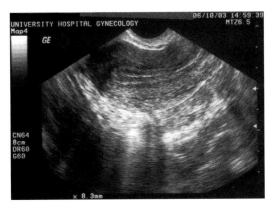

图 5-2　子宫内膜三线征

经许可，转载自 Lindheim SR, Uhler ML, 2007. Pelvic ultrasonography and sonohysterography//Falcone T, Hurd WW. Clinical reproductive medicine and surgery. Mosby: Elsevier

的敏感度为 86%，特异度为 99.6%。三维超声可协助区分输卵管积水和复杂的卵巢囊肿，因为整段输卵管可启用可视化空间呈现。超声检查可能有助于子宫腺肌病的诊断。子宫腺肌病表现为子宫呈球形增大，肌层不对称增厚。子宫内膜和肌层的结合带区域通常分界不清且是异位的，这是因子宫内膜腺体扩张所致。

对于子宫发育异常的检测和分类，诸多研究已经证明 3D 超声检查是 HSG 和 MRI 的合理替代方法。三维超声可从冠状面探查子宫外部轮廓和内部形态。Bocca 等对 101 例接受常规 HSG 和 3D 超声检查的女性患者进行前瞻性盲法研究，

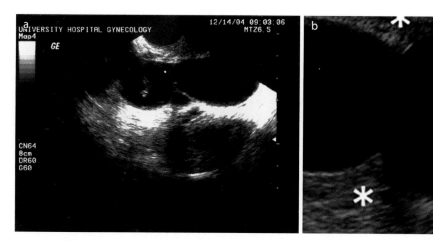

图 5-3 a. 输卵管积水，呈低回声管状结构。经许可，转载自 Lindheim SR, Uhler ML. 2007. Pelvic ultrasonography and sonohysterography//Falcone T, Hurd WW. Clinical reproductive medicine and surgery. Mosby: Elsevier。b. 低回声管状或弯曲的结构，特别是观察到"腰带征"时高度提示输卵管积水，"腰带征"是指囊性肿块的管壁上出现向内侧的凹陷征

并与手术结果进行对照，结果发现 30 例患者有先天性子宫发育异常（弓形、单角、双角、纵隔子宫、双子宫），且 3D 超声均能正确识别，而 HSG 仅能正确识别其中的 10 例。Caliskan 等研究发现，随着内膜厚度增加和回声增强，运用 3D 超声显示的子宫发育异常在黄体期较卵泡期更易于识别。Ghi 等对 284 例至少连续 3 次流产并接受了 3D 超声检查的未生育患者进行了一项前瞻性研究。对 3D 超声显示子宫内外轮廓正常的患者进行门诊宫腔镜检查，而对 3D 超声显示子宫发育异常患者则进行宫腹腔镜检查。所有 230 例 3D 超声无异常的患者，在门诊宫腔镜检查时均显示宫腔正常。在 3D 超声异常组，54 例患者中有 52 例证实有米勒管发育异常；该研究中 3D 超声的阳性预测值为 96.3%，阴性预测值为 100%。

目前在应用 3D 超声和 MRI 对照研究米勒管发育异常方面，仅获得有限的信息。Bermejo 等研究结果显示 3D 超声和 MRI 两种成像方式之间的一致性较好（Kappa 指数为 0.880），然而 286 例接受 3D 超声的女性患者中仅有 65 例同时进行了 MRI 检查。

上述研究表明，3D 超声是一种准确、无创的检查先天性子宫发育异常的诊断方式，具有性价比高、患病率低、耗时少及易于在门诊操作的优点。

5.3 宫腔生理盐水灌注超声、宫腔声学造影

5.3.1 基本原理

仅经阴道超声诊断宫腔病理改变是十分有限的。生理盐水灌注超声（SIS）增强了可视化投射到宫腔病变的能力。如 Nanini 在 1981 年首次描述了在手术过程中，通过导管经宫颈向宫腔注入生理盐水。Deichert 等报道了 SIS、HSG 和宫腔镜对宫腔病变病理评估的对比分析。

5.3.2 技术操作注意事项

SIS 应在月经周期第 5~10 天进行，以避免将月经血误认为是宫腔内病变伪像。注意患者处在哪个卵泡时期，确保子宫内膜的厚度，并避免早孕的可能。一些学者建议在进行 SIS 前进行尿 hCG 检查，以排查同时妊娠的风险。如果一名患者正在服用口服避孕药，则基本可以排除其可能妊娠的情况，并可以适当提前手术安排。通常在检查前 30 分钟给患者使用非甾体抗炎药，以预防患者因子宫收缩，发生痉挛而引发不适的可能。

在进行 SIS 前，应让患者知晓可能发生的并发症，如抽搐、子宫出血、血管迷走神经反应或感染等，并获得知情同意。使用侧边开放式窥器，

用消毒剂清洗宫颈，SIS 导管通过宫颈放置于宫腔。可使用不同的导管，包括标准尺寸的 5Fr 或 7Fr 双腔宫内 HSG 导管，或更坚硬的 Goldstein 超声造影导管（Cook，Ob/Gyn，Spencer，IN，USA），或外部无乳胶链接的包含一个充气气囊的 H/S 椭圆导管（Akrad Laboratories，Cranford，NJ，USA）（图 5-4，图 5-5），也可以使用 8Fr

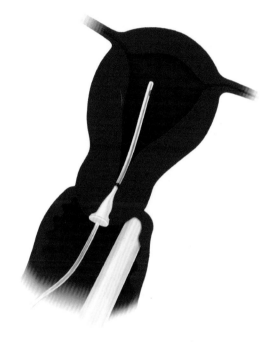

图 5-4　Goldstein 超声子宫造影管（Cook Ob/Gyn, Spenser, In, USA）。

经许可，转载自 Lindheim SR, Uhler ML, 2007. Pelvic ultrasonography and sonohysterography//Falcone T, Hurd WW. Clinical reproductive medicine and surgery. Mosby: Elsevier

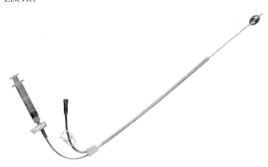

图 5-5　不含橡胶成分的 H/S Elliptosphere 管（Cooper Surgical Inc., Turnbull, Ct, USA）。

经许可，转载自 Lindheim SR, Uhler ML, 2007. Pelvic ultrasonography and sonohysterography// Falcone T, Hurd WW. Clinical reproductive medicine and surgery. Mosby: Elsevier

儿童导管，但它较难插入。下一步，移除窥镜，放置经阴道探头，将无菌生理盐水缓慢注入宫腔，使宫腔前后壁分离。通常没有必要让球囊充气，然后在纵向和横向切面上扫描子宫，以获得三维图像。如果在放置导管时遇到困难，可使用窥器，并用宫颈钳将宫颈管拉直。如果不成功，可在患者进行 SIS 前 12 小时口服米索前列醇 400μg 后，再进行 SIS。

于患者进行 SIS 时如何使用抗生素没有统一的指南。美国妇产科医师学会（the American College of Obstetricians and Gynecologists，ACOG）建议，如果患者有盆腔炎性病史，则可口服多西环素 100mg，每天 2 次，服用 5 天。对于 SIS 后盆腔感染发生率的评估没有相关研究。一项研究报道了 4 例患者宫腔镜手术后并发盆腔感染，使用抗生素治疗有效。进行 SIS 的患者是否预防性使用抗生素应由手术医师决定，ACOG 标准是否也适用于 HSG 仍存在争议。

5.3.3　局限性

宫内妊娠、盆腔感染或有不明原因的盆腔压痛的患者不宜进行 SIS。对于确诊输卵管积水的患者，他们会因为担心术后感染而推迟 SIS。SIS 可以通过记录盆腔黄子宫直肠窝液体量来间接评估输卵管的通畅性，但它不能区分究竟是哪一侧通畅。

5.3.4　适应证

SIS 可以检测到局灶性宫内病变，如息肉（图 5-6）、黏膜下平滑肌瘤或子宫内膜增生。绝经前

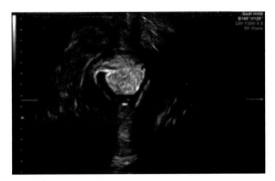

图 5-6　较大的子宫内膜息肉

妇女的息肉和黏膜下平滑肌瘤的发生率分别为33%和21%。据报道，SIS与宫腔镜对宫腔病变的检出率一致，这两种检查的敏感度约为96%。当发现宫内病变时，建议进行组织病理学检查，盲刮子宫内膜的组织病理活检可能错过有病变的内膜。SIS与3D超声相结合可通过对子宫外形轮廓的检查，来帮助鉴别子宫畸形的类型，如纵隔子宫和双角子宫。

根据欧洲宫腔镜检查学会黏膜下肌瘤分类，子宫平滑肌瘤根据其在子宫内的位置分为三类：①黏膜下肌瘤完全位于宫腔，无肌层包绕；②黏膜下肌瘤突入宫腔部分＜50%；③黏膜下肌瘤突入宫腔部分＞50%。

5.4　子宫输卵管超声造影术

5.4.1　基本原理

与经阴道超声和SIS相比，子宫输卵管超声造影术（HyCoSy）是评估盆腔脏器较为全面的检查方法。除了能观察子宫和卵巢的基本情况，HyCoSy还可以评估子宫输卵管的通畅性，常规超声检查很难观察到正常的输卵管超声图像。HyCoSy在进行经阴道超声检查的同时，通过造影剂显像可以观察输卵管走行、通畅度等基本情况。与HSG相比，没有暴露于辐射下，操作可以在超声诊室进行，而不需要前往放射科穿防辐射服进行。

5.4.2　技术操作注意事项

HyCoSy通常在给患者进行SIS后进行。手术的时间、必备条件、禁忌证和使用抗生素的时机均与SIS相同。在评估子宫腔后，向宫腔内球囊注入3ml的液体或空气，便于球囊固定在宫腔下段，导管不易滑脱。因此，Goldstein导管不能用于HyCoSy检查。下一步，用20ml注射器同时吸入生理盐水，和空气混合后进行推注，并反复间歇注入1~3ml生理盐水，再注入空气。也可以在推注前将混合了生理盐水和空气的注射器剧烈摇晃，或在推注前使用混合生理盐水和空气的装置。生理盐水和空气的混合物在超声图像中

可以看到"闪烁"回声从输卵管的近端间质部移动到远端伞部和卵巢（图5-7，图5-8）。如果输卵管内无法注入空气与液体的混合物，可以要求患者稍微翻转身体，最好能使输卵管位于上方。如果看不到近端或远端闪烁，这可能意味着输卵管真的阻塞或因痉挛引起的。操作完成后，抽出球囊内的液体或空气，窥器、导管等均从阴道移除。操作后可能会出现因腹腔内空气刺激腹膜导致的肩膀疼痛，要向患者说明这样的情况是常见的不良反应，通常会在24小时后缓解。

不同的造影剂被广泛应用和评估，如Hyskon（Pharmacia Laboratories，Piscataway，NJ，USA）或Echovist-200（Schering AG，Berlin，Germany），一种未经美国FDA批准的半乳糖微颗粒/空气微泡悬浮液。Fenzl在一项前瞻性随机试验中表明，如果使用的造影剂温度接近体温，则可以有效地减轻疼痛。为了更好地观察输卵管，Exacoustos及其同事将三维成像与HyCoSy相结合。

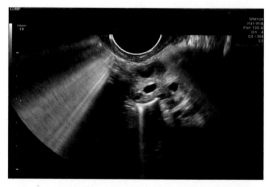

图5-7　超声造影下右侧输卵管近端和远端的声像

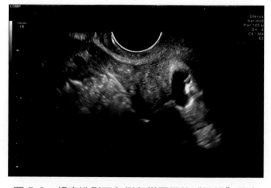

图5-8　超声造影下左侧卵巢周围的"闪烁"回声

5.4.3 局限性

对于 BMI > 35kg/m² 的肥胖患者，以及较大的子宫平滑肌瘤或附件区包块引起的盆腔解剖结构扭曲者，观察输卵管闪烁可能更困难。HyCoSy 误诊的潜在原因包括：①在邻近卵巢上方可见输卵管内造影剂回声，误以为是造影剂溢出包绕卵巢，而遗漏远端闭塞的可能；②输卵管瘘；③子宫角肌层痉挛引起假输卵管阻塞。

5.4.4 适应证

HyCoSy 的适应证通常与生殖相关，因为该检查方法可以评估子宫输卵管通畅度。多项研究比较了 HyCoSy 与 HSG 和腹腔镜检查在输卵管通畅方面的适用性。研究显示，HyCoSy 与腹腔镜检查的一致性为 72%~86%，HyCoSy 的假阻塞率为 10%，假通畅率为 7%。一些研究评估了腹腔镜检查、HSG 和 HyCoSy 后的妊娠率，结果显示没有明显统计学差异，因此不支持 HyCoSy 后妊娠概率增加的说法。Ayinda 等研究发现 HSG 和 HyCoSy 在检查后 28 天疼痛频率或严重程度方面没有明显差异，并得出结论：2 种检查方法耐受性良好，而 HyCoSy 避免了盆腔辐射。根据一项回顾性研究，Luciano 等建议 HyCoSy 可以作为宫腔镜绝育术后准确评估输卵管是否阻塞的方法。

5.5 子宫输卵管造影

5.5.1 基本原理

子宫输卵管造影（HSG）通过宫颈向宫腔注入造影剂，将宫腔和输卵管通过骨盆 X 线片呈现出来（图 5-9）。HSG 对子宫腔异常的诊断具有高敏感度，但特异度低，是一种良好的筛查手段。HSG 的局限性之一是无法区分纵隔子宫和双角子宫，因为宫底外缘轮廓无法成像，可以通过子宫牵拉技术显示宫底轮廓，以克服这个困难（图 5-10）。在证实输卵管通畅后，应用宫颈钳稍抖动子宫，盆腔中造影剂弥散至宫底上方，从而使宫底外部轮廓显影。

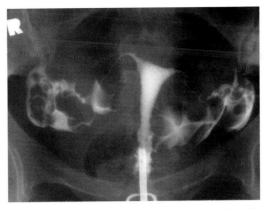

图 5-9 阴道窥器不会遮挡任何部位，宫颈钳的牵拉使宫体伸直，垂直于 X 线束，造影管顶端维持在宫腔下段处，可显示肠管周围造影剂的弥散

经许可，转载自 Goldberg JM, 2007. Hysterosalpingography// Falcone T, Hurd WW. Clinical reproductive medicine and surgery. Mosby: Elsevier

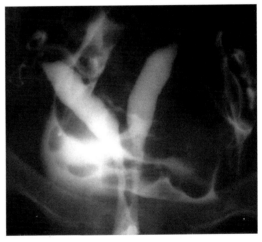

图 5-10 HSG 无法区分纵隔子宫与双角子宫

经许可，转载自 Goldberg JM, 2007. Hysterosalpingography// Falcone T, Hurd WW. Clinical reproductive medicine and surgery. Mosby: Elsevier

有 2 种相对较新的成像模式可以共同用来重点显示子宫输卵管区域的声像。HSG 结合 CT（即计算机断层造影虚拟子宫输卵管造影，CT-VHSG）或 MRI（即磁共振虚拟子宫输卵管造影，MR-VHSG）。每隔 30~60 秒使用注射器将 10~20ml 稀释造影剂溶液（通常为 1~5ml 碘造影剂和 9~15ml 生理盐水）注入子宫，推注速度为 0.3ml/s。注射造影剂后，进行 CT 或 MRI 成像

扫描。CT 或 MRI 检查需要特定的设备，成本较昂贵，并且是针对生育能力评估的，可以通过一次检查对宫颈、子宫和输卵管进行完整的评估。可以检查出宫颈狭窄、粘连、息肉、肌瘤或输卵管积水等病变。对于 CT-VHSG，需要一台多探测器计算机断层扫描（MDCT）机器和至少一个 64 排探测器的 CT 扫描仪。扫描的排数越多，扫描时间就越短。这特别有助于输卵管成像，因为注入的造影剂会迅速从输卵管中分散出来。根据患者体重指数调节通过输卵管的电流量，需要应用这一技术减少患者的辐射暴露推注造影剂后，总 CT 扫描时间为 1.5~4.0 秒。对于 MR-VHSG，需要一个具有三维体积时间分辨力的磁共振成像序列的高磁场 3-T 磁共振成像扫描仪，以获得最佳的时间和空间分辨力。通常将 T_1 和 T_2 加权图像与三维体积扫描相结合，以获得最佳的图像质量。检查结束后不久就可以得到结果，在图像重建后可以从不同的角度观察骨盆结构。CT-VHSG 的检查耗时约 20 分钟，而 MR-VHSG 的检查耗时约 40 分钟。

5.5.2 技术操作注意事项

HSG 最好由有盆腔疾病诊断经验的临床医师进行。临床医师应熟悉正常的女性盆腔解剖学知识和对子宫病变的诊断。该检查应在卵泡早期（第 5~9 天）进行，可以减少血块、黄体期子宫内膜伪影，在检查前进行尿妊娠试验，以排除早孕的可能。患者通常在 HSG 过程中出现子宫痉挛，可以在检查前 30~60 分钟服用非甾体抗炎药（nonsteroidal anti-inflammatory drug, NSAID）来改善。

水溶性离子造影剂，如 30% 或 60% 碘酞葡胺，通常成像质量更好，并且弥散快，但细微结构的显影欠清晰，显影延迟（1~24 小时后）。乙碘油是一种油性造影剂，可能会引起碘油栓塞和肉芽肿形成。然而，这种造影剂后可能会增加妊娠率。

可使用硬质金属通液导管或标准的 5Fr 或 7Fr 宫内双腔 HSG 导管。金属通液导管价格便宜，可重复使用，也可以更好地操作。宫内双腔 HSG 导管是一次性的，球囊可能会对子宫下段的观察产生影响。因此，在先行检查宫腔和宫腔下段后，才能在球囊内充气。

经患者知情同意并签字确认后，在阴道内放置并撑开窥器，用消毒剂清洗子宫颈。局部麻醉可以使用凝胶或喷雾形式的麻醉药物，并用宫颈钳轻轻固定宫颈以牵引子宫。需注意的是，应在置入导管之前冲洗导管，以避免气泡进入宫腔，被误认为是宫腔病变。如果存在宫颈狭窄，可能需要在操作前 12 小时经阴道扩张宫颈或口服米索前列醇 400μg。HSG 与透视检查相结合，以确保在注射造影剂前能准确定位盆腔内部结构。如果造影剂从宫颈反流，应该给球囊充气以形成封闭子宫下段。近端输卵管阻塞通常由输卵管痉挛引起，其中 60% 的病例重复再做一次 HSG，均显示输卵管是通畅的。嘱患者翻身滚动，使宫角部被遮挡的一侧向下，可以增加 50% 的分辨率。

如果患者有盆腔感染史或发现输卵管炎病史（图 5-11），建议服用多西环素 100mg，每天 2 次，为期 5 天。

若要进行 CT-VHSG 或 MR-VHSG，除了将造影塑料软管放置在消毒的子宫颈上，并且不需要宫颈钳固定以外，患者的置管和其他准备工作与 HSG 相似。然后，在注射泵的帮助下，以设定的速度缓慢注射造影剂，以获得最佳的图

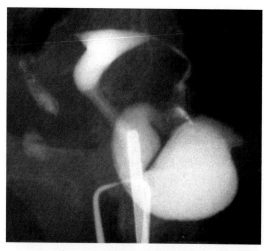

图 5-11　较大的左侧输卵管积水

经许可，转载自 Goldberg JM, 2007. Hysterosalpingography// Falcone T, Hurd WW. Clinical reproductive medicine and surgery. Mosby: Elsevier

像，并尽量减少患者的不适。CT-VHSG 需要使用 15ml 浓度为 70% 的碘油造影剂和生理盐水混合物，而 MR-VHSG 通常使用 20ml 钆、碘油和生理盐水混合物，其发生并发症的风险较低，而且大多数患者在手术过程中没有表现出任何不适。如果患者有阴道出血，可能会引起盆腔感染，则不应进行该检查。

　　HSG 的禁忌证为：①急性盆腔炎；②碘过敏；③活动性子宫出血；④确诊或怀疑患有子宫内膜癌（防止肿瘤细胞播散）；⑤妊娠。如果患者对碘过敏，可使用非离子剂，如 Isovue370（碘帕醇）或泛巴（碘海醇）可降低发生过敏反应的风险，也可以分别在使用造影剂前 13 小时、7 小时和 1 小时口服 50mg 泼尼松，造影前 1 小时也可考虑口服苯海拉明 50mg。有报道称，使用钆造影剂（Magnevist）治疗 HSG 中碘过敏的患者有明显效果。人们对"碘过敏"的病史存在一些误解，"碘过敏"与对碘油造影剂过敏不一样。"碘过敏"泛指对外用碘剂或贝类过敏，这种过敏与碘油过敏不同，并不意味着患者会对碘油造影剂产生过敏反应。美国放射学会（the American College of Radiology，ARC）在 2011 年 HSG 临床实践指南中指出，对曾因碘油造影剂过敏或因此引起其他不适等特殊反应是该检查的相对禁忌证，可能需要预先进行药物治疗。"非离子"造影剂并不代表它没有被碘化，其渗透性比离子造影剂低，发生过敏反应的风险也更低。

　　HSG 的风险包括血管迷走神经反应、盆腔感染、辐射暴露或子宫穿孔。如果使用油性造影剂，可能会引起肉芽肿或栓塞。不到 5% 的患者会出现头晕、苍白、出汗、心动过缓和低血压等迷走神经反应，通常在患者保持仰卧位时得到一定的缓解。Pittaway 等的一项研究报道指出，1.4% 的 HSG 患者术后引发盆腔炎及输卵管扩张。Stumpf 等的一项研究发现，HSG 后导致感染的 5 个危险因素分别是：①不孕史；②既往盆腔手术史；③既往盆腔炎感染史；④检查时附件区压痛；⑤附件肿块。他们建议，具有以上表现的高危患者应避免进行 HSG，而是进行腹腔镜检查。

　　HSG 期间的辐射剂量取决于许多因素，包括：①患者的体型；②卵巢的位置；③使用的仪器设备；④卵巢与透视设备之间的距离；⑤检查的持续时间；⑥获取的图像数量；⑦图像的放大程度。现代数字增强透视检查的辐射剂量明显低于老式荧光透视检查，只需要获取最小数量的图像。采集图像不会增加辐射剂量，因为它仅记录一个视频图像。据相关文献报道，完成一次 HSG 检查，性腺的平均辐射剂量估计最多为 5mGy，被认为是在安全范围内。Perisinakis 等的一项研究举例说明 HSG 检查之后未来妊娠中引发胚胎异常的风险为 27×10^{-6}，而患致命癌症的风险为 145×10^{-6}。

　　子宫或输卵管可对油性造影剂产生排斥反应，形成肉芽肿，并可能持续数年。肉芽肿对未来生育能力的影响是无法预估的。肉芽肿很少会发生在正常的输卵管中。因此，水溶性造影剂应用于有远端梗阻风险的患者。当油性造影剂进入子宫肌层静脉和淋巴管，然后通过子宫和卵巢静脉输送到肺时，可形成油栓塞。造影剂静脉逆流的危险因素包括输卵管阻塞、推注压力大、近期子宫手术、导管错位及子宫畸形。在检查过程中，如果患者自诉胸痛、咳嗽、头晕或头痛等症状，应立即终止手术，并评估是否出现造影剂静脉逆流。总的来说，临床似乎更多地建议使用水溶性造影剂。2010 年 2 月，油性造影剂 Ethiodol® 停产。2014 年 1 月，一种名为碘油®（罂粟籽油碘脂肪酸乙酯）的新产品暂时获得美国 FDA 批准，但据报道，截至 2016 年 6 月，该产品在美国出现短缺。

5.5.3　局限性

　　如上所述，输卵管痉挛容易被误诊为输卵管阻塞。

5.5.4　适应证

　　HSG 通常用于不孕症中检查输卵管的通畅度。输卵管梗阻的高危因素是盆腔感染、盆腔手术史或子宫内膜异位症病史。在行宫腔镜下放置输卵管闭塞装置的绝育手术 3 个月后，可以通过 HSG 来判断手术效果。

5.6 磁共振成像

5.6.1 原理

生理盐水灌注宫腔声学造影和 3D 超声成像技术的问世与应用，提高了妇科超声的诊断准确性，并且这 2 种检查技术是生殖影像学检查的主要检查方式。然而，在某些情况下，超声是不清晰、不确定或模棱两可的。MRI 则可用于临床诊断有疑问且治疗受到影响的某些情况。磁共振技术是利用外部磁场来排列水质子固有的小磁场，然后应用射频电磁脉冲暂时改变这种排列方式，再在质子恢复先前的重新排列过程中释放射频能量。在不同的速率、不同的时间常数下，人体不同组织质子在外部磁场作用下重新排列，信号被检测并形成 MR 图像。临床盆腔 MRI 最常见的图像是 T_1 和 T_2 加权像。在 T_1 加权像上，液体呈现的图像比脂肪暗（呈低信号），而脂肪则呈现亮白色（呈高信号）。在 T_2 加权像上，脂肪和液体均呈现典型的高信号。在 T_2 加权序列采用脂肪抑制技术时脂肪呈现低信号，以突显其他液体呈现的高信号。在 T_1 加权像上，呈现高信号的液体则很可能由出血或内含蛋白质引起。MRI 有多切面图像显示、不受子宫大小和患者肥胖限制、不受超声操作者技术水平依赖限制、无电离辐射等优势。

5.6.2 技术因素

盆腔 MRI 是按照放射学标准规范进行的。最好是在经期结束后的内膜增殖期进行，以避免经血导致的伪像，以及尽量排除妊娠的可能性。患者应在检查前禁食 4~6 小时以减少肠道活动，并在检查前排空肠道，可以服用抑制肠道蠕动的药物以减少因肠道蠕动导致的伪影。

5.6.3 局限性

有心脏起搏器和其他医疗或外科置入物的患者不宜进行 MRI 检查。需额外关注的是，幽闭恐惧症和烦躁不适的患者也不宜进行 MRI 检查。妊娠期，尤其是在妊娠期前 3 个月不建议进行 MRI 检查，除非是必须进行 MRI 检查的情况。尽管如此，到目前为止尚未发现与 MRI 相关的胎儿畸形。妊娠期应避免使用钆造影剂，因为钆可穿过胎盘，但对胎儿的影响是未知的，已知过敏的患者禁用钆。应谨慎应用钆治疗严重肾衰竭女性患者（IV 或 V 期），因为钆可能会增加后续肾源性系统性纤维化的风险。

5.6.4 适应证

当超声检查不满意或不确定时，MRI 是一种优良的盆腔脏器检查方法，尤其能较好地辨识先天性米勒管发育异常和获得性生殖道发育异常。先天性米勒管发育异常表现为子宫发育不全，如弓形子宫、单角子宫、纵隔子宫或双角子宫等。1988 年由美国生育学会（即现今的美国生殖医学学会）提出的米勒管发育异常分类，是被医学界最广泛接受的，尽管该分类在临床实践中发生了细微的变化。Chan 等的 Meta 分析显示，在普通人群中，先天性子宫发育异常的患病率为 5.5%，但在复发性流产的人群中，这一比例增加到 13.3%。约 3.9% 的妇女存在弓形子宫，一般无明显临床意义。2.3% 的妇女发现患有纵隔子宫。值得关注的是，5.3% 的复发性流产和 15.4% 的患有不孕症的妇女合并有纵隔子宫。子宫发育异常中单角子宫、双角子宫和双子宫在普通人群中的患病率分别为 0.4%、0.1% 和 0.3%，在不孕症患者中，患病率仅略微上升。

MRI 可以明确区分纵隔子宫（图 5-12）和双角子宫（图 5-13）。许多研究对疑似米勒管发育异常患者的 MRI 和超声检查结果与手术结果进行对照，分析其敏感度和特异度。1992 年一项对 24 名子宫发育异常的成年女性的研究结果显示，经阴道超声的诊断准确率为 92%，而 MRI 的诊断准确率达 100%。Santos 等的研究报道称，在儿童和青少年中，90.9% 的病例 MRI 与手术结果一致，而经腹超声的诊断正确率仅为 59.1%。对于获得性异常，MRI 有助于子宫腺肌病的诊断，以及明确子宫肌瘤的大小、位置及数目（图 5-14）。

多项前瞻性研究对比了经阴道超声和盆腔

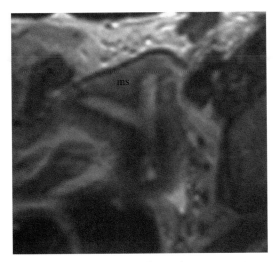

图 5-12　纵隔子宫

通过宫颈的斜冠状 T_2 加权像显示肌性纵隔（ms）最清晰。经许可，转载自 Magen AB，Veniero JC，2007. Magnetic Resonance Imaging//Falcone T，Hurd WW. Clinical reproductive medicine and surgery. Mosby: Elsevier

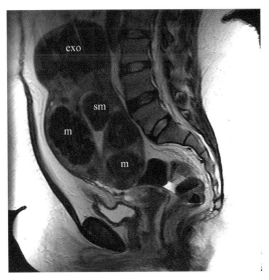

图 5-14　子宫肌瘤

矢状位 T_2 加权像显示多发性子宫肌瘤，与肌壁相比为低信号，分布在子宫各处，包括黏膜下（sm）、肌壁间（m）和浆膜下（exo）肌瘤。经许可，转载自 Magen AB，Veniero JC，2007. Magnetic Resonance Imaging//Falcone T，Hurd WW. Clinical reproductive medicine and surgery. Mosby: Elsevier

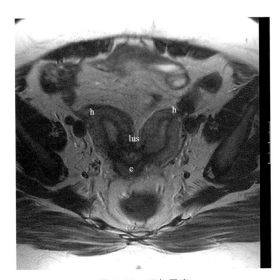

图 5-13　双角子宫

通过子宫的冠状位图像显示 2 个宫角（h）之间存在较大的裂隙，两者在子宫下段（lus）处汇合成一个宫颈（c）。经许可，转载自 Magen AB，Veniero JC，2007. Magnetic Resonance Imaging//Falcone T，Hurd WW. Clinical reproductive medicine and surgery. Mosby: Elsevier

MRI 对子宫腺肌病诊断的准确性（图 5-15），大多数研究显示两者之间没有明显差异。总之，MRI 的敏感度和特异度分别为 88%~93% 和 66%~91%，而经阴道超声的敏感度和特异度分别

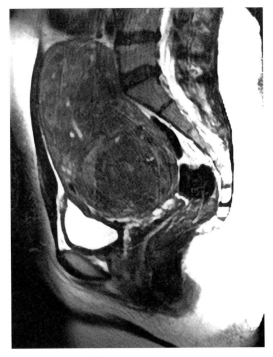

图 5-15　弥漫性子宫腺肌病

矢状位 T_2 加权像。经许可，转载自 Magen AB，Veniero JC，2007. Magnetic Resonance Imaging//Falcone T，Hurd WW. Clinical reproductive medicine and surgery. Mosby: Elsevier

为 53%~89% 和 50%~98%。1994 年，Ascher 等在一项应用经阴道超声和 MRI 对子宫腺肌病诊断准确性的历史研究中，发现了 MRI 的明显优势，在这段时期超声技术也有较大的发展，但未报道这 2 种检查方法的敏感度或特异度。MRI 在面对肥胖患者及同时伴有平滑肌瘤和腺肌病等情况时，较超声更有优势，这些情况可能严重制约超声检查的能力。

在临床实践中，在进行子宫肌瘤切除之前，通过应用 MRI 显示子宫肌瘤的特征性表现，以确定子宫切口的最少数量，提高手术效率，并尽量减少难以发现的平滑肌瘤数量。有学者建议使用 MRI 评估肥胖女性多囊卵巢综合征（polycystic ovarian syndrome，PCOS）的卵巢体积和窦卵泡计数，但费用和便利性等问题对于 MRI 诊断 PCOS 的推广和应用有明显的不利因素。

子宫内膜异位囊肿在 MRI T_1 加权像清晰显示，其敏感度为 90%，特异度为 98%。T_1 加权像上卵巢囊肿呈高信号，子宫内膜异位囊肿在 T_2 加权像表现为低信号。腹膜种植在 T_1 加权像和 T_2 加权像上通常都是高信号。尽管腹腔镜检查仍然是诊断子宫内膜异位症的金标准，但 Ha 和同行提出，MRI T_1 加权脂肪抑制成像可用于无创诊断腹膜种植，其准确率为 77%，敏感度为 61%。DeVenecia 和 Ascher 的研究显示，MRI 可用于诊断腹膜种植，以及腹膜下浸润深度超过 5mm 的深部盆腔子宫内膜异位症。

（温　静　韦丽丽　译，孙　燕　校）

第 6 章

闭 经

Melissa F. Wellons, Kaitlyn M. Weeber and Robert W. Rebar

6.1 引言

本章介绍了原发性闭经和继发性闭经的表现、初步检查内容和最常见的病因。这个简短的介绍可能不全面，可以参考其他文献以获取更详细的相关信息。

在美国，约 4% 的女性会出现继发性闭经，而不到 0.1% 的女性会出现原发性闭经。闭经的鉴别诊断范围很广，本章的目的是为读者对此类患者的评估提供系统指导。

■ 临床案例

患者，女，18 岁，无妊娠史。大一新生，3 个月前刚入学，自诉 13 岁初潮，平素月经规律，周期为 30 天，第二性征发育正常，末次月经为 4 个月前。

她来自密歇根州上半岛的一个小镇，以前从未离开过家人。她交往了 2 年的男朋友去了东部的一所大学。这对情侣性生活活跃，使用避孕套避孕。她表示在新环境中她感到不快乐，并想家，体重已经减掉了 10 lb（约 4.5kg）。离家后，她没有服用任何药物，没有过敏史，也没有明显的既往病史。

体格检查显示她的身高为 168cm，体重为 120 lb（约 54kg）（BMI 为 19.4）。生命体征正常。她的乳房呈 Tanner 5 级，并且有阴毛和腋毛发育。盆腔检查显示阴道和子宫颈有良好的雌激素作用。妊娠试验呈阴性。其他实验室检查呈阴性。

6.2 闭经诊断

6.2.1 病史

闭经的初步检查应包括详细病史，特别是末次月经时间和性交史，最近是否有身体和情绪压力的变化，或其他可能导致下丘脑功能障碍的情况。详细询问当前和近期是否使用可能具有性腺毒性的药物，以及是否有激素功能障碍的相关证据，包括高雄激素、高催乳素血症，以及甲状腺功能亢进症或甲状腺功能减退症的症状。应采集避孕史，因为现代几种避孕方法容易发生医源性闭经，如醋酸甲氧孕酮（Depo-Provera®）。全身性疾病的相关症状，如与甲状腺功能减退症和库欣综合征相关的体重增加，也可能在详细询问病史时得到提示。

6.2.2 体格检查

详细的体格检查应侧重于生殖激素的生物活性产生的临床证据。包括妇科检查和依据 Tanner 分期评估青春期发育，测量身高、臂展、体重指数，检查是否有高雄激素和内分泌紊乱的皮肤表现。可以说，评估原发性闭经的最重要的单一特征是是否存在任何青春期发育的证据。乳房发育表明有雌激素刺激，阴毛和腋毛发育表明有雄激素刺激。妇科检查通常会发现有生殖器畸形，包括阻塞性畸形，如处女膜闭锁、阴道横隔或宫颈狭窄，或与低雌激素血症有关的阴道萎缩。PCOS 女性有时可以在妇科双合诊检查中发现双侧卵巢增大。

临床医师应警惕细微的体征，如 PCOS 患者的体征。PCOS 患者通常（但也不总是）会出现体重超重，以及上唇、下巴、胸部和大腿内侧毛发增多。在特别严重的情况下，可能会出现黑棘皮病。卵巢和肾上腺肿瘤也可引起突发性多毛。身材矮小和特纳综合征的体征属于遗传性原发性卵巢功能不全。溢乳表明高催乳素血症，尽管只有 1/3 的催乳素升高的女性会有这一体征。当出现溢乳时，检查者应注意是单侧还是双侧，是持续性还是间歇性。库欣综合征通常出现向心性肥胖、"满月脸"、皮肤多血质、腹部紫纹、"水牛背"、高血压及胰岛素抵抗。

6.2.3 实验室检查

相对快速和廉价的一线实验室检测首选妊娠试验，其次是血清 FSH、血清催乳素（prolactin, PRL）和血清 TSH（图 6-1）。FSH 和 LH 通常是共同的变化趋势，不需要同时作为初始检查的一部分。TSH 或 PRL 水平升高表明应分别进一步评估患者是否患有甲状腺功能减退症或垂体腺瘤。此外，任何一名 FSH 水平升高的年轻女性都需要检查核型。如果患者有高雄激素血症的体征或症状，应检测血清雄激素，在性别不明的情况下，应同时检查血清 17α - 羟孕酮的水平和核型。尽管许多生殖内分泌学家建议测量游离睾酮水平而不是总睾酮水平，但游离睾酮水平是计算出来的，并且比总睾酮的测量数据更不准确（商业实验室甚至通常无法很好地测量总睾酮水平）。可以进行孕激素试验来评估体内是否有一定的雌激素影响和卵巢功能，但假阴性和假阳性都很常见；在当代对闭经患者的评估中，这一试验几乎很少

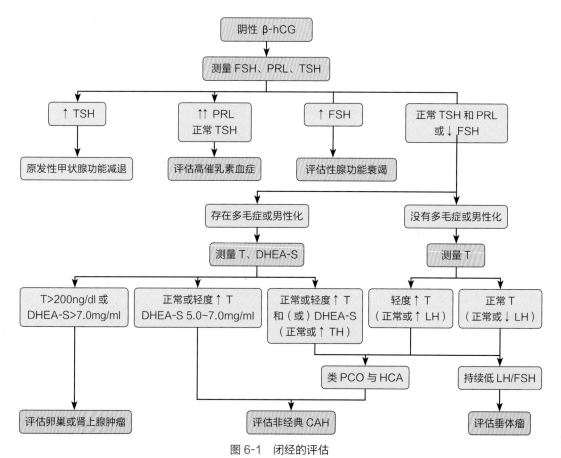

图 6-1　闭经的评估

hCG. 人绒毛膜促性腺激素；FSH. 卵泡刺激素；PRL. 催乳素；TSH. 促甲状腺激素；T. 睾酮；DHEA-S. 硫酸脱氢睾丸酮；LH. 黄体生成素；PCO. 多囊卵巢；CAH. 先天性肾上腺皮质增生症；HCA. 肝细胞腺瘤

做。应通过适当的影像学检查来排除更危险的病因，如颅内肿块或肿瘤，以及卵巢或肾上腺肿瘤。

6.2.4 影像学

腹部超声检查可用于确定是否有子宫缺如。根据妇检和阴道超声怀疑先天性发育异常，骨盆 MRI 可能是检查先天性发育异常最有效的影像学检查方法。没有第二性征发育的患者应进行 X 线测定骨龄检查，通常评估非惯用手的骨骼。对于催乳素持续高水平且没有原发性甲状腺功能减退症证据的患者需要进行脑垂体 MRI 检查。

6.3 原发性闭经的病因

虽然任何导致继发性闭经的病因也可能导致原发性闭经，但某些疾病更常表现为原发性闭经（表 6-1）。据报道，原发性闭经最常见的病因有 4 种，分别是性腺发育不全、米勒管发育不全、下丘脑疾病和体质性青春期发育延迟。不太常见的病因包括雄激素不敏感综合征、促性腺激素分泌缺陷或反应障碍，以及经血流出道梗阻，如处女膜闭锁和阴道横隔。

表 6-1　原发性闭经、继发性闭经及原发性卵巢功能不全的分类

解剖结构异常（生殖道异常）	米勒管发育不全（MRKH 综合征）			
	完全雄激素抵抗（睾丸女性化）			
	宫腔粘连（子宫腔粘连综合征）			
	处女膜闭锁			
	阴道横隔			
	宫颈发育不全——孤立			
	宫颈狭窄——医源性			
	阴道发育不全——孤立			
	子宫内膜发育不全——先天性			
原发性性腺功能减退	性腺发育不全	异常核型	特纳综合征 45，X 嵌合体	
		正常核型	单纯性腺发育不全	46，XX
				46，XY（Swyer 综合征）
	性腺缺如			
	酶缺乏症	17α- 羟化酶缺乏症		
		17，20- 裂解酶缺乏症		
		芳香化酶缺乏症		
	原发性卵巢功能不全（表 6-2）	X 染色体原因		
		与 46，XY 核型相关的突变		
		常染色体原因		
		环境因素		
		免疫紊乱		
		特发性		
下丘脑原因	功能失调	压力、运动或营养相关		
		假孕		
	其他异常	单纯性促性腺激素缺乏	卡尔曼综合征	
			特发性低促性腺激素性腺功能减退症	

（续表）

	感染		
	结核		
	梅毒		
	脑炎／脑膜炎		
	结节病		
	慢性消耗性疾病		
	肿瘤	颅咽管瘤	
		生殖细胞瘤	
		错构瘤	
		畸胎瘤	
		内胚窦瘤	
		转移癌	
	增生症	朗格汉斯细胞组织细胞增生症	
垂体原因	肿瘤	泌乳素瘤	
		其他分泌激素的垂体瘤（促肾上腺皮质激素、促甲状腺激素、生长激素、促性腺激素）	FSH 或 LH 受体突变脆性 X 综合征
		自身免疫性疾病	
		半乳糖血症	
其他内分泌腺异常	肾上腺疾病	成年人肾上腺增生	
		库欣综合征	
	甲状腺疾病	甲状腺功能减退	
		甲状腺功能亢进	
	卵巢肿瘤	颗粒 - 卵泡膜细胞瘤	
		布伦纳瘤	
		囊性畸胎瘤	
		黏液性／浆液性囊腺瘤	
		库肯勃瘤	
		非功能性肿瘤（颅咽管瘤）	
		转移癌	
	占位性病变	空蝶鞍症	
		动脉瘤	
	坏死	席汉综合征	
		全垂体功能减退症	
	炎性／浸润性	结节病	
		血色素沉着症	
		淋巴细胞性垂体炎	
	促性腺激素突变		
多因素	多囊卵巢综合征		

6.3.1 性腺发育不良

性腺发育不全是指性腺未正常发育的一系列疾病。既可以出现在具有正常核型的个体中，也可以出现在核型异常或嵌合体的个体中。性腺发育不全几乎占所有原发性闭经病例的 1/2。特纳综合征是性腺发育不全最常见的病因，它具有广泛的基因型（最常见的是 45，X，但也包括可能有一部分 Y 染色体的个体）和表型。性腺发育不全的个体可能会出现甲状腺功能减退症，并且通常还会出现高血压和糖耐量异常。Swyer 综合征（46，XY）伴有性腺发育不全，即使是 46，XX 也有可能伴有性腺发育不全；这两种情况的个体均表现为女性外观正常，但女性第二性征发育不全。

6.3.2 米勒管发育不全

米勒管发育不全（MRKH 综合征）的表现为始基子宫或无子宫，无阴道，女性性征正常，染色体核型正常，为 46，XX（通常不需要特殊评定，因为检查时很容易进行确诊）。米勒管发育不全约占原发性闭经相关病例的 10%，每 4000~5000 例新生儿中就有 1 例。它是常染色体显性遗传，具有不完全外显遗传性和多变的基因表达特征。可以进行核型分析以排除雄激素不敏感，但米勒管发育不全的个体已经完全发育出第二性征，而雄激素不敏感的个体通常只有 Tanner 3 期乳房发育，阴毛和腋毛稀少。血清 FSH、LH、E_2、TSH、PRL、睾酮在正常范围内，除非有激素疗法的医源性影响。盆腔超声可显示米勒管结构不同程度的缺失，进一步检查腹部和盆腔 MRI 可在 30% 的患者中发现相关的肾脏异常。其他相关发现包括脊柱、骨骼异常，以及并指（趾）畸形和耳聋。

6.3.3 下丘脑疾病

可能导致闭经的下丘脑疾病包括情绪 / 身体压力，剧烈运动，营养不良或慢性疾病状态，原发性或继发性促性腺激素缺乏症，以及各种罕见的肿瘤和疾病（表 6-1）。下丘脑性闭经患者可能表现为第二性征缺失或青春期发育正常。循环血 FSH、LH 和 E_2 的水平都很低。对于有情绪或身体压力、营养不良或慢性疾病病史的患者，当 FSH 和 E_2 浓度较低时，生长曲线图可以很好地说明问题。与年龄匹配的对照相比，双能 X 线吸收测定（dual energy X-ray absorptiometry，DEXA）扫描将显示骨密度降低。

促性腺激素释放激素缺乏表现为第二性征发育迟缓，但最常见的是伴有相关嗅觉丧失，还有 50% 的病例由于嗅球缺失而导致色盲，这种情况称为卡尔曼综合征。卡尔曼综合征很难与体质性青春期发育迟缓和其他形式的下丘脑闭经（其中有环境应激源）区分开来。其他形式的单纯性低促性腺激素性性腺功能减退症与 GnRH 受体失活突变有关。实际上，存在一系列与 GnRH 缺乏和下丘脑闭经相关的中线异常，其中最极端的例子是透明隔缺失。

单纯性促性腺激素缺乏症的特征是内源性 GnRH 分泌减少或缺失，导致 LH 和 FSH 水平极低甚至检测不到，同时出现第二性征发育不完全和原发性闭经。这些特征可能伴随有"太监"样特征、嗅觉丧失，甚至更罕见的色盲（同样被称为卡尔曼综合征）。也有研究发现 GnRH 受体异常，但难与单纯性促性腺激素缺乏症区分。核型为 46，XX 的女性 LH 受体异常将有女性生殖系统发育异常和原发性闭经。血清 LH 可正常或升高，FSH 正常，卵泡期 E_2 水平正常，但孕激素会很低。LH 受体异常的患者子宫小，卵巢持续无排卵。

6.3.4 体质性青春期发育延迟

体质性青春期发育延迟是导致青春期延迟的最常见的原因，它被定义为青春期开始的时间比平均青春期启动的年龄晚 2.5 个标准差（女孩乳房在 13 岁发育，男孩睾丸在 14 岁发育）。体质性青春期发育延迟患者经常同时伴有肾上腺素功能初现和阴毛初现延迟。50%~75% 的患者有青春期发育延迟的家族史这些患者可有正常的青春期发育，但身材矮小。这是一种排除性诊断。

6.3.5 雄激素不敏感综合征

尽管存在性别分化异常，雄激素不敏感综合征在原发性闭经的患者中占 5%。这种疾病是由于生物活性睾酮不能在细胞中正常发挥作用，通常是由于雄激素受体缺失，但有时是由于雄激素受体后作用缺陷。雄激素不敏感的患者通常表现出明显的身体特征，如阴道盲端、女性体型、乳房仅发育到 Tanner 3 期，以及有乳晕苍白、乳头发育不良等表现，阴毛和腋毛稀少。如果睾丸位于腹股沟区域而不是腹腔内，则腹股沟区域可能鼓起包块。可以通过检查血清睾酮水平是在男性正常范围之内还是之上，以及染色体核型是否为 46, XY 来明确诊断。组织学正常的睾丸应在性成熟后切除，以消除成年后 30% 的性腺癌变的风险；应提供外源性雌激素。此类患者可能在儿童时期因腹股沟睾丸外伤引起的剧烈疼痛相关的骑跨伤被发现。

6.3.6 生殖道发育异常

生殖道发育异常包括米勒管系统异常及外生殖器异常。15% 的青春期发育正常且有原发性闭经的青少年会发现有生殖道发育异常。常见的生殖道发育异常包括米勒管发育不全（见 6.3.2 相关内容）、处女膜闭锁和阴道横隔。处女膜闭锁是最常见的阻塞性女性生殖道发育异常，发生率约为 0.1%。阴道横隔比较少见，20 000 名女性中有不到 1 例，有这些异常的患者通常会出现成年人第二性征、周期性盆腔疼痛和闭经。妇科检查可能会发现处女膜膨出并积血，这是处女膜闭锁的证据。骨盆 MRI 可用于检测阴道横隔，在排除其他结构异常时也比超声更敏感。生殖道发育异常的患者即使子宫和输卵管结构正常，也会因为经血流出障碍而患上子宫内膜异位症。

6.4 继发性闭经的病因

继发性闭经是指月经在适当的年龄来潮，但在非妊娠期、哺乳期或更年期出现停经症状。停经超过 3 个既往月经周期或 6 个月，即可诊断为继发性闭经。月经稀发的患者通常与闭经具有相似的病理机制。3%~5% 的育龄妇女会出现继发性闭经。继发性闭经在体重过低或过高的人群中更易发病，除妊娠外，下丘脑性闭经和 PCOS 是继发性闭经发生最常见的原因。发生继发性闭经的另外两个常见原因为垂体功能障碍和原发性卵巢功能不全。

6.4.1 下丘脑性闭经

下丘脑性闭经是由于垂体的 GnRH 输入减少导致的，常见于精神、情绪或身体压力及营养缺乏的女性。通常这些应激源的组合存在会导致无排卵。月经周期紊乱在竞技运动员中很常见，特别是那些鼓励低体重运动的运动员。芭蕾舞者（6%~43%）和中长跑运动员（24%~26%）的月经不规律似乎最严重。下丘脑性闭经在经历过严重压力的女性中也很常见。严重的饮食失调，如暴食症和神经性厌食症，会以类似的方式扰乱月经功能。临床医师应通过评估患者的生活方式（包括饮食、运动和药物使用）来筛查压力源。

下丘脑性闭经患者通常有正常的月经初潮和既往规律的月经周期，但也有几例原发性闭经的报道。体格检查应侧重于识别甲状腺功能障碍、溢乳（提示中枢病变）和高雄激素血症的证据，如痤疮和多毛症（提示雄激素分泌肿瘤或 PCOS）。口腔检查可能会发现暴食症患者独特的被侵蚀的"虫蛀"牙列和增大的唾液腺。盆腔检查的结果应该是正常的，除了阴道黏膜变薄或宫颈黏液缺失，这是雌激素不足的表现。

最简单的治疗包括健康咨询和雌激素替代治疗。可使用口服避孕药但应告知，停止使用雌激素，可能会再次闭经。不孕也是这类患者关注的问题。由于这些女性骨质流失的风险增加，需要使用雌激素，但同时合并高皮质醇血症的女性，可能会降低补充雌激素预防骨质疏松的疗效。由于排卵可能发生在第一次月经之前，如果不采取避孕措施，患有下丘脑闭经的女性有时会出现意外妊娠。

避孕药后闭经

长期口服低剂量避孕药不会影响生育力。然

而，如前所述，口服避孕药前即有闭经的女性在停用避孕药后仍可能出现闭经。使用避孕药后出现的闭经通常是先前存在的原因造成的，除非有使用长效醋酸甲羟孕酮（如 Depo-Provera®）的病史。据报道，停用甲羟孕酮后恢复排卵或基线生育能力的时间为最后一次注射甲羟孕酮后 7~10 个月，甚至可能更久。

6.4.2 高雄激素状态

6.4.2.1 多囊卵巢综合征

多囊卵巢综合征（PCOS）是排卵功能障碍最常见的一个原因。根据鹿特丹标准，PCOS 的总患病率为 16.6%，其中 30 岁以下的女性患病率高达 33.3%。如之前所描述的，患有闭经（通常是继发性闭经）、多毛症和"不孕"的女性多有皮质增厚的大而苍白的多囊卵巢。随着时间的推移，人们认识到 PCOS 是异质性的，具有广泛的临床表现，如渐进性多毛症、不孕症、闭经、肥胖症和月经不调。早期定义为通常在青春期前后开始的"LH 依赖性卵巢雄激素过多症"，2004 年欧洲人类生殖及胚胎学会和美国生殖医学会鹿特丹共识会议扩大了定义，在排除其他病因后，存在以下 3 个特征中的 2 个即可诊断：①雄激素过多症［临床和（或）生化］；②稀发排卵或无排卵；③多囊卵巢。多囊卵巢（现在最常用的特征）导致更多的女性被纳入"PCOS 谱系"，并且很可能导致对病理生理学的混淆。根据这个诊断标准，PCOS 现在被认为是女性最常见的内分泌疾病。

常见的实验室特征包括 LH 水平升高（与正常卵泡期相比），LH∶FSH > 2∶1，睾酮及几乎所有其他卵巢雄激素水平升高，以及性激素结合球蛋白水平下降。最近，人们认识到胰岛素抵抗及脂质和脂蛋白异常在 PCOS 中也很常见。这些实验室异常可能会使患有 PCOS 的女性患心血管疾病和代谢异常的风险更高，从而可缩短寿命，但这仍有待研究。事实上，正如纵向研究所证明的那样，PCOS 的严重程度似乎随着更年期的到来而降低。

PCOS 的管理旨在治疗原发病，无论是多毛症、月经不调或闭经、不孕症或糖耐量异常。常用的治疗方法包括口服避孕药及螺内酯治疗月经不调和高雄激素症。希望妊娠的女性通常需要使用氯米芬或芳香化酶抑制剂（如来曲唑）诱导排卵。应鼓励超重者减重，因为正常体重女性的体征和症状的严重程度比超重女性低。糖耐量异常的女性通常使用二甲双胍。众所周知，PCOS 女性的不良妊娠结局增加，如妊娠高血压、先兆子痫、妊娠糖尿病、早产，以及围生期死亡率增加。

6.4.2.2 其他高雄激素状态

其他高雄激素状态，如卵巢和肾上腺肿瘤，与 PCOS 的症状相似，但症状的出现通常更快，也可能导致闭经。同样，库欣综合征可导致继发于雄激素增加（或促性腺激素分泌减少）的闭经。另外成年人发病的先天性肾上腺增生也可能导致高雄激素状态。显然，卵巢只能以有限的方式对升高的雄激素做出反应，而多囊卵巢在这些疾病中的存在不可避免。为了排除这些情况，应测量患者的血清雄激素（包括总睾酮、DHEA-S）和 17- 羟孕酮。在某些病例的诊断中运用卵巢和肾上腺影像学检查也有助于鉴别诊断。

6.4.3 垂体疾病

6.4.3.1 腺垂体疾病

由于催乳素抑制或 GnRH 调节受损，小垂体肿瘤通常表现为月经不规则、闭经或溢乳。大的垂体肿瘤可能表现为头痛和视交叉受压，并伴有双颞侧偏盲，这与它们在狭窄解剖空间中生长有关。

6.4.3.2 催乳素分泌腺瘤和高泌乳素血症

分泌催乳素的腺瘤是最常见的垂体肿瘤，高催乳素血症是发生垂体相关性闭经最常见的原因。多达 1/3 的继发性闭经患者患有泌乳素瘤。高催乳素血症与 E_2 浓度降低、闭经或月经稀发、溢乳、头痛和不孕有关。约 1/3 的闭经女性催乳素水平升高，1/3 的女性催乳素水平升高，有溢乳，月经周期正常，1/3 的女性催乳素水平升高但没有溢乳。在出现高催乳素血症的患者中，垂体瘤的患病率为 50%~60%。当血清催乳素水平持续升高时，应对垂体进行 MRI 或 CT 扫描。所谓的无功能垂体瘤通常会分泌 LH、FSH 和 TSH 共有的 α-亚基，并且可能仅表现为闭经。高催乳素血症的其他原因包括垂体柄断裂综合征、原发性甲状腺功能减退症、肾衰竭和胸壁损伤。直径小于 10mm 的分泌催乳素的垂体瘤体积很少增大或引起"压迫"症状；可以用多巴胺激动剂（如卡麦角林）进行药物治疗，或只是期待治疗。没有证据表明含雌激素的口服避孕药会导致肿瘤生长，这些药物可用于希望避孕的女性。可用多巴胺激动剂或雌激素来预防骨质疏松症和改善其他伴随高催乳素血症的雌激素缺乏的症状和体征。

6.4.3.3　产后垂体坏死（席汉综合征）

产后垂体坏死可能是一种危及生命的疾病，之前常有严重的产科大出血伴低血压、循环衰竭和休克病史。众所周知，脑垂体灌注减少必须持续相当长的时间，而且大多数脑垂体发生坏死，才会最终导致席汉综合征。患者经常会出现恶心、呕吐、精神功能减退、直立性低血压和肾上腺危象。产后垂体坏死女性经常在产后第一次就诊时主诉无泌乳和严重不适。大脑 MRI 可能显示空的或充满脑脊液的蝶鞍或小垂体。

6.4.3.4　垂体卒中

垂体卒中是一种严重的疾病，其特征是脑垂体急性梗死。患者会突然出现严重的眼眶后头痛和视力障碍，可能伴有嗜睡或意识丧失。

6.4.3.5　库欣病和库欣综合征

垂体泌乳素瘤常伴有闭经和溢乳，但这些症状也可能出现在患有分泌 ACTH 或生长激素的肿瘤的患者中。如果患者出现糖皮质激素过多的临床症状，提示库欣病，则可能需要测定血清 ACTH 水平、午夜唾液皮质醇水平和（或）24 小时尿液游离皮质醇含量。库欣病用于患有分泌促肾上腺皮质激素的垂体瘤的个体，而库欣综合征是指垂体外源性皮质醇增多症（通常是医源性的或肺癌）。

6.4.3.6　放疗后垂体功能减退

在中枢神经系统进行中线肿瘤放疗后会增加患者迟发性垂体功能减退的风险。常见症状包括阴道干涩、性欲减退、乏力、体重增加和血管舒缩症状。这种疾病通常在放疗后几十年出现。

6.4.4　生殖道疾病

宫腔粘连（即 Asherman 综合征）占继发性闭经病例的 7%，随着宫腔镜检查和适当的诊断的不断发展，宫腔粘连的发生率不断上升。已发现阿什曼综合征患者的子宫内膜异位症发生率较高。继发于宫颈狭窄的经血流出道阻塞是另一个不常见的原因。这通常是由于采用冷冻手术、电烧灼或冷刀锥形活检等方式治疗宫颈异常增生所致。

6.4.5　原发性卵巢功能不全

女性的绝经年龄一般在 50~51 岁，其中有 10% 的女性可能在 45 岁前进入更年期，这类女性出现生育力急速下降的时间早于普通女性，可能发生于年轻时期。尽管尚有月经功能，但这些患者可能被认为是"卵巢早衰"。尽管 40 岁之前卵巢功能减退（或称"原发性卵巢功能不全"，有时也称卵巢早衰或"过早绝经"）可能是在年轻的时候出现"正常"生理过程的结果，但有时是由于存在可检测的潜在病因（表 6-2）。无论病因如何，临床结果都是低雌激素血症和生育力下降。

原发性卵巢功能不全（primary ovarian insufficiency，POI）占继发性闭经病例的 4%~18%，主要机制是卵巢功能低下或衰竭。卵巢功能的改变是难以预测的，5%~10% 的女性确诊为 POI 后仍能怀孕并分娩。尽管 90% 的病例是特发性的，但许多 POI 病例可能是由基因突变和性染色体异常（如脆性 X 综合征）引起的；10%~15% 的患者有继发性闭经的一级家族史。对于 30 岁以下出现闭经的患者，应进行核型检查，以排除染色体异常，因为部分 Y 染色体存在的情况与卵巢恶性肿瘤的风险增加有关。

人们对 POI 与潜在的或相关自身免疫疾病之间的关系有了越来越多的认识。5% 的 POI 病例是由自身免疫性疾病引起的，其中 60%~80% 起源于肾上腺。此外，高达 30% 的 POI 女性有自身免疫异常，其中最常见的是自身免疫性甲状腺炎导致甲状腺功能减退、恶性贫血、1 型糖尿病和重症肌无力。在 10%~60% 的病例中，艾

表 6-2 　原发性卵巢功能不全的原因

X 染色体异常	X 染色体的结构改变或突变	特纳综合征的体征（45，X 或嵌合体）	
	X 染色体缺如	卵巢早衰 1（Xq26-q28）中的突变 与脆性 X 前突变相关的卵巢早衰 1 突变 (Xq27.3) 卵巢早衰 2A（Xq22）中的突变 卵巢早衰 2B（Xq21）中的突变 与骨形态发生蛋白 15 突变相关的卵巢早衰 4 突变（Xp11.2）	
	X- 三体伴或不伴嵌合体		
与 46，XY 核型相关的突变	Xp22.11-p21.2 突变（斯维尔综合征） 5cen 的突变		
常染色体因素	生殖相关重要酶的突变	半乳糖血症（1- 磷酸半乳糖尿苷转移酶缺乏症）（9p13） 17 α - 羟化酶缺乏症（CPY17A1）（10q24.3）	
	生殖相关激素、受体及传导途径突变	FSH 及 LH 的突变，失去生物学活性（理论上）	
		抑制素突变（理论上）	
		受体基因突变	FSH 受体（2p21-p16） LH/HCG 受体（2p21）
		激素作用途径中的突变	
	其他突变	睑裂、上睑下垂和内眦赘皮倒置，1 型（BPES）（卵巢早衰 3）（3q23） 卵巢早衰 5（卵母细胞特异性转录因子 NOBOX 基因突变）（3q23） 自身免疫性多内分泌疾病综合征，1 型（APS1）（自身免疫性多腺体综合征，APECED）（自身免疫调节基因，AIRE）（21q22.3） 消失的白质、脑白质营养不良伴卵巢功能衰竭（编码翻译起始因子 E1F2B 的基因）（14q24、Chr12、1p34.1、3q27、2p23.3） 先天性糖基化障碍，1a 型（CDG1a）（编码磷酸甘露糖变位酶 -2 基因，PMM2 基因）（16p13.3-p13.2）	
环境因素	化疗药物（尤其是烷化剂） 电离辐射 病毒感染（有腮腺炎病史） 手术损伤或摘除		
免疫紊乱	与其他自身免疫性疾病有关 孤立性免疫紊乱 与先天性胸腺发育不全有关		
特发性因素			

迪生病患者也可能患有自身免疫性卵巢功能不全，POI 通常先于肾上腺功能不全症状 8~14 年。POI 患者应行肾上腺皮质抗体检测筛查肾上腺疾病，因为 50% 的自身免疫性 POI 女性患者会出现肾上腺功能不全。如果这些结果呈阳性，则需要进行更复杂的检测，如 CRH 刺激试验（早晨空腹血清皮质醇不够敏感）。为了排除其他自身免疫性疾病，不明原因的 POI 患者应接受更完善的生化检查，包括测量血清钙、血清磷、空腹血糖、肾上腺 21- 羟化酶抗体、游离 T4、TSH

和甲状腺抗体。

尽管支持 POI 与癌症、心血管疾病和脑血管疾病相关的证据结论不一，但多项大型精心设计的研究表明，提前绝经与全因死亡率的增加有关。

原发性卵巢功能不全的其他原因

虽然血清 FSH 水平升高实际上等同于患者卵巢疾病，但也有一些不常见的情况会导致 FSH 升高，这些情况与原发性卵巢疾病无关，但也是不可忽视的中心问题。这些问题包括分泌 FSH 的垂体腺瘤、FSH 受体异常使 FSH 不能正常发挥作用，以及特定酶的缺陷，如 17- 羟化酶（P450C17）（先天性肾上腺增生的一种形式）和 1- 磷酸半乳糖尿苷转移酶（半乳糖血症）。最后，需要再次强调多种自身免疫性疾病与卵巢早衰（premature ovarian failure，POF）相关，包括自身免疫性甲状腺功能减退症、肾上腺功能不全、1 型糖尿病、恶性贫血和甲状旁腺功能减退症。

（刘雪媛 译，孙 燕 校）

第 7 章

多囊卵巢综合征

Erika B. Johnston-MacAnanny and Sarah L. Berga

7.1 引言

多囊卵巢综合征（PCOS）仍然是一种未知的疾病，主要的典型表现为在雄激素过多和肥胖的情况下，出现月经稀发的症状。代谢特征包括胰岛素抵抗、血脂异常和肥胖。超声检查的广泛应用证实了这一观点，即 PCOS 的经典卵巢形态包括卵巢大小和基质增加，以及出现被称为"项链征"的卵泡皮质环。抗米勒管激素（AMH）检测方法的出现证实了卵母细胞数量的增加。重要的是，由于卵母细胞耗竭，PCOS 的表现和识别会随着年龄的增长而发生变化。绝经后卵巢间质和卵泡膜的持续存在会导致相关疾病，如卵巢泡膜细胞增生症。

■ 临床案例

患者，女，25 岁。自青春期以来月经不规律，希望讨论她的体重问题及对未来生育能力的潜在影响，但是其目前没有生育要求。她尝试了不同的减重方法，均未成功。她的面部和身体毛发有所增加，而且随着时间的推移会略有增加。她目前处于恋爱关系中，有避孕需求。她的体重指数（BMI）为 31kg/m^2。

7.2 诊断标准

多个专业组织提供了诊断 PCOS 的标准。事实上，最近的 NIH 共识会议建议将 PCOS 重新命名，这引发了一场争论，关于 PCOS 诊断标准仍未得到解决。1990 年美国 NIH 在关于 PCOS

的会议提出了 PCOS 的诊断标准为：高雄激素的临床表现和（或）高雄激素血症、慢性无排卵和排除其他已知疾病。2003 年，ESHRE/ASRM 修订了 PCOS 的诊断标准。修订后的标准指出，PCOS 仍然是排除性诊断，但必须存在以下 3 条标准中的 2 条：①稀发排卵或无排卵；②高雄激素的临床表现和（或）高雄激素血症；③卵巢多囊样改变。多囊卵巢被定义为一个卵巢中有 12 个或更多数量的卵泡，直径为 2~9mm，和（或）增大的卵巢体积＞10ml，这是正常卵巢的最大尺寸（图 7-1）。由于口服避孕药和卵泡直径＞10mm 会改变卵巢形态，因此多囊卵巢的定义不适用于上述临床情况。

应与包括造成雄激素过多和月经稀发的其他原因进行鉴别诊断，如非典型先天性肾上腺皮质增生症、下丘脑性腺功能减退症、库欣综合征、高泌乳素血症、甲状腺疾病、肢端肥大症、卵巢

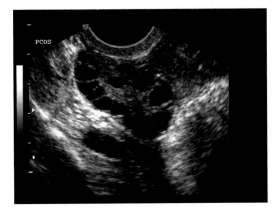

图 7-1 PCOS 的经典图像

卵巢增大，皮质周围的小卵泡数量增加，类似一串珍珠，以及高回声基质

或肾上腺分泌雄激素的肿瘤和外源性使用类固醇。北欧多中心合作研究描述了雄激素谱的个体发育。患有 PCOS 的女性在绝经后血清雄激素水平也会升高。在缺乏高敏感度和高特异度的睾酮检测的情况下，最好预测的激素是雄烯二酮。

7.3 患病率

据估计，有 4%~12% 的育龄女性患有 PCOS。美国最大的 PCOS 患病率研究发表于 1998 年。该研究囊括 277 名女性，有 4.0% 患有 1990 年 NIH 标准定义的 PCOS。白种人女性的患病率为 4.7%，黑种人女性为 3.4%。2003 年鹿特丹标准中纳入了卵巢多囊样改变的条件，因此需要重新评估 PCOS 的患病率，因为 21%~23% 的正常女性在超声检查中有卵巢多囊样改变的表现。

7.4 临床案例

7.4.1 雄激素过多症

高雄激素血症的临床表现包括多毛症、痤疮和男性型脱发。多毛症被定义为在雄激素依赖区域（如面部、胸部、背部和下腹部）长出粗糙的有色毛发。约 80% 的多毛症患者患有 PCOS。改良的 Ferriman-Gallwey 评分系统可用于多毛症的临床评估。该系统最初在英国可能是用于对女性 9 个身体区域的毛发生长情况进行评分，分值从 0 分（没有终毛）到 4 分（终毛大量生长）。PCOS 患者常见的高雄激素还表现为痤疮和脱发。痤疮是雄激素刺激毛囊皮脂腺单位导致皮肤油性增加的结果。

7.4.2 肥胖

肥胖在 PCOS 中非常常见，约 44% 的 PCOS 女性存在类似"机器人形体"表现。这种向心性肥胖更具有 PCOS 特征，因为与没有 PCOS 的肥胖女性相比，这些患者的腰臀比增加。高胰岛素血症可能会刺激向心性肥胖，而向心性肥胖反过来又会加剧潜在的胰岛素抵抗。

7.4.3 胰岛素抵抗、糖尿病和黑棘皮病

胰岛素抵抗和糖尿病是 PCOS 常见的重要健康问题，之后将详细讨论。黑棘皮病是一种角化过度和皮肤色素沉着增加的皮肤病，伴有隆起的、对称的、变暗的、天鹅绒般的斑块，通常出现在颈背上。它也可以在腋窝、腹股沟和身体的其他易发生摩擦部位找到。胰岛素水平升高对表皮基底细胞具有促有丝分裂作用，使黑棘皮病成为胰岛素抵抗的相对特异性临床表现。

7.4.4 月经不调和不孕

慢性无排卵的月经异常包括继发性闭经、月经稀发和功能失调性子宫出血。月经初潮通常在早于或等于正常年龄时，但青少年常见的月经不调不能用来解释 PCOS 患者的症状。如果 PCOS 患者服用口服避孕药，月经不调的症状可能会被掩盖。PCOS 是无排卵性不孕症最常见的原因，也通常是患者就医的原因。由于 LH 水平的慢性升高，患者可能会出现尿排卵预测试验假阳性的结果。

7.4.5 流产

据报道，PCOS 患者在妊娠早期自然流产的风险明显更高。据报道，PCOS 的自然流产率为 30%。回顾性研究发现，相比之下，正常女性自然流产率为 5%~14%。在复发性流产患者中，36%~82% 的患者患有多囊卵巢。

有学者提出了几种解释，例如，Homburg 等证明多囊卵巢女性卵泡期高浓度的 LH 对受孕率有不利影响，并与早期妊娠丢失有关。

7.5 发病机制

7.5.1 促性腺激素分泌改变

PCOS 的常见的特征之一是 LH 增加和 FSH 相对减少。FSH 相对下降是无排卵的主要原因，垂体分泌 LH 的幅度和频率增加。此外，与正常女性相比，垂体对 GnRH 的 LH 反应更强。

GnRH 的脉冲式分泌无法在人类中进行研究，因此必须通过检测外周 LH 模式来推断。Berga

等对 PCOS 女性的研究发现，LH 和 α - 亚基的脉冲频率和振幅增加，为 GnRH 脉冲频率异常增加提供了证据（图 7-2）。LH 升高不是由于垂体对 GnRH 的敏感度改变引起的，而是因为 GnRH 受体阻断导致 PCOS 和正常女性类似的 LH 降低。这些发现表明下丘脑 - 垂体轴紊乱似乎对 PCOS 女性起主要作用，因为 PCOS 的许多主要特征可以追溯到促性腺激素改变。

7.5.2　神经解剖学注意事项

GnRH 脉冲发生器是指广泛分布于下丘脑内侧基底的神经元同步脉冲式分泌 GnRH。Knobil 及其同事对恒河猴进行研究，以确定 GnRH 系统可在恒河猴的下丘脑内侧基底弓状核中表现出节律性电行为。门静脉血的 GnRH 脉冲与外周血的 LH 脉冲之间存在明显同步性。后来对分离的人类内侧基底下丘脑进行研究，发现 GnRH 脉冲以 60~100 分钟一次的频率出现。

GnRH 进入到门脉血管系统的分泌似乎也受 GnRH 神经血管连接的动态重塑调节。月经周期中正中隆起的形态学可塑性已被证实，在 LH 激增期间发现了最大数量的 GnRH 神经血管连接点。

7.5.3　PCOS 的 GnRH 神经调节

PCOS 患者的 GnRH 脉冲发生器本质上发生得更快，并且 GnRH 脉冲频率不太可能被持续的雌激素和孕激素治疗所抑制。

增加的中枢肾上腺素能张力被认为是 PCOS 导致 GnRH 和促性腺激素分泌异常的原因之一。一种可能的机制是门脉血管系统局部血流量和通透性增加，从而允许更高剂量的 GnRH 进入。将多巴胺注射到第三脑室导致门静脉血中 GnRH 和催乳素抑制因子快速增加，表明多巴胺可介

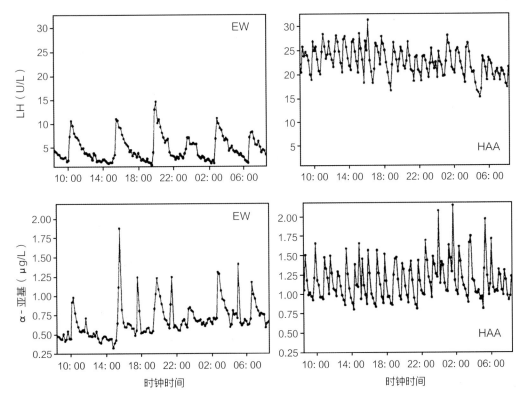

图7-2　卵泡期(月经第2天)月经正常女性(EW,左侧),以及高雄激素性无排卵/多囊卵巢综合征的女性(PCOS,右侧) 的 24 小时 LH（上图）和 α - 亚基的浓度（下图）

经许可，转载自 Berga S, Guzick D, Winters S, 1993. Increased luteinizing hormone and alpha-subunit secretion in women with hyperandrogenic anovulation. J Clin Endocrinol Metab, 77(4): 895−901

导 GnRH 和催乳素抑制因子的调节。对 GT-1 GnRH 神经元上的 β1- 肾上腺素能和 D1- 多巴胺能受体进行鉴定，发现了另一种机制，该机制表明去甲肾上腺素和多巴胺可以通过 GnRH 神经元上的直接突触调节促性腺激素的释放。

另外，他们还研究了 IGF-1 在调节 GnRH 细胞中的作用，包括 IGF-1 调节生长、分化、存活和生殖的功能。IGF 受体是一种酪氨酸激酶受体，位于外周和中枢神经系统，包括正中隆起。在 PCOS 女性中，IGF-1 及其结合蛋白之间比例的增加与循环 LH 浓度的增加有明显关系。这些发现表明 IGF-1 可以通过诱导基因表达来调节 GnRH 神经元，从而引起更高剂量的循环 LH。

7.5.4 高雄激素血症

PCOS 循环雄激素升高主要与卵巢和肾上腺有关。联合口服避孕药（combined oral contraceptive，COC）治疗只能部分抑制雄激素的升高。Daniels 和 Berga 对 COC 治疗 3 周的 PCOS 女性进行研究，发现雄烯二酮水平仍然明显高于治疗对照组。PCOS 女性和治疗对照组女性的 LH 脉冲频率均受到抑制，但 PCOS 患者的 LH 脉冲频率仍然较高（图 7-3）。这表明在性激素的作用下，GnRH 脉冲发生器的敏感度降低。笔者还提出，PCOS 女性患者的 GnRH 驱动可能本质上且不可逆转地快于月经过多的女性。

7.5.5 膜细胞功能

卵巢雄激素过多症是由 LH 作用于卵泡膜细胞所驱动的，并且因 PCOS 卵泡膜细胞对 LH 的敏感度增加而更明显。高雄激素血症也可能是产生雄激素的酶 P450c17 失调引起的，该酶具有 17α- 羟化酶和 17,20- 裂解酶活性。与此相反，在体内研究中，尽管胰岛素水平明显增加，但 PCOS 女性或正常女性的雄激素分泌并未见明显增加。另外有学者观察到高胰岛素血症的改善与血清雄激素的减少有关，这暗示了胰岛素的作用。可使用二甲双胍治疗 PCOS 患者，二甲双胍可减少肝葡萄糖的产生，并继发性降低胰岛素水平。此外，二甲双胍可降低睾酮、DHEA-S 和雄烯二酮水平的能力已经被证实。

7.5.6 肾上腺功能

在 PCOS 女性中观察到过量肾上腺雄激素的产生，DHEA-S 和 11β- 羟基雄烯二酮水平增加了 48%~64%。肾上腺雄激素水平升高的根本原因尚未阐明，但 PCOS 女性 ACTH 水平没有升高。PCOS 肾上腺雄激素生成增加可能是肾上腺对 ACTH 的反应改变或 ACTH 以外的因素引起的异常肾上腺刺激导致的。

7.5.7 无排卵

PCOS 患者无排卵的原因尚未阐明。然而，已经有学者对颗粒细胞的观察结果进行描述，可以为 PCOS 患者无排卵的原因提供见解。

7.5.8 颗粒细胞功能

PCOS 女性的 FSH 水平通常较低，导致卵泡发育受阻。人们发现卵泡液中雌二醇浓度很低，颗粒细胞芳香酶活性不足是早期研究的结果，这些研究结果试图用于解释卵泡发育不良的原因。相反，最近的研究发现，PCOS 颗粒细胞在体外对 FSH 有高反应性，而来自 PCOS 卵泡和正常卵泡的雌二醇浓度没有差异。一项针对 PCOS 女性的剂量反应研究表明，与正常女性相比，重组人 FSH 可明显提高 PCOS 女性产生雌二醇的能力。与正常女性相比，PCOS 女性血清雌二醇的增量几乎是其正常女性的 2 倍，并且增速相当快。

7.5.9 胰岛素抵抗

尽管 50%~70% 的 PCOS 患者存在胰岛素抵抗，但这并不是 PCOS 的诊断标准。这个观点受到了很多关注，因为 PCOS 的许多临床体征和症状可能归因于过量的胰岛素暴露。胰岛素抵抗的确切分子基础尚不清楚，但似乎是受体后缺陷导致的。PCOS 的胰岛素抵抗具有组织特异性：肌肉和脂肪组织具有抵抗力，而卵巢、肾上腺、肝、皮肤和头发仍具有敏感度。骨骼肌和脂肪组织对胰岛素抵抗，导致胰岛素功能和葡萄糖稳态代谢被破坏，但在其他组织中保留了促有丝分裂和类

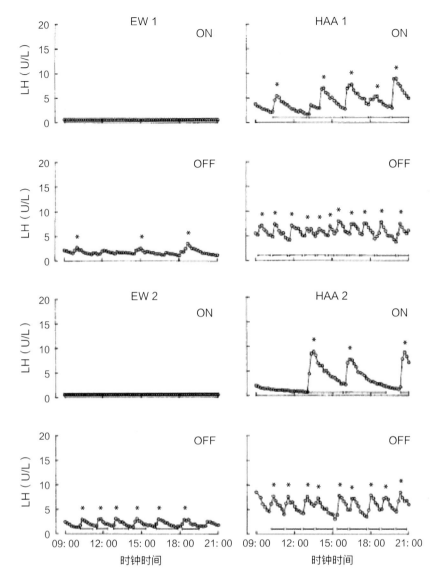

图 7-3　右图显示了 2 名患有 PCOS/HAA 的女性有代表性的 12 小时脉搏模式；左图显示了月经过多女性有代表性的 12 小时脉搏模式。"ON"表示受试者在第 21 天接受了含有 35μg 炔雌醇和 1mg 炔诺酮的复方口服避孕药。"OFF"是指停止服用复方口服避孕药后的第 7 天

经许可，转载自 Daniels T, Berga S, 1997. Resistance of gonadotropin releasing hormone drive to sex steroid-induced suppression in hyperandrogenic anovulation. J Clin Endocrinol Metab, 82(12): 4179－4183

固醇生成的功能。高胰岛素血症对敏感器官的影响导致在 PCOS 中观察到下游效应，如多毛症、黑棘皮病、肥胖症、刺激雄激素合成，通过减少性激素结合球蛋白（SHBG）来增加生物可利用的雄激素，并调节 LH 分泌。

1992 年，Hales 和 Barker 提出了这样一个概念，即生命早期营养不良的环境影响会增加成年后患 2 型糖尿病的风险。他们发现英国男性低出生体重与 2 型糖尿病之间的关系。在"节俭表型假说"中，营养不良是胎儿和婴儿营养缺乏的负面结果。这种适应性导致了胎儿出生后发生代谢变化，即为个体在营养不良的情况下为生存做好准备。当产后环境变为营养过剩时，这种适应性就会变得对人体有害，从而导致肥胖和糖尿病。

胰岛素抵抗是 WHO 代谢综合征定义的一个组成部分，代谢综合征是心血管疾病的一组危险因素。WHO 将代谢综合征定义为存在葡萄糖耐受不良或胰岛素抵抗，至少具有以下情况中的 2 种：高血压、血脂异常、肥胖和微量白蛋白尿。患有 PCOS 的女性患代谢综合征的可能性是其他女性的 4.4 倍，因此需要对患者进行谨慎筛查，尤其是那些有胰岛素抵抗的患者。

脂质异常在 PCOS 患者中也更为普遍。与体重匹配的对照组相比，总胆固醇、低密度脂蛋白胆固醇和三酰甘油水平可能会明显增加，而高密度脂蛋白胆固醇水平会降低。PCOS 患者血脂异常、葡萄糖耐受不良、向心性肥胖、雄激素过多症和高血压的症状明显增加了心血管疾病的风险。基于这一风险概况，PCOS 女性患心肌梗死的风险增加了 7 倍。

7.5.10 实验室评估

除了确认雄激素水平升高以外，PCOS 的实验室评估还应以排除其他高雄激素无排卵原因为目标。必须排除卵巢和肾上腺产生雄激素的肿瘤。肾上腺贡献了 98% 的循环 DHEA-S，卵巢和肾上腺贡献了等量的循环睾酮和雄烯二酮。如果总睾酮大于 200ng/dl 或 DHEA-S 大于 7000ng/dl，则需要进行 MRI 以确定是否有激素分泌病变。测量 17α- 羟孕酮将筛查 21- 羟化酶缺乏症，这是非经典 CAH 最常见的酶缺乏症。17- 羟基孕酮水平大于 3ng/ml 被定义为 17α- 羟基孕酮水平升高，应进行 ACTH 刺激试验，在禁食过夜后静脉注射 250μg 合成 ACTH。1 小时内 17α- 羟基孕酮增加超过 10ng/ml 表明 21- 羟化酶存在酶缺陷。

库欣综合征可能被误诊为 PCOS。那些有库欣综合征其他症状的患者，如满月脸、水牛背、腹纹、容易淤伤和近端肌病，应接受 24 小时尿游离皮质醇筛查。在无排卵检查中，应排除泌乳素瘤。在 PCOS 患者中检测到催乳素水平轻度升高并不少见，应评估 TSH，以及应检测 LH、FSH 和雌二醇水平，以排除下丘脑闭经或卵巢早衰。

7.5.11 糖尿病筛查 / 胰岛素抵抗评估

2003 年鹿特丹 PCOS 共识小组建议对肥胖 PCOS 患者和非肥胖 PCOS 患者进行 2 小时口服葡萄糖耐量试验（oral glucose tolerance test, OGTT）。胰岛素抵抗很难定义，因为它的概念模糊不清，没有普遍接受的诊断策略。WHO 将胰岛素抵抗定义为胰岛素敏感度指标的最低四分位数。与年龄、体重和种族匹配的对照组相比，患有 PCOS 的女性发生糖耐量受损和 2 型糖尿病的风险明显增加。如果空腹血糖为 126mg/dl 或更高，或餐后 2 小时血糖水平为 200mg/dl 或更高，则检测为糖尿病并应通过重复测试确认。空腹血糖受损定义为血糖水平介于 100~126mg/dl 之间。葡萄糖耐量受损定义为 2 小时葡萄糖水平介于 140~200mg/dl。对怀疑有心血管疾病危险因素的女性进行空腹血脂分析也是合理的。HbA1c 最近被提倡作为评估 PCOS 女性胰岛素抵抗和糖尿病的准确筛查工具。

7.5.12 治疗

在决定 PCOS 的治疗方式时有很多考虑因素（图 7-4）。在确定目标的优先顺序和制订治疗计划时，有必要考虑患者的担忧。可能需要联合治疗时，医师应就治疗预期向患者提供适当的建议。无论患者的主要要求如何，都应强调改善长期健康风险。

7.5.13 减肥

超重患者（BMI > 25kg/m²）任何一个治疗计划的主要组成部分都应包括减轻体重。任何使体重持续改善的计划都应该包括饮食和运动，咨询营养师可能对那些难以减轻体重的人有帮助。超重 PCOS 患者体重减轻后将可能会使性激素结合球蛋白（sex hormone binding globulin, SHBG）增加，游离睾酮减少，并改善空腹胰岛素水平。

7.5.14 口服避孕药

对于没有备孕要求的患者，复方口服避孕

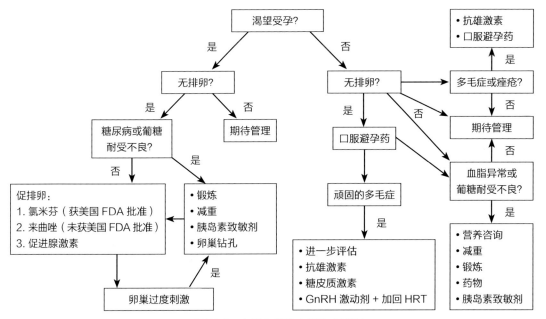

图 7-4　多囊卵巢综合征治疗法则

来曲唑也可用于诱导排卵，尽管它未经 FDA 批准。经许可，转载自 Berga SL, 1998. The obstetrician-gynecologist's role in the practical management of polycystic ovary syndrome. American Journal of Obstetrics & Gynecology, 179(6): 109S-113S

药一直是 PCOS 管理的主要手段。避孕药可抑制 LH 生成，从而减少卵巢雄激素分泌，增加 SHBG，并减少游离睾酮，同时调节月经周期，降低子宫内膜增生或恶变的风险。然而，胰岛素敏感度可能会轻度下降。

Korytkowski 等的研究表明，PCOS 女性患者短期使用 COC 会导致胰岛素敏感度小幅度下降，而三酰甘油水平的基线没有变化。然而，在正常女性中，服用 COC 的胰岛素敏感度下降更为明显，同时三酰甘油水平明显升高。但是 COC 对胰岛素敏感度和脂蛋白谱的长期影响尚未得到充分证明。PCOS 女性患糖尿病和心血管疾病的风险更大，因此需要进一步研究长期激素治疗的安全性。

7.5.15　除毛

对于患有严重多毛症的女性，如何去除多余的毛发，尤其是面部、胸部和腹部的毛发，通常是一个重要的问题。剃须、拔毛、打蜡和脱毛是最常用的临时去除方法。这些方法不会诱导更粗或更快的毛发生长，但必须频繁地重复操作。

电解可能是最常用的永久性脱毛技术，具体操作方法是将细针插入每个毛囊并施加电流。每个毛囊必须单独治疗，并且可能需要多次治疗才能破坏毛囊。通常，需要重复治疗 12~18 个月。可能的不良反应包括疼痛、感染、色素沉着或色素减退，以及易感女性瘢痕形成。激光脱毛技术和相关的强脉冲光技术是脱毛的其他方法。这些技术通过发射不同波长、能量输出和脉冲宽度的光来工作，这些光能被较暗的结构选择性地吸收。由于这个原因，激光脱毛最适合深色头发的浅肤色人群。与电解一样，激光脱毛也需要重复进行。

7.5.16　外用盐酸依氟鸟氨酸

依氟鸟氨酸盐酸盐（Vaniqa，Bristol-MyersSquibb，NewYork，NY）是一种经美国 FDA 批准的外用乳膏处方药，用于减少和抑制多余面部毛发的生长。这种药物通过不可逆地抑制鸟氨酸脱羧酶而起到脱毛作用，鸟氨酸脱羧酶是一种能够促进毛囊细胞分裂的酶。将乳膏涂抹在多余的面部毛发区域，每天 2 次，< 1% 会被全身吸收。它被美国 FDA 指定为妊娠 C 类药物。

通常在治疗 4~8 周后可观察到明显的效果。若想持续性抑制毛发生长，就必须长期使用，尽管停药后减少，面部毛发生长的药效仍可持续 8 周。

7.5.17 抗雄激素

抗雄激素通常用作治疗多毛症的口服避孕药的辅助治疗，但也发现它们可以改善排卵和恢复正常月经。重要的是要记住，所有的抗雄激素药物都具有致畸作用，并有使男性胎儿女性化的风险，因此应与有效的避孕方法一起使用。

螺内酯是一种醛固酮拮抗剂，是治疗多毛症最常用的辅助药物。它在毛囊皮脂腺单元上竞争睾酮结合位点，抑制 5α- 还原酶，并通过干扰细胞色素 P450 来抑制雄激素的产生。对于保钾效果，用于需要补钾或既往高血压的患者时，需要谨慎使用。

氟他胺是一种非甾体抗雄激素，可与雄激素受体结合竞争性抑制雄激素作用。接受氟他胺治疗的无排卵 PCOS 患者排卵功能恢复，卵巢外观恢复正常，只有一个优势卵泡。还有研究报道了氟他胺具有使 LH、雄烯二酮和睾酮血浆水平降低的作用。肝毒性是氟他胺的一种罕见但可能发生的严重不良反应。

非那雄胺是一种有效的 5α- 还原酶抑制剂，用于治疗前列腺增生症，在治疗多毛症方面效果明显。所有抗雄激素药物都应与某种避孕药物一起使用，因为它们具有致畸作用，并有使男性胎儿女性化的风险。

7.5.18 胰岛素增敏剂

胰岛素增敏剂已被证明可以改善 PCOS 患者内分泌和生殖异常。二甲双胍是研究最彻底的 PCOS 降胰岛素药物。它是一种双胍类药物，主要通过抑制肝糖异生发挥作用，可在较小程度上增加外周胰岛素敏感度。噻唑烷二酮（thiazolidinediones，TZD）是过氧化物酶体增殖物激活受体（ppar-γ）激动剂，可改善外周胰岛素敏感度，但似乎对肝葡萄糖生成没有影响。这类药物包括曲格列酮、吡格列酮和罗格列酮。

曲格列酮是最老的药物，但由于其肝毒性，于 2000 年撤出市场。罗格列酮和吡格列酮仍在使用，而且似乎更安全。胰岛素增敏剂的作用仍是一个可以积极研究的领域。

许多研究已证明二甲双胍对 PCOS 患者的生殖轴有积极影响，最近一项最全面的研究表明，使用二甲双胍治疗 6 个月后 PCOS 症状改善效果更显著。对非肥胖高雄激素 PCOS 患者使用二甲双胍，以下内容会发生变化：①LH 脉冲幅度下降；②雄烯二酮水平下降；③睾酮水平下降；④卵巢体积缩小；⑤ Ferriman-Gallwey 评分下降。大多数患者的月经周期也得到改善。研究人员不能确定二甲双胍是否有增加排卵的可能性，以及是否会引起 FSH 水平上升。同样，使用曲格列酮治疗的 PCOS 患者表现为排卵改善、多毛症改善、游离睾酮减少和 SHBG 增加。

胰岛素增敏剂通过减少 LH 分泌，从而消除对病理性卵巢和肾上腺雄激素生成的主要刺激，从而对高雄激素有良好的改善作用。胰岛素水平的降低会提高肝 SHBG 的产生，从而降低游离雄激素水平。胰岛素增敏剂可同时改善高胰岛素血症和高雄激素血症，从而可能会改善多毛症。

接受胰岛素增敏剂治疗的患者，排卵功能和月经周期的改善表明生育能力得到改善。事实上，使用二甲双胍治疗的 PCOS 女性，自发排卵率和使用氯米芬诱导排卵率增加。每天服用 3 次，每次 500mg 二甲双胍的患者有 34% 发生了自发排卵，而安慰剂组只有 4%。接受二甲双胍组治疗的女性有 90% 发生了使用氯米芬诱导排卵，而安慰剂只有 8%。

在一项随机、双盲、安慰剂对照试验中，对那些氯米芬耐药的女性进行了二甲双胍预处理，结果显示其排卵率和妊娠率明显提高。单独使用曲格列酮和联合使用曲格列酮 + 氯米芬的组合也与胰岛素抵抗的 PCOS 女性的排卵率和妊娠率（γ）增加有关。最近的一项研究发现，在对 PCOS 患者进行生育治疗时，来曲唑的累计排卵率和累积活产率高于氯米芬。使用来曲唑治疗后，排卵、受孕、妊娠和活产的可能性明显增加。使用来曲唑和氯米芬治疗在妊娠丢失、平均妊娠持续时间、新生儿出生体重及新生儿并发症（包括异常）的发生率方面没有明显差异。

虽然二甲双胍是 B 类药物，但它在整个妊娠期间的使用变得越来越频繁。在一项回顾性研究中，Jakubowicz 等发现，服用二甲双胍的 PCOS 患者，若在整个妊娠期继续服用该药物，其早期妊娠丢失率明显降低。服用二甲双胍组的早期流产率为 8.8%，而对照组早期妊娠丢失率为 41.9%。在有流产史的女性中，使用二甲双胍的早期流产率为 11.1%，而对照组为 58.3%。二甲双胍对妊娠丢失疗效尚不明确，并且缺乏该适应证的安全性数据。2007 年，Legro 等发表了一项精心设计的试验，得出的结论是，服用氯米芬的 PCOS 患者的活产率（22.5%）优于单独使用二甲双胍的患者的活产率（7.2%），并且与氯米芬 + 二甲双胍联合治疗（26.8%）没有明显差异。

二甲双胍不能应用于乳酸水平升高相关的疾病，如肾脏或肝脏疾病，因为存在乳酸酸中毒的风险，相关死亡率为 50%。尽管大多数使用二甲双胍治疗的 PCOS 患者的研究使用每次 500mg，每天 3 次的剂量，但尚无任何研究能明确改善胰岛素敏感度、减少雄激素和恢复排卵的最佳给药方案。一项针对 2 型糖尿病患者的剂量反应研究表明，每天 2000mg 的剂量是改善葡萄糖稳态的最佳剂量，但该剂量与 PCOS 患者的相关性仍有待研究。在使用二甲双胍时，应从最低剂量开始使用，然后逐步缓慢增加其滴定剂量，以最大程度减少不良反应。大多数患者会出现胃肠道症状，如恶心、腹泻、消化不良和腹部不适。大多数不良反应会在几天内消退，这表示每周增加的最大剂量应控制在 1000mg，每天 2 次。应监测年度基线血清肌酐值，以避免乳酸性酸中毒。

目前没有关于长期使用二甲双胍预防或改善 PCOS 患者健康结果的指南。TZD 的严重不良反应之一是肝毒性。开始其治疗时需要基线肝功能检查及定期的肝功能监测。

7.6　卵巢手术

7.6.1　卵巢楔形切除术

卵巢楔形切除术是一种用于 PCOS 患者的外科手术，已发现大多数患者在术后可以恢复正常月经和正常排卵。该手术最初是通过开腹手术进行的，包括楔形切除卵巢组织并重建卵巢。目前有报道描述了用于卵巢楔形切除术的腹腔镜技术。

该手术方法的主要缺点是会造成明显的盆腔粘连，至少有 1/3 的患者会在术后出现这种情况。令人担忧的是，这些粘连实际上可能会降低生育能力，并增加盆腔疼痛的风险。另一个问题是，排卵的恢复不太可能是永久性的，因为卵巢问题不是复杂的全身性疾病的致病因素。然而，楔形切除术的实际长期有效性从未被报道过。

7.6.2　卵巢钻孔术

一种与卵巢楔形切除术效果相似的腹腔镜手术称为卵巢钻孔术。该方法涉及使用单极电针或激光在卵巢皮质进行多次打孔并破坏卵巢组织。尽管从未进行过前瞻随机研究，但卵巢钻孔术的结果和并发症似乎与卵巢楔形切除术的结果和并发症相似或略少。另外还有学者对卵巢钻孔术对卵巢功能的长期影响表示担忧。

（李肖然　译，孙　燕　校）

第 8 章
异常子宫出血

Sonia Elguero, Bansari Patel and William W. Hurd

8.1 引言

异常子宫出血（abnormal uterine bleeding，AUB）是一种常见的临床问题，是引起重大公共卫生问题的一个原因。AUB 会造成重大的身体、情感、性生活、社会和经济负担，从而使患者的生活质量下降。

AUB 被广义地定义为在育龄期间发生在正常月经经期之外的任何子宫出血。具体来说，AUB 是一个用于描述一系列症状的术语，包括月经过多（heavy menstrual bleeding，HMB）、月经间期出血，以及经期延长且月经过多。该术语由国际妇产科联合会（International Federation of Gynecology and Obstetrics，IFGO）月经失调工作组于 2011 年制定，并已在全球通用。它包括起源于子宫底或子宫颈的出血，不包括起源于下生殖道的出血。

对于妇科医师来说，开发一种安全且具有成本效益的方法来诊断和管理 AUB 非常重要。最方便的评估和治疗方法是了解 AUB 的各种原因和相应的表现症状。

■ 临床案例

患者，女，37 岁。G0P0，因"前一天晚上开始大量阴道出血"就诊。她有 PCOS 的病史特点，并且每年只有 3~4 次月经。她没有进行避孕，但已经 3 年无法妊娠，目前也没有妊娠。她的生命体征平稳，除出血外没有其他症状。她的盆腔检查显示阴道中有凝块，可见血液从正常外观的子宫颈流出。由于超重，双合诊检查不满意，没

有触及子宫或附件肿块或压痛。盆腔超声显示正常大小的前倾子宫，子宫内膜厚度达 16mm，子宫腔内似乎有凝块。实验室评估包括血 hCG 阴性，白细胞计数为 $9.5 \times 10^9/L$，血红蛋白为 8.8g/dl，血小板计数为 $250 \times 10^9/L$。其他实验室结果待定。

8.2 诊断标准

AUB 被广义地定义为在生育年龄期间发生在正常月经经期之外的任何子宫出血，包括起源于子宫底或子宫颈的出血，不包括起源于下生殖道（即阴道或外阴）的出血。然而，这 2 种出血在临床上很难区分。因此，所有出现子宫出血的患者都应考虑这 2 种出血原因。AUB 可以从出血量、持续时间、频率和规律性方面进一步表征。AUB 可分为急性和慢性 AUB。慢性 AUB 是发生出血至少 6 个月。

术语"月经过多"和"异常子宫出血"现在已被更具有描述性的术语所取代，如"经量过多"和"月经间期出血"。一种新的分类系统也被用于根据病因对 AUB 进行分类。PALMCOEIN 分类将 AUB 的原因分为结构性异常和非结构性异常（表 8-1）。

异常出血可能发生在儿童期、生育期和绝经后。由于这些时间段的鉴别诊断和相应的诊断方法明显不同，因此在其他章对育龄前、育龄后女性的 AUB 进行讲述。

| 表 8-1 | 异常子宫出血的 PALM COEIN 分类 |

PALM（结构性）

息肉

子宫腺肌病

平滑肌瘤

恶性肿瘤和增生

COEIN（非结构性）

凝血功能障碍

排卵功能障碍

子宫内膜

医源性

尚未分类

8.3 患病率

约 30% 妇科就诊患者患有 AUB。AUB 尽管患病率很高，但在诊断和治疗方面仍是难题。美国超过 50% 的 AUB 患者行子宫切除术。约 20% 的 AUB 子宫切除标本没有可见的病理表现。这表明许多 AUB 病例可以使用激素疗法或其他全身或局部治疗方式进行治疗。

8.4 正常月经（1）

深入了解正常月经周期对于有效评估和治疗月经不调的女性至关重要。正常月经的概念在某种程度上是主观的，通常因女性情况不同而异，当然也可因文化不同而异。正常的月经周期为 24~38 天，经期为 4.5~8 天，12 个月内的月经周期变化总范围为 ±（2~20）天。正常的月经不应该引起剧烈疼痛或大凝块排出。

围月经期（年龄＜20 岁）和围绝经期（年龄＞40 岁）具有巨大的周期长度变化，因为在这 2 个年龄段，无排卵周期发生率最高。

正常月经期失血总量平均为 30ml，最多不应超过 80ml。大多数女性，每个月经周期 90% 的失血发生在月经期的前 3 天。然而，临床上很难估计月经失血量，因为大部分流出物是溶解的

子宫内膜。如果患者每小时更换 1 次以上的卫生巾或卫生棉条超过一次，则认为超出了正常月经的失血量。

AUB 不同的出血模式通常会提示不同的病因，并可用于指导合适的诊断检查。由于出血表现的多样性和可能存在多种出血原因，仅凭出血表现，在临床上不能排除常见疾病。

8.5 功能失调性子宫出血

功能失调性子宫出血（dysfunctional uterine bleeding，DUB）是指在无法确定子宫病变的情况下出现的异常子宫出血，因此属于排除性诊断。由于人们对 AUB 有了更深入的了解，以及使用了更精确的诊断方式，AUB 这个术语现在不常使用。

过去许多情况不明的 DUB，现代诊断技术可确定：①导致无排卵的子宫或全身病变（如甲状腺功能减退症）；②由无排卵引起（如子宫内膜增生或癌）；③或与无排卵性出血共存，但不一定存在因果关系（如平滑肌瘤）。与子宫病理学无关的出血通常可以确定为慢性无排卵（PCOS 和相关疾病）、外源性类固醇激素（避孕药或激素替代疗法）或凝血障碍（如血管性血友病）所致。

当可以确定 AUB 的特定原因时，治疗最有可能有效。由于术语"DUB"用于指代 AUB 的局限，美国共识小组最近得出结论，该术语不太可能改善诊断或治疗，因此在临床医学中不再使用。

8.6 子宫疾病引起的异常子宫出血

AUB 可以根据各种病因的基本病理生理学进行分组。临床医师必须牢记，任何一个患者都可以同时有多种子宫出血的原因（表 8-2）。因此，检查应包括适当的评估，如可能的和严重的解剖学问题和全身性病因。与妊娠相关的问题，有超过 80% 的病例表现为 AUB。

表 8-2 与 AUB 相关的常见子宫疾病

妊娠
早期正常妊娠
自然流产
异位妊娠
妊娠滋养细胞疾病

感染
盆腔炎
子宫内膜炎
宫颈炎

肿瘤
良性
平滑肌瘤
子宫内膜息肉
宫颈息肉
恶性
子宫内膜癌
宫颈癌
子宫腺肌病

8.7 排除妊娠

每一个 AUB 育龄女性患者，重要的是排除妊娠，无论其他任何诊断特征多么明显。妊娠是 AUB 育龄女性患者最常见的原因，包括正常妊娠、自然流产、异位妊娠和妊娠滋养细胞疾病。

妊娠早期出血发生率高达 25%，并且与许多常见并发症的风险增加有关。在这些案例中，约 50% 的情况是出血，是即将自然流产的早期症状，而其余情况是最终证明可以成功妊娠。目前异位妊娠占所有妊娠的 2%，并且 AUB 通常是主诉症状之一。

8.8 子宫病理学

准确识别可能导致子宫出血的子宫病变是妇科医师的当务之急。大多数子宫出血可以确定与感染和肿瘤有关。此外，子宫腺肌病是常见的与 AUB 相关的子宫病变。

8.9 感染

子宫内膜炎是 AUB 的一个未被人们充分认识的原因，并且是 AUB 发生的基础。在明显的盆腔炎病例中，约 40% 的患者会出现阴道出血。此外，亚临床子宫内膜炎也可导致 AUB。

过去只有在子宫内膜活检中发现浆细胞时才能诊断为慢性子宫内膜炎。最近的研究表明 AUB 与子宫内膜炎之间存在关联，可仅表现为子宫内膜表面的反应性变化，与特定类型炎症细胞的存在无关。其他研究已经证实，亚临床子宫内膜炎在诊断为 AUB 的患者中很常见，并且可能与多种不同病原体中的任何一种有关。

宫颈炎是 AUB 的另一个常见原因，其特征是性交后出血。性交后出血是女性发生衣原体感染最常见的症状。除了常见的性传播疾病（即衣原体和淋病），其他阴道菌群和病原体感染也可引起宫颈炎。

8.10 肿瘤

妊娠滋养细胞疾病是 AUB 另一个可能涉及宫颈、子宫底或卵巢的妇科肿瘤的一个主要症状。这些肿瘤可能是良性的（如子宫内膜或宫颈息肉、平滑肌瘤），也可能是恶性（如子宫内膜或宫颈癌）。局灶性腔内病变占 AUB 病例的 40%。卵巢肿瘤可通过干扰排卵而间接引起不规则出血，下面将回顾一些已知会导致 AUB 的最常见的肿瘤类型。

8.11 平滑肌瘤

子宫平滑肌瘤是非常常见的良性子宫肿瘤，通过超声检查可以发现几乎 70% 的白种人女性和超过 80% 的黑种人女性患有子宫平滑肌瘤。而很多子宫平滑肌瘤患者为无临床症状的，仅 20%~40% 为有临床症状的。

扭曲子宫腔的黏膜下和腔内的平滑肌瘤最有可能导致月经过多，可能是因为扭曲子宫腔对相邻子宫内膜有直接影响。大的肌壁间平滑肌瘤有时会导致月经过多。然而，大多数肌壁间、浆膜下或子宫外表面有蒂的平滑肌瘤与 AUB 无关。

8.12　子宫腺肌病

子宫内膜侵入子宫肌层是一种良性病症。子宫显微镜检查显示子宫内膜深处的子宫内膜腺体和基质被肥厚和增生的子宫肌层包围。这种组织病理学诊断见于超过 60% 的子宫切除术标本。临床上，2/3 的子宫腺肌病患者会抱怨月经过量多和痛经，盆腔检查通常会发现子宫弥漫性增大和压痛。

有助于提示子宫腺肌病诊断的检查包括经阴道超声检查和磁共振成像。经阴道超声检查的敏感度接近 50%，MRI 的敏感度为 80%~100%。也许在未来，除了子宫切除术之外，还会有更有效的子宫腺肌病诊断和治疗方法。

8.13　子宫内膜息肉

子宫内膜息肉是子宫内膜突出到子宫腔的局部过度生长。这些息肉可能是宽基（无柄）的或有蒂的。子宫内膜息肉在绝经前和绝经后女性都很常见，至少有 20% 接受宫腔镜检查或子宫切除术的女性发现有子宫内膜息肉。子宫内膜息肉的发病率随着年龄的增长而稳步上升，在 50 岁左右发病率达到高峰，绝经后发病率逐渐下降。

研究表明，在主诉 AUB 的绝经前女性中有 5%~33% 发现患有子宫内膜息肉。子宫内膜息肉常见于长期无排卵出血史的患者，提示息肉可能是部分女性慢性无排卵的结果。子宫内膜息肉也可导致女性在排卵周期或周期激素治疗期间出现月经后点滴出血或流血。绝经前女性的子宫内膜息肉几乎都是良性的。然而，子宫内膜息肉的恶性风险随着年龄的增长而增加，一项研究称，65 岁以上女性子宫内膜息肉的恶性风险＞50%。

8.14　子宫内膜增生

子宫内膜增生不太可能导致 AUB。然而，

这种情况最常见于患有长期无排卵的 AUB 绝经前女性。子宫内膜增生本身并不构成健康风险，但它既是并发子宫内膜癌的先兆，也是子宫内膜癌的标志物，尤其是在有异型性子宫内膜增生的情况下。

8.15　子宫内膜癌

在评估患有 AUB 的围绝经期或绝经后女性的早期识别时，最重要的是识别子宫内膜癌。约 20% 的子宫内膜癌在绝经前被诊断出，5% 在 40 岁之前被诊断出。绝经后，约 10% 的 AUB 女性被发现患有子宫内膜癌，并且此后每 10 年发病率就会上升。

8.16　宫颈息肉

宫颈息肉是一种柔软的肉质生长物，起源于宫颈管的黏膜表面。它们通常有茎，并通过宫颈口突出，尽管有些可能是多发的。宫颈息肉的直径通常在 3~20mm，甚至会更大。

宫颈息肉在服用口服避孕药和慢性宫颈炎的女性中更常见，但病因尚不清楚。在显微镜下，宫颈息肉由被腺体黏膜包围的血管组成，并且可能部分或完全被复层鳞状上皮覆盖。一些宫颈息肉的结缔组织的核心可能相对纤维化。服用口服避孕药的女性的宫颈息肉通常表现出微腺体增生的症状。

宫颈息肉在性活跃女性中相对常见，但在月经初潮之前的女性中很少见。许多宫颈内息肉是无症状的，是在宫颈检查时偶然发现的。在某些情况下，宫颈息肉可能表现为月经间期和（或）性交后出血。

8.17　宫颈癌

性交后出血的女性有多达 17% 患有宫颈发育不良，4% 患有浸润性癌。在没有可见病变的情况下，巴氏涂片和阴道镜检查（如果有指征）是重要的诊断工具。在存在可见的宫颈病变时，

对病变进行活检以确认临床诊断至关重要。

8.18 与子宫病理学无关的异常子宫出血

许多女性会经历大量或不规则的月经出血，这不是由子宫的病理疾病引起的。无排卵出血是导致这种现象最常见的潜在原因之一。然而，还必须考虑其他与子宫病理不相关的原因，如外源性激素导致的出血和出血性疾病（表 8-3）。

8.19 外源性激素

激素治疗是 AUB 最常见的原因之一。具体来说，不规则出血是接受避孕治疗和激素替代治疗的女性最常见的症状，也是停用激素治疗最常见的原因。

8.20 激素避孕药

在美国，约有 1000 万女性使用如复方口服避孕药、孕激素丸、长效醋酸甲羟孕酮注射液、含孕激素的宫内节育器（intrauterine contraceptive device，IUD）、皮下左炔诺孕酮植入物、经皮联合激素贴剂和阴道环等方式避孕。AUB 除了是患者就诊初级保健和妇科的常见原因，还是避孕和随后意外妊娠的主要原因。

在使用复方口服避孕药的前 3 个月，多达 1/3 的女性会经历 AUB。对于绝大多数女性来说，最有效的治疗方法是让患者放心和继续观察。随着子宫适应新的荷尔蒙暴露方案，大多数女性每月的撤退性出血变得规律、痛经程度低于自然月经。

如果患者在服用激素避孕药期间异常出血持续 3 个月以上，则应排除其他常见原因。在一项年轻、性活跃的女性患者应排除性传播疾病因素的研究中发现，几乎 1/3 的服用口服避孕药的女性的异常出血与无症状沙眼衣原体感染有关。如果除激素治疗外没有发现其他原因，AUB 的治疗选择包括使用补充雌激素或改用具有不同

表 8-3	与妊娠或子宫病理无关的 AUB 的原因
外源性激素
激素避孕药
激素替代疗法
排卵缺陷
生理性少排卵
初潮前后
围绝经期
多囊卵巢综合征
高雄激素状态
先天性肾上腺增生，成年发病
库欣综合征
卵巢和肾上腺肿瘤
影响排卵的全身性疾病
甲状腺功能减退症
高催乳素血症
肾衰竭
肝病
子宫内膜萎缩
绝经
卵巢早衰
性腺功能减退症
外源性孕激素
高雄激素血症
凝血病
遗传性出血性疾病
血管性血友病
血小板功能和纤维蛋白溶解障碍
获得性出血异常
特发性血小板减少性紫癜
白血病
再生障碍性贫血
抗凝治疗

孕激素或更高雌激素含量的不同配方的口服避孕药。

与使用复方口服避孕药的女性相比，使用纯孕激素避孕药的女性持续 AUB 的风险更高。长期接触孕激素有时会导致"假性萎缩"的微观状况（参见 8.27）。当不能充分确定时，在出血发作期间补充雌激素有时是有用的。

8.21　排卵缺陷

排卵异常或无排卵是育龄期 AUB 患者的常见原因。对正常月经生理进行简要描述，有助于理解无排卵是 AUB 发生的根本原因。

8.22　正常月经（2）

正常排卵的女性子宫内膜每个月都会暴露于生理水平的雌二醇（50~250pg/ml），在每个周期的最后 14 天伴有孕酮（黄体中期孕酮＞12nmol/L）。结构稳定的子宫内膜经阴道超声测量，厚度为 5~20mm。

孕酮和雌激素下降导致子宫内膜出现撤退性出血，即月经。其发生机制为子宫内膜的大部分功能层被基质金属蛋白酶酶解，进而出现子宫内膜分解和均匀脱落。正常月经周期为每（28±7）天，经期持续时间为（4±2）天，出血量为（40±40）ml。止血是通过螺旋小动脉的血管收缩和正常凝血机制的共同作用来实现的。

8.23　稀发排卵和无排卵

稀发排卵及无排卵在未采取人工避孕的育龄期女性中很常见。排卵作为性成熟发育的过程，青少年通常为无排卵的月经周期，但偶尔也会出现具有临床意义的异常子宫出血。在围绝经期，对于许多女性来说，无排卵周期再次变得普遍。子宫内膜暴露于无拮抗的雌激素中，不仅会增加 AUB 的风险，还会增加子宫内膜增生和子宫内膜癌的风险。在此期间，通过治疗潜在病因，可能会出现偶发性排卵。

8.24　无排卵出血的机制

由于无排卵，子宫内膜缺乏排卵后的孕酮作用，会长期受雌激素作用，进而导致无排卵性 AUB。暴露于无拮抗的雌激素，子宫内膜会异常增厚且结构紊乱，结果出现不伴有血管收缩的子宫内膜部分脱落。

与暴露于无拮抗的雌激素相关的出血通常很严重。由于血液没有被子宫内膜酶溶解，血液凝块增多，导致许多女性月经来潮，以及出现子宫痉挛。患者也易由于长时间的出血而导致亚临床子宫内膜炎，这会进一步加剧出血，并且激素治疗通常无效。

8.25　多囊卵巢综合征

PCOS 是慢性无排卵最常见的原因，可表现为一系列症状。PCOS 是一种内分泌和代谢紊乱综合征，有 6%~10% 的育龄女性患有此症。如果发现没有潜在疾病的女性具有以下 3 个标准中的 2 个，则可诊断为 PCOS：①排卵少或无排卵；②高雄激素血症的临床表现和（或）生化证据；③多囊卵巢样改变。这些女性的循环雌激素水平在正常范围内，但无排卵。

PCOS 被认为是女性胰岛素抵抗引起的。目前可知，胰岛素抵抗通常是超重的结果。然而，只有 70% 的 PCOS 女性肥胖。约 75% 的 PCOS 超重女性会出现胰岛素抵抗，但＜40% 的非超重女性会出现胰岛素抵抗。

胰岛素抵抗导致 PCOS 的机制很有趣。胰岛素导致卵巢（主要是雄烯二酮和睾酮）和肾上腺（主要是脱氢表雄酮）内的雄激素产生增加。在卵巢中，胰岛素通过依赖 LH 的卵泡膜细胞和卵巢基质细胞增加雄激素的分泌。这些增加的雄激素导致多毛症，并可能导致 PCOS 患者体重增加。这些雄激素也可以在脂肪和肌肉外周芳香化为雌激素（主要是雌酮），作用于垂体，以增加 LH 的分泌，这反过来又会刺激卵巢及胰岛素分泌更多的雄激素。产生的正反馈循环被认为是导致许多 PCOS 病例的原因。这一解释的准确性得到以下观察结果的支持：在许多超重患者中，体重减轻或使用胰岛素增敏剂（如二甲双胍）将同时改善胰岛素抵抗并恢复正常排卵周期。

8.26 类似于多囊卵巢综合征的全身性疾病

一些排卵少或无排卵的患者可能有潜在的全身性疾病，这使得其很难在临床上与 PCOS 进行区分。尽管可以通过适当的检查检测到某些疾病，但并非所有这些全身性疾病可以通过治疗使症状完全消失。

导致与 PCOS 相同的体征和症状的病症可分为两组。一组包括引起高雄激素血症的疾病，这反过来又会干扰排卵，并导致与 PCOS 相同的临床表现，如成年人发病的先天性肾上腺增生、库欣综合征，以及分泌雄激素的卵巢或肾上腺肿瘤。当 PCOS 症状与月经初潮同时出现时，应怀疑成年人发病的先天性肾上腺增生。当以前月经周期正常的女性迅速出现高雄激素血症和排卵功能障碍时，应怀疑库欣病和分泌雄激素的肿瘤。

另一组包括任何可以干扰排卵的全身性疾病。甲状腺功能减退症和高催乳素血症都是相对常见的疾病，除了干扰排卵以外没有其他症状。简单的血液检查可以在 PCOS 的初始评估中筛查这些情况。此外，任何严重的全身性疾病都可能会干扰排卵——最明显的是肾衰竭和慢性肝病。这些全身性疾病也会影响凝血功能。然而，有严重全身性疾病的患者除了有排卵功能障碍和 AUB，通常还表现出其他明显的症状。

8.27 子宫内膜萎缩

任何原因引起的子宫内膜萎缩都可能导致 AUB，这种异常出血通常为点状出血。这种异常出血与子宫内膜癌的最早症状无法区分，因此必须对围绝经期和绝经期女性仔细鉴别。

低雌激素血症最常见于手术后或自然更年期患者。虽然自然绝经发生的平均年龄为 51 岁，但 2% 的女性在 40 岁之前过早绝经。低雌激素血症又称低促性腺激素性腺功能减退症，发生在卵巢正常但由于垂体或下丘脑病变而缺乏性腺激素刺激的女性中。发生这种情况的原因包括下丘脑性闭经，并且通常继发于神经性厌食症、重复或长期剧烈运动或饥饿等情况，以及相对少见的垂体功能衰竭。低雌激素血症也可继发于高催乳素血症。

在组织学上，低雌激素血症会导致子宫内膜腺体和间质萎缩。在致密的基质中可以看到稀疏的小腺体。经阴道超声检查结果是子宫内膜变薄，厚度 <5mm。

长期暴露于外源性孕激素，无论是否含有雌激素，都会导致子宫内膜萎缩。长期使用复方口服避孕药会导致腺体发育不良，腺体由单层低柱状细胞至立方状细胞排列。腺体分泌变化很小，但存在基质蜕膜化，导致小的不活动腺体和蜕膜化基质之间不一致。腺体内常存在大量颗粒淋巴细胞。仅用孕激素避孕会导致子宫内膜萎缩，腺体稀疏、狭窄，腺体排列在梭形细胞间质的扁平上皮内，没有蜕膜反应。患有高雄激素血症的女性会出现类似的临床表现和组织学表现。

8.28 凝血障碍

导致月经过多的原因可能是先天性的，也可能是后天性的。这些因素可能会干扰正常的凝血机制。

8.29 遗传性出血性疾病

血管性血友病，以及较不常见的血小板功能障碍及纤维蛋白溶解疾病的特征是月经初潮时出血过多，通常是有规律的。多达 20% 的因月经过多导致贫血或住院的青少年患者患有出血性疾病，因此应进行凝血功能障碍评估。然而，重要的是要记住，这个年龄段的大多数 AUB 患者可能是由于无排卵。

最常见的出血性疾病是血管性血友病，患病率为 1%~2%。血管性血友病因子的遗传性缺陷（或异常）导致血小板黏附减少，血管性血友病因子与血小板相互作用形成血小板栓。然后在血小板栓上形成纤维蛋白凝块。血管性血友病主要分为 3 种类型。超过 70% 的病例是轻型（1 型），其特征是蛋白质含量绝对减少。导致子宫出血异常因素尚不清楚。绝大多数患有这种疾病的女性会出现 AUB，特别是月经过多。成年人患这种疾病的概率在 7%~20%。其他遗传性出血性疾病包括血小板减少症和罕见的凝血因子缺乏症（如因子 I、II、V、VII、X、XI、XIII）。

8.30　获得性出血性疾病

新出现的月经量过多，以及激素治疗无效，可能与获得性出血性疾病相关。此类疾病包括特发性血小板减少性紫癜（idiopathic thrombocytopenia purpura，ITP）及影响血小板生成的血液系统疾病（如白血病）及其他全身性疾病（如败血症和肝脏疾病）也可导致获得性凝血功能障碍，从而导致出血。

8.31　抗凝治疗

对于服用华法林或肝素等抗凝剂治疗的女性，出血过多很少会成为一个重大问题。幸运的是，大多数服用抗凝剂的女性没有 AUB，但 AUB 是抗凝剂治疗的不良反应。服用抗凝剂的女性患者发生危及生命的生殖器出血的情况很少见，但可能会出现急性子宫切除。

8.32　异常子宫出血的临床评价

AUB 的检查应根据患者的临床表现量身定制，重要的是，应考虑患者的年龄。同时，临床医师必须了解发生 AUB 的常见原因，这些原因可能在临床上并不明显，但必须进行排除。

要记住的重要一点是 AUB 的发生可能有多个原因。有时，细微的合并症，如子宫内膜炎，会使单因素治疗无效。在其他女性患者中，慢性无排卵的明显原因可能与子宫内膜增生和（或）癌症有关。仔细评估患者是否有多种原因同时发生的 AUB 很重要。

8.33　病史

详细的病史是确定适当诊断方法最重要的因素。问诊应包括患者的月经模式和情况、近期出血的程度、性生活和避孕情况。应重点询问患者的妊娠症状、感染情况、体毛变化情况、出血过多情况和全身性疾病等问题。当前的药物治疗方案和关于先前巴氏涂片的信息也很重要。系统检查应包括全身性疾病的症状，如体重增加或减少、腹部肿胀、嗜睡和乳头溢液。

8.34　妊娠

确定育龄女性患者是否存在妊娠体征和症状很重要。了解目前的避孕方法和过去的妊娠史也很重要。

8.35　出血的特征

仔细评估患者是否有多种原因同时发生的 AUB 很重要。排除妊娠后，确定出血量和出血特征也很重要。仔细、逐步回顾性询问通常会清楚地了解前几天、几个月甚至几年的出血模式。在出血的非紧急情况下，使用预期的月经日历记录问题及对治疗的反应是一种极好的方法。确定首次注意到出血问题的时间十分重要，因为初潮开始的月经过多可能提示临床医师存在潜在出血性疾病。

出血量可能是最难推断的，因为正常或大量的月经出血可能是非常主观的。出于研究目的，月经过多可以定义为通过碱性血红素法测量连续 3 次的月经，每个月的失血量 >80ml。不幸的是，这种评估既不符合成本效益，也不容易获得。

对于患有月经过多的青少年，确定手术、牙科相关或产科期间是否有过多出血史很重要，因为这些因素已被发现可以用于预测是否患有血管性血友病。有趣的是，在同一项研究中，鼻出血和容易瘀伤不是明显的症状。

8.36 体格检查

体格检查旨在检查妇科和全身性疾病。应特别注意记录多毛症、痤疮或其他雄激素过多的迹象及溢乳的存在。

盆腔检查应从窥器检查开始，以检查子宫颈是否有息肉、感染迹象或炎症。双合诊对于确定子宫大小、附件肿块及任何压痛的存在和特征很重要。

8.37 实验室检查

实验室评估是所有 AUB 患者初始评估的重要内容（表 8-4）。然而，与其在第一次就诊时就安排所有可能的检查，不如根据情况逐步进行实验室检查（图 8-1）。

对于所有患有 AUB 的育龄女性患者，最重要的检查是妊娠 β-hCG 测试。对于所有情况，除了最微不足道的出血，CBC（包括血小板）检查对于严重的贫血和血小板生成或存活障碍很重要。除非因大量出血而排除 AUB，否则应根据当前的筛查指南对任何近期未进行过筛查的女性进行巴氏涂片检查。对于有明显少排卵或无排卵的患者，TSH 和催乳素检查将检测到可能以 AUB 为最早症状的垂体功能障碍。宫颈和子宫感染很常见，因此淋病和衣原体检查对有月经间期少量出血的女性及任何有感染风险的女性有帮助。

几种特殊类型的患者可能需要额外的辅助检查，如有明显 AUB 的超重患者患 2 型糖尿病的风险增加。几位学者推荐将 HbA1c 作为一种很好的糖尿病筛查指标。有多毛症或其他雄激素过多证据的患者应检测总睾酮和脱氢表雄酮水平，以筛查卵巢和肾上腺恶性肿瘤。所有 40 岁以上的女性应在排除妊娠后进行子宫内膜活检，以筛查子宫内膜增生或癌症。

PCOS 和成年人先天性肾上腺增生症有时可能无法通过临床表现进行区分，因为这两种疾病的特征通常都是多毛症、痤疮、月经异常和不孕症。不幸的是，没有针对这种最常由 21-羟化酶

表 8-4　AUB 的实验室检查
所有患者
妊娠测试
全血细胞计数（包括血小板）
巴氏涂片
淋病和衣原体的宫颈检查
无排卵
促甲状腺激素
泌乳素
肥胖
2 型糖尿病筛查：HbA1c
多毛症
睾酮
DHEA-S
>40 岁
子宫内膜活检
新发重度月经出血
凝血酶原时间
活化部分凝血活酶时间
出血时间
自初潮以来月经大量出血
以上检查均有
血清铁，血清肌酐
因子Ⅶ水平
vWF 抗原
瑞斯托菌素辅因子
血小板聚集试验
如果以上是否定的，考虑
因子Ⅺ水平
优球蛋白溶解时间

或 11β-羟化酶缺乏引起的异源性疾病有鉴定意义的筛查试验。如果排卵功能障碍和雄激素过多的迹象开始于青春期，则应对此类女性患者进行适当调查。

8.38 凝血功能障碍

新发的明显月经过多的患者应通过凝血酶原时间、活化部分凝血活酶时间和出血时间评估出血性疾病。任何自初潮以来有月经过多病史的患

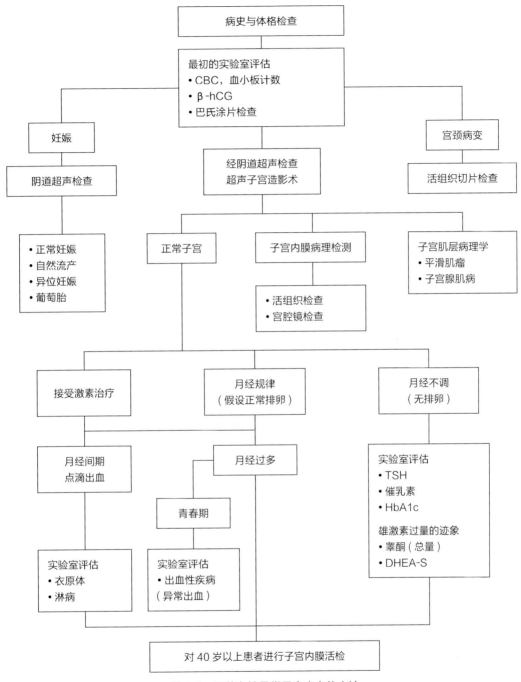

图 8-1　评估女性异常子宫出血的方法

者，尤其是有手术或牙龈出血或产后出血病史的患者，都应评估是否有遗传性出血性疾病。这些检查包括血管性血友病的特定检查，如血管性血友病因子抗原、血管性血友病因子功能活性（瑞斯托菌素辅因子活性）和有遗传性出血性疾病因子Ⅷ水平。这些水平可能会波动，因此如果临床高度怀疑，应重复这些检查。O 型血女性的 vWF 水平比其他血型的女性低 25%，因此应根据检查结果调整正常范围。而血小板聚集试验可能还需要进一步的研究。如果这些研究结果是阴性的，可以评估凝血因子XI水平和优球蛋白溶解时间。

8.39 恶性肿瘤和癌前病变

8.39.1 内膜活检

40 岁至更年期的女性的 AUB 通常可归因于无排卵性出血，这是卵巢功能下降的正常生理反应。然而，子宫内膜增生和癌症的风险随着年龄的增长而增加。出于这个原因，一旦排除妊娠，所有年龄 ≥ 45 岁的女性都应进行子宫内膜活检。建议所有年龄 < 45 岁且有持续 AUB、无拮抗雌激素的暴露史或医疗管理失败的女性也应进行子宫内膜活检。

8.39.2 影像学和宫腔镜检查

在过去的 20 年，我们对子宫腔和附件的可视化能力明显提高。过去除了双合诊外，唯一可用的可视方法是 HSG、宫颈扩张术和刮宫术。尽管与 HSG 相关的辐射暴露和不适症状都被认为是可以接受的，但 HSG 只能有效地识别明显的子宫腔异常。小于 1cm 的病灶经常被遗漏。同样，以前盲目的宫颈扩张术和刮宫术只能让操作者最粗略地了解子宫腔的深度和轮廓。子宫切除时的宫内检查结果通常出人意料。双合诊检查困难的肥胖患者行开腹手术时出现意外的卵巢肿块是很常见的。

8.39.3 经阴道超声检查

如今应用经阴道超声检查和子宫超声检查后，在手术中有意外发现的情况很少发生。经阴道超声检查已成为评估 AUB 的重要方法。经阴道超声检查可以准确确定子宫的大小和构造，并揭示可触及和不可触及的附件肿块的性质。在手术前了解平滑肌瘤的大小和位置，以及卵巢肿块恶性的可能性，这些是非常宝贵的。一旦排除妊娠，超声子宫造影可用于准确显示大多数宫内异常。准确评估子宫腔对于 AUB 的评估和治疗至关重要。在进行经阴道超声检查的同时将无菌生理盐水注入子宫，可能会给患者带来轻微的不适。当宫腔被生理盐水扩张时，可以清楚地看到小至 3mm 的腔内病变（如息肉、肌瘤、癌症）（图 8-2）。

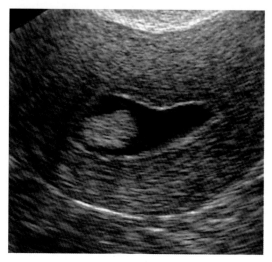

图 8-2　子宫超声检查所示的子宫内膜息肉

8.39.4 宫腔镜检查

宫腔镜检查是另一种很好的门诊观察子宫腔的方法。不适感和风险比宫腔超声检查要大一些，而且当存在宫颈狭窄或宫颈难以观察的情况时，宫腔镜检查可能会很困难。然而，描述病变的彩色照片对患者来说非常有用。

8.40 与妊娠或子宫病理学无关的异常子宫出血的管理

在超过一半的 AUB 患者中，病因将被确定为与妊娠或潜在的子宫病理无关。这些病例的治疗包括管理潜在的全身性疾病或合并症，并在必要时用外源性激素治疗子宫内膜。例如，在甲状腺功能减退症患者中，在大多数情况下，通过甲状腺激素替代恢复正常的甲状腺状态将恢复正常的排卵功能。同样地，治疗基础疾病，如高泌乳素血症、PCOS，或其他内分泌功能障碍性疾病，如肾上腺酶缺乏症，可能会恢复正常的月经周期。

8.41　无排卵出血

对于严重的急性无排卵出血，初始治疗的重点是通过实现子宫内膜的快速结构稳定来紧急止血。子宫内膜稳定后，没有生育要求的女性的长期治疗目标应包括定期促进同步子宫内膜脱落或通过外源性激素给药实现闭经。这种方法应该可以防止需要紧急评估和管理的大量出血的后续事件。

8.42　血流动力学稳定和初步评估

虽然继发于 AUB 的失血性休克很少见，但许多患者会出现血红蛋白水平极低和有症状的贫血。健康的育龄妇女通常可以在生理上对严重贫血进行补偿，因此症状很少。相比之下，老年女性，尤其是那些患有潜在心血管疾病的女性，可能会出现严重的子宫出血症状。血流动力学不稳定患者的初始管理包括静脉补液和血液制品置换。

血流动力学稳定后，应进行妊娠检查或解剖病理学检查。应进行相关的实验室检查，如 CBC 和定量的 β-hCG。经阴道超声检查是评估潜在解剖病理学存在的重要初始诊断工具。然而，在急性出血的情况下，将子宫内病变（如平滑肌瘤或息肉）与凝块区分开来可能很困难。如下所述，激素治疗可减少子宫出血。子宫内膜评估是许多女性评估的重要组成部分，取决于年龄，以及子宫内膜增生和恶性肿瘤的风险因素，但评估时间可以适当推迟至进行医疗管理后患者出血减少后。因此，在进行组织学取样之前不必推迟激素治疗。

8.43　诊断性刮宫术

在出现大量、危及生命的无排卵性子宫出血的情况时，诊断性刮宫术是一种快速减少出血和评估子宫内膜病理的方法。诊断性刮宫术作为 AUB 管理的手术方法，缺点包括麻醉风险，这取决于个体患者的潜在医疗条件，以及手术风险。

诊断性刮宫术没有长期的治疗效果，因此长期治疗必须在术后开始。在大多数 AUB 病例中，医疗管理可以安全地用作一线治疗。

8.44　静脉注射雌激素治疗

在没有需要手术干预的危及生命的出血的情况下，AUB 最初应通过激素治疗进行管理。历史上，一线治疗包括静脉注射结合雌激素，每 4 小时 25mg，出血停止或持续给药 24 小时后停药。鉴于这种疗法通常出现恶心等不良反应，应同时给予静脉或口服止吐药。对雌激素治疗无反应的患者可能需要宫颈扩张和刮宫术，如上所述。

鉴于无排卵性出血的病理生理学，即长时间暴露于无对抗的雌激素，用雌激素治疗似乎自相矛盾。通过模拟毛细血管水平的凝血和促进血管收缩，雌激素可急剧减少，以及减少出现与内膜不同步脱落相关的子宫出血的现象。

8.45　口服大剂量联合激素疗法

对于严重的非急性出血或出血已减少至与月经过多或更少一致的水平时，可以开始口服避孕疗法，这种方案可用于不需要住院的门诊就诊的大出血女性。与静脉注射雌激素一样，恶心是常见的不良反应，应口服镇吐药以优化依从性。

8.46　心血管疾病或静脉血栓形成风险增加的女性

对于心血管疾病、静脉或动脉血栓栓塞形成风险增加的女性，含雌激素的口服避孕药可能是相对禁忌证或绝对禁忌证。这些禁忌证包括有血栓栓塞病史的女性和有血栓栓塞其他危险因素（如吸烟、高血压、糖尿病）的 35 岁以上女性。尽管尚未发表对这些患者使用短期、高剂量静脉内或口服雌激素的研究报道，但至少有 1 例静脉治疗导致致命性肺血栓栓塞的报道。当然，只有在获益大于风险的情况下，才应在急性情况下对这些患者使用大剂量雌激素治疗。避孕的医学合格标准为在各种医学合并症的情况下使用激素药物提供了循证指南，可以作为高危患者管理的重要参考，尤其是在考虑长期治疗方案时。

8.47 患有凝血病的女性

继发于血管性血友病的月经过多的女性可以通过长期口服避孕药成功治疗。血液学家用于治疗急性发作的药物还包括醋酸去氨加压素、抗纤维蛋白溶解剂和血源性血管性血友病因子浓缩物。

8.48 AUB 的长期治疗

AUB 最合适的长期管理方案取决于 AUB 的潜在病因及患者的生育需求。不希望妊娠的女性可以联合口服避孕药或其他激素疗法，如周期使用孕激素或含孕激素的宫内节育器。此外，使用氨甲环酸（一种抗纤维蛋白溶解剂）进行非激素治疗可能也是一种治疗选择。对于希望妊娠的无排卵女性，促排卵通常是最合适的治疗方法。子宫内膜同步和亚临床子宫内膜炎是 2 个重要的考虑因素，因为它们可能有助于优化 AUB 的医疗管理模式。

8.49 子宫内膜同步

对于慢性不规则出血女性，在开始周期性使用激素之前使子宫内膜同步可能是有用的一步，因为同步可以减少后续治疗中遇到的突破性出血。同步方法有 2 种，即使用强效孕激素或口服避孕药。醋酸甲羟孕酮，每天 10mg，持续 14 天，通常会在用药 2~3 天后改善出血事件，并在撤退性出血前使子宫内膜变薄。应告知患者，在停用甲羟孕酮后 1~2 天，她们可能会出现中度大量出血。应在撤退性出血后的第 5 天开始服用口服避孕药。或者，对于出现大量长期出血的女性，可以使用口服避孕药逐渐减量的疗法（表 8-5）。

表 8-5　使用低剂量（30 μg 乙炔雌二醇）单相口服避孕药治疗 AUB 的"锥形"口服避孕方案

天数（天）	频率
1~2	每天 4 次，每次一粒
3~4	每天 3 次，每次一粒
5~19	每天一粒
20~25	期待月经
26	以标准剂量开始口服避孕药

8.50 亚临床子宫内膜炎的抗生素治疗

虽然很少有研究显示亚临床子宫内膜炎对 AUB 临床表现的影响，但越来越多的文献支持这些临床诊断之间的关系。最近的一项研究表明，慢性子宫内膜炎是对 AUB 女性进行子宫内膜活检时最常见的组织学发现。另一项研究显示，81% 的有不规则出血或有阴道分泌物异常患者的子宫内膜培养结果为 Mobiluncus 阳性，甲硝唑治疗解决了不规则出血症状。在一项针对不规则出血或子宫肌瘤进行的 100 例子宫切除术的研究中，发现有 25% 的子宫内膜腔内含有微生物，如阴道加德纳菌、肠杆菌和无乳链球菌。此外，一项针对服用口服避孕药时出现异常出血的大学年龄段女性的研究，发现有 29% 的女性有衣原体感染。

这些研究表明，亚临床子宫内膜炎可能会影响 AUB 的临床表现。因此，当明显的无排卵 AUB 对激素治疗的标准医疗管理没有效果时，亚临床子宫内膜炎可能是一种需要解决的共存疾病。对常见病原体（衣原体和淋球菌）进行宫颈评估，然后进行适当的抗生素治疗很重要。对于培养结果呈阴性且对周期性激素治疗无效果的女性，可以考虑使用广谱抗生素（如甲硝唑或头孢菌素）进行经验性治疗。然而，迄今为止，尚无评估临床子宫内膜炎治疗对 AUB 结果影响的前瞻性试验。

8.51 排卵诱导

对于希望生育的女性来说，恢复排卵至关重要。治疗任何导致无排卵的潜在疾病可能会实现规律的排卵周期。例如，对于高催乳素血症患者，使用多巴胺激动剂使催乳素水平正常化通常会导致排卵和妊娠。就 PCOS 而言，最近的研究表明，胰岛素增敏剂，如二甲双胍，可以促进排卵（详见本章相关内容）。然而，最近的一项随机临床试验并未证明在枸橼酸氯米芬中加入二甲双胍可改善活产率。

在等待全身治疗恢复排卵和正常月经期间，应考虑每月使用口服孕激素诱导撤退性出血，以避免持续 AUB。对于未使用复方口服避孕药的女性，使用微粒化孕酮（每天 200~300mg，持续 14 天）将导致合理的撤退性出血，并且在发生妊娠时是安全的。对于全身治疗后不能恢复排卵的患者，应考虑使用枸橼酸氯米芬或注射药物以诱导排卵（详见第 7 章）。

8.52 口服避孕药

几十年来，复方口服避孕药一直是治疗 AUB 的一线疗法，研究表明复方口服避孕药可缩短经期，以及减少月经量及痛经。此外，延长连续服用避孕药的天数和减少每年的月经次数可能会进一步减少与月经有关的症状。与标准的每月周期方案相比，延长周期方案增加了点滴出血和突破性出血的风险，但风险通常会随着时间的推移而降低。

8.53 孕激素

孕激素是 AUB 长期管理的另一种选择。在每个周期的第 15~26 天每天服用孕激素，如 10mg 甲羟孕酮或 300mg 微粉化孕酮，将调节无排卵患者的月经。循环孕激素疗法代表了一种安全有效的 AUB 管理方法，并且没有与口服雌激素相关的不良反应或风险。此外，循环孕激素疗法可预防子宫内膜增生和癌症。孕激素治疗的不良反应包括情绪变化或抑郁、恶心、乳房胀痛和腹胀。与 NSAID、氨甲环酸或释放孕酮的宫内节育系统相比，黄体期孕激素治疗已被证明对排卵性 AUB（月经过多）的疗效较差。

8.54 含左炔诺孕酮的宫内节育器

含左炔诺孕酮的宫内节育器（IUD，曼月乐）虽然最初是为了避孕而开发的，但却是治疗月经过多和痛经的一种高效方法。左炔诺孕酮局部释放到子宫腔内会抑制子宫内膜的生长，并且已被证明可以减少多达 97% 的月经失血量。虽然许多女性在使用前 6 个月会出现不规则出血或月经间期出血，但约 50% 的女性会在使用后 24 个月出现闭经。大多数孕激素虽然在子宫局部起作用，但可以在 IUD 使用者的体循环中检测到左炔诺孕酮。因此，可能会出现其他不良反应，如多毛症、痤疮、体重变化、恶心、头痛、情绪变化和乳房胀痛。尽管含左炔诺孕酮的 IUD 的初始成本可能高于其他医疗选择，但它们为 AUB 提供了极具成本效益的长期治疗。

8.55 GnRH 类似物

使用 GnRH 激动剂会导致垂体下调、低雌激素血症和月经完全停止。在抑制下丘脑 - 垂体 - 卵巢轴之前，GnRH 激动剂最初会增加卵巢刺激，这种刺激称为"激发作用"。GnRH 拮抗剂可避免这种刺激，但近几年才开始使用，它们的临床效用仍有待确定。雌激素缺乏最明显的症状是潮热、情绪改变和骨质流失，都是使用 GnRH 类似物引起的。这些不良反应可以通过每天口服 5mg 炔诺酮的"反向"疗法来避免。虽然 GnRH 类似物在 AUB 的初始管理中发挥重要作用，但由于费用高昂和不良反应多，它们很少用于长期治疗。

8.56 氨甲环酸

氨甲环酸是一种抗纤维蛋白溶解剂，是治疗

AUB 的新兴疗法。最近的 Cochrane 分析证实了氨甲环酸治疗月经过多的疗效和患者耐受性，在欧洲，这种药物已成为月经过多女性的首选治疗药物。最近，美国 FDA 批准了氨甲环酸用于治疗月经过多。该疗法以 1300mg 的剂量口服给药，从月经来潮开始，每天 3 次，持续 5 天。迄今为止，研究尚未确定该药物可导致静脉或动脉血栓栓塞风险增加。然而，氨甲环酸不应与复方口服避孕药同时使用，也不可应用于血栓栓塞风险增加的女性。

8.57 非甾体抗炎药

前列腺素明显影响子宫内膜止血，通过抑制前列腺素合成，非甾体抗炎药（NSAID）有助于减少月经失血量。NSAID 可以减少 20%~40% 的月经失血量。虽然萘普生是研究最广泛的一类 NSAID，但该类药物中没有任何一种药物为 AUB 提供明显优势。此外，痛经通常出现在 AUB 患者中，NSAID 是治疗痛经的有效药物。

8.58 手术治疗

对于药物治疗无效且不想生育的 AUB 女性患者，应考虑手术治疗，如子宫内膜或子宫切除术。子宫内膜消融术是一种微创外科手术，已被证明在短期内比子宫切除术具有更低的复发率、更短的恢复期和更高的成本效益。但重要的是，子宫内膜消融不是可靠的避孕措施，并且消融后妊娠的患者会出现不良妊娠结局，如未足月胎膜早破或胎盘异常的风险明显增加。因此，必须采取可靠的避孕措施并考虑永久绝育。

对于一些治疗失败的 AUB 女性患者来说，子宫切除术仍然是一个合理的选择。多达 20% 的最初接受子宫内膜消融术的女性在 5 年内需要进行子宫切除术。一些研究表明，最初接受子宫内膜切除术的女性比子宫内膜消融术满意度更高。

（邓 立 译，孙 燕 校）

James H. Liu and Francisco Arredondo

第 9 章

绝　经

9.1　引言

自然绝经发生在 45~55 岁,工业化国家女性自然绝经的中位数年龄为 51 岁。已有证据表明,在社会经济和营养水平较低的欠发达国家,绝经发生的时间更早。这种绝经年龄差异化支持了一个假说,即绝经不仅与遗传有关,还是一个反映社会寿命的生物学标记。

20 世纪在医学方面取得了重大的医学和技术进步,在某种程度上,由于生活水平的不断提高,预期寿命也不断增加。在一些国家,仅在过去 100 年,预期寿命就增加超过了 40 岁。美国女性出生时的预期寿命为 80.4 岁,比男性高 5 年。

基于这种人口特征演变的结果,很大一部分女性将在绝经后度过她们生命的 1/3 以上的时间。1950 年,全世界 50 岁以上的女性有 2.2 亿人。这些女性中有 50% 以上生活在所谓的发达国家(1.12 亿人)。1990 年,全球 50 岁的女性有 4.67 亿人,预计到 2030 年将接近 12 亿人。这些绝经期女性中有约 3/4 生活在发展中国家(总计 9.12 亿人)。美国人口调查局在 1990 年计算出美国 50 岁以上的女性有 3550 万人,到 1997 年,美国绝经期人口几乎占美国女性总人口的 30%。据估计每天有 6000 名美国女性进入绝经期。到 2020 年,美国 55 岁以上的绝经期人口预计将达到 4600 万(注:原著出版时间为 2017 年)。

这些人口变化将反映某些国家的“倒金字塔”现象。在这种情况下,老年人口与非老年人口的比例将发生明显改变,这种改变对维持生产力和消费之间的经济平衡是极大的挑战。对于卫生人员及卫生政策决策者来说,由于这些原因,了解绝经期的生理特征、相关疾病及其对社会的全面影响至关重要。本章将对生殖衰老的不同阶段进行展望,回顾绝经的生理基础及其各自的体征和症状,强调绝经的长期风险,回顾循证医学治疗方案,并讨论绝经期间的生活方式和替代管理方法。

■ 临床案例

患者,女,51 岁。向医师咨询她绝经期的症状。她已经有 1 年没有来月经。她会出现潮热、盗汗、失眠、疲劳及生活质量整体下降。她没有医疗问题,也没有任何家族或个人癌症病史。她的母亲在 70 岁时被诊断患有骨质疏松症,她的父亲在 74 岁时死于心脏病。她的 BMI 为 28,除了正在服用他汀类药物治疗高胆固醇以外,她没有服用其他药物。她向医师咨询激素替代疗法,以及其改善症状和降低患心脏病风险的效力。

9.2　生殖衰老阶段

直到最近,还缺乏针对女性生殖衰老不同阶段的相关有组织的命名系统。考虑到这一点,生殖衰老分期研究组(the Stages of Reproductive Aging Workshop,STRAW)于 2001 年 7 月 23~24 日在犹他州帕克城举行会议,并在 10 年后更新分期系统(图 9-1)。

从概念上讲,女性的成年时期可分为 3 个主要时期:生育期、绝经过渡期和绝经后期。如图

最后的月经周期
（FMP）

分期	-5	-4	-3	-2	-1	0	+1	+2
术语	生殖期			绝经过渡期		绝经后期		
	早期	高峰期	晚期	早期	晚期*	早期*		晚期
				围绝经期				
持续时间	不同			不同		ⓐ 1年	ⓑ 4年	直至死亡
月经周期	不规律至规律	规律		不规律（较正常月经周期>7天）	≥2个月经周期和闭经（≥60天）	闭经12个月	无	
内分泌	FSH 正常		↑ FSH	↑ FSH		↑ FSH		

图 9-1 STRAW+10 分期系统

* 最有可能以血管舒缩症状为特征的阶段；　↑ = 升高

经许可，转载自 Harlow SD, Gass M, Hall J, et al,2012.Executive summary of stages of reproductive aging workshop +10: addressing the unfinished agenda of staging reproductive aging.Menopause, 19(4): 387−395

9-1 所述，分期系统的定位点是末次月经期（the final menstrual period，FMP），即阶段。出于临床研究的目的，在这个定位点之前有 5 个阶段，之后有 2 个阶段，阶段 -5 至阶段 -3 为生殖期；阶段 -2 和阶段 -1 为绝经过渡期；阶段 +1 和阶段 +2 为绝经后期。

STRAW 研究组最具体的成就之一是对各个生理过程设置了清晰且具体的命名法，而这些命名法以前在文献中模糊不清。STRAW 研究组的学者们认识到这是一个不断发展的领域，这些概念会随着知识的进步而发生改变。

9.3 绝经过渡期

阶段 -2（早期）和阶段 -1（晚期）为绝经过渡期，是根据月经周期和内分泌变化来定义的。绝经过渡从单纯 FSH 升高的女性的月经周期长度变化开始，并以最后一次月经(FMP)结束(直到闭经 12 个月后才能被识别)。对于大多数处于这些阶段的女性，第 3 天卵泡期 FSH 水平是可变的，抗米勒管激素（AMH）水平和窦卵泡计数较低。

9.4 绝经期

绝经期包括阶段 +1（早期）和阶段 +2（晚期）。早期绝经定义为 FMP 后 5~6 年。参加研究的人员认为这个间隔是合理的，因为它包括卵巢激素功能进一步减弱到永久性低水平及骨质加速流失的阶段。阶段 +1 进一步细分为"a"段，即 FMP 后的前 12 个月，以及"b"段和"c"段，即接下来的 1~5 年。阶段 +2 有一个明确的开始时间，但其持续时间各不相同，因为它以死亡为结束。随着女性的寿命延长，积累的信息越来越多，可能需要进一步划分。

9.5 围绝经期

围绝经期的字面意思是"绝经的前后时期"。它从阶段 -2 开始，在 FMP 后 12 个月结束。"更年期"是一个流行但模糊的术语，笔者建议作为围绝经期的同义词来使用。一般来说，围绝经期和更年期这两个词只应用于患者和非专业媒体，而不应用于科学论文中。

9.6　绝经的生理学和病理生理学

女性性腺中原始卵泡的数量在出生前就已预先确定了，并随着年龄的增长而逐渐减少，直到无法提供足够的成熟卵泡来维持月经周期。生殖细胞计数的峰值出现在妊娠 20 周时，随着出生和青春期时数量逐渐减少。学者们以连续 3 个发育阶段的卵泡数变化为基础，通过 52 名正常女性卵巢组织学获得卵泡计数，建立了一个数学模型来阐述人类 19~50 岁的卵巢中卵泡生长和凋亡（闭锁）情况。虽然卵母细胞的数量在女性的一生中不断减少，但似乎在 38 岁时出现了一个转变，此后随着年龄的增长，卵泡丢失的速度明显增快。因此，19 岁时约有卵泡 30 万个，但 50 岁时估计还有卵泡 1500 个。卵泡丢失似乎是卵巢功能衰竭、绝经及向中年过渡的原因。

最近，Tilly 及其同事修改了上述说法，他们在小鼠模型中观察到，在出生后的哺乳类动物卵巢中有一个生殖细胞群可以增殖和维持卵母细胞和原始卵泡的发育。此外，在化疗诱导的卵巢功能衰竭小鼠模型中，Tilly 的团队证明骨髓移植与新的未成熟卵母细胞群有关。综上所述，这些新的观察结果表明卵母细胞闭锁的控制机制可能会被修改。

9.7　绝经的年龄

美国健康女性的绝经年龄为 50~52 岁。这个数据来源于一项与回忆偏差相关的横断面研究，并且已在一项针对中年女性的大型前瞻性队列研究中得到证实。美国全国妇女健康研究（the study of Women's Health Across the Nation，SWAN）对非洲裔美国女性（$n=916$）和白种女性（$n=1533$）、中国女性（$n=248$）、西班牙裔女性（$n=277$）和日本女性（$n=279$）从绝经前到末次月经进行了研究，发现绝经中位年龄为 52.54 岁，这 5 类女性人群的绝经中位年龄相似。

在世界其他地区，基于人口普查的结果显示女性绝经年龄与 SWAN 结果相比则较早。例如，在一项对 742 名阿拉伯联合酋长国女性的调查中，绝经中位年龄为 48 岁。在印度的某些地区，如喜马偕尔邦（Himachal Pradesh），来自 500 名绝经后妇女的数据统计显示，绝经的平均开始年龄可低至 43.5 岁。

9.8　影响绝经的因素

表 9-1 记录了与绝经提前相关的几个因素。在这些因素中，吸烟是与绝经提前相关的最常见的环境因素。然而，吸烟的持续时间和强度对绝经年龄的影响尚不确定。Midgette 等学者对 14 项研究进行回顾性分析后得出结论，即在 44~55 岁的女性中，与不吸烟者相比，吸烟者绝经提前的风险增加了约 1 倍。然而，在 2004 年，van Asselt 等对来自荷兰的 5544 名女性进行队列研究，评估了吸烟持续时间和强度对绝经年龄的影响，并校正了相关变量的时间年龄依赖性。在建模之后，他们得出的结论与之前的研究一致，即吸烟会提前绝经的年龄。然而，绝经年龄的提早似乎不依赖于吸烟持续时间，而且吸烟可能只在绝经期前后产生影响。换句话说，围绝经期吸烟的数量显然比吸烟史更重要，是吸烟女性绝经期提前的罪魁祸首。

表 9-1　绝经提前的相关因素
吸烟
遗传因素
提早绝经的家族史
盆腔手术
经腹全子宫切除术
单侧卵巢切除术
卵巢囊肿剥除术
代谢因素
1 型糖尿病
进食半乳糖
半乳糖 -1- 磷酸盐转移酶缺乏
排卵方式
未生育
月经周期短
未使用避孕药物

接受经腹全子宫切除术治疗的女性显示有提前绝经的风险，同时进行单侧卵巢切除术或卵巢囊肿切除剥除术与绝经期提前有关。然而，既往做过输卵管结扎术对绝经期的年龄没有影响。

9.9 卵母细胞衰竭的时间过程

据估计，从原始卵泡开始生长到完全成熟和最终排卵的整个过程超过 150 天。大多数卵泡在其发育过程中的某个时刻将发生凋亡而闭锁。50% 的细胞凋亡发生在 2.1~5mm 的小窦卵泡阶段。另外，人类胎儿静止期卵泡的闭锁似乎是由一种坏死的过程触发而不是由细胞凋亡引起的。现在似乎很清楚，女性与年龄相关的卵巢功能下降是静止期卵泡数量和质量下降的结果。最近，De Bruin 等通过电子显微镜观察，对来自年轻女性（25~32 岁）的总共 182 个静止期卵泡和来自较大年龄组女性（38~45 岁）的 81 个静止期卵泡进行对比，探讨静止期卵泡与年龄相关的变化，得出的结论是，在静止期卵泡中，随年龄增长发生的形态变化与闭锁导致的质量下降所见的变化不同。随年龄增长发生的形态变化确切地包括线粒体、扩张的平滑内质网和高尔基体。

9.10 遗传因素

自然绝经的年龄是由遗传因素和环境因素相互作用决定的。有一些横断面和病例对照人群研究表明，绝经年龄存在高达70%的遗传变异。然而，在荷兰对 164 对母女自然绝经年龄进行的研究表明，其遗传率为 44%（95% CI：36%~50%）。笔者得出结论，这些研究结论更准确，之前在双胞胎和兄弟姐妹中进行的研究结论被高估了，因为姐妹共同受到许多环境因素的影响。

9.11 绝经的临床症状和体征

当血清 FSH 的绝对水平升高时，可以确定为绝经。诊断绝经的阈值根据所采用的检测方法不同而有所不同。无论如何，该水平都将比育龄妇女月经周期第 3 天的正常值高出 2 个标准差。AMH 水平通常非常低，可能无法检测到。LH 在绝经的评估或诊断中价值不大。

一旦患者停经超过 12 个月，并伴有血管舒缩症状（如潮热和头痛），就可以回顾性地确定绝经的临床诊断。此时，患者已经完成了 STRAW 分类中从阶段 −1 到阶段 +1 的转变。处于 STRAW 分类中的阶段 −1 至阶段 +1 的女性雌激素缺乏导致的症状包括潮热和泌尿生殖系统变化。

9.12 潮热

血管舒缩症状（潮热）是雌激素缺乏最典型的特征。75% 的绝经期女性至少经历过一次潮热症状。潮热也是绝经期最令人费解的症状之一，因为其病因和生理学仍未完全明确。它被认为是雌激素撤退导致下丘脑功能失调的结果，最终导致外周血管舒张和血流量增加，这会导致身体热量丢失和核心体温下降。与潮热同时出现的 LH 脉冲式分泌及可能由此引起的 GnRH 释放也证实潮热与下丘脑功能障碍有关。"潮热""潮红""盗汗"和"血管舒缩症状"是经常用来描述相同经历的名词。潮热在主观上被定义为反复出现的短暂热感，并可能伴有心悸、出汗、发冷、颤抖和焦虑感。然后是散热反应，通常从面部、颈部、胸部开始，并通常扩散到全身。

虽然绝经是潮热的最常见原因，但还应考虑其他原因。到目前为止，发热是潮热最常见的原因，尤其是当伴有盗汗时；因此，如果在潮热发作时口腔温度升高，则应寻找发热的原因。

一般来说，我们可以将潮热的潜在原因分为七类：全身性疾病、神经系统、酒精 - 药物相互作用、药物、食品添加剂、饮食和多因素性（图 9-2）。然而，需要着重强调的是这些其他原因比与低雌激素水平相关的原因要少得多。

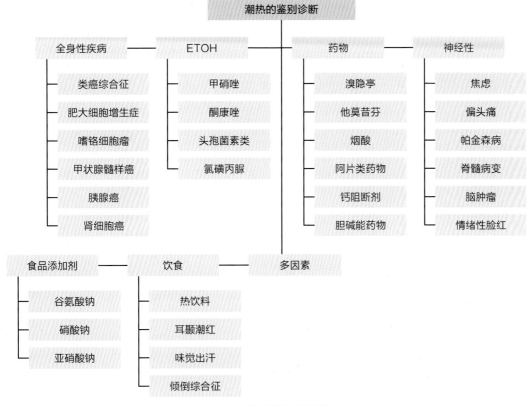

图 9-2 潮热的鉴别诊断

9.13 全身性疾病

与潮热相关的最常见的全身性疾病是类癌综合征、肥大细胞增生症、嗜铬细胞瘤、甲状腺髓样癌、胰腺癌和肾细胞癌。

9.14 类癌综合征

类癌综合征患者表现为肠道神经内分泌肿瘤。类癌肿瘤可位于支气管、胰岛、腹膜后、肝甚至卵巢。人们认为类癌肿瘤可能源自胃肠道或支气管肺的多能干细胞。类癌综合征临床上具有典型的腹泻、潮红和心脏瓣膜病变三联征。皮肤潮红是最常见的体征,存在于90%以上的患者中。潮红部分是由于血清素的释放,但其他物质如激肽、P物质、神经降压素和前列腺素也可能起作用。

9.15 肥大细胞增生症

肥大细胞增生可局限于表皮（皮肤型）或扩散到表皮外组织（系统型）。这些患者可能会出现血管舒缩样症状,因为肥大细胞颗粒含有多种酸性水解酶、白三烯类、组胺、肝素和反应缓慢的物质。

9.16 嗜铬细胞瘤

嗜铬细胞瘤通常来源于肾上腺髓质。该细胞瘤的大部分临床特征是儿茶酚胺的产生、储存和分泌所致。这些患者的一个关键发现是高血压,超过60%的患者存在高血压。他们中的很多人患有潮热。凭借尿液中儿茶酚胺升高可对此病做出诊断。

9.17 甲状腺髓样癌

甲状腺髓样癌是一种起源于甲状腺滤泡旁或甲状腺 C 细胞的恶性肿瘤。这些肿瘤细胞通常会产生早期生化信号（降钙素分泌过多）。该癌症发病率低，但作为多发性腺瘤综合征的一部分，很多时候以常染色体显性模式遗传。其他可以由髓样癌分泌并可能导致血管舒缩症状的生物活性物质包括促肾上腺皮质激素（ACTH）、促肾上腺皮质激素释放激素和前列腺素。

9.18 神经性潮红

焦虑或情绪激动、偏头痛、帕金森病、脊髓病变（自主神经反射减退）和脑肿瘤也可能与潮热有关。

9.19 酒精 - 药物相互作用

酒精和许多药物会引起血管舒缩症状。在某些情况下，药物不是真正的血管活性剂，而是其产生的代谢物或与其他摄入药物相互反应产生的中介物质（即组胺释放）。某些药物仅在与酒精结合使用时才会产生血管舒缩症状。还有些药物，如钙通道阻滞药，对血管有直接作用。另外，他莫昔芬或溴隐亭通过触发不同的中介物质产生潮热。

血管扩张剂（硝酸甘油、前列腺素）、钙通道阻滞药、烟酸、阿片类药物（吗啡）、亚硝酸戊酯、胆碱能药物、溴隐亭、促甲状腺激素释放激素、他莫昔芬、氯米芬、曲安西龙和环孢霉素是最常用的发生反应的药物。

9.20 食品添加剂和饮食习惯

味精、亚硝酸钠和亚硫酸盐是与潮热相关的最常见的食品添加剂。热饮、耳颞发烫（进食奶酪、巧克力、柠檬、高度辛辣的食物）、味觉出汗（咀嚼辣椒）、倾倒综合征（胃手术后的患者，由进餐、热液或高渗葡萄糖引发）是与摄入食物或饮料相关的潮热症状示例。

学者评估潮热治疗价值的能力的主要限制是缺乏客观的衡量标准。这项工作的复杂性是目前无法可靠地确定潮热何时发生。目前使用的主要客观方法是胸骨皮肤电导监测。该方法存在一些局限性，但主要缺点是无法提供有关持续时间、强度和患者活动干扰的信息。因此，所有数据均来自不完善的方法。

9.21 与潮热相关的发病

9.21.1 睡眠障碍

潮热与睡眠障碍的相关性是有争议的。多项流行病学研究表明，绝经期女性的睡眠易醒与潮热存在相关性。这导致人们普遍认为潮热和盗汗会导致觉醒，进而造成疲劳，从而可能降低生活质量。这些研究的缺陷在于这些假设还没有在受控的临床对照试验调查中得到适当的验证。此外，这些研究都没有筛除患有呼吸暂停和其他睡眠障碍的绝经期女性，可能意味着是一项混杂因素。

最近，Freedman 等研究了 31 名年龄在 46~51 岁的患者，他们被分为三组：绝经前无症状（周期性）组、绝经后无症状（无症状）组和绝经后有症状（症状）组。然后，他们评估了几项结果指标：睡眠脑电图记录、用于记录潮热的胸部皮肤电导系数、用于评估嗜睡的多次睡眠潜伏期测试、简单和分散注意力的行为测试、睡眠和疲劳问卷。各项睡眠变量对比，三组间没有显著性差异。在潮热 2 分钟内发生惊醒的患者中，约 55.2% 发生在潮热之前，约 40.0% 发生在潮热之后，约 5% 同时发生。在潮热 2 分钟内发生的觉醒中，约 46.7% 发生在之前、约 46.7% 发生在之后，以及约 5.6% 同时发生。三组在任何自我报告测量或任何行为测量上都没有显著性组间差异。他们得出的结论是，没有证据表明潮热会导致有症状的绝经后女性睡眠障碍。虽然使用雌激素会有效缓解绝经后女性夜间血管舒缩症状，但睡眠质量没有改变。

9.21.2 偏头痛

有足够的观察数据表明激素与偏头痛有关系。

然而，绝经和偏头痛的关系仍然存在争议。观察性研究表明，约 2/3 的偏头痛在绝经前加重，在绝经后有所改善。

Neri 研究了 556 名绝经后女性的偏头痛患病率和特征，发现许多人伴有偏头痛先兆。有趣的是，既往有偏头痛的女性通常会随着自然绝经的开始而改善。相比之下，接受双侧卵巢切除术的女性通常会出现偏头痛加重。最近，使用 1988 年国际头痛协会标准对 1436 名女性进行的一项基于社区的横断面研究显示，围绝经期女性偏头痛的患病率最高（31%），而绝经后女性的偏头痛患病率最低（7%）。

9.21.3 泌尿生殖系统改变

雌激素缺乏与外阴阴道萎缩，以及外阴、尿道和阴道内壁细胞变薄有关。描述这一系列变化的术语已经从"外阴 - 阴道萎缩"变成了绝经期泌尿生殖系统综合征（genito-urinary syndrome of menopause，GSM）。上皮细胞分泌物减少，并随着时间的推移，导致阴道组织干燥。阴道 pH 升高，菌群也会发生变化。阴道的表层细胞的占比将下降，进而以底层细胞为主。阴道黏膜表面持续干燥可能导致阴道炎、瘙痒、性交痛，甚至阴道狭窄。其他可能与泌尿生殖组织中雌激素缺乏有关的症状是排尿困难、急迫性尿失禁和尿频。目前尚不清楚所有这些症状是否都与雌激素缺乏有关，或它们是否是随着年龄增长而衰老退化的一部分。据推测，雌激素水平的变化会改变泌尿生殖区胶原含量和结缔组织的组成。

数据表明，雌激素缺乏会增加绝经女性出现复发性尿路感染（urinary tract infection，UTI）的可能性。一项针对 93 名绝经后女性阴道用安慰剂、雌激素的随机对照试验表明，接受治疗的患者每年出现 UTI 次数可减少。该研究观察到接受治疗的患者治疗组 UTI 为 0.5 次，而接受安慰剂的患者为 5.9 次。另外，来自心脏和雌激素 / 孕激素替代研究（the Heart and Estrogen/Progestin Replacement study，HERS）的数据显示，未接受激素治疗的患者 UTI 发生率较高，但差异无统计学意义（OR：1.16；95% CI：0.99~1.37）。

尽管这些结果相互矛盾，但从临床医师的角度来看，尝试阴道雌激素用药来解决绝经后有泌尿生殖系统症状似乎是明智之举。如果阴道 pH > 4.5，则应考虑使用雌激素治疗。与 FSH 一样，阴道 pH 升高似乎是雌激素状态的良好预测。

9.22 绝经相关的远期疾病

与绝经相关的两大远期风险是骨质疏松症和心血管疾病。

9.22.1 骨质疏松症

笔者将骨质疏松症作为绝经期女性的一个远期风险因素来讨论两者的相关性。本章开头描述的人口特征变化和预期寿命增加，再加上骨质疏松症随着年龄的增长而急剧增加这一情况，使得骨质疏松症成为社会卫生保健系统严重的经济负担。据估计，2001 年骨质疏松症和相关骨折的总直接支出（医院和疗养院）估计为 170 亿美元（平均每天 4700 万美元）。据美国国家骨质疏松基金会估计，50% 的白种人女性在其余生将至少遭受一次与骨质疏松症相关的骨折。老年女性至少 90% 的髋部和脊柱骨折可归因于骨质疏松症。这些统计数据是绝经期后骨量加速下降的结果。然而，这种下降约在 35 岁时就开始了，那时骨吸收大于骨形成。绝经后净骨量丢失分为有 2 个时期：一个是加速阶段，即从绝经开始（1~3 年）并持续 5~8 年（STRAW 阶段 0、+1 和 +2）；还有一个是持续存在的长期、较慢的骨质流失阶段，即整个 STRAW 阶段 +2。最初的加速阶段可能导致高达 30% 的骨质损失。

3 种最常见的与骨质疏松相关的骨折是椎体骨折、髋部骨折和腕骨骨折。最常见的是椎体骨折，在美国每年有 700 000 例。对于出现背痛、身高下降和脊柱后凸的绝经后女性，应怀疑是椎体骨折。在一项对 7223 名 65 岁以上的绝经后女性进行的观察性研究中，通过影像学检查发现椎体骨折的患者有明显的日常活动受限，无论她们是否有症状。这些数据应该可以使临床医师提高对绝经期女性即使无症状骨折也可能会导致生活质量下降这一状况的认知。

第二常见的骨折是髋部骨折，在美国每年有 300 000 例。毫无疑问，这些是绝经后女性骨质疏松症更严重的后果。1/5 的女性会在骨折后 1 年内死亡，1/2 的女性会永久性丧失功能。最后，美国每年有 250 000 名患者发生前臂远端骨折。只有 1/2 遭受这类骨折的患者在 6 个月内恢复了手臂的全部功能。

9.22.2 心血管疾病

美国心脏协会已将心血管疾病称为"无声的流行病"。在美国，尽管由心血管疾病导致的死亡人数总体有所下降，但心血管疾病导致的绝对死亡人数实际上在增加，其部分原因是社会人口特征发生了变化。在绝经后女性中，包括心肌梗死和脑卒中在内的心血管疾病导致的死亡人数超过所有其他原因导致的死亡人数总和。绝经期这种疾病的负担和威胁部分归因于医师和患者对其重要性的认知不足。没有什么比 1995 年 Gallup 调查更能说明这一点，该调查显示，4/5 的 45~75 岁女性不知道心血管疾病是其年龄组的第一大死因。相反，大多数女性将癌症，特别是乳腺癌作为她们最可能的死因。实际上，癌症仅占该年龄组死亡原因的 4%。对此，初级保健医师的工作被质疑并没有做得更好。32% 的人不知道心脏病是该年龄组女性的主要死因。

绝经后女性患心血管疾病，尤其是心肌梗死的概率明显增加，与这一年龄群体男性心血管疾病的死亡率接近。此外，双侧卵巢切除术或卵巢早衰增加了患心血管疾病的风险，比自然绝经在心血管疾病方面的风险要高。尽管雌激素和保护心脏看起来似乎有合乎逻辑性的关联，以及有一些观察性研究的相关数据的支持，但血管舒缩症状和 HERS 的研究并未发现雌激素对绝经后女性心血管疾病的一级或二级预防作用。

大量的流行病学研究和临床研究的证据表明，最好的方法是采用预防措施和改变生活习惯，如戒烟、控制血压、降低胆固醇和促进锻炼。

9.23 绝经的药物治疗

妇女健康倡议研究（the Women's Health Initiative study，WHI）的结果改变了绝经女性的医学治疗原则。医师已经将慢性病的预防理念上从"激素替代治疗"转变为"激素治疗"。因此，美国 FDA 和美国妇产科医师协会等专业组织建议将含雌激素的药物的使用限制在治疗血管舒缩和阴道症状。他们还确定了在最短时间内的最低有效剂量。

通过对 WHI 结果更详细的分析，给出了一种更个性化的激素治疗方法。为此，北美绝经协会和北美内分泌学协会在 2012 年修改了他们的激素治疗指南。目前的证据表明，50~59 岁的绝经期女性雌激素治疗的绝对风险较低，个体获益可能倾向于延长治疗时间。相比之下，雌激素联合孕激素的使用时间应受到限制，因为使用 3~5 年会增加患乳腺癌的风险。

9.24 激素治疗的原则

在过去 3 年，关于绝经期使用雌激素的临床观点发生了巨大变化。最初，雌激素被推荐作为绝经期症状的短期治疗方法。后来，在观察性研究的基础上，雌激素被用于长期预防心脏病和改善生活质量。然而，女性健康倡议激素治疗试验表明，雌激素对预防心血管疾病无效。

9.25 来自妇女健康倡议研究的研究结果

妇女健康倡议研究（WHI）是一组临床试验，旨在验证激素治疗对心血管疾病和乳腺癌的影响，低脂饮食对乳腺癌和结肠癌的影响，以及维生素 D 补钙对骨折和结肠癌的影响。

这些试验包括以下几个。

- 一项针对 16 608 名 50~79 岁有子宫的

无临床症状绝经后女性每天用结合雌激素（0.625mg）和孕激素，甲羟孕酮（medroxyprogesterone，MPA）（2.5mg）与安慰剂比较的随机对照试验。该试验的主要结局指标是冠心病（coronary heart disease，CHD）和乳腺癌。次要结局指标是脑卒中、充血性心力衰竭、心绞痛、外周血管疾病、冠状动脉重建、肺栓塞、深静脉血栓形成、卵巢癌、子宫内膜癌、髋部骨折、需要治疗的糖尿病、全因死亡和生活质量观察。

- 另一项随机对照试验是对 10 739 名 50~79 岁无子宫（子宫切除）的无症状绝经后女性进行的比较结合雌激素（0.625mg/d）与安慰剂的随机对照试验。
- 同时还有一项针对饮食调整随机对照试验，对 48 837 名 50~79 岁的绝经后女性进行持续低脂（20%）或自主饮食。主要结局指标是乳腺癌和结直肠癌。次要结局指标包括脑卒中、充血性心力衰竭、心绞痛、外周血管疾病、冠状动脉重建、卵巢癌、子宫内膜癌、髋部骨折、需要治疗的糖尿病和全因死亡。
- 有一项针对 38 282 名绝经后妇女的钙 / 维生素 D 补充饮食试验，其主要结局指标是髋部骨折，次要结局指标是全因死亡、乳腺癌和结肠癌。
- 还有一项针对 93 676 名绝经后女性的队列研究。

2002 年 5 月，旨在评估雌激素和孕激素治疗对具有完整子宫的绝经后妇女的心血管影响的临床试验被暂时停了。美国数据和安全监测委员会称，雌激素 / 孕激素治疗在随访 5.2 年后发生心血管疾病、血栓栓塞和乳腺癌的风险增加。2004 年，经过 6.8 年的随访，单独使用雌激素的临床试验被暂时停了。在这项临床试验中，仅使用雌激素治疗的方法显示脑卒中风险增加，这与之前暂停的雌激素 / 孕激素临床试验的发现相似。还有报道称，这类治疗心血管疾病事件缺乏益处，痴呆症的患病率可能增加。令人惊讶的是，雌激

素治疗组的乳腺癌风险低于安慰剂组。WHI 风险和收益结果的总结见表 9-2。

应该强调的是，WHI 的试验不打算评估雌激素或雌激素 / 孕酮治疗对血管舒缩症状的效果，因为潮热不是大多数受试者的主要主诉。因此，这些研究结果必须转化为患者的具体需求，如患者要求缓解潮热或其他绝经期症状时。还有一个重点需要指出，接受雌激素治疗的患者发生严重不良事件的次数较少。据统计，每年接受治疗的 1000 名女性中有 2 名发生严重不良事件。医疗保健提供者和患者必须权衡雌激素治疗的益处与不良事件的绝对风险。如今，比以往任何时候，个体化的绝经期治疗理念更应该应用于临床治疗。

WHI 研究人员将心血管风险按不同年龄进行了二级分层分析。这些数据表明，如果在绝经早期（50~55 岁或绝经后不到 10 年）使用雌激素或雌激素 / 孕激素，则具有潜在的心血管益处，而那些在 60 岁以后或绝经 10 年以上接受激素治疗的女性则风险增加（图 9-3）。这些较新的发现与观察性研究及其他心血管预防试验结论一致。综上所述，这些数据表明使用雌激素治疗有一个"窗口或时间"的时机，它被称为"时间假说"。检验"时间假说"的研究仍在继续。

WHI 激素试验是第一个证明雌激素能确切降低低风险人群骨折风险的随机对照试验。然而，当对所有风险和收益进行加权后，可以得出结论：雌激素并不被认为是绝经后女性的整体预防措施，其潜在危害大于潜在长期益处。因此，目前雌激素的使用应仅限于以最低有效剂量在尽可能短的时间内治疗有症状的绝经期女性。表 9-3 显示了 WHI 和 HERS 试验之间的比较。

9.26　心脏和雌激素 / 孕激素替代研究的主要发现

虽然 WHI 旨在检验激素治疗可预防健康绝经后女性心血管疾病的假说（一级预防），但 HERS 旨在评估激素治疗是否降低了患有冠心病的绝经后女性患 CHD 的风险。在这项随机试验中，

表 9-2　WHI 的研究结果：50~79 岁健康的绝经女性联合性雌激素和孕激素及单独应用雌激素的结果

结果	雌激素和孕激素 RR（95% CI）	平均绝对风险差[b]	雌激素[a] RR（95% CI）	平均绝对风险差[b]
心血管系统				
深静脉血栓	2.07（1.49~2.87）	13	1.47（1.04~2.08）	6
肺栓塞	2.13（1.39~3.25）	8	1.34（0.87~2.06）	11
冠心病	1.24（1.00~1.54）	7	0.91（0.75~1.12）	−5
缺血性脑卒中	1.44（1.09~1.90）	8	1.39（1.10~1.77）	12
癌症				
乳腺	1.24（1.02~1.50）	8	0.77（0.59~1.01）	−7
结肠直肠	0.63（0.43~0.92）	−6	1.08（0.75~1.55）	1
卵巢	1.58（0.77~3.24）	8	NYR	NYR
子宫内膜	0.81（0.48~1.36）	−4	N/A	N/A
其他				
痴呆[c]	2.05（1.21~3.48）	23	NYR	12
全身骨折	0.76（0.69~0.83）	−44	0.70（0.63~0.79）	−56
髋骨折	0.67（0.47~0.96）	−5	0.61（0.41~0.91）	−6
死亡率	0.98（0.82~1.18）	−1	1.04（0.88~1.22）	+3

注：RR. 与安慰剂相比的相对风险；CI. 可信区间；N/A. 不适用人群（子宫切除术后女性）；NYR 还没报道；a. 切除子宫后；b. 每年每 10 000 名女性；c. 年龄在 65~79 岁的女性

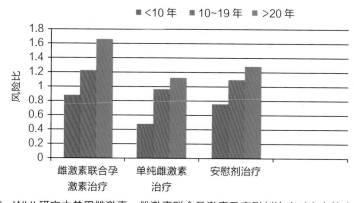

图 9-3　WHI 研究中单用雌激素、雌激素联合孕激素及安慰剂治疗对心血管疾病的风险比

经许可，转载自 Rossouw JE. Prentice RL, Manson JE, et al, 2007.Postmenopausal hormone therapy and risk of cardiovascular disease by age and years since menopause. JAMA, 297: 1465−1477

所有 2763 名绝经后女性都有子宫，并被分为安慰剂组（n=1383），以及每天结合雌激素 0.625mg 加 MPA 2.5mg（n=1380）。主要结局指标是非致死性心肌梗死和 CHD 死亡。

HERS 试验的结果已在 2 份出版物，即 HERS 和 HERS Ⅱ 中报道。HERS 报道的是历时 4.1 年的随机、双盲、安慰剂对照试验的结果，HERS Ⅱ 报道了随后 2.7 年以上的非盲随访结果。

表 9-3　健康绝经人群雌激素和孕激素治疗对心血管事件的影响（WHI）vs. 既往有心血管事件的人（HERS）

WHI- 按随访年份计算的 CHD				HERS- 心血管事件的风险		
	雌激素 + 孕激素（*n* >8000）	安慰剂	风险比（可信区间）	雌激素 + 孕激素（*n*=1383）	安慰剂（*n*=1380）	风险比（风险）（可信区间）
1 年	42 例	23 例	1.81（1.09~3.01）	57 例	38 例	1.52（1.01~2.29）
2 年	38	28	1.34（0.82~2.18）	47	48	1.00（0.67~1.49）
3 年	19	15	1.27（0.64~2.50）	35	41	0.87（0.55~1.37）
4 年	32	25	1.25（0.74~2.12）	33	49	0.67（0.43~1.04）
5 年	29	19	1.45（0.81~2.59）			1.06（0.69~1.62）
≥ 6 年	28	37	0.70（0.42~1.14）			0.98（0.72~1.34）

这两项研究都表明，在已确诊的心脏病患者中，使用雌激素 / 孕激素并不能预防额外的心血管事件。安慰剂组及治疗组患者的主要或次要结局比较没有差异。

HERS 和 HERS Ⅱ 研究的结论是，不建议为了降低心血管事件风险而推荐绝经后激素治疗。

9.27　来自 ELITE 和 KEEPS 随机试验的主要发现

为了检验 HRT 对早期绝经女性有益的可能性并检验 WHI 数据提出的"时间假设"，进行了 2 项小型针对性随机试验。

第一项研究"时间假设"的随机试验是早期与晚期雌二醇干预试验（the Early versus Late Intervention Trial with Estradiol，ELITE）。该试验在 2 个阶段分别招募了 643 名绝经后女性，分别为绝经年限小于 6 年及绝经年限大于 10 年的女性。每组患者接受安慰剂或口服雌二醇（1mg/d）和孕酮凝胶（45mg/d）治疗，孕酮凝胶每 30 天给药 10 天以保护子宫内膜。主要结局指标是颈动脉内膜中层厚度（carotid-artery intima-media thickness，CIMT）的变化率。它是动脉粥样硬化进展的敏感、可重复的生物标志物。这项试验的主要发现表明，绝经早期女性的 CIMT 进展比较缓慢（0.0044mm/ 年 vs. 0.0078mm/ 年，*P*=0.008）。而绝经晚期女性治疗组和安慰剂组有着相似的进展情况（0.0088mm/ 年 vs. 0.0100mm/

年，*P*=0.29）。

第二项研究"时间假设"的随机试验是 Kronos 早期雌激素预防研究（the Kronos Early Estrogen Prevention study，KEEPS），它是一项为期 4 年的有 700 多名绝经早期女性参与的随机试验，分别给予患者低剂量口服结合马雌激素（conjugated equine estrogen，CEE）0.45mg/d，经皮用药雌二醇 50mg/d 或安慰剂（每个周期第 1~12 天服用 200mg 微粉化孕酮）。通过 CIMT 进展情况评估动脉粥样硬化的发展，结果表明这三组女性的动脉壁厚度的进展情况相似。KEEPS 还评估了雌激素对认知功能的影响。接受 CEE 或经皮用药雌二醇治疗没有改变患者的认知能力。然而，接受 CEE 治疗的患者抑郁和焦虑症状有所改善，但接受经皮用雌二醇或安慰剂的女性抑郁和焦虑症状没有改善。

总的来说，这些研究支持"时间假设"，即对绝经早期女性进行 HRT 治疗可能有益于降低心血管风险，而绝经晚期女性使用 HRT 没有额外的心血管益处。

9.28　百万妇女研究的主要发现

百万妇女研究是一项前瞻性观察性研究，其在 1996~2001 年招募了 1 084 110 名 50~64 岁的英国女性。这项研究由英国国家健康服务组织按乳腺疾病筛查程序针对 50~64 岁的女性每 3 年进行一次常规筛查。由于这些患者只有约 50% 在绝经后服用过雌激素，因此该研究的目的是调查各种激素治疗组合与乳腺癌发生率和死亡率这2个主要指标之间的关系。所有患者都填写了一份问卷，并以这种方式进行监测。该问卷可在 http://www. millionwomenstudy.org 获得。这项研究的主要优势是拥有庞大的数据，它足以量化绝对风险和相对风险，并使研究人员能够辨别绝经后女性使用的不同激素制剂的影响。该研究的一个缺点是使用激素与不使用激素是在进入研究时确定的，并且在随访期间不能修改，即使一些受试者存在潜在的多重交叉治疗。笔者得出了以下结论。

- 目前激素治疗与乳腺癌和致死性乳腺癌的发生风险增加有关。
- 绝经后雌激素 / 孕激素联合治疗的风险要

高得多。

- 激素治疗者比非激素治疗者因乳腺癌导致死亡的概率低 27%。其原因可能是更频繁的医疗关注和早期发现。

浸润性乳腺癌的相对风险与正在使用激素治疗及激素制剂类型的相关性见图 9-4 和图 9-5。

9.29 绝经激素治疗的适用人群

很明显，当涉及医师应该向患者推荐绝经期使用雌激素时，治疗模式已经发生了变化。在回顾随机对照试验的证据后，谨慎地指出不应使用雌激素来预防心血管疾病和痴呆等慢性疾病。

尽管如此，有中度至重度血管舒缩症状的患者应在权衡风险和获益后考虑使用雌激素。有血

HRT 使用情况	发病例数 / 总例数（例）		相对风险（95% FCI）*
未使用	2894/392 757	1.00（0.97~1.04）	
正在使用	3202/285 987	1.66（1.60~1.72）	
持续使用 <5 年	579/81 875	1.04（0.95~1.12）	
持续使用 5~9 年	207/29 395	1.01（0.88~1.16）	
持续使用 >10 年	79/12 568	0.90（0.72~1.12）	

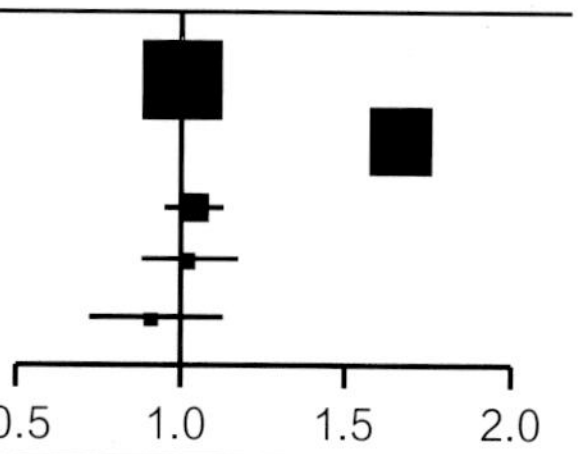

X^2（不同种族人群）=161.5，$P<0.000\ 1$

图 9-4　激素替代治疗与浸润性乳腺癌相对风险的相关性

FCI. 浮动的可信区间；* 相对于不使用者，根据初产年龄、乳腺癌家族史、体重指数、地区、剥夺指数分层。经许可，转载自 Collaborators M, 2003. Breast cancer and hormone-replacement therapy in the Million Women Study. Lancet, 362

HRT 使用情况	发病例数 / 总例数（例）		相对风险（95% FCI）*
从未使用	2894/392 757	1.00（0.96~1.04）	
既往使用	1044/150 179	1.01（0.95~1.08）	
当前使用			
单纯雌激素	991/115 383	1.30（1.22~1.38）	
雌激素 - 孕激素	1934/142 870	2.00（1.91~2.09）	
替勃龙	184/18 186	1.45（1.25~1.67）	
其他 / 未知类型	93/9548	1.44（1.17~1.76）	

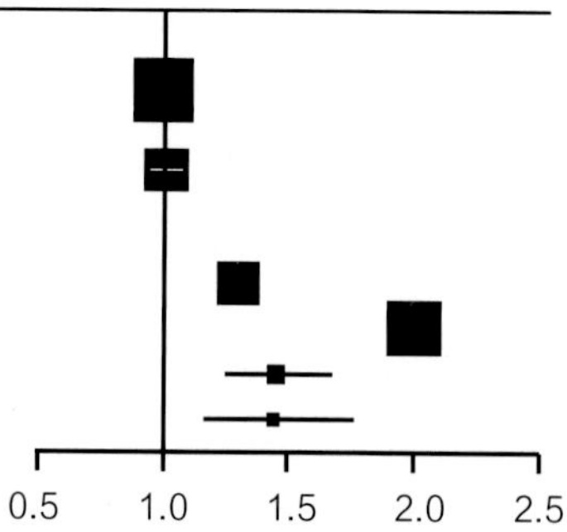

图 9-5　HRT 用药类型与浸润性乳腺癌相对风险的相关性

FCI. 浮动的可信区间；* 相对于不使用者，根据初产年龄、乳腺癌家族史、体重指数、地区、剥夺指数分层。经许可，转载自 Collaborators M, 2003. Breast cancer and hormone-replacement therapy in the Million Women Study. Lancet, 362

管舒缩症状和骨质疏松症或有骨质疏松症风险的患者似乎是使用雌激素的良好候选者。雌激素治疗是缓解血管舒缩症状最有效的治疗方法，并且已被证明可以降低绝经后女性的骨折风险。

由于这些原因，绝经期症状的医疗管理已经演变为一种个体化的治疗方法。个人选择很重要，有些患者在任何情况下都不会接受激素治疗。临床医师在提供激素治疗方案前必须考虑许多因素，如患者的心血管疾病情况、骨质疏松情况、乳腺癌风险及雌激素缺乏的严重程度。

9.30 药物治疗的一般原则

对于接受激素替代治疗的患者，有 2 个重要概念必须讨论。第一，是预计的治疗持续时间。北美绝经期协会和北美内分泌协会等专业协会建议使用最低有效剂量与治疗目标一致。如果是为了治疗血管舒缩症状，则药物应用的时间有一定的限制。治疗的持续时间可能因人而异。在绝经早期（55 岁之前）开始的激素治疗似乎对心血管有益。第二，应该量化治疗的有效性，通常包括评估低雌激素血症的症状和体征，以及监测骨矿物质密度。

药物方案的选择应基于患者的具体需要。例如，有严重泌尿生殖道萎缩且非激素治疗失败的乳腺癌患者可能会受益于局部应用全身吸收极少的雌激素药物，前提是得到该患者的肿瘤医师的同意。

潮热可以通过连续使用雌激素而不是周期性使用雌激素来控制。如果潮热未能控制，若尚未使用孕激素，则可以添加孕激素。此外，还应该考虑到同时使用抗癫痫药物会增加雌激素的代谢，以及替换为经皮给药，以减少经肝代谢。可以为不使用或不能使用雌激素的患者提供选择性 5-羟色胺再摄取抑制剂。

所有有子宫的患者都应使用孕激素。表 9-4 显示了最常见的雌激素 / 孕激素治疗方案。孕激素可以周期性给药，如每个月的前 12~14 天给药或连续给药（每天用药）。大多数接受周期性治疗的患者每月都会有一次撤退性出血。连续给药方案最初会引起不规则出血，但最终会导致闭经。有子宫的患者需要监测子宫内膜以检查有无子宫内膜增生或癌变的可能。对于周期性给药方案，出血出现在孕激素治疗后 10~12 天。出现不规则出血或出血模式发生变化则有必要排查其他疾病。应进行经阴道超声检查。如果子宫内膜厚度 <5mm，则可排除子宫内膜癌。如果子宫内膜厚度 ≥5mm，则应进行子宫内膜取样检查。如果子宫内膜厚度 <5mm，但持续出血或反复出血，也应该进行行子宫内膜取样检查。

雌激素的绝对禁忌证包括急性静脉血栓形成、肺栓塞、心血管或肝脏疾病。未经治疗的内分泌敏感肿瘤和未明确诊断的阴道出血也是禁忌证。相对禁忌证包括上述提到的疾病的慢性病形式及尚未控制的高血压和高甘油三酯血症。一些传统的相对禁忌证，如癫痫、无盲点的偏头痛、胆囊疾病或肌瘤尚有争议。有静脉血栓栓塞的个人史或家族史的患者应在开始激素替代治疗前筛查可能的血栓形成倾向。

表 9-4　常见的雌激素 / 孕激素治疗方案

方案	出血模式	可能的不良反应
雌激素 1~30 天，周期性 孕激素 1~12 天	出血 / 天 14 或 15	乳房胀痛，情绪障碍，头痛
雌激素 1~25 天，周期性 孕激素 14~25 天	出血 / 天 27 或 28	乳房胀痛，情绪障碍，头痛，在周期第 27~30 天可能会出现潮热
长周期（每天低剂量雌激素，每 3 个月用孕激素 14 天）	点滴样出血，季度撤退性出血	乳房胀痛，情绪障碍，头痛，每 3 个月出现 1 次上述症状

9.31 绝经期治疗的激素制剂

激素治疗可增加患脑卒中、乳腺癌、冠心病和静脉血栓栓塞的风险。然而，这并不意味着绝经后绝对不能使用激素治疗。有严重血管舒缩症状、阴道干燥和（或）其他持续降低生活质量的症状的绝经后女性在没有禁忌证（如冠状动脉疾病史、血栓形成倾向和血栓栓塞史）的情况下仍然是激素治疗的适应证。下面主要讨论治疗绝经期症状的不同雌激素制剂。

"生物相同性"理念指的是使用天然存在于人体的类固醇，有时还指通过特定的混合产品来实现个体化剂量。该理念已经被公众和一些执业医师所提倡，但目前还没有数据支持这种理念的优越性或安全性。

9.32 全身雌激素治疗

全身雌激素治疗包括全身吸收通过口服、经皮给药或经阴道给药的制剂。所有雌激素都在肝代谢，但口服形式有一个明显的"首过效应"，体现在结合球蛋白、三酰甘油和凝血因子升高。由于可诱导肝产生甲状腺结合球蛋白，雌激素治疗可能会增加甲状腺激素的需求。

9.33 口服雌激素

有多种口服形式的雌激素制剂。最常用的制剂是倍美力（Premarin）（表 9-5）。它是从妊娠马的尿液中提取的马结合雌激素化合物，主要由硫酸雌酮、硫酸马雌酮、硫酸二氢马雌酮和许多其他小分子的雌激素化合物组成。口服形式的雌激素制剂还有合成的共轭雌激素，如植物来源的共轭雌激素（Cenestin）。酯化雌激素，如酯化雌激素 Estrab 或 Menest，也是由植物提取的。块雌醇除了存在于口服避孕药中，也存在于一种称为 Femhrt 的激素治疗产品中。17-β 雌二醇（Estrace）是一种微粉化形式的雌二醇。如表 9-5 所述，有许多具有不同剂量和效价的选择。然而，如果使用等效剂量，它们的功效对比没有显著性差异。

低剂量方案已被美国 FDA 批准用于治疗血管舒缩症状和骨质疏松症，包括倍美安（Prempro）0.45mg、结合雌激素 /1.5mg、甲羟孕酮和 0.3mg 结合雌激素 /1.5mg。使用这些雌激素 / 孕激素联合方案的试验表明，无论剂量如何，都没有证据表明接受治疗的女性会出现子宫内膜增生。这些临床试验还表明，低剂量雌激素足以预防骨质流失。重要的是强调激素治疗的基本原则，即使用最低剂量来实现所需的临床效果。

9.34 经皮用雌激素

目前可用的所有经皮用药都含有相同的雌激素：不同剂量的 17β - 雌二醇（贴剂）。在经皮给药 50μg/d 与口服结合马雌激素 0.625mg 生物等效。用于预防骨质疏松症的最低剂量是经皮给药仅含有 0.014mg/d 的雌二醇皮肤贴剂（Menostar）。

9.35 局部用雌激素

雌激素有多种产品，如雌二醇凝胶 Estrogel、Divigel、Elestrin，以及雌二醇定量透皮喷雾剂 Evamist 和雌二醇外用乳剂 Estrasorb。一项对 225 名绝经期女性进行的随机对照试验表明，在减轻有症状绝经期女性中度或重度潮热的频率和强度方面，含有 1.25g 或 2.5g 17β - 雌二醇的外用凝胶比安慰剂更有效。

9.36 阴道用雌激素

当激素制剂的靶器官是泌尿生殖系统组织时，阴道给药似乎是缓解绝经后女性症状最合适的方法。阴道给药的安全性和有效性已得到广泛研究，市场上有乳膏剂、片剂和环剂（表 9-4）。缓释雌激素的阴道环 Estring 可提供局部雌二醇，且不会有明显的雌激素全身吸收，有效期为 3 个月。其他阴道用产品，如醋酸雌二醇阴道环 Femring，以 50μg/d 的速度释放雌二醇，会有全身吸收，需要考虑子宫内膜效应。

　　这些产品可以进行剂量等价替换，如阴道用药 5μg 炔雌醇片剂、口服 0.625mg 合成共轭雌激素、口服 0.625mg 酯化雌激素、口服 2mg 微粒化雌二醇和经皮给药 0.05mg 17β- 雌二醇是等效的。

表 9-5　**雌激素产品、应用方式和剂量**

产品	可用剂量
口服	
合成共轭雌激素（Cenestin）	0.3mg，0.625mg，1.25mg
结合型马雌激素（Premarin）	0.3mg，0.45mg，0.625mg
	0.9mg，1.25mg，2.5mg
微粒化雌激素（Estrace，Gynodiol）	0.5mg，1.0mg，2mg
酯化雌激素（Menest）	0.3mg，0.625mg，1.25mg
	2.5mg
雌酮硫酸酯哌嗪（Ogen，Ortho-Est）	0.625mg，1.25mg，2.5mg
经皮给药（贴）	
17β- 雌二醇（Estraderm，Vivelle，Alora Climara，Esclim，Menostar）	0.025mg，0.0375mg，0.05mg
	0.075~0.1mg/d
	14μg/d
17β- 雌激素	0.045~0.05mg/d
醋酸炔诺酮或左炔诺孕酮（Combipatch，ClimaraPro）	0.14mg/d，0.15mg/d，0.25mg/d
局部用药（乳膏）	
17β- 雌激素（Estrasorb，EstroGel）	3.48g/d 提供 0.5mg/d 雌激素
	1.25g/d 提供 0.75mg/d 雌激素
注射剂	
戊酸雌二醇（油）（Delestrogen）	10~40mg/ml
环戊丙酸雌二醇（油）（Depo-Estradiol）	5mg/ml
阴道用药	
片剂（Vagifem）	10μg，25μg 雌二醇 / 片剂
乳膏	
雌二醇	0.1mg/g 雌二醇
倍美力	0.625mg/g 马结合雌激素
雌酮硫酸酯哌嗪	1.5mg/g 雌酮硫酸酯哌嗪
环	
雌二醇阴道环	雌二醇每 3 个月 2mg/ 环（7.5μg/d）
醋酸雌二醇阴道环	雌二醇 0.05~1mg/d，90 天（全身吸收）

9.37　选择性雌激素受体调节剂

用于治疗或预防慢性疾病（如骨质疏松症）的新药正在不断开发。选择性雌激素受体调节剂（SERM）等混合型雌激素激动剂-拮抗剂已开发用于专门针对骨骼、阴道组织等特殊的靶向组织，它们与雌激素受体的选择性结合的作用使其成为部分患者的理想选择。SERM产生组织选择性效应的原因有很多，如受体结合亲和力的差异，以及与靶组织存在的不同共激活因子和辅助抑制因子的相互作用。

9.38　他莫昔芬

他莫昔芬（Tamoxifen，TAM）是一种SERM，可作为雌激素受体激动剂（如子宫）或拮抗剂（如乳腺）。因此，他莫昔芬对骨质疏松症、减少乳腺细胞增殖和心血管疾病具有有益作用。然而，他莫昔芬的缺点是，刺激子宫内膜增生并加重血管舒缩症状。

一项最大的预防性随机临床试验的目的是验证他莫昔芬降低乳腺癌高危患者乳腺癌发病率的假设，以及是否降低骨折风险被定义为次要结论。在美国乳腺与肠道外科辅助治疗研究组（the National Surgical Adjuvant Breast and Bowel Project，NSABP）P-1试验中，13 338名女性随机接受安慰剂或每天他莫昔芬20mg治疗连续5年。该试验表明，与安慰剂组相比，治疗组浸润性和非浸润性乳腺癌的发生率明显降低，椎骨、腕部和髋骨折的发生率也下降。在这项研究中，他莫昔芬组患者的缺血性心脏病发病率并没有增高。然而，子宫内膜癌的风险，特别是在50岁以上的女性中，与所有早期发现的Ⅰ期子宫内膜癌相比，风险增加（RR=2.53，95%CI：1.35~4.97）。

9.39　雷洛昔芬

雷洛昔芬（Raloxifene，RLX）是在20多年

前被发现的，目的是开发一种抗雌激素药物来治疗和（或）预防乳腺癌，以前被称为Keoxifene。雷洛昔芬降低了绝经后女性患骨质疏松症的风险，但不增加患子宫癌或子宫内膜增生的风险。雷洛昔芬60mg/d目前被批准用于预防和治疗骨质疏松症。

一些临床医师更喜欢将双膦酸盐作为首选，因为它比雷洛昔芬的抗吸收活性更强。一项对比试验比较了两类药物。在"EFFECT"试验（FOSAMAX与EVISTA疗效比较试验）中，在12个月时，发现与雷洛昔芬组患者相比，阿仑膦酸钠组患者腰椎和臀部的骨密度（bone mineral density，BMD）大幅度增加。阿仑膦酸钠组腰椎BMD增加4.8%，而雷洛昔芬组增加2.2%（P<0.001）。阿仑膦酸钠组总髋骨BMD增加了2.3%，而雷洛昔芬组增加了0.8%（P<0.001）。阿仑膦酸钠的骨转换减少比雷洛昔芬更明显。两者总体耐受性相似。雷洛昔芬组报道血管舒缩症状的患者数量（9.5%）远高于阿仑膦酸钠组（3.7%，P=0.010），而两组报道出现胃肠道不良反应的患者数量相当。

雷洛昔芬除了对BMD和骨标志物等中间结局指标有积极影响，还已被证明可降低骨质疏松性椎体骨折的风险。MORE试验（雷洛昔芬评估的多重结果）是一项多中心、国际、双盲安慰剂对照试验，来自25个国家的7705名绝经后至少2年的31~80岁女性被随机分配到三组中的任意一组：60mg/d雷洛昔芬、120mg/d雷洛昔芬或安慰剂。随访36个月，接受雷洛昔芬的2个研究组的椎骨骨折风险均降低（60mg/d雷洛昔芬组RR=0.7，95%CI：0.5~0.8；120mg/d雷洛昔芬组RR=0.5，95%CI：0.4~0.7）。该研究还表明，与安慰剂组相比，雷洛昔芬治疗组的乳腺癌发病率较低。接受雷洛昔芬的女性有13例确诊乳腺癌，而接受安慰剂的女性有27例确诊乳腺癌（RR=0.24；95%CI：0.13~0.44；P<0.001）。与他莫昔芬P-1研究一样，他莫昔芬和雷洛昔芬的研究（the study of Tamoxifen and Raloxifene，STAR）P-2研究表明，雷洛昔芬与他莫昔芬一样有效，乳腺癌风险降低50%。服用雷洛昔芬的

女性患子宫癌的风险减少了 36%，血栓的风险减少了 29%。

雷洛昔芬的研究还显示了一些中间心血管生物标志物的改善，如血清 LDL、脂蛋白（a）、同型半胱氨酸和血浆纤维蛋白原。为了验证雷洛昔芬可降低冠状动脉事件［冠状动脉死亡、非致死性心肌梗死（myocardial infarction，MI）或 MI 以外的住院急性冠状动脉综合征］的假设，雷洛昔芬用于心脏的试验（the Raloxifene Use for the Heart，RUTH）开始于 1998 年，共有 10 101 名绝经期女性随机接受雷洛昔芬 60mg/d 或安慰剂治疗，中位随访时间为 5.6 年，结果显示雷洛昔芬没有改变 CHD 的风险。

9.40　奥培米芬

奥培米芬（Ospemifene）是一种 SERM 制剂，于 2013 年被美国 FDA 批准用于治疗中重度性交痛，剂量为 60mg/d。临床研究表明，奥培米芬可使阴道表层细胞增加、旁基底层细胞减少、阴道 pH 下降、阴道干燥情况改善和性交困难。在 12 周的研究和 1 年的延长研究期间，相对于安慰剂组，治疗组潮热情况有所增加。在 1 年延长研究期间观察到子宫内膜厚度和子宫息肉发病增加，但未观察到子宫内膜增生或子宫内膜癌病例。奥培米芬的药品说明包含有关子宫内膜刺激、VTE 和脑卒中风险的黑框警告，尽管这些风险低于单独服用雌激素的风险。

9.41　SERM- 雌激素组合

SERM- 雌激素组合是一种新的配方，即组织选择性雌激素复合物（the tissue selective estrogen complex，TSEC），将特定的 SERM 制剂与特定的雌激素配对，成为传统激素疗法的有利替代品，既有 SERM 雌激素拮抗剂的优点，同时又提供了雌激素治疗的益处。2013 年，美国 FDA 批准巴多昔芬（bazedoxifene，BZA）与结合雌激素（CE）联合（剂量为 BZA 20mg 和 CE 0.45mg）用于缓解潮热和预防骨质疏松症。

这种组合是第一个在美国上市的 TSEC。选择 BZA 作为 SERM，是因为它对子宫组织具有足够的拮抗作用，可与结合雌激素配对。

BZA/CE 对于接受雌激素治疗以缓解血管舒缩症状但不能耐受黄体酮治疗或有不规则出血史或子宫内膜增厚的女性是一个理想的选择。对于有潮热、盗汗或外阴阴道萎缩（vulvo-vaginal atrophy，VVA）且希望预防骨质丢失而没有每月阴道出血的绝经期有子宫的女性，BZA/CE 也是一个不错的首选。

9.41.1　替勃龙

替勃龙（Tibolone）是一种合成类固醇激素，已被证实可有效缓解绝经期症状和预防骨质流失。自 1988 年以来，替勃龙已在欧洲和世界其他地区广泛使用，但在美国却是不可用的。替勃龙在脑、阴道和骨组织中具有雌激素作用，但在子宫内膜和乳腺组织中没有类雌激素活性。其具有多方面的激素特性是由于其可快速转化为 3 种代谢物：3α- 羟基 - 替勃龙、3β- 羟基 - 替勃龙（均具有雌激素作用）及 $\Delta4$- 异构体（具有孕激素作用和雄激素作用）。替勃龙的组织选择性作用是代谢、酶控制和受体激活的结果，这些作用在不同的应答靶组织中的作用不同。这种生物转化主要发生在肝和肠道。相较于其他典型的 SERM 药物来说，这些药理学特性使得替勃龙更为独特且不同。

最近，在 RCT 中进行了一项更低剂量替勃龙的研究。该研究包括 90 名绝经后女性，将这些女性随机分为替勃龙 2.5mg 组（$n=30$）、替勃龙 1.25mg 组（$n=30$）和对照组（$n=30$），并随访 2 年。所有受试者每天补钙 1000mg。Gambacciani 等证实替勃龙在较低剂量下不仅能有效预防骨质流失（通过测量 BMD），还能成功缓解血管舒缩症状。

替勃龙对绝经后妇女的另一个有趣的潜在益处是在一些临床试验中显示出对性欲的积极影响。在一项小型随机试验中，绝经后性欲改变的患者被分别给予 2.5mg/d 的替勃龙（$n=14$）或 500mg/d 的钙。该试验表明，接受替勃龙治疗的患者在治疗 3 个月后性欲有所改善，并一直持续到治疗结束（治疗 12 个月）。另有一项小型研究，50 名绝经期女性分别接受替勃龙或结合雌激素和甲羟孕酮治疗，结果显示了在类似的性欲中的有益发现。

在大型队列百万妇女研究中，使用替勃龙的患者患乳腺癌的相对风险增加（RR=1.45，95%CI：1.25~1.68）。这些结果是意料之外的，因为替勃龙不会增加乳腺密度，而且在绝经后临床试验中显示，与其他药物相比，替勃龙在乳房组织中的雌激素活性非常低。

总之，临床研究数据支持替勃龙作为绝经期激素治疗的一种可行选择。其在不同靶组织中的多种作用已证明有益于缓解血管舒缩症状和治疗骨质疏松症。有研究证据表明替勃龙可能对绝经后女性的性欲产生积极影响。遗憾的是，随机试验研究很少，并且缺乏替勃龙对心血管和神经系统有益的长期临床证据。

9.41.2 雄激素

绝经后女性使用雄激素是一个很有争议的话题。绝经期女性雄激素水平降低的部分原因是肾上腺前体水平（如 DHEA 和 DHEA-S）逐渐下降，同时卵巢产生的睾酮水平进一步下降。酯化雌激素和甲基睾酮的组合用于治疗严重的潮热已有 10 年，尤其是年轻的通过手术绝经的女性，而单独使用低剂量的甲基睾酮并不能缓解潮热。目前，美国没有可供选择的雌激素/雄激素组合产品。

无论是男性还是女性，睾酮都是调节性欲和性交频率的关键性类固醇。与通过手术绝经的女性相比，自然绝经的女性不会出现睾酮水平突然下降。随着年龄的增长，绝经期女性卵巢睾酮的分泌将逐渐下降。女性性欲的概念是复杂的，并且与血清雄激素水平没有直接的关系。尽管如此，已经有许多临床试验对睾酮的应用进行了评估。在最近的一项对 2311 名围绝经期女性进行的横断面队列研究中，美国全国女性研究（the study of Women Across the Nation，SWAN）的纵向数据表明，最初 4 年的随访中总睾酮水平基线逐渐下降，分别为 −12.8%、−21.4%、−22.4% 和 −26.4%。其他肾上腺来源的、效力较低的雄激素，如 DHEA-S，激素水平没有明显变化。综上所述，这些观察结果表明，雄激素缺乏状态在通过手术绝经的女性中可能并不是特别的。相反地，雄激素水平下降在经历自然过渡到绝经期的女性中可能具有重要的临床意义。循环睾酮浓度不可避免的生理变化与性欲减退症（hypoactive sexual desire disorder，HSDD）的发病率增加之间的关系尚不清楚。HSDD 是指与心理困扰相关的性欲减退。

已经建立了评估和量化通过手术绝经的女性性欲的有效工具。在随机、双盲、安慰剂对照的临床试验中，通过手术绝经的女性以睾酮 300mg/d 经皮给药后性功能明显增强，并增加了完全令人满意的性活动频率。目前这些睾酮贴片还未在美国使用。

9.41.3 孕激素

通常使用的口服孕激素是 MPA、微粒化孕酮（Prometrium）和炔诺酮。这些激素可以周期使用或连续使用。每个月的前 12 天可以给予 MPA 5~10mg 或微粉化孕酮 200mg。较低剂量用于连续使用。通常这些孕激素的剂量是 MPA（Prempro）2.5mg、炔诺酮（Femhrt）1mg 或微粒化黄体酮 100mg。

一些孕激素会与雌激素一起配制，如含有 MPA 的 Prempro 或含有 0.5~1mg 炔诺酮的 Femhrt。目前一种低剂量左炔诺孕酮宫内节育器作为子宫内膜保护的方法正在研究。

9.42 非激素治疗

很明显，雌激素是治疗血管舒缩症状最有效和研究最多的药物。然而，鉴于 WHI 的结果，许多患者和执业医师已经考虑使用非雌激素治疗的方法来治疗血管舒缩症状。

可乐定

可乐定是一种抗高血压药物，作为 α_2-肾上腺素能激动剂发挥中枢作用，可以通过口服或经皮给药的方式给药。可乐定治疗潮热不仅可用于绝经后女性，还可用于治疗睾丸切除术后的男性，但支持这一用法的证据有限。一项随机对照试验纳入了 15 名患者接受安慰剂，14 名患者接受经皮给药可乐定。随访 8 周，接受经皮给药可乐定的患者中 86% 的患者血管舒缩发作频率明显降低，有 75% 的患者潮红严重程度降低，有 67% 的患者持续时间降低。而接受安慰剂治疗的患者中，这些效果分别是 36%、29% 和 21%。在可乐定的回顾性和前瞻性临床试验中，一个一致的特征是患者出现一系列高发生率的不良反应，如高达 40% 的患者出现口干，高达 35% 的患者出现困倦和头晕，15% 的口服药物患者和高达 50% 的经皮给药患者出现皮疹和刺激症状。

对于有症状的绝经后患者，如果没有其他适合治疗，可以尝试使用 2.5mg 经皮给药可乐定，每周更换一次。也可以开具可乐定处方，以 0.1~0.4mg/d 的剂量口服。

9.43 选择性 5- 羟色胺及去甲肾上腺素再摄取抑制剂

选择性 5- 羟色胺再摄取抑制剂（表 9-6）似乎可以通过增加中枢神经系统中 5- 羟色胺和（或）去甲肾上腺素的可用性来有效减少绝经期女性的血管舒缩不稳定。这类化合物应被视为一种可能的选择，以抑制不愿意服用雌激素或雌激素禁忌的女性的潮热。目前有几个开放性试验和足够多的随机对照试验推荐这类化合物作为合理的选择。2013 年，美国 FDA 批准帕罗西汀（Paroxetine，Brisdelle）7.5mg/d 用于治疗与绝经期相关的中度至重度潮热。有一些研究评估了西酞普兰（Citalopram）、帕罗西汀（Paroxetine）和舍曲林（Sertraline）。最早被研究和使用的化合物之一是文拉法辛（Venlafaxine），剂量为 37.5~75mg/d。文拉法辛及其活性代谢物去甲文拉法辛 100mg/d（Pristiq）具有 5- 羟色胺和去甲肾上腺素再摄取

表 9-6 绝经女性应用选择性 5- 羟色胺再摄取抑制剂治疗血管扩张症状的随机对照试验

SSRI(组)	参加人数（人）	终止点	研究时间	说明
文拉法辛（2000）	191	每天潮热平均次数减少	4 周	不良反应: 恶心, 口干, 便秘, 食欲下降
安慰剂	50	27%		
37.5mg/d	49	37%		其他益处: 抑郁评分下降, 生活质量评分增加
75mg/d	43	61%		
150mg/d	49	61%		
文拉法辛（2005）	61	减少患者感知潮热分数	12 周	不良反应: 口干, 失眠, 食欲下降
安慰剂	32	15%		
37.5mg/d×1 周				
75mg/d×11 周	29	51%		
帕罗西汀（2003）	165	每天潮热综合评分平均变化	6 周	治疗组临床整体效果也有明显提高
安慰剂	56	37.8%		
12.5mg/d	51	62.2%		
25mg/d	58	64.6%		
Fluoxetine（2002）	81	潮热频率和潮热评分	记录 1 周	随机交叉试验
安慰剂 /Fluoxetine 20mg	41	36%	每期 4 周	氟西汀耐药性良好
Fluoxetine 20mg/ 安慰剂	40	50%	共 9 周	

抑制作用。一般而言，与基线相比，这类化合物的功效可使严重潮热的发生频率降低 50%~60%。在这些相同的研究人群中，安慰剂的反应率为 30%~40%。

9.44 加巴喷丁

加巴喷丁（Gabapentin）是一种 γ-氨基丁酸衍生物，于 1994 年被批准用于治疗癫痫症，并已被神经学家用于治疗神经性疼痛、特发性震颤和偏头痛。在一项随机、双盲对照试验中，59 名绝经期女性每天发生严重潮热的次数在 7 次或 7 次以上，每天服用加巴喷丁 900mg，持续 12 周。与基线相比，加巴喷丁使潮热的发生频率降低 45%，潮热综合评分（频率和严重程度合并为一个评分）降低 54%，而安慰剂使潮热的发生频率降低 29%（P=0.02），潮热综合评分降低 31%（P=0.01）。1/5 的患者服用加巴喷丁后会出现头晕和嗜睡等症状。

9.45 节奏呼吸

这种行为矫正技术通过使用缓慢的深呼吸练习来控制潮热。Freedman 和 Woodward 首先描述了这种技术，并验证了单纯的深呼吸可有效减少潮热，而渐进式肌肉放松技术则无效。Freedman 使用的方案是每分钟 6~8 次频率缓慢、有意识地深呼吸，每天 2 次，每次 15 分钟。此外，在潮热期间进行深呼吸。该方法是无风险的，可被作为血管舒缩症状的一线治疗。

9.46 绝经期饮食和生活方式建议

毫无疑问，预防是进行健康生活的最佳方式。作为健康保健提供者，我们应该将绝经期的开始视为未来生活的信号，而不是女性生命衰退的信号。对于健康保健提供者，绝经期是帮助患者建立饮食和生活习惯来最大化增加她们身体、社会、心理、性生活机会的一个最佳的窗口时机。

9.46.1 补钙

预防骨质疏松症的关键要素之一是保持正钙平衡。这项任务在绝经期变得具有挑战性，因为钙的吸收会随着年龄的增长而下降。此外，绝经期雌激素低水平导致 1-25- 二羟基维生素 D 的水平降低，从而导致更低的钙吸收。Nordin 等测量了 262 名年龄在 40~87 岁的绝经后女性的放射性钙吸收，结果表明，除了绝经期开始时发生下降，还存在一个晚绝经期的钙吸收下降（仅在 >75 岁之后）。他们得出的结论是，这种下降可能是由钙吸收系统的活性钙转运或扩散成分下降所致。

以下几条是对绝经后女性钙摄入量的建议。

- 25~50 岁女性 1000mg/d。
- 雌激素替代的绝经期女性 1000mg/d。
- 未接受雌激素治疗的绝经期女性 1200mg/d。
- 对于所有 50 岁以上的女性，摄入量建议为 1200mg/d，尽管这个年龄段需要进一步研究确定。
- 充足的维生素 D 对最佳钙吸收是必不可少的。膳食补充剂、激素、药物、年龄、阳光照射和遗传因素影响最佳骨骼健康所需的钙量。
- 钙总摄入量高达 2000mg/d，对大多数人来说似乎是安全的。
- 钙的首选来源是富含钙的食物，如乳制品。通过摄取传统食物无法满足钙需求的人可以通过钙强化食品和钙补充剂来达到最佳钙摄入量。

这些建议是基于饮食中的钙，以及任何补充形式的钙，所有都是基于钙元素。

达到最佳钙摄入量的首选方法是饮食，如含钙量较高的乳制品、绿色蔬菜（如西蓝花、羽衣甘蓝、芜菁、大白菜）、含钙豆腐、一些豆类、鱼罐头、种子、坚果，以及某些强化食品，如面包和谷物。计算每天钙摄入量的一个很好的经验法则是将牛奶份数（8oz.=240ml=1 杯）乘 300mg。

由于通过食物来源获得足够的钙摄入量有一

定的难度，许多医师提倡使用钙补充剂。市场上有 2 种主要类型的钙补充剂：碳酸钙和柠檬酸钙。一些学者主张使用柠檬酸钙（Citracal）而不是碳酸钙（Os-Cal），一方面，他们认为柠檬酸钙比碳酸钙吸收更好，尤其是在空腹及随餐服用时。另一方面，碳酸钙通常更便宜，并且根据至少一项关于吸收性、生物利用度和成本效益的研究，对于无论是骨密度低或有髋骨骨折风险的人群，碳酸钙是一种较好的补充剂型选择。

9.46.2　维生素 D

维生素 D 通常不存在于食物中。它是由皮肤在阳光照射下产生的。关于口服摄入维生素 D 的合适数量存在争议。血清 25-OH 维生素 D 水平＞20ng/ml 被认为足以维持骨骼和整体健康。50~70 岁女性的推荐膳食供给量（the recommended dietary allowance，RDA）为 600U/d。对于那些 70 岁以上的人，推荐剂量为 800U/d；对于生活在北方的人应该考虑更高的每天剂量，但不超过 4000U/d。

9.46.3　运动

许多有益于保持身体健康的适当运动建议都是基于对男性进行的研究。然而，最近一篇对绝经后女性的所有随机对照运动试验的系统综述描述了中间结果评估的一些益处。在这篇系统综述中，Asikainen 等对 2646 名受试者进行了 28 项随机对照研究。基于这篇对绝经后女性研究的综述，研究人员为卫生专业人员提供了具体的指南，以帮助他们为患者制订合适的锻炼计划。

- 绝经早期女性可能受益于中等强度步行，每天 30 分钟，每天 1~3 次，并结合每周 2 次的抗阻运动训练。
- 对于久坐的人来说，步行是一种可行的开始锻炼的方式，可将其融入日常生活中。
- 开始抗阻运动的一种可行方法是对主要肌肉群进行抗阻运动 8~10 次后再重复锻炼 8~10 次，开始于一次最大重复运动的 40%。
- 抗阻运动最初需要专业指导，之后可以在

家中进行，但家中只有小的设备或几乎没有设备，不能替代配备重型仪器的健身房。
- 热身和放松拉伸应该是每次锻炼的一部分。

上述训练可能会保持正常体重。当与减重饮食相结合时，运动可能会减少骨质流失，并增加肌肉力量。基于有限的证据，此类运动还可能提高灵活性、平衡性和协调性，并降低高血压和改善血脂异常。

9.46.4　烟草和酒精

吸烟和过量饮酒会增加骨质流失和心血管疾病的风险。在女性中，每天饮酒超过 2 杯会增加患高血压的风险。另外，女性少量饮酒（≤ 7 单位/周）可能会对心脏起保护作用。Fuchs 等在一项为期 12 年的前瞻性研究中，纳入了 85 709 名 35~59 岁的健康女性，得出的结论是，轻度至中度饮酒可能与女性死亡率降低有关，但主要是影响那些有 CHD 高风险的女性。然而，我们在提供少量饮酒的咨询时应该谨慎，因为它也与乳腺癌的发病率增加有关。由于上述这些研究结果，很难为女性饮酒提供可靠的建议。

9.47　绝经期的替代治疗

植物膳食补充剂

近年来，越来越多的治疗血管舒缩症状的天然产品受到欢迎。在这些产品中，植物雌激素可能是使用更广泛的产品。植物雌激素是结构上与雌激素相关的植物来源物质，对雌激素受体有着较弱的亲和力。通常用于缓解血管舒缩症状的含植物雌激素的膳食补充剂包括亚麻籽、红三叶草提取物、月见草油和大豆化合物等。食用这些植物性膳食补充剂的困难在于其纯度、效力和有效性尚不是很明确；然而，人们普遍认为它们用于治疗绝经期症状是安全有效的。在一些调查中，多达 46%~79% 的绝经期患者使用这些产品。

Esenberg 等在关于治疗绝经期综合征的补充和替代治疗随机对照研究的一篇综述中，评估了

总共 29 项针对潮热和其他绝经期症状的补充和替代治疗的随机对照研究，其中 12 项关于大豆或大豆提取物，10 项关于草药，7 项涉及其他疗法。他们得出的结论是，豆制品似乎对潮热有一定的益处，但研究并不确定。异黄酮制剂似乎不如豆制品有效。黑升麻可能对绝经期症状有效，尤其是潮热，但由于缺乏足够的长期安全性数据（主要是对乳房或子宫内膜的雌激素刺激），因此不推荐长期使用。

此外，最近有一份对 25 项随机对照研究进行总结的系统综述，这 25 项研究来自 Cochrane 图书馆和 MEDLINE 从 1966 年至 2004 年 3 月的研究报道，共涉及 2348 名患者，综述得出的结论是现有证据表明，来自大豆食品、大豆提取物和红三叶草提取物的植物雌激素不能改善潮热或其他绝经期症状。

总之，目前关于植物性膳食补充剂有效性的临床数据主要来自开放标签试验，由于安慰剂效应较大，这些试验存在方法学缺陷。出于这个原因，关于血管舒缩症状治疗，参考北美绝经协会的立场声明是合理的。

对于轻度潮热，可采用与生活方式相关的策略，如保持身体核心温度凉爽、定期锻炼和进行有节奏的呼吸，已显示出一定的疗效，且无不良反应。在非处方药中，临床试验结果不足以支持或反驳大豆食品和异黄酮补充剂（来自大豆或红三叶草）、黑升麻或维生素 E 的功效；然而，短期使用这些疗法并没有出现严重的不良反应。

9.48 来自山药根的黄体酮乳膏

黄体酮可以从野生山药中提取合成。它在美国越来越多地用于缓解绝经期症状。但科学证据仍是有争议的。一项对 102 名健康绝经后女性每天皮肤用药 1/4 茶匙乳膏（含 20mg 孕酮）或安慰剂的为期 12 个月的随机对照试验显示，虽然血管舒缩症状的缓解有明显改善（治疗组 83%；安慰剂组 19%），但 BMD 没有差异。

相比之下，一项针对 23 名有血管舒缩症状的绝经女性的随机、双盲、安慰剂对照、交

叉试验使用含有野山药提取物（长柔毛薯蓣，*Dioscorea villosa*）、维生素 E 和其他油的外用乳膏，没有发现不良反应，3 个月的每周日记中记录的绝经期症状也没有任何改善。在一项对 80 名有症状的绝经后女性进行的平行、双盲、随机、安慰剂对照研究中发现了类似的结果，该研究比较了含有孕酮（32mg/d）的透皮乳膏与安慰剂乳膏的效果。该研究显示，尽管孕酮水平略有升高，但情绪特征或性感觉没有变化，血脂水平或骨代谢标志物也没有任何变化。

9.49 针灸

有限数量的研究评估了针灸在基本缓解血管舒缩症状方面的作用。其中一些研究缺乏系统的控制，因此难以判断其有效性。

在一项小型前瞻性开放性试验中，11 名有绝经期症状的患者接受了 5 周的针灸治疗，通过绝经特异性生活质量问卷，发现他们的绝经期血管舒缩症状得到了明显改善，而生殖内分泌激素或心理或性生活没有任何变化。

一项试验性研究评估了针灸治疗 15 名接受他莫昔芬 20mg/d 治疗的乳腺癌患者的绝经期症状的有效性。针灸治疗后，除性欲外，其他症状的 Green 绝经指数均显示有明显改善（$P < 0.001$）。

Wyon 等将 45 名主诉血管舒缩症状的绝经后女性随机分配到 3 个研究组：电针灸组、浅表针刺组及口服雌二醇组，治疗 12 周，随访 6 个月。电针灸组患者潮热的平均次数从 7.3 次减少到 3.5 次，而浅表针刺组（即安慰剂）患者潮热的平均次数从 8.1 次减少到 3.8 次，口服雌二醇组患者潮红的平均次数从 8.4 次减少到 0.8 次。各组治疗后的 Kupperman 指数和一般绝经期症状评分均下降，且维持 24 周不变。浅表针刺和电针灸治疗血管舒缩的症状疗效相似，但疗效不如雌激素。

在瑞典，一项包括 30 名绝经女性参加随机单盲对照试验用于评估电针灸对患者一般心理压力的影响。在这项研究中，一组接受电针灸治疗，

另一组接受浅表针刺,起到了接近安慰剂的作用。患者接受 12 周的治疗,一般心理健康、情绪和绝经期症状被用作结果测量。研究显示,针灸组的情绪量表有所改善,但安慰剂组和治疗组的绝经期症状和心理状态均有所改善,这表明电针灸在改善绝经期症状或心理状态方面并不比浅针刺治疗效果好。

针灸偶尔会造成组织损伤,但通常不会引起严重的并发症(如气胸、心脏压塞)。最常见的严重风险是通过未充分消毒的针头传播肝炎病毒或其他病原体。美国卫生部规定使用一次性针头已经消除了这种威胁。总之,血管舒缩症状的替代治疗缺乏缜密的安慰剂对照研究。在对这些治疗进行评估之前,所有的治疗推荐都应该谨慎。

（王　娟　译，孙　燕　校）

第 10 章

女性骨质疏松症

Heather D. Hirsch, Andrea Sikon and Holly L. Thacker

10.1　引言

女性骨质疏松性骨折的患病人数比心肌梗死、卒中和癌症加起来还要多，因此妇女保健医师和（或）妇科医师需要敏锐地意识到未确诊的骨质疏松症（osteoporosis，OP）。骨质疏松性骨折后真正的威胁是并发症导致残疾、住院和死亡风险。OP 在临床上表现为骨折之前没有症状，因此经常得不到诊断和治疗。

■ 临床案例

患者，女，43 岁，已婚。身材苗条，BMI 为 21kg/m²，每周步行锻炼 3 天。年轻时患有子宫肌瘤，且有严重的疼痛，近 10 年使用亮丙瑞林（Lupron）和醋酸甲羟孕酮（Depo-Provera）缓解疼痛。子宫肌瘤同时导致她不孕。6 个月前，进行子宫和双侧卵巢切除术，术后出现潮热、睡眠困难且有性交痛。她是一个素食主义者，每天服用多种维生素（含维生素 D），没有跌倒、骨折及骨折史。她的母亲在髋部骨折后刚被诊断患有 OP，因此她担心她的骨骼健康。如何处理她对骨骼健康的担忧？

10.2　患病率

根据国家健康和营养检查调查 Ⅲ（the National Health and Nutrition Examination Survey Ⅲ，NHANES Ⅲ）和国家骨质疏松基金会（the National Osteoporosis Foundation，NOF）的数据估计，有 1000 万美国人患有 OP，其中 80 岁

以上的女性约占 52%。随着婴儿潮一代的老龄化，这一数据只会稳步增加。2013 年的数据显示，每年用于骨质疏松性骨折的费用超过 169 亿美元，其中非椎骨骨折负担相关的费用最高。预防骨质疏松性骨折会对节约医药成本及护理费用产生巨大的影响。

诊断标准

OP 的诊断标准主要取决于高危因素的识别、骨密度（BMD）和脆性骨折病史。首先要了解一些基础骨生理学知识。成骨细胞控制新骨的合成和钙化，而破骨细胞则通过称为骨转换的终生过程去除旧骨基质来维持骨结构。在正常生理条件下，这个过程应该是平衡的，称为"偶联"。成骨细胞的任何病理改变都会导致骨骼畸形，而破骨细胞的过度活动也会导致骨骼完整性和强度丧失。当这种破坏导致骨强度降低，患者发生骨折的风险会增加，从而产生 OP。骨强度由 BMD 和骨质组成（图 10-1）。

10.3　诊断方法

诊断 OP 应从全面的病史和体格检查开始，应包括危险因素的记录，以及准确的身高（或身高下降）和体重以计算 BMI（表 10-1）。

骨密度的测量采用标准的双能 X 射线吸收法（dual energy X-ray absorptiometry，DXA），但骨质量的评估更为复杂。骨微结构可以通过高分辨率定量计算机断层扫描（quantitative computed tomography，QCT）、高分辨率 MRI

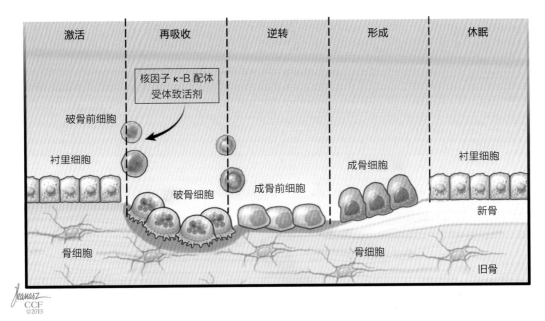

图 10-1　骨吸收和骨形成

<table>
<tr><td colspan="2">表 10-1　原发性骨质疏松症的高危因素</td></tr>
</table>

表 10-1　原发性骨质疏松症的高危因素
高龄
脆性骨折
经常跌倒
低体重或低 BMI
骨质疏松性骨折家族史
45 岁以前绝经、早发性卵巢功能不全 *、手术绝经（双侧输卵管卵巢切除术）
久坐的生活方式
过量饮酒（女性每天＞ 1 杯或每周＞ 14 杯）
咖啡因摄入过多（每天＞ 3 大杯）
主动吸烟
缺乏维生素 D（低于 20ng/dl）
钙摄入不足

注：* 骨质疏松症的高危因素

或双四环素标记的过渡骨活检结合组织形态计量学进行评估，但是这些检查方法在临床实践中并不常用。

DXA 可同时计算 T 分数和 Z 分数，并将其提供给临床医师进行解释。T 分数是基于低于峰值骨密度的年轻人的标准差（standard deviations，SD）范围，用作参考人群，这是实际 DXA 扫描仪独有的。相反，Z 分数指的是使用年龄匹配的参考人群的 BMD。表 10-2 概述了 WHO 定义的用于诊断 OP 的特定 BMD 临界值。

BMD 是骨强度的替代标志物，但仍有许多其他因素起作用，因此临床诊断 OP 很少考虑引起脆性骨折的 BMD。骨质疏松性脆性骨折是从跌落或低于站立高度发生的骨折，与任何创伤［如机动车事故或其他重大创伤（不包括足趾、鼻子和手指）］导致的骨折不同，与 T 分数和 Z 分数无关。这一点尤其重要，因为许多女性和医务人员经常误以为滑倒造成的骨折与预期一样，而没有认识到需要根据病理性质进行深入的检查和治疗。

所有女性的 DXA 筛查始于 65 岁，除非符合已知风险因素和（或）低骨密度可能会影响对其更年期症状开始激素治疗的决定。绝经前女性和 50 岁以下未绝经的女性，使用 DXA 测量时应使用与种族匹配的 Z 分数解释结果。对于绝经后女性，使用 T 分数。

继发性 OP 是由其他疾病或药物引起的 OP，因为有许多潜在原因，可能未被发现，甚至有些还不确定的原因（表 10-3）。

表 10-2　WHO 根据 DXA 评分对骨质疏松症的诊断

定义	BMD 测量	T 分数
正常	在平均骨密度的 1.0SD 以内	+2.5~−1.0
骨量减少	低于平均骨密度 1.0~2.5SD	−1.0~−2.4
骨质疏松	小于或等于平均骨密度 2.5SD	≤−2.5
严重骨质疏松症	小于或等于平均骨密度 −2.5SD 且有骨折史	≤−2.5 发生了脆性骨折

表 10-3　继发性骨质疏松症的病因及病理生理学改变

诊断	病理生理学
库欣综合征	内源性皮质醇过多
胃肠道疾病	降低肠道对钙或维生素 D 的吸收
性腺功能减退	降低内源性雌激素
甲状腺功能亢进症（格雷夫斯病或多结节性甲状腺肿）	增加破骨细胞活性
多发性骨髓瘤	破骨细胞表达上调
原发性甲状旁腺功能亢进症	增加骨重吸收
器官移植术后	多因素
维生素 D 缺乏	吸收不良、肾衰竭、肝衰竭
高钙尿症	增加尿钙流失

约 1/2 患有 OP 的绝经前女性和 1/5 的绝经后女性有继发性病因。因此，在开始治疗之前，应对所有 OP 患者进行粗略评估，并根据患者的病史和体格检查制订方案。在接受治疗后骨密度下降和（或）骨折的患者中，也应该重新考虑次要原因。尽管许多组织制定的指南方针没有达成百分之百的共识，但大多数组织都包括初始评估应该包括什么内容（表 10-4）。当 Z 分数较低时，应特别考虑评估 OP 的次要原因（表 10-5）。

10.4　治疗

额外的药物治疗适用于所有通过 BMD 或临床上脆性骨折诊断的 OP 患者。对于 BMD 较低的患者，可以使用骨折风险评估工具（FRAX®）来计算完整 10 年的骨折风险。根据成本效益分析，如果计算出发生髋部骨折 10 年风险大于或等于 3%，或如果任何与骨质疏松相关的重大骨折概率等于或大于 20%，那么患者应该在排除和（或）

治疗 OP 的继发性病因后开始治疗。FRAX® 计算考虑了患者的股骨颈骨密度和个性化风险因素。FRAX® 计算考虑了患者的股骨颈骨密度（不是椎体测量）和个性化的风险因素，其中包括患者的年龄、性别、体重指数、既往骨折史、骨质疏松性骨折家族史、吸烟状况、个人使用糖皮质激素史（每天 > 5mg/d 或 > 3 个月）、类风湿关节炎或其他继发性骨坏死的诊断及饮酒。可以使用在线工具（http：//www.shef.ac.uk/FRAX）快速计算 FRAX® 分数。

FRAX® 将被用作指南，尤其是在存在条件限制的情况下，仍应考虑临床因素。首先，FRAX® 的计算只使用股骨颈的骨密度，这可能会低估腰椎下段的骨密度，但股骨颈测量正常的患者的风险，这在更年期早期比较常见。此外，对于吸烟、饮酒和使用类固醇，只允许使用二分法，即"是"或"否"两种反应，众所周知，剂量较高和持续时间较长的吸烟、饮酒、使用类固醇会对骨强度产生不成比例的影响。此外，FRAX®

表 10-4　骨质疏松症继发病因的实验室指标

库欣综合征	24 小时尿游离皮质醇 地塞米松抑制试验
糖尿病	糖化血红蛋白 空腹血糖 糖耐量试验
胃肠道疾病	乳糜泻 • 肌内膜 IgA 抗生素 • 抗组织转谷氨酰胺酶 • 针对合成脱酰胺醇溶蛋白肽和（或）十二指肠活检的 IgA 和 IgG 抗体 血色沉着症 • 总铁结合力 • 转铁蛋白 • 血浆铁蛋白
性腺功能减退	卵泡刺激素、雌二醇、催乳素、抗米勒管激素
甲状腺功能亢进症	促甲状腺激素、游离甲状腺素 T4、总甲状腺素 T3
甲状旁腺功能亢进症	甲状旁腺激素

表 10-5　继发性骨质疏松症的病因及病理生理学改变

诊断	病理生理学
库欣综合征	内源性皮质醇过多
胃肠道疾病	降低肠道对钙 / 维生素 D 的吸收
性腺功能减退	降低内源性雌激素
甲状腺功能亢进症（格雷夫斯病或多结节性甲状腺肿）	增加破骨细胞活性
多发性骨髓瘤	破骨细胞表达上调
原发性甲状旁腺功能亢进症	增加骨重吸收
移植	多因素
维生素 D 缺乏	吸收不良、肾衰竭、肝衰竭
高钙尿症	增加尿钙流失

计算也没有考虑到坠落导致骨折的重要风险。跌倒病史包含在亚洲 Garvan 骨折风险计算器中，是 FRAX® 的替代产品。

对所有 OP 和低 BMD 患者的普遍建议是通过负重运动来增加骨密度和肌肉力量。通过运动的机械负荷增加骨量，而静止与骨密度下降密切相关。随着女性步入老年阶段，跌倒评估和预防（视力、家庭安全、平衡训练和物理治疗）变得更加重要。女性应戒烟，酒精摄入量应限制为每周 < 14 杯（1 杯 = 约 45ml 烈酒 = 约 147ml 葡萄酒 = 约 354ml 啤酒）。所有女性都应保证足够的维生素 D 摄入量，以维持血清维生素 D 水平。维生素 D 很难从饮食中充分获得，因此通常需要额外补充（大多数女性需要补充维生素 D_3 800~1000U/d，某些女性需要更高的剂量）。

建议所有女性应该每天在饮食中摄入适量的钙，同样也要获得充足的维生素 D。建议绝经前女性钙摄入量为 1000mg/d，绝经后女性为

1200mg/d，最好从乳制品（低脂牛奶、奶酪和酸奶）、三文鱼、豆腐、西蓝花、杏仁和一些其他饮食（如牛脑等）饮食来源中摄取。除非在饮食中无法获得 1200mg/d 的摄入量时，才应该添加钙补充剂。一些研究表明，补钙可能会增加心血管风险。这些研究是有变化的，数据仍然不清楚。由于钙很容易从各种饮食来源中获得，因此鼓励在可能的情况下通过饮食达到每天推荐的摄入量水平。

雌激素降低破骨细胞活性并刺激破骨细胞凋亡。此外，雌激素通过抑制肿瘤坏死因子 - α 来阻断 RANK-L。在更年期开始后的 5~7 年，随着雌激素的减少，女性骨量会减少多达 20%，主要是骨松质（即脊柱和跟骨）。在 WHI 中，激素疗法（hormone therapy，HT）将髋部骨折的风险降低了 50%。仅使用雌激素治疗者发现所有部位都观察到骨折复位。雌激素（ET）和雌激素＋醋酸甲羟孕酮（MPA）治疗组（即 EPT 组），与安慰剂组相比，髋部骨折的发生率下降。WHI 研究人员事后分析发现 HT 疗法有额外的好处，特别是对于绝经后 10 年内的女性。绝经开始前 10 年内使用 HT 的女性心血管事件风险明显降低。两组患者应用 HT 后均降低了患结肠癌和糖尿病的风险。此外，与安慰剂组相比，仅使用雌激素组的女性患乳腺癌的风险没有增加，而 EPT 组的女性患乳腺癌的风险似乎在治疗 5 年后明显增加。

治疗 3 年后，HT 增加了两组患卒中的风险；然而在绝经 5 年内和绝经 10 年内，EPT 组患卒中的绝对风险增加至每 10 000 名女性每年 3 次。ET 组仅在 60 岁及 60 岁以上的女性中显示患卒中的绝对风险增加。实际上，所有这些绝对风险都被 WHO 标准定义为罕见事件。

对于患有严重血管舒缩症状（vasomotor symptom，VMS）的绝经后女性，雌激素也是最有效的治疗选择，60%~90% 的女性会出现这种症状，其中约 1/4 的女性认为这些症状无法忍受。因此，雌激素可能是绝经 5 年内女性的理想选择，这些女性没有明显的卒中或乳腺癌风险，BMD 较低，并且正在寻求缓解伴随的 VMS 和更年期

泌尿生殖系统综合征（genitourinary syndrome of menopause，GSM）的方法。雌激素对骨有剂量依赖性作用，停药后作用消失。

对于 60~80 岁的绝经后女性，有骨质减少但没有其他需要全身激素治疗的更年期症状，使用低剂量透皮雌二醇 （Menostar®）可用于预防 OP。由于雌激素的剂量相对较低，有子宫的女性每年只有 2 次孕激素撤退性出血。

双膦酸盐（Bisphosphonates，BPS）是一种激活破骨细胞的抗吸收药物。BPS 有许多优点，总体上非常安全、有效、价格实惠，并且有多种形式可供选择。虽然存在许多配方，但没有头对头试验（即"非安慰剂对照"试验，是以临床上已使用的治疗药物或治疗方法为对照的临床试验，指仅 2 种已经确认有效的治疗方法的比较）。多项大型荟萃分析得出结论，与安慰剂相比，4 种可用的 BPS（阿仑膦酸钠、利塞膦酸钠、伊班膦酸钠和唑来膦酸）可减少绝经后女性骨折的发生风险，但没有数据显示伊班膦酸钠可使髋部骨折或非脊椎骨折的发生风险降低（这与表 10-6 所述有冲突）。在开始治疗前，应该纠正维生素 D 缺乏和低钙血症（这两种情况在胃旁路手术后患者中都是常见的）。应测定血肌酐，肌酐清除率 ≤35ml/min 是 BPS 的禁忌证（表 10-6）。

口服 BPS 的主要不良反应是食管刺激／反流和消化不良，对有胃食管反流、吞咽障碍和胃手术史的患者应慎用。因此，应指导患者在给药后保持直立 30 分钟。此外，当口服剂量的浓度低于 1% 时，BPS 的可吸收性非常差，因此患者需要空腹服用约 237ml 白开水，不进食其他食物、液体或药物。利塞膦酸钠（Atelvia®）是一种较新的制剂，可在饭后饱腹服用，每周 35mg。如果静脉给药，胃肠道不良反应总的来说是可以避免的。

颌骨坏死（osteonecrosis of the jaw，ONJ）是一种罕见的潜在不良反应，已经引起了许多患者不必要的恐惧。ONJ 的绝对风险约为每年每 100 000 人中有 1 例，绝经后妇性骨折的发生风险可能高达每 2 名绝经后女性中就有 1 例。据报道，大多数 ONJ 病例是在积极接受过静脉给药

表 10-6　药物治疗总结

药物	剂量	费用	降低髋部骨折风险	降低椎体和非椎体椎体骨折风险	其他益处	风险
抗吸收剂						
双膦酸盐						
阿仑膦酸钠（Fosamax®）	预防：每天 5mg 或每周 35mg 治疗：每天 10mg 或每周 70mg	通常 $8/ 月	是	是	配方众多，有骨骼特异性，便宜通用；系统不良反应有限；效果持久	如果口服制剂，食管异常，合并低钙血症。延迟排空。避免肾功能不全 <30~35ml/ 最小肌酐清除率）
利塞膦酸钠（Actonel®；Atelvia®）	预防 / 治疗：每天 5mg 或每周 35mg		是	是		
伊班膦酸钠（Boniva®）	治疗：每个月 150mg；每 3 个月静脉注射 3mg	$90/ 月	是	否		
唑来膦酸（Reclast®）	预防：每 2 年静脉注射 5mg 治疗：每年静脉注射 5mg					
雌激素						
	预防：骨骼剂量依赖效应为 0.3mg、0.45mg、0.625mg，1mg 雌二醇 ± 孕激素（若有子宫）	$17~190/ 月	是	是	控制血管舒缩症状；控制更年期泌尿生殖系统综合征；半衰期短	按时间限设，即如果开始时间 ≥10 年 PM，风险会增加 5 年后患乳腺癌的风险增加 在 EPT VTE 增加 3 年后 CVA 增加（虽然绝对风险是"罕见"事件）
雌二醇透皮贴剂（Menosta®）	预防：雌二醇 0.014μg/ 支。每周 1 天透皮贴剂					每 6~12 个月需要应用循环孕激素 2 周

（续表）

药物	剂量	费用	降低髋部骨折风险	降低椎体和非椎体骨折风险	其他益处	风险
雌激素受体激动剂和拮抗剂（ERAAS）						
雷洛昔芬（Evista®）	1. Barrett-Connor E, Mosca L, Collins P, et al. Effects of Raloxifene on Cardiovascular Events and Breast Cancer in Postmenopausal Women. Obstetrical and Gynecological Survey, 2006, 61(12): 787–789. 2. Vogel VG, Costantino JP, Wickerham DL, et al. Effects of Tamoxifen vs Raloxifene on the Risk of Developing Invasive Breast Cancer and Other Disease Outcomes: The NSABP Study of Tamoxifen and Raloxifene (STAR) P-2 Trial. JAMA The Journal of the American Medical Association, 2006, 295(23): 2727–2741.	$100/月			降低侵袭性乳腺癌绝对风险：每年每 1000 例女性中有 1.2 例	静脉血栓绝对风险：每年增加 1.3/1000 卒中死亡绝对风险：每年 7/1000

（续表）

药物	剂量	费用	降低髋部骨折风险	降低椎体和非椎体骨折风险	其他益处	风险
雌激素 -ERAAS 组合						
巴多昔芬＋结合雌激素（Duavee®）						
配体抑制剂						
Denosumab（Prolia®）		$150/ 月	是	是	无须调整，即可减少肾或肝功能障碍	颌骨坏死的风险小 非典型股骨骨折的风险很小 可能要避免使用免疫抑制剂 避免血液透析和低钙血症
其他						
降钙素（Miacalcin®）		$60/ 月	否	仅椎体（不包括非椎体）	短期减少患者的急性疼痛；维持椎骨骨折	由于增加恶性肿瘤的风险，不推荐
合成代谢物						
特瑞帕帝（Forteo®）		$900/ 月	不清楚	是		避免骨肉瘤风险增加：佩吉特骨病 骨骼的预先放射治疗 骨代谢或骨恶性肿瘤 开放性骨骺 肾或肝损害 原因不明的碱性磷酸酶升高 除骨质疏松外的骨病 既往高钙血症 甲状腺功能亢进症

治疗的癌症患者。当治疗时间超过 3 年时，ONJ 的风险可能会增加。

使用 BPS 引起的非典型股骨骨折（atypical femur fracture，AFF）也很少见，绝对风险为每年每 100 000 人中有 2~78 例。AFF 被认为是长期使用 BPS 导致的微骨折，当患者抱怨大腿上部疼痛通常是骨折前几个月的双侧疼痛时，应怀疑是 AFF。一项对 3 项大型随机试验的荟萃分析表明，BPS 治疗超过 10 年的非典型骨折的风险较低，且无统计学意义，并且整体治疗的益处远超过这些风险。然而，由于这些小风险，患者在接受阿仑膦酸治疗 10 年和唑来膦酸治疗 3 年后，可以考虑停药 1~2 年。

静脉给药也与急性期反应有关，其中静脉给药后 72 小时就会出现流感样症状，通常更多的是与最初剂量有关。这种症状的发生和严重程度通常会随着随后的静脉给药而减轻，并且可以用对乙酰氨基酚或布洛芬进行预处理。

NK-κB（RANK）配体的受体激活通过介导破骨细胞的形成、作用和存活再吸收起重要作用。Denosumab（Prolia®）是一种人类单克隆抗体，可直接阻断 RANK 配体途径。在 FREEDOM 试验中，一项针对 60~80 岁患有 OP 的女性进行为期 3 年的随机、双盲、安慰剂、对照、多中心研究显示，与安慰剂相比，Denosumab 增加了腰椎和全髋部的骨密度，新的脊椎骨折风险明显降低了 68%，40% 髋部骨折风险降低了 40%，非脊椎骨折风险降低了 20%。Denosumab 于 2010 年被美国 FDA 批准用于治疗 OP，通常每 6 个月皮下给药一次。Denosumab 是在肝内清除，因此可以用于肌酐清除率≤35ml/min 的患者；但是，由于治疗方法不同，应谨慎确保骨密度低不是由肾性骨营养不良引起的，而是由原发性 OP 引起的。在 FREEDOM 扩展试验中，在最初的自由试验之后又延长了 5 年，总治疗时间为 10 年，参与者的腰椎和全髋部骨密度进一步增加，分别为 7.7% 和 4.0%。更长治疗时间的不良事件没有报道。在交叉组中，有 2 例 ONJ 病例报道，但该药物被认为具有良好的风险 / 收益特征，总体而言，绝经后 OP 女性治疗 5 年的结果显示 BMD 明显改善。

雌激素受体激动剂和拮抗剂［ERAA，又称为选择性雌激素受体调节剂（SERM）］因其特定的靶组织效应而被称为雌激素"设计者"。ERAA 直接作用于雌激素受体，在不同的组织中发挥不同的结果，从而有可能选择性地刺激或抑制这些靶部位的雌激素样下游效应。尽管他莫昔芬可在骨骼中作为雌激素激动剂发挥作用，但在大型乳腺癌预防试验中，他莫昔芬对于骨折复位并没有统计学意义，因此美国 FDA 没有批准该药用于治疗 OP。

雷洛昔芬是另一种第二代 ERAA（Evista®），已获得美国 FDA 批准用于预防和治疗 OP，用降低高危女性侵袭性雌激素受体阳性乳腺癌的发生率。多个雷洛昔芬（MORE）试验结果显示新的脊椎骨折的相对风险降低了 30%，但对髋部或非脊椎骨折的发生风险没有明显影响。虽然卒中和静脉血栓栓塞后的死亡率增加，但 MORE、CORE 和 RUTH 试验的死亡率数据汇总分析发现，与安慰剂相比，每天服用 60mg 雷洛昔芬的老年绝经后女性的全因死亡率降低了 10%。

第三代雌激素受体拮抗剂巴多昔芬（Bazedoxifene）联合结合雌激素（CE/BZE，Duavee®）于 2013 年获得美国 FDA 批准用于治疗与绝经相关的中度至重度 VMS，并用于预防子宫完整的女性的绝经后 OP。SMART-1 试验显示，与安慰剂相比，CE/BZE 0.45/20mg 和 0.625/20mg 在 12 个月和 24 个月时的平均腰椎骨密度和总髋部骨密度较基线明显升高。在 24 个月时，与服用雷洛昔芬的女性相比，服用 CE/BZE 的女性骨密度明显升高。一项长达 7 年未使用 CE/BZE 的研究发现，与安慰剂相比，CE/BZE 治疗后新发椎体骨折的概率明显降低，但对非椎体骨折无明显影响。

对于正在寻求 VMS、GSM 治疗或乳腺癌风险降低的中年女性来说，可以通过选择一种可能有利于骨骼的 ERAA 来权衡这些发病率。

降钙素鲑鱼喷鼻剂（Miacalcin）可短期减轻椎骨骨折患者的急性疼痛。PROOF 研究是一项大型随机试验，结果显示非椎体骨折的发生率没有明显下降，只在脊椎骨折方面有统计学意义的明显减少。然而，2014 年对 21 项随机对照试验的荟萃分析表明，与安慰剂相比，降钙素鲑鱼治疗后患新发恶性肿瘤的总体风险可能增加（1.54 倍，95%CI：1.06~2.23）。有了这些新数据，美国 FDA 就其使用发布了新警告，进而医师放弃常规使用。

甲状旁腺激素（parathyroid hormone，PTH）及其氨基酸结构的末端片段已被证明在脉冲式给药时可以增加骨量、骨强度，以及减少骨丢失。特瑞帕帝（Forteo®）是目前美国唯一可用的合成代谢剂。它是人类甲状旁腺素 34 个氨基末端残基的重组形式，每天皮下注射 20μg，2 年前美国 FDA 批准使用。但对大鼠的研究表明，特瑞帕帝有增加骨肉瘤的风险，以及在 2010 年发现了 2 个人类病例。因此，特瑞帕帝不适用于患有高钙血症、骨转移、易患骨肿瘤（如佩吉特病），以及接受过骨骼放射治疗的绝经后女性。特瑞帕帝的成骨作用迅速，在治疗后 6~12 个月达到高峰；然而，其高昂的价格和给药途径使一些患者望而却步。虽然费用是一个问题，但已有研究表明，对于患有严重绝经后 OP 的女性来说，使用特瑞帕帝可能是划算的。目前正在研究其口服、经鼻或透皮制剂。

由于成本的原因，通常不建议将可能导致骨密度小幅度增加的治疗方案联合使用。在骨量低的绝经后女性中，联合使用阿仑膦酸钠和激素治疗，脊柱和髋部的骨密度改善的结果（8.3%）明显优于单独使用任何一种治疗方案的结果(6.0%)。尽管影响不大，但与单独使用任何一种药物相比，利塞膦酸钠和 HT 联合使用也显示出良好的骨密度效应。目前还不清楚这种骨密度的增加是否会带来更好的骨折保护。已考虑将抗吸收剂与合成代谢剂（如特瑞帕帝）联合使用，但通常以连续方式进行。

由于 OP 是一种终身疾病，骨折风险通常随着年龄的增长而增加，因此治疗持续时间的概念可能很复杂。由于 BPS 的广泛使用和对非典型股骨骨折（atypical femur fracture，AFF）潜在不

良反应的担忧，导致开始药物"假期"或间歇性停止 OP 药理学的理论。AFF 的确切机制目前尚不清楚。然而，理论认为，随着 BPS 进入骨骼的时间更长（唑来膦酸和阿仑膦酸钠在骨骼中的半衰期最长），骨转换可能会过度抑制，随后应力性骨折的风险增加。由于这个理论，围绕治疗间隔进行考虑，并在治疗中断时允许部分"冲刷"药物作用。这主要适用于 BPS，因为它们在骨骼中的半衰期较长。其他非 BPS 骨疗法的半衰期较短，因此在使用时不必考虑药物"假期"。

有几种作为未来治疗 OP 的药物，正在研发中。组织蛋白酶 K 抑制剂（Cathepsin K inhibitor，CatK）是一类能减少骨吸收的抗降解药物。组织蛋白酶 K（如 Odanacatib）是一种在破骨细胞中表达的蛋白酶，能分解骨中 I 型胶原。在一项为期 2 年的研究中，像奥达卡替布这类抑制剂可以抑制这种破坏，并已证明可以增加绝经后女性的骨密度。虽然它有很强的安全性，但它还没有显示可以使骨折发生风险明显降低。

拉索昔芬是另一种第三代 ERAAS，已在 PEARL 研究中进行研究，在股骨颈或脊柱 T 评分 ≤−2.5 的女性中，分别口服 0.25mg 和 0.5mg 拉索昔芬。在这项为期 3 年的研究中，与安慰剂相比，这 2 种剂量均显示腰椎 BMD 分别增加 3.0% 和 3.1%，股骨颈 BMD 分别增加 2.9% 和 3.0%。重要的是，这 2 种剂量还分别将椎骨骨折的发生风险降低了 31% 和 42%，而较高剂量还将非椎骨骨折的发生风险明显降低了 22%。这 2 种剂量还分别将 ER 阳性乳腺癌的发生风险降低了 81% 和 49%。

10.5　案例讨论

该患者接受了手术并且有更年期症状。她应该开始对 VMS 进行 HT 治疗，这种治疗对她的骨骼强度也有好处。根据她的病史和家族史应该做 DXA。她每天需要补充维生素 D，在饮食中补充钙，并增加负重活动。可以根据她的 T 评分添加另一种骨剂。

10.6 随访

接受 OP 或低骨密度治疗的女性需要适当随访，以监测依从性和有效性。治疗过程中出现的骨折可以简单反映出患者存在潜在的骨折发生高风险。然而，当治疗后出现新的骨折和（或）骨密度丢失时，应考虑遗漏的次要原因和药物不依从性。在药物治疗的随访中，推荐考虑 DXA 骨密度测定、某些情况下的骨转换标志物（bone turnover marker，BTM）、肌酐清除率及 25-OH 维生素 D 的水平（表 10-7）。

对于有异常特征和（或）治疗失败的女性，也可能需要转诊至代谢性骨病专家处进行诊治。

表 10-7　推荐药物治疗的随访

测量指标	频率	衡量指标
BMD* *在同一台机器上重新测量	每 6 个月至 1 年使用糖皮质激素 1 次 合并甲状旁腺功能亢进：每年 1 次 原发性 OP 患者：每 2 年 1 次	髋部和脊椎 髋部、脊椎和桡骨远端 1/3 髋部和脊椎
骨吸收标志物 骨形成标志物	基线 启动 TX 后的前 3~6 个月 OP：停止 BPS 治疗后，每 12 个月应减少 30%~50% 特雷帕雷特：每 2 年 1 次	血清：C- 末端端肽 尿液：N- 末端端肽（禁食第 2 天早上无效） 血清，骨钙素和 P1NP 应该上升
清除率	每年	血清肌酐 / 肾小球滤过率的测定
25-OH 维生素 D	基线 考虑基于初始值的重复和持续坚持	25-OH 维生素 D

注：* 所有连续重复的 BMD 应在同一台机器上进行，以便可以对 BMD 的增加、BMD 的减少或稳定 / 无变化进行有效的比较。一次不能比较不同机器之间的 BMD

（石明华　译，孙　燕　校）

第 11 章

男性不育症

Mark Gibson and Ahmad Hammoud

11.1 引言

在已知的不育症患者中，男性约占 50%。在精液分析和其他精子质量、精子功能的检测方法中，由于正常男性与不育男性之间缺乏明确的检测阈值，使得男性不育的患病率研究受到了较大的限制。全面评估男性不育的因素在不孕症检查中至关重要，可为不孕不育夫妇的诊疗过程和治疗措施的选择提供必要的参考。本章主要介绍如何通过病史、查体及实验室检查等有价值的信息明确诊断，不育症的病理生理及不育症的诊断原则也将在本章进行介绍。对大部分不育症男性而言，将不育归因于精液质量异常是不现实的。对于精液质量异常且无法通过特定治疗而改善精液质量的情况，宫腔内人工授精（intrauterine insemination，IUI）和卵细胞质内单精子注射（intracytoplasmic spermatozoa injection，ICSI）等辅助生殖技术（assisted reproductive technology，ART）则为此类患者提供了生育的机会。

■ 临床案例

一对夫妇因男性不育而来诊，在刚过去的 18 个月里，他们一直努力尝试自然受孕，却未果。女方 28 岁，卵巢功能正常且双侧输卵管通畅，男方 32 岁，无勃起功能障碍。男方 2 次精液分析显示精子浓度偏低，畸形率偏高。既往史无特殊，体格检查及激素水平均正常。根据此情况，建议使用 IUI 和（或）ART 助孕。

11.2 病史

11.2.1 性功能

适当频率的性生活、正常的勃起功能和射精是必不可少的。精液质量可能会因为每天 1 次的射精而呈下降趋势，因此需要采用每 2 天进行一次性生活的方式来保证精液质量。然而，许多研究表明，每天甚至更高频率的性生活有助于提高精液质量。然而，在规定的时间进行性生活会导致与按需表现相关的性功能障碍和婚姻压力。另外，排卵时间的预测可能有多达 1 天的误差，因此在月经周期不推算排卵日而规律地每天或每 2 天进行一次性生活，可能会增加受孕的可能性。这样一来，部分患者便可在不牺牲最佳受孕机会的情况下实现自然妊娠。性功能障碍患者多有不育。对于无法维持适当性生活频率及正常性功能的男性患者，应考虑性腺功能减退症的可能并做进一步的评估（详见 11.5.4）。对于各项检查均正常的患者，提供相应的婚姻及性生活指导是有必要的。

射精功能障碍可能是精神心理因素所致，常见于合并糖尿病者，腹膜后淋巴结清扫术后及使用某些药物亦可引起，但极少见于脊柱损伤之后。通过高振幅振动刺激诱导射精通常是可行的，相比电刺激射精而言，它给患者造成的压力更小，且可实现家庭化使用，在家中完成人工授精。自主神经功能紊乱会诱导射精变得复杂，因此在早期的监测评估中应该包含对自主神经功能评估，而相关研究提示，硝苯地平可有效缓解自主神经功能紊乱。脊髓损伤患者的精液质量通常较差，因此诱导射精的最大好处是可有效避免通过睾丸穿刺取精（testicular spermatozoa extraction，TSE）进行 ICSI。在初次诱导射精未找到精子的情况下，第二次诱导射精或是采用其他方法取精时仍有可能取得足够的精子通过 ICSI 进行 ART 助孕。

11.2.2　手术、创伤与感染

儿童时期生殖道和（或）腹股沟区域的手术可能会导致雄激素合成或作用缺陷，导致成年后的生精异常。另外手术可能会损伤生殖管道系统。有学者建议将雄激素依赖的各种发育异常、生殖系统恶性肿瘤、精子发生障碍统称为睾丸发育不良综合征。生殖系统创伤史、睾丸扭转、输精管结扎后复通可能均是继发性不育的病因。生殖道感染可能损害精液质量，但不会导致不育，除非并发生殖道梗阻。腹膜后淋巴结清扫会损害射精功能，随之而来的化疗则损害了生精上皮细胞。

11.2.3　细胞毒性药物

恶性肿瘤的化疗及风湿病的治疗常会导致无精子症，其影响的大小取决于所用的药物、剂量及是否同时采用了放射治疗。这些影响可能是暂时性的。目前尚无证据表明暴露于细胞毒性药物会影响子代的健康，但应为拟接受细胞毒性治疗的男性提供生育保存。

11.2.4　生活方式

研究证明，吸烟及酒精对生育的影响是复杂的。相关研究并未探讨娱乐性药物与不育之间的关系。一些研究证实肥胖与精液质量差、生育力下降有关，但并非所有研究都支持此结论。激素代谢的遗传变异可以解释肥胖症对精液质量影响的部分变异性。肥胖的影响可能通过胰岛素抵抗、瘦素、全身炎症、睡眠呼吸暂停和睾丸温度调节等方式间接介导，并通过改变表观遗传控制来呈现。

肥胖效应的可逆性尚未被证实，而快速减肥则可能会损害精液质量。高强度的耐力训练会改变激素水平和部分精液指标，但尚无证据表明其会导致不育。大多数药物对男性生育能力的影响还没有进行研究。用于调理精液质量或射精功能的药物包括羟色胺再摄取抑制剂、含有 α-肾上腺素能受体阻断剂的降压药、柳氮磺吡啶。合成类固醇激素及睾酮的替代治疗会导致可逆性生育力损害。营养对精子的发生很重要；人们感兴趣的膳食元素包括硒、膳食抗氧化剂、锌、叶酸及通过其代谢间接产生的叶酸。目前尚无证据表明饮食中的这些营养素的充足性与不育症之间存在明显关联，且在为数不多的补充营养素的研究亦未见不育症患者可从中获益。

11.2.5　环境暴露

空气污染物和重金属暴露可能会损害精液质量，但对不育症影响的研究证据等级较低。由于内分泌干扰机械假说及部分影响精液质量的因素已被证实，使得近期研究者的兴趣主要集中在农药和烟草烟雾中发现的有机氯杀虫剂、二噁英、邻苯二甲酸盐、植物雌激素及化学混合物。研究发现多氯联苯对精液的影响不一，而双对氯苯基三氯乙烷对精液参数的影响似乎是最小的。农药的接触可能会损害精液质量及精子的受精能力。然而，总体而言，人工合成的外源性有害物质对男性生育力的影响，现有的文献报道并未达成统一的认识。

11.3　体格检查

11.3.1　性腺功能减退的临床表现

临床型性腺功能减退可能会因为肌肉的减少、性毛发的减少、皮下组织的增加而被疑诊，但第二性征的表达存在很大的正常变异。

11.3.2　阴囊及其内容物

睾丸的大小代表总体的生精器官而非内分泌组织，正常睾丸总体积应达 30ml 或直径达 4cm 以上。睾丸体积偏小预示着生精功能低下，尤其是合并睾丸质地变软时。输精管在常规体检中可触及。输精管缺如（多为双侧缺如），具有正常体积的睾丸，伴有无精子症，这常见于囊性纤维化穿膜传导调节蛋白（CFTR）复合体突变。这类患者在进行 ART 之前，应该对其伴侣进行异常 CFTR 基因筛查，使其生物学子代能有效规避囊性纤维化的风险。单侧输精管缺如可能合并有 CFTR 基因突变或肾脏异常，需要行基因检测及泌尿系影像学检查。

11.3.3　精索静脉曲张

精索静脉曲张多与体位相关且多见于左侧。在临床症状不明显时，虽然 B 超检查有助于明确精索静脉的诊断，但无临床症状的精索静脉曲张的临床意义仍值得商榷。精索静脉曲张对生育力的影响（和各种治疗措施的预后）与精索静脉曲张的程度息息相关。但是，目前依然没有一个标准化的精索静脉曲张的分类方式。精索静脉曲张在普通人群中的患病率约为 15%。精索静脉曲张在不育男性中的占比更高，但大部分是无临床意义的曲张。精索静脉曲张患者的精液及生育力可能都正常，也可能伴有不育、睾丸体积变小及明显的精液参数异常。精索静脉曲张致男性不育的机制可能与睾丸温度调节异常、精浆活性氧的增加、睾酮缺乏等有关。精索静脉曲张对精液的影响可能是进行性的，故主张对精液正常的精索静脉曲张患者行手术治疗，除非这一影响既不持久也无法预测。精索静脉曲张的治疗将在 11.5.2 进行讲述。

超声在男性不育中的应用

超声在男性不育的诊断作用日趋突出。灰阶扫描及彩色多普勒超声正逐步成为评估男性生殖道发育异常的有效工具。超声检查可有效拓展体格检查信息，并可通过阴囊超声及经直肠超声提供更详细的男性生殖系统的信息。

阴囊超声通常取仰卧体位进行，一般使用能完全覆盖睾丸长轴的高频换能器（7~12MHz）进行检查。超声检查显示正常睾丸容量为 12~15ml。阴囊区域的超声检查也可观察睾丸质地、病灶及其局部血管情况、是否合并精索静脉曲张、附睾直径、质地及其局部血管情况，以及输精管是否缺如等。经直肠超声检查则有助于评估前列腺大小及质地、前列腺中叶囊肿、射精管囊肿及精囊的大小。

临床上，阴囊超声有助于输精管缺如诊断的确立，也有利于临床可触及的精索静脉曲张的确诊。目前观点认为，仅查体可触及曲张的精索静脉曲张患者才能从外科干预中获益（见后述）。对于仅在超声检查发现精索静脉曲张而查体未见曲张静脉的患者，外科干预仍存在较多争议。经直肠超声可明确是射精管梗阻还是先天性双侧输精管缺如（congenital bilateral absence of vas deferens，CBAVD）。无论是阴囊超声检查还是经直肠男性生殖道彩色多普勒超声检查，在诊断梗阻性无精子症的诊断中都具有重要价值。然而，这两种 B 超诊断方法的特异度均高于敏感度，提示 B 超检查更适于梗阻性无精子的排除诊断而不是确诊诊断。超声检查目前在男性不育的其他诊断中的作用是有限的。

11.4　实验室检查

11.4.1　精液分析

Macleod 基于当前妊娠伴侣从备孕至受孕所需时间，开创性地建立了精液检查规范。WHO 于 1987 年、1992 年、1999 年分别颁布了一版精液分析标准，最新一版于 2010 年颁布。然而，除了极其严重的精液异常患者，精液分析并不能明确区分有正常生育能力的男性与不育男性。此外，由于不育症是诸多因素共同作用的结果，而且精液的个体内变异较大，把不育症单纯归因于精液异常的做法是不现实的。WHO 对 8 个国家对于育龄期男性的 5 项研究汇总分析后，提炼出 2010 年版的精液分析指南（表 11-1）。临界值规定，若 95%CI 是正常的，则上端值的单边分布并不代表疾病。对于这些有生育能力的受试者，低于第 5 百分位的数值被认为是异常的。2010 年版指南简化了评估精子运动性能的量化标准，根据运动等级划分改为"前向运动"及"非前向运动"。用"严苛的"标准（或"Tygerberg"标准）来描述精子形态学依然存在一些困难，因为这种重要的形态学检测方法带有较大的主观性而难以在

表 11-1 精液参数参考值下限（第 5 百分位数）及其 95%CI，源自其配偶备孕时间 ≤ 12 个月的育龄男性的第 50 百分位数的值

	例数（例）	第 5 百分位数（95%CI）	第 50 百分位数
精液体积（ml）	1941	1.5（1.4~1.7）	3.7
精子浓度（10^6/ml）	1859	15（12~16）	73
精子总数（10^6/次射精）	1859	39（33~46）	255
精子活动率（PR、NP、%）	1781	40（38~42）	61
前向运动（PR、%）	1780	32（31~34）	55
正常的形态学（%）	1851	4（3.0~4.0）	15
存活率（%）	428	58（55~63）	79

注：PR. 前向运动（WHO，1999 年指南，a 级、b 级）；NP. 非前向运动（WHO，1999 年指南，c 级）。经许可，转载自 Cozzolino DJ, Lipshultz LI, 2001.Varicocele as progressive lesion: positive effect of varicocele repair. Hum Reprod Upda，7(1):55-58

不同的实验室之间进行标化。新的、通常较低的正常临界值并不能解决从相关参数而确诊不育症的问题，并引起人们对临床应用的担忧。尽管如此，当人们充分了解精液分析的局限性之后，精液分析还是可以被有效运用的。生育力是一个不断变化的特征，因此参考值不能将绝对生育力与绝对不孕症区分开来，而是位于一个不明确的低生育力区域内。非常重要的是，由于个体的精液检测随时间的变化存在较大的差异，笔者在给一部分假定为男性不育患者做治疗决定（如精索静脉高位结扎术，是否行 ART/ICSI）时，不应仅基于单一的精液分析结果就草率定论。

11.4.2　精子形态学：生育力评估的关键指标

将精液检查发现的情况与生育力相关联，始终强调精子形态学的重要性。部分以精子穿透子宫颈黏液能力为基础的精子形态学标准的细化促成了更为严格的精子形态学标准的建立。根据严格的标准，精子形态与精子密度和活力无关，并可独立预测 IUI 和 ART 的成功率。严格的形态学评估仅与功能检测（如仓鼠卵穿透试验）大致相关，并已经取代这些成为体外受精成功的预测指标，或成为大多数 ART 项目中需要行 ICSI 的指征。

11.4.3　精液检测的其他方法

ART 和 ICSI 的出现推动了对预测卵母细胞受精和产生健康胚胎能力的探索。为此，努力集中在两个主要领域：第一，通过执行顶体反应对精子与卵母细胞的结合进行功能测试；第二，精子 DNA 的完整性。功能测试的例子包括仓鼠卵穿透试验、半透明带结合试验和透明带诱导的顶体反应（the zona-induced acrosome reaction，ZIAR）。类似的测试结果显示与精子形态学，特别是精子顶体的形态学有关，但其与严格形态学的测量结果并不一致。精子的功能测试的有效性和标准化程度仍然很低，其临床相关性尚不确定，而且它们不是常规生育能力评估的一部分。

精子中存在不同程度的 DNA 碎片化，其碎片化的程度可以通过基于流式细胞术的精子染色质结构分析（sperm chromatin structure assays，SCSA）、末端脱氧核苷酸转移酶介导的荧光素 - dUTP 缺口末端标记（terminal deoxynucleotidyl transferase-mediated fluorescein-dUTP nick-end labeling，TUNEL），单细胞凝胶电泳分析（也称为 COMET ASSAY）等技术进行评估。这些检测结果与精液检测结果的相关性通常很差，其对自然受孕、IUI 成功率、ART 结局等的预测作用也极不稳定。精索静脉曲张患者有较高的 DNA

损伤，在精索静脉结扎后 DNA 损伤水平也会随之下降。DNA 损伤可能是毒物暴露、精子氧化损伤、炎症或某些药物暴露之后的标志性改变。由于不同检测方法之间的结果不同，缺乏标准化，且部分数据相互矛盾，故由于现有的证据，常规使用 DNA 碎片检测是不合理的。最新的研究表明，表观遗传学改变和 DNA 组装过程缺陷（鱼精蛋白、组蛋白）可能反映精子生发异常或构成原发性生育障碍。

精液质量评估中的特殊发现

用湿片镜检对精子凝集进行检测及分级。若广泛存在睾丸外伤史或输精管复通术史，则提示存在抗精子抗体。证据表明，抗精子抗体可通过特殊的检测方法测定，常用的方法是免疫磁珠试验。抗体可能针对精子不同部位的抗原对生育力产生不同影响。妊娠可以在存在抗精子抗体的情况下自发发生，但在没有抗精子抗体的情况下使用 IUI 才能成功受孕。在 IUI 前快速稀释并收集精液可能是有益的。ART 也可用于治疗抗精子抗体阳性者。ICSI 的引入有效解决了受精过程抗精子抗体的干扰问题，但目前尚无临床获益的证据。

精子存活力正常但精子缺乏活动能力的情况属于原发性纤毛运动障碍综合征中影响纤毛功能的一种超微结构缺陷。对于同时合并有慢性呼吸道感染和内脏转位者，即可确诊为 Kartagener 综合征。这些疾病是由于常染色体隐性基因缺陷，从而影响对正常纤毛超微结构和运动至关重要的几种蛋白质。这些男性患者的慢性或反复的呼吸功能障碍是黏膜纤毛系统功能受损所致。通过电镜观察精子尾部超微结构可以确诊，典型的精液检查表现并伴有典型的呼吸系统疾病史及内脏转位的病史亦足以确诊。此类患者可通过 ART 或 ICSI 技术使其配偶妊娠。

高潮手淫后无射精或射出的精液量少，提示逆行射精或射精管阻塞。两者之间的区别取决于射精后尿液分析，逆行射精后尿液分析会发现精子数量异常增多。逆行射精的原因包括前列腺手术对局部解剖的破坏，与糖尿病相关的神经功能障碍，神经脱髓鞘疾病，以及腹膜后淋巴结清扫术的后遗症。用于治疗前列腺增生、改善尿道的 α-肾上腺素能受体阻滞剂可能会破坏射精信号通路。在某些情况下，使用 α-拟交感神经药物（麻黄碱、去氧肾上腺素）或三环类抗抑郁药可能会对治疗有所帮助。更常见的是，从摄入碳酸氢盐而碱化的射精后尿液中获取精子，以便进行 IUI 或 ART 治疗。

11.5　严重精液异常的临床分类

11.5.1　少弱畸精子症

不育男性的精液异常很少局限于单一的参数异常，通常表现为精子浓度、活力和正常形态均略低于正常值。这一系列的改变通常被称为少弱畸精子症（OAT）或 OAT 综合征。当 OAT 很严重时，如后述的无精子症的评估一样，基因、染色体和内分泌源性疾病均应纳入考虑。OAT 通常是特发性的。目前已知 OAT 有两类，一类主要影响精子浓度和活动力，另一类则影响精子形态，并与精子非整倍体的出现有着更高的相关性。在许多研究中，OAT 与精子非整倍体有关，OAT 男性的正常和异常形成的精子中发现的非整倍体与正常精液样本中异常形成的精子相似。患有 OAT 的男性精子中非整倍体率升高，可能解释了男性 OAT 患者行 ICSI 后，胚胎中非整倍体随之增加的现象。OAT 其他精子异常包括 DNA 碎片增多、线粒体异常、表观遗传改变和染色质组装紊乱。由于 OAT 引起不育的诊疗，供精人工授精、采用 ICSI 的 ART 和药物治疗（下文讨论）均应纳入考虑。对于合并精索静脉曲张的 OAT 患者，外科治疗或栓塞治疗也是可选的。

11.5.2　精索静脉曲张的治疗

用外科手术或栓塞术可以治疗精索静脉曲张导致的不适和不育症。当血清睾酮水平较低时，可通过手术治疗予以纠正。精索静脉曲张结扎术后精液质量在很大程度上会改善，患者越年轻，精液质量改善的可能性越大。即使是无精子症患者，也可能在术后精液中出现精子。近几十年来，随着手术技术的进步，可以避免非必要的血管和淋巴管损伤。

尽管精索静脉曲张结扎术对于改善精液质量，改善内分泌功能及缓解疼痛有很大的帮助，但在治疗生育中的作用还存在争议。以活产为目标的文献分析得出相互矛盾的结论。ART 及 ICSI 技术的出现使得精索静脉曲张结扎术对男性不育治疗的作用更加复杂。患者精索静脉曲张结扎术后出现妊娠可能需要很长的时间（即使在正常的夫妇中也可能需要很长的时间）。因此，年轻夫妇和对于妊娠不是特别紧迫的患者可以倾向于尝试通过静脉曲张切除术来纠正不育症，而不是 ART 治疗。疼痛或低雄激素症的存在有利于手术治疗。对于那些不愿意接受其不确定益处的夫妇，以及那些担心妊娠时间的夫妇，尤其是考虑到女性年龄的夫妇，在没有进行精索静脉曲张矫正的情况下，采用 ART 可能是首选办法。

11.5.3　无精子症

无精子症需要通过检查离心精液以确诊。这可能是由于梗阻，促性腺激素不足，或生精上皮细胞缺陷所致。后两种情况是非梗阻性无精子症（nonobstructive azoospermia，NOA）的两种原因，实验室检查对于区分这两种无精子症起到至关重要的作用。精液的性质有助于区分无精子症的病因。精液量少，酸度高，不含果糖成分，提示没有精囊（如先天性双侧输精管缺如），常通过阴囊的查体就可以得到证实。在严重的性腺功能减退症中也会出现精液量少的情况。正常的精液量及 pH 提示原发性睾丸（如生精功能）功能缺陷或输精管、附睾水平梗阻。儿童隐睾手术是 NOA 的一个危险因素，可能导致公认的"睾丸发育不良综合征"，同时需要仔细检查睾丸肿块。隐睾手术或扭转损害对侧导管或既往附睾炎病史可解释近端导管梗阻。外源性雄激素的使用可能会严重抑制精子发生。检查阴囊内容物有助于区分导管疾病（正常睾丸体积和质地，可扪及导管异常），以及原发性睾丸病变和内分泌调控疾病（睾丸体积小，质地软）。先天性双侧输精管缺如通过触诊可以很容易发现，并且对未来进行 ART 时进行 CFTR 突变筛查有临床意义。

11.5.4　内分泌学评估

在评估无精子症的作用时，内分泌学评估主要用于评估非梗阻性无精子症的病因是否来源于睾丸本身。内分泌学评估在评估 OAT 及性功能障碍方面的作用并不大。FSH 水平一定程度的升高通常提示原发性睾丸功能障碍。虽然这一结果的阈值尚不明确，但与促性腺功能减退疾病中 FSH、LH 和睾酮水平非常低的情况形成了鲜明的对比。

大部分促性腺功能减退性疾病都是先天性的（通常是典型的卡尔曼综合征，包括嗅觉丧失），其中青春期发育受损可能需要雄激素替代，或获得性疾病，主要关注垂体或垂体旁肿瘤。因此，当诊断成年人促性腺功能减退症时就应检测血清催乳素水平；如果中枢神经系统和脑垂体显像升高，或有脑垂体功能不全的证据（中枢性甲状腺功能减退、肾上腺功能减退或尿崩症），或有颅内肿块的症状，应进行脑下垂体显像。下面主要讨论生育恢复时内分泌失调的治疗。

11.5.5　染色体和遗传学评估

原发性睾丸性 NOA 和严重的 OAT 需要进行染色体和遗传学评估，特别是在 ART 治疗之前。可识别的染色体和基因异常在需要 ICSI 的男性中很常见。5% 的 ICSI 患者表现为染色体异常，约 2/3 的病例涉及性染色体。染色体异常的频率随着精液损伤的严重程度而增加，在精子浓度严重缺陷的男性中达到 10% 或更高。Y 染色体微缺失在这一人群中与染色体异常一样常见，而且在精子发生障碍最严重的男性中也最为普遍。

性染色体异常是少数与成年男性相容的染色体异常中最常见的。Klinefelter 综合征（XXY 和嵌合体）和 XYY 综合征都包括不孕症，每 1000 人就有 1~2 例。非嵌合体 Klinefelter 综合征在无精子患者中很常见，且该疾病的男性嵌合体常表现为精液异常。Klinefelter 综合征患者通常通过 TESE 获得精子。睾丸体积和激素水平在预测 TESE 成功方面的作用有限。由于精子发生可能是局部的，显微解剖可能提供最佳的取精成功率。如果对克氏综合征患者进行 ART/ICSI，则应考虑荧光原位杂交（fluorescence in situ hybridization，FISH）以排除胚胎非整倍体。常染色体平衡易位（及罗伯逊易位形式）与不孕症、反复流产和罕见的由不平衡染色体引起的缺陷有关。常染色体易位和倒位的影响是通过破坏正常减数分裂二倍体而产生的，如由于减数分裂停止而发生无精子症或少精子症。染色体间效应，即其他正常染色体在减数分裂错误中受到间接损伤，增加了常染色体重排的生殖发病率。精子非整倍体发生的频率、胚胎非整倍体发生的可能性及成功的生殖都因缺陷的存在而有很大的不同。

有结构重排的男性胚胎非整倍体的比例很高，植入前遗传学诊断（preimplantation genetic diagnosis，PGD）可以增加移植正常胚胎的可能性。在反复流产的情况下，ART/PGD 可能会缩短正常胚胎的植入时间，或者在不常见的情况下，即有染色体异常后代出生时，它的作用最为明显。随着新兴阵列技术的出现，PGD 技术将发生变化。

遗传病变可能是严重的男性不育的原因，但只有少数遗传病变被描述。Y 染色体长臂 AZF 区域的微缺失已经得到了广泛的研究。在不育男性的患病率约为 7.4%，其可能性与精子发生异常的严重程度成正比。不同的 AZF 亚区域（a、b 或 c）或它们的组合发生不同的频率，对精子发生的损伤程度不同，以及如果在 NOA 的情况下，可获取精子的概率有不同的影响。大范围的缺失和涉及 a、b 亚区的缺失在进行 TSE 时将无法获取精子。因此，建议在 NOA 尝试 TSE 检测之前检测 AZF 缺失是必要的。雄激素受体功能严重的突变会导致不孕和两性畸形的状况，而较小的突变仅导致不育。这样的突变在大量接受 ICSI 治疗的严重少精子症男性中，有 1% 发现了这种情况。

因此，不育男性的染色体异常或遗传对胚胎和后代的健康具有意义，并可以预测 NOA 的 TESE 成功。使用男性染色体和遗传学评估结果来提供关于妊娠可能性和结果的咨询是治疗严重男性不育的一个重要因素。

11.5.6 无精子症和 OAT 的治疗

无精子疾病的治疗方法包括供精人工授精，一些管道阻塞的手术修复，以及在某些病例中使用 TSE 和 ICSI 进行 ART 治疗。在对非梗阻性无精子症患者进行 ART 治疗前应鼓励进行遗传学和染色体评估（见上文）。CBAVD 表明 CFTR 突变的可能性很高，而 ART 治疗前应该对女性伴侣进行筛查。当无精子症与精索静脉曲张相关时，治疗后可使某些患者射出的精液中出现精子。使用促性腺激素可以作为治疗促性腺激素功能障碍的唯一治疗方案，或为 ICSI 提供射精精子。大多数垂体瘤男性使用多巴胺激动剂可以恢复其生育能力；当进行手术治疗时，通常需要促性腺激素（见下文）。

11.5.7 医疗方案

男性不育症的医学治疗分为 3 类：①对中枢性性腺功能减退的男性用促性腺激素替代；②对不明原因的不育症男性经验性的直接或间接增加促性腺激素；③使用营养和补充剂。

11.5.8 中枢性性腺功能缺陷性男性性腺功能不全

对于低促性腺性性腺功能低下，包括嗅觉缺失（卡尔曼综合征）的患者可以通过激素泵脉冲式释放 GnRH 实现生育，该激素精确模拟生理性释放，但比较烦琐。卡尔曼综合征和特发性或术后促性腺激素降低状态的生育通常可以通过单独给药 hCG 实现，通常剂量为 1500~2000U，每周 2 次，但许多患者将仍然需要共同给药 FSH 才能实现生育。必要时，FSH 每周低至 150~225U 就足够了。一旦精子浓度达到通常被认为是少精子症的水平，就可能发生妊娠。

男性泌乳素瘤手术治疗后并发持续性促性腺激素减退和复发性高泌乳素血症，因此促性腺激素治疗仍然是生育所必需的。药物治疗已成为大多数病例的首选方案。在大多数情况下，包括体积大的泌乳素瘤，多巴胺激动剂卡麦角林可使病灶体积缩小，下丘脑 - 垂体 - 睾丸轴恢复正常，雄激素恢复正常，精子发生恢复。

11.5.9 特发性 OAT 的经验疗法

目前对原因不明的男性不育症进行各种经验性治疗的文献有限。这些经验性治疗的病因有最低限度缺陷的促性腺激素分泌，氧化损伤，以及营养缺乏。有限的试验数据支持对下丘脑 - 垂体 - 性腺轴完整且精液质量较差的男性给予促性腺激素治疗。用抗雌激素药物（枸橼酸他莫昔芬和枸橼酸氯米芬）间接增强促性腺激素分泌比给药促性腺激素更简便，成本更低，而且同样也有有限的证据支持。芳香化酶抑制剂的使用也显示出一些前景，特别是对于血清睾酮与雌二醇比值较低的男性。在补品中，锌和叶酸可以改善精液参数。研究表明肉碱和抗氧化剂对生育可能也有益处。这几种公认的治疗原因不明的男性不育症的证据受到精液值的个体差异大、妊娠结果的有限预测及潜在异质性的障碍。这些都没有得到高质量证据的充分支持，因此需要对以妊娠为结局的特发性 OAT 进行大规模且仔细的临床试验研究。

11.5.10 宫腔内人工授精

人工授精广泛应用于因轻度或中度男性因素或未知原因引起的不育症。通常后者，可能有未确诊的轻度男性因素。人工授精的基本原理是基于几个猜想，包括绕过对精子不友好的阴道或子宫颈环境，缩短精子运输的距离，选择最具生育能力的精子，将有生育能力的精子集中在受精竞争的地方，降低精液中对精子有毒物质的浓度（获能抑制剂、自由基等），并改善了卵精子暴露的时间。人工授精要求女性自发或诱导排卵，解剖结构正常，包括宫腔正常和输卵管未闭。IUI 的时机可以通过家庭试剂盒检测 LH 激增，或在卵泡直径达 18~20mm 时注射 hCG 来触发。如果

使用 hCG，人工授精时间为注射后 32~36 小时。人工授精成功率不受内源性 LH 激增或 hCG 用药时间的影响。在采集人工授精精液标本之前，在月经中期频繁性交似乎比禁欲更可取。精液是为受精准备的，目的是选择最能生育的精子池，更重要的是，将精子从能引起强烈宫缩的前列腺素中分离出来。密度梯度离心很常用，尽管没有证据表明何种精子制备技术最优。

准备好的精子通常浓缩到 0.5~1ml，在擦拭宫颈分泌物或多余黏液后，用无菌导管通过宫颈管轻轻注入子宫腔。IUI 导致的上生殖道感染是一种罕见的并发症。对于原因不明的不孕夫妇，宫腔内 IVF 比宫颈内授精有更高的妊娠率，但在没有超排卵的情况下，人工授精可能并不优于定时性交。尽管超排卵增加了 IUI 的有效性，而且妊娠率与成熟卵泡的数量有一定的比例关系，但这必须与增加多胎妊娠的明显风险相平衡。两次人工授精已被提出，可提高受精成功率。然而，大多数研究几乎没有证据表明这种做法的益处，这极大增加了 IUI 的成本和复杂性。人工授精的成功与否取决于女性的年龄和精液质量。年龄较大的女性情况较差，40 岁以上的女性很少妊娠。受孕成功与否与受精过程中总活动精子数有关；含有 500 万个活动精子的制剂似乎是人工授精效果的阈值，尽管精子较少的制剂也可能导致少部分患者妊娠。人工授精通常尝试 3~4 个周期；超过这个周期数累计妊娠率没有明显增加。最近的一项重要综述发现，充分进行试验的数量有限，总体上可供评估的受试者很少，因此 IUI 相对于限时性交的益处证据有限。在人工授精对夫妇的获益程度方面，不同夫妇可能各不相同，这可能是人工授精结果统计数据普遍较低的原因。人们通常选择人工授精试验，希望它的成功可避免使用更具侵入性和成本更高的 ART 治疗。

（李 征 译，刘 刚 校）

第 12 章
女性不孕症

Hope Y.Yu, Roxanne Vrees and Gary N. Frishman

12.1 引言

不孕症可以狭义地定义为 1 年无保护性交但没有成功受孕。人们越来越认识到女性年龄对妊娠的影响,建议 35 岁以上的女性在无保护性交但没有成功受孕 6 个月后即进行评估。当存在已知的重大问题时,立即开始治疗也是很有意义的,如与 PCOS 相关的闭经、癌症治疗后公认的无精子症等。根据观察数据,不孕症影响多达 15% 的夫妇。不孕症可分为原发性和继发性两类。原发性不孕症见于从未妊娠的患者,继发性不孕症见于既往有妊娠史的患者,无论结果如何,妊娠结果包括自然流产、异位妊娠、死产或活产。从评估的角度来看,考虑到保险范围问题,应考虑定义不孕症并根据未分娩而不是未受孕进行评估。因此,一名 36 岁女性在过去 1 年妊娠 2 次但未分娩而流产,经评估为不孕症。美国 CDC 估计,有 670 万女性无法妊娠或生育,740 万女性曾在某个时候使用过生育服务。

■ 临床案例

一名 35 岁女性与一名 32 岁男性伴侣出现无法妊娠 18 个月。这名女性有规律的月经周期,3 年前妊娠 1 次,但流产了,现在一直在使用 LH 排卵预测试剂盒,该试剂盒显示明显的排卵迹象。6 个月前,她的初级保健提供者对她进行了评估,并被告知她可能会妊娠,应该尽量采取更放松的态度面对。在与她进行交谈时,她坦言她的不孕症和相关压力一直影响着她的工作和婚姻。

12.2 诊断标准

如上所述,不孕症的有效定义为年轻女性在无保护性交 1 年无法妊娠,或 35 岁以上女性无保护性交 6 个月无法妊娠。不孕的原因有很多,实际百分比在不同的研究中差别很大。2013 年美国 CDC 报道了以下主要病因的统计数据:男性因素(33%)、不明原因的不孕(13%)、卵巢储备减少(32%)、输卵管因素(13%)、排卵功能障碍(14%)、子宫内膜异位症(9%)、子宫因素(5%)、多重因素(12%)和其他因素(15%)。值得注意的是,未经诊断(即不明原因的不孕)的夫妇的比例随着时间的推移没有发生明显变化。

12.3 不孕夫妇的初步评估

对不孕夫妇的初步评估的主要重点是确定潜在病因,在理想情况下,应确定可以提高不孕夫妇成功妊娠机会的改变因素。与所有新患者一样,应进行全面的病史和体格检查。然而,初次就诊也是一个机会,可以在通常压力已经很大的情况下与这对夫妇建立信任和合作感。除了进行有关医疗方法和计划的讨论,还应定期审查和提供与不孕症相关的情绪方面的信息。

12.3.1 病史

从完整的病史中收集信息可使临床医师探寻潜在病因的范围缩小,并可能允许更有针对性的初始评估和治疗计划。

12.3.1.1 人口统计

女性患者的年龄会对她的生育能力产生重大影响。数据表明，女性的生育能力在20~24岁达到高峰，并保持相对稳定，直到30~32岁才开始逐渐下降。这种下降速度在40岁以后明显加速。20岁的女性每个周期的生育率约为20%，被认为是生育率的高峰。随后，在25~29岁的女性中，任何特定月份的受孕概率降低至18.4%~19.2%；30~34岁为16.2%~17%；35~39岁为10.8%~14.8%；40~45岁为1%。

12.3.1.2 妇科病史

月经史是妇科病史的一个重要方面，它不仅可以提示患者的排卵模式，如可能提示甲状腺激素、催乳素或其他内分泌病因，还可以提供有关疾病（如子宫内膜异位症）危险因素的有用信息。此外，月经周期缩短等特征可能是卵巢储备减少的潜在指标。应获取有关以下详细信息。

（1）月经开始的年龄。

（2）第二性征的发育时间，包括乳房、阴毛、腋毛，以及青春期前的生长突增。

（3）月经周期特征，包括持续时间、流量、月经周期中期、月经前症状，以及与之前正常值的变化（包括正常周期长度的缩短）。

（4）子宫内膜异位症的症状，如痛经、性交痛等。

其他重要的妇科病史包括以下内容。

（1）性病史。

（2）以前的避孕方法。

（3）以前的异常巴氏涂片检查和任何相关的干预措施。

（4）子宫内膜异位症、子宫肌瘤、卵巢囊肿和任何相关干预的病史。

12.3.1.3 产科病史

应询问以下几条内容。

（1）妊娠次数、生产次数、妊娠结局和任何相关并发症。

（2）与先前妊娠的受孕间隔时间，包括是否使用生育药物或其他干预措施，以及先前的伴侣是否参与过妊娠。

（3）每次分娩是如何完成的（经阴道分娩或剖宫产），以及适应证和任何并发症（如胎盘滞留、产后子宫内膜炎等），这可能会导致不孕症，如子宫腔粘连综合征。

（4）其他妊娠的治疗，包括是否将宫腔诊刮术用于流产、腹腔镜检查用于异位妊娠等。是否有任何并发症或问题，如子宫穿孔、感染及宫颈狭窄等，可能会导致不孕症。如果进行了手术，术中有何发现。

12.3.1.4 病史

应收集患者及其伴侣过去和现在的医疗状况的完整病史，包括以前的住院史、药物治疗史、过敏史和传染病病史。鉴于其对生育能力的潜在影响，应排除任何激素紊乱，包括甲状腺激素和催乳素紊乱。妊娠前期也是通过优化糖尿病或高血压等医疗条件来最大限度地提高妊娠期间患者健康的理想时间。同样，如果患者患有遗传性疾病，那么在尝试受孕之前应对患者的伴侣进行筛查并考虑进行遗传咨询。如果有需要，应在受孕前接种疫苗，以获得风疹和水痘的免疫状态。

12.3.1.5 手术史

应询问外科手术史，包括腹部手术，如炎性肠病的结直肠手术，这可能会导致粘连性疾病，从而影响未来的生育能力。如前所述，宫内手术（如自然流产刮宫术）可导致粘连和子宫腔粘连综合征。即使是小手术、既往非妇科手术（如拔智齿的手术）的信息也是有帮助的，因为它可以提供有关患者对麻醉反应的信息。

12.3.1.6 家族史

应收集完整的家族史，特别关注：①父母和兄弟姐妹的生育能力低下的病史；②患者母亲的绝经年龄，如果是手术诱发的绝经，注意手术的适应证；③遗传性疾病，包括医疗条件和先天缺陷。根据美国妇产科医师学会（American College of Obstetricians and Gynecologist，ACOG）提出的建议（表12-1），应在初始评估时对具有遗传疾病特定风险的人群进行适当筛查。值得注意的是，受孕前筛查正在从仅针对特定条件（如囊性纤维化或镰状细胞等）的检查发展为"泛种族"携带者筛查。技术的进步允许对多种

表 12-1　改编自 ACOG 的孕前携带者筛查常见疾病

种族	疾病
德系犹太人	囊性纤维化
	泰萨克斯病
	卡纳万病
	家族性自主神经功能障碍
非西班牙裔白种人	囊性纤维化
非洲裔美国人、地中海沿岸居民、东南亚人	镰状细胞贫血、地中海贫血

疾病进行快速检查，这些检查实际上可以筛查数百种疾病，而无须考虑种族或风险因素。这种方法的主要优点包括简单的血液或唾液筛查可能比靶向筛查便宜，以及可以识别以前未筛查的遗传病的综合方法。缺点包括对所有计划妊娠的患者进行全面筛查的成本会增加，以及会出现对"不可操作"条件的高筛查阳性率，这可能不与临床相关。此外，还建议增加对同居伙伴的筛查，以确认他们的状态，以及此过程产生的相关压力和成本。当然，如果确定了特定的家庭状况，应定期讨论该状况的筛查。无论选择哪种方法，均要与遗传咨询师建立联系，并根据指示将患者转诊至医师办公室，以帮助其制订一般方案，以确定筛查对象和方式是有用的。

12.3.1.7　社会史

应询问患者的饮食、运动、环境暴露和物质使用情况。应检查患者的营养状况，包括确定叶酸、钙和维生素 D 充足摄入。叶酸对某些出生缺陷有保护作用，因此评估叶酸摄入量至关重要。然而，多达30%的女性没有意识到孕前服用叶酸的益处，可能会没有服用叶酸。还应注意使用草药制剂、维生素补充剂或大量维生素，因为它们可能含有激素或抗炎剂等成分，可能会对生育能力产生负面影响。还应询问运动习惯，据报道，运动员生殖功能障碍的患病率高于非运动员。具体来说，月经紊乱（如闭经是其最严重的形式）是经常被报道，尤其是在 BMI 较低的患者中多见。其他，如黄体期缺陷（黄体功能障碍）和卵泡发育异常也已在文献中有所报道。应解决工作中或家庭中

的环境暴露问题。例如，二手烟可能会增加女性自然流产的风险，应劝阻吸烟患者及其伴侣均戒烟，并商定戒烟日期。应评估患者和男性伴侣是否使用酒精、烟草和消遣性药物。此外，长期饮酒和吸烟已被证明对男性生殖激素和精子质量有不利影响。应在任何医学评估的背景下讨论戒烟问题。最后，过量使用咖啡因与不孕和流产有关，建议每天摄入 3 杯以下。

12.3.1.8　性生活史

应评估性交频率和时间，以最大限度地提高受孕机会，因为夫妇可能会进行不定时的性交。一般来说，根据精子在女性生殖道中的存活时间，在排卵前 3 天内发生性交最有可能妊娠。

12.3.2　系统回顾

除一般病史外，还应重点进行系统回顾，针对激素或生理异常，如与无排卵密切相关的颅内病变和甲状腺功能异常。

12.3.2.1　头痛

头痛是门诊就诊的患者中常见的主诉，并且在大多数情况下是良性的。然而，头痛可能反映了对生育能力产生负面影响的医疗状况和（或）垂体病变。应描述患者头痛的特征，特别是疼痛是否能通过药物缓解、是否存在视野障碍等相关症状，以及头痛是新发的还是性质已经发生改变。此外，还应告知患者在排卵期间使用 NSAID 或不孕症治疗方案可能会对排卵及着床产生不利影响。

12.3.2.2　视觉变化

视觉障碍是占位性垂体病变（如颅咽管瘤或大腺瘤）的常见表现特征。这些垂体病变如果足够大，可以延伸出蝶鞍并压迫视交叉。虽然这种表现不常见，但视觉障碍最常表现为双颞侧偏盲或双侧周边视野丧失，很少因视神经萎缩而完全失明。这些患者通常在咨询不孕症时叙述有月经周期异常和（或）溢乳的表现。

12.3.2.3　全身症状和全身性疾病

任何整体健康和功能状态的明显下降，或不耐热或不耐寒等症状都应进行调查，因为这些症状可能表明潜在的疾病，如甲状腺疾病、糖尿病

或癌症，所有这些症状都会对生育能力和女性的妊娠计划产生很大的影响。

12.3.2.4 体格检查

初次就诊时应进行全面的体格检查。

12.3.2.5 BMI

高于或低于正常范围的 BMI 与无排卵、少排卵、低生育力和不孕症有关。应告知患者 BMI 与排卵之间的关联，并建议患者改变生活方式，以优化 BMI。重要的是，超重会对生育能力产生负面影响，但与排卵状态无关。此外，人们普遍认为超重与多种高危产科疾病有关，这为减重提供了依据。

12.3.2.6 甲状腺检查

如上所述，甲状腺激素紊乱与无排卵和月经不调有关。甲状腺位于甲状软骨突出部下方的前颈部，应触诊有无甲状腺肿大或结节。体检异常应通过实验室检查和影像学检查进行评估。

12.3.2.7 胸部检查

生育力评估中的乳房检查应侧重于乳房的对称性和任何溢乳的证据，因为这可能表明是否有垂体病变。溢乳被定义为在生理上不适当的时间（即妊娠期及哺乳期以外的时间）主动分泌母乳。分泌物通常呈白色，双侧分泌物多是由激素刺激多根导管引起的。相反，病理性分泌物通常起源于单个导管，因此是单侧的。一个有效的方法是挤压患者的乳房以试图挤出所有的分泌物。

12.3.2.8 腹部检查

在肥胖的情况下，应评估腹部脂肪组织的分布。除了高皮质醇血症的症状，向心性肥胖可能与库欣综合征有关。此外，还应彻底检查患者可能忽略提及的任何表明有手术史的瘢痕。

12.3.2.9 皮肤检查

应评估皮肤是否与潜在内分泌病理学相关的可能，如黑棘皮病、腹部条纹和多毛症。黑棘皮病被定义为色素沉着的、天鹅绒般的斑块，最常见于颈部底部、腋窝和大腿内侧。这些病变被认为是高胰岛素血症引发的，这是肥胖引起胰岛素抵抗的结果。多囊卵巢综合征通常与胰岛素抵抗有关。因此，这些病变的存在值得我们进一步研究。

腹部条纹的特征是紫色条纹，最常见于腹部和臀部皮肤。它们可能与库欣综合征有关，因此需要进一步评估高皮质醇血症。

评估患者的毛发生长模式以评估多毛症也很重要。多毛症是女性面部或体毛过度生长。具体来说，它可能是出现在面部、胸部、下腹部、背部、上臂或大腿上粗糙的深色毛发。多毛症是由雄激素过多症引起的，最常见于多囊卵巢综合征，即卵巢产生过量的雄激素所致，多毛症可影响多达 10% 的女性。此外，多毛症还有助于指导进一步的实验室检测。

12.3.2.10 妇科检查

妇科检查应侧重于识别可能由先天性结构异常或器质性疾病导致的解剖异常，这两者都会影响生育能力。妇科检查应评估是否存在阴蒂肥大，以及子宫颈、子宫和骨盆的结构异常。

通常，在非勃起状态下，阴蒂的宽度通常为 3~4mm，长 4~5mm，部分被皮肤覆盖。阴蒂肥大，即阴蒂增大，是雄激素暴露不当的结果，通常大于 $35mm^2$。这一发现需要进一步调查外源性雄激素的摄入、可能在子宫内暴露于患者母亲服用的雄激素物质或产生雄激素的肿瘤。雄激素过多的体征应与实验室检测相关联。

宫颈检查应评估宫颈狭窄和结构异常，如宫颈息肉、宫颈发育异常等。宫颈狭窄是与不孕症相关的最常见的宫颈异常。它通过减少精子运输所必需的从阴道到子宫颈管的黏液桥来降低生育能力。其余的结构异常不太常见，可能继发于特发性发育异常或产科创伤和外科手术。子宫内暴露于己烯雌酚（diethylstilbestrol，DES）是导致宫颈畸形的常见原因，DES 是一种在 20 世纪 40~70 年代用于预防流产的药物。幸运的是，这种情况在年轻女性中很少见，但对于 40 岁以上患有宫颈畸形的女性来说，仍应保持警惕。

双合诊检查应评估宫颈的活动性，以及子宫和附件的结构异常。子宫颈的轻微横向活动可以引起附件活动。这一发现可能与活动性或先前的盆腔感染或粘连疾病有关。因此，在输卵管或卵巢周围或附近感染或粘连的情况下，使用该检查可能会因腹膜炎引起明显腹部压痛。

即使没有盆腔粘连，当子宫内膜异位症涉及连接到子宫颈的结构（如阴道顶端、主韧带、子宫骶韧带和阔韧带的下侧）时，也会引起宫颈活动性压痛。由于患有子宫内膜异位症的子宫骶骨韧带同侧缩短，或基于米勒管畸形，子宫颈可能会横向偏离。如果子宫骶骨韧带在该区域存在子宫内膜异位症，则在双合检查时通常可以感觉到子宫骶韧带结节，并且在直肠阴道检查中可能特别突出。

还应在双合诊检查中评估子宫的大小和轮廓。若明显发现扩大、不规则、不对称或压痛，都应进一步调查。与生育力下降相关的异常包括平滑肌瘤、子宫腺肌病和米勒管畸形。还应在双合检查中评估附件。双合检查的任何异常都应进一步评估，通常使用超声等成像。

诊断检查

在完成完整的病史和体格检查后，需要进一步的检查。检查可分为两类：妊娠前筛查和不孕症的评估（表 12-2）。

12.3.2.11　妊娠前筛查

应对所有考虑妊娠的女性进行妊娠前筛查。妊娠前筛查包括当前的子宫颈涂片检查、类型和筛查、性传播疾病（sexually transmitted disease，STD）筛查，以及对风疹和水痘免疫力的记录。推荐的 STD 筛查包括梅毒、乙型肝炎表面抗原、HIV1 型和 HIV2 型、丙型肝炎抗体，以及基于 RNA/DNA 的淋病和衣原体检测。对水痘或风疹没有免疫力的患者应在受孕前至少 1 个月接受适当的疫苗接种。不孕症的评估调查并更新患者注射破伤风 - 白喉 - 百日咳疫苗的情况。此外，如本章前面所述，患者应根据自身种族情况进行适当的孕前基因筛查（表 12-1）。如有需要，应在此期间进行额外的有针对性的女性健康检查，如乳房 X 线检查，以最大限度地改善健康并避免筛查的延误。

12.3.2.12　不孕症的评估

不孕症的评估包括实验室检查及用于妊娠前筛查的检查。这些检查评估包括：①男性不育；②排卵功能；③卵巢储备。通常也进行子宫输卵管造影和宫腔声学造影等影像学检查，如果患者

表 12-2　女性不孕症（改编自 Horowitz GM）	
项目	测试
妊娠前筛查	适当时进行当前的子宫颈涂片检查
	ABO、Rh 分型
	如果需要，通过接种疫苗验证免疫力
	风疹滴度
	水痘滴度
	适当的基因筛查（表 12-1）
	性传播疾病
	推荐筛选
	梅毒筛查（VDRL/RPR）
	乙型肝炎表面抗原（HBsAg）
	HIV1 型和 HIV2 型
	丙型肝炎抗体（HCA）
	淋病（基于 RNA/DNA 的测试）
	衣原体（基于 RNA/DNA 的测试）
不孕症的评估	精液分析
	荷尔蒙测试
	促甲状腺激素
	催乳素
	排卵功能
	基础体温图表（不常规推荐）
	黄体中期血清孕酮
	尿 LH 激增检测
	卵巢储备测试
	第 2 天或第 3 天 FSH 和雌二醇
	枸橼酸氯米芬激发试验（CCCT）
	抗米勒管激素
	窦卵泡数
	成像研究
	经阴道超声检查
	超声子宫造影
	子宫输卵管造影
	根据指示进行宫腔镜检查、诊断或手术
	诊断性腹腔镜检查

的病史或体格检查有必要，也可能需要进行宫腔镜检查或腹腔镜检查。

（1）男性因素：精液分析是男性不育问题的主要筛查工具。分析精液的量、黏度、pH、颜色、圆形细胞（可能是未成熟的精子或红细胞、白细胞）的存在及精子浓度。在精子特征方面，

评估运动性、前向运动和形态。但是，精液分析不评估精子功能。精液分析持续异常的男性应由生殖泌尿科医师进一步评估。值得注意的是，精液分析在不同实验室之间的质量差异很大，在解释结果时应该注意。

（2）促甲状腺激素：甲状腺功能减退症是女性相对常见的医学问题，即使在出现轻微症状或没有症状的情况下，也可能出现功能障碍。幸运的是，它相对容易治疗。TSH 是识别甲状腺激素异常的首选筛查试验，应在初次不孕症就诊时进行。当 TSH 升高时提示甲状腺功能减退，应重复测量游离 T4。当 TSH 异常低时，可能表明甲状腺功能亢进和需要进一步检查。亚临床甲状腺功能减退症是尝试妊娠女性的一个特殊问题，尽管存在争议，建议在围孕期和妊娠期更严格地控制甲状腺功能，目标是 TSH＜2.5。

（3）催乳素：与甲状腺功能减退症一样，高催乳素血症是一个相对常见的问题，原因有很多。它可能导致月经稀发或闭经，从而导致不孕。女性高催乳素血症的最常见原因是有分泌催乳素的腺瘤，通常在血液检查中发现催乳素升高后通过 MRI 进行诊断。同样要注意的是，促甲状腺激素释放激素（thyrotropin-releasing hormone，TRH）是一种有效的催乳素刺激物质。在甲状腺功能减退状态下，TRH 会随着 TSH 增加，因此甲状腺功能减退症女性患者的催乳素水平会升高。因此，应在初始评估时将 TSH 和催乳素放在一起，以建立正确的诊断。最后，应仔细了解用药史，因为各种药物也会导致催乳素升高。

（4）排卵测试：排卵功能通常可以从患者的月经史推断出来，特别是月经周期规律（间隔 25~35 天），以及乳房胀痛、腹胀和痛经等症状的女性可能有排卵周期。如前所述，荷尔蒙异常通常会导致健康女性排卵功能障碍。因此，进行 TSH 和催乳素等检查很重要。其他检查，如基础体温图表、黄体中期血清孕酮和尿液促黄体激素激增检查，可以提供有关排卵功能的额外信息。

（5）基础体温表：基础体温（basal body temperature，BBT）表基于与孕酮相关的体温升

高。在卵泡期，BBT 在 97.0~98.0 ℉（36.1~36.7℃）波动。排卵后，孕酮水平＞5ng/ml，基础温度的下丘脑设定点提高约 0.6 ℉（－17.4℃）。由于排卵后体温升高的时间不同，每天早上起床前测量体温带来的压力，以及明显的假阳性和假阴性率，不推荐这种方式。

（6）血清孕酮：血清孕酮水平也可用于记录排卵。在卵泡期的大部分时间，血清孕酮水平保持在 1ng/ml 以下，在卵泡期后期升高至 1~2ng/ml。排卵后，黄体分泌孕酮，孕酮水平稳步上升，直到排卵后 7~8 天达到峰值。通常，血清孕酮水平＞3ng/ml 可提供排卵已发生的可靠证据，但无法提供排卵发生时间的信息。

有几种测量血清孕酮的方法。传统上，假设女性有 28 天的月经周期，可以在月经周期的第 21 天测量。然而，由于正常月经周期的长度有波动，测量第 21 天的血清孕酮可能不完全准确。如果女性能够估计她的月经周期有多长，那么她可以在月经来潮前约 1 周进行这项测试。

（7）尿液 LH 测量：在本章的 3 个测试中，尿 LH 测量是唯一可以在排卵发生之前预测排卵的测试，因此使患者可以安排性交时间。这些高度准确的非处方测试旨在尿液 LH 水平达到与月经周期中期 LH 激增相关的水平时改变颜色，表明即将排卵。应在预计排卵前 3 天开始每天进行检测，以确保不会错过排卵。排卵通常会在 LH 试纸阳性后的 12~36 小时出现。如果用于定时性交或 IUI，则检测结果第一次显示为阳性的第 2 天成功率最高。

12.3.2.13 卵巢储备功能检查

卵巢储备已成为不孕症评估的一个组成部分，可以通过多种方法进行评估。众所周知，由于卵母细胞数量和质量下降，生育能力会随着女性年龄的增长而下降。最常用于评估卵巢储备功能的检查包括：①早期卵泡期 FSH 和雌二醇水平；②枸橼酸氯米芬激发试验（clomiphene citrate challenge test，CCCT）；③AMH；④窦卵泡计数（antral follicle count，AFC）。

12.3.2.14 FSH 和雌二醇

FSH 是一种由垂体分泌的激素，其功能是

募集卵泡群。随着卵巢储备减少，脑垂体可增加FSH 水平，以募集卵子。研究表明，当基线 FSH水平＞10U/L 时，包括 IVF 在内的助孕方式的成功率会明显降低。雌二醇水平应与所有基础FSH 水平一起检测，以证明 FSH 低水平不会继发于过早升高的雌二醇水平（定义为＞60~80pg/ml）。为保险起见，可在月经周期的第 2 天或第3 天检测雌二醇水平，以评估患者的卵泡发育进程。

12.3.2.15　CCCT

枸橼酸氯米芬是一种选择性雌激素受体调节剂（SERM），在下丘脑具有拮抗作用，因此可阻断雌激素的抑制性反馈。反过来可导致垂体水平的 GnRH 和 FSH 增加。CCCT 是一项刺激性检查，旨在"揭开"月经周期第 3 天 FSH 水平正常的原因。CCCT 在月经周期第 3 天测量基础 FSH 水平和雌二醇，在月经周期第 5~9 天每天给予患者枸橼酸氯米芬 100mg，并在月经周期第 10 天再次测量 FSH 水平。如果第 3 天 FSH、雌二醇或第 10 天 FSH 水平升高，则认为 CCCT异常。

12.3.2.16　抗米勒管激素

抗米勒管激素（AMH）也称米勒管抑制物质（Müllerian inhibiting substance，MIS），由卵巢卵泡的颗粒细胞产生，反映原始卵泡储备水平。不像第 3 天 FSH 测试和 CCCT，AMH 可以在月经周期的任何时间点进行测量。AMH＜1.0ng/ml 被认为是异常，并且认为其与卵巢对促性腺激素刺激的不良反应有关。

12.3.2.17　窦卵泡计数

窦卵泡计数（AFC）是在卵泡早期使用经阴道超声确定的，以测量直径在 2~10mm 的卵泡数量。这些窦卵泡反映了整体卵巢储备水平。AFC＜10 个已被证明与卵巢对促性腺激素刺激的不良反应有关。高窦卵泡计数通常与 PCOS相关。

12.3.3　影像学研究

12.3.3.1　超声检查

经阴道超声检查是用于识别骨盆结构异常的一线成像研究，尤其是子宫和卵巢结构异常。如果体格检查怀疑有结构性病变，则应考虑行超声检查。但是，某些情况可能无法检测到，特别是检查受到患者不适或身体习惯的限制。如果其他成像技术不可用或需要定时超声来获得 AFC，可以考虑对这些女性进行经阴道超声检查，并且该方法可能也适用于所有不孕女性。

12.3.3.2　宫腔超声造影

宫腔超声造影（SIS）（也称为盐水灌注超声）是一种成像检查，它利用经阴道超声检查，通过子宫颈注入液体介质（通常是盐水）扩张子宫腔。这可以识别任何子宫内膜或腔内病变，如息肉或肌瘤。当与专门的造影剂（注入气泡的盐水）一起使用时，子宫超声造影也可用于评估输卵管通畅性。类似于子宫输卵管造影，经阴道超声检查和子宫超声检查都提供有关子宫肌层和卵巢的信息。但是，SIS 可能无法像子宫输卵管造影那样提供有关输卵管的详细信息。如上所述，在月经周期的早期，此检查也可用于获得 AFC。如果与 3D 超声相结合，SIS 可提供有关子宫的重要信息，包括可能鉴别子宫异常，如双角子宫与纵隔子宫。此外，超声探头可用于定位症状（如子宫内膜异位症中的疼痛），以及评估卵巢或子宫的粘连程度。

12.3.3.3　HSG

HSG 是对子宫腔和输卵管的放射学评估。如果输卵管通畅，造影剂通过子宫颈注入子宫腔，会溢到腹腔中。该检查用于诊断宫腔粘连和其他腔内缺陷，如息肉和肌瘤，以及米勒管畸形，如纵隔子宫或双角子宫。此外，HSG 可以评估输卵管通畅情况，并在输卵管阻塞时确定阻塞部位。值得注意的是，虽然 HSG 的主要目的不是治疗性的，但已有研究证明 HSG可能会增加女性患者改为 HSG 后几个月的妊娠率。

外科治疗

外科手术宫腔镜检查可用于不孕症患者的诊断和治疗。当根据患者的病史（如异常子宫出血或先前的宫腔超声造影或子宫输卵管造影术发现）怀疑存在腔内病变时，通常可以进行诊断性宫腔镜检查。宫腔镜手术虽然需要在手术室进行，但具有一定的治疗作用，因为在手术时对于可见的息肉或肌瘤可以立即切除。

诊断性腹腔镜检查对某些不孕女性是有用的，因为它是准确诊断子宫内膜异位症和腹膜内粘连的唯一方法。然而，随着生育治疗的发展，单独用于不孕症的腹腔镜检查越来越少，因为 IVF 等方案绕过了许多腹腔镜检查。此外，Ⅰ期子宫内膜异位症的腹腔镜治疗会致使妊娠率的绝对增加。然而，在怀疑重度子宫内膜异位症、有明显盆腔疼痛或无法进行试管婴儿的情况下，腹腔镜检查可能是诊疗的最佳选择。

12.4 治疗

治疗不孕症有很多选择。应根据患者的上述评估结果选择具体的治疗方法。由于这些疗法中的许多疗法可能非常昂贵，并且不一定包含在医疗保险范围内，因此从侵入性最小和成本最低的选择开始是理想的选择。虽然从历史上看，医师通常会以循序渐进的方式进行治疗，但如果患者不接受较少的治疗，他们会更倾向于接受 IVF。治疗目标是缩短妊娠时间，同时最大限度地降低高阶多胎妊娠的风险。

12.4.1 口服药物

枸橼酸氯米芬是一种选择性雌激素受体调节剂，可抑制雌激素对下丘脑的负反馈作用，因此上调下丘脑 - 垂体 - 性腺轴以增加无排卵女性排卵的可能性或已经排卵的女性释放多个卵子的可能性。来曲唑作为芳香化酶抑制剂起作用，可减少雄激素向雌激素的外周酶促转化。这总体上降低了身体的雌激素水平，并为下丘脑 - 垂体 - 性腺轴提供反馈，以增加 FSH 的产生。

使用这些药物时，重要的是将排卵性不孕症患者与不明原因不孕症患者区分开来。对于无排卵女性，目标是实现单卵泡发育。在该人群中，来曲唑正在成为优于氯米芬的选择。

对于尽管每个月都会释放一个卵子但未受孕的女性，目标是使用更积极的方案来增加她们的排卵功能。枸橼酸氯米芬仍然是来曲唑的首选方案。

与传统的月经周期第 5~9 天口服 50mg 相反，用于诱导排卵时，氯米芬的标准给药方案是月经周期第 3~7 天口服 100mg。此外，为了提高妊娠率，口服药物的同时应该与 IUI 相结合。

12.4.2 卵巢刺激（可注射促性腺激素）

促性腺激素用于口服药物治疗无效的无排卵女性，对于排卵规律但未受孕的女性。多卵泡发育既增加了任何一个卵子受精的概率（即整体妊娠率增加），也增加了一个以上卵子受精的概率（即多胎妊娠的风险增加）。对于有排卵的不孕女性，促性腺激素治疗比氯米芬或来曲唑更有效。这些药物的不良反应包括卵巢过度刺激综合征（ovarian hyperstimulation syndrome，OHSS）和卵巢损伤或扭转。

通常仅有 1%~2% 的自然妊娠发生多胎妊娠。使用可注射促性腺激素的妊娠有 20%~30% 与多胎妊娠有关。多胎妊娠会增加流产、早产、妊娠高血压、产后出血和其他孕产妇并发症的风险。

卵巢扭转在促性腺激素周期发生的概率 <2%，并且可能是由于增大的卵巢在其血管蒂上扭曲，从而切断了基本的血液供应。这种情况属于外科急症，需要解除卵巢扭转以恢复血液供应，如果卵巢坏死且无法挽救，则需切除卵巢。

12.4.3 宫腔内人工授精

宫腔内人工授精（IUI）是在手术室进行的一种治疗方法，是将准备好的精子通过导管直接放入女性的子宫颈或子宫。在治疗排卵性不孕女性时，IUI 通常是治疗方案的一部分，以最大限度地提高妊娠率。单独进行 IUI 有多种适应证，包括使用供精、男性因素（如少弱畸形精子症）、性交功能障碍、由于外科手术（如 LEEP 或锥形活检）导致的宫颈狭窄。IUI 对输卵管阻塞、严重子宫内膜异位症或腹腔内粘连的患者无效，因为它们仍然需要卵母细胞从卵巢移动到子宫腔。

12.4.4　体外受精

对于大多数女性来说，体外受精（IVF）是任何一个治疗周期中最成功的生育干预措施。它涉及用注射性促性腺激素刺激卵巢，通常使用 GnRH 激动剂（如 Lupron）或 GnRH 拮抗剂（如 Ganirelix 或 Cetrorelix）来抑制 LH 激增和过早排卵。使用 hCG 使卵子成熟，从而诱发排卵。然后在超声引导下通过经阴道针吸取出卵母细胞。卵母细胞要么在生育力保存等情况下冷冻，要么与准备好的精子样本一起受精并孵化。使用胚胎质量评估标准进行分级，如细胞规律性、破碎程度和其他微观特征。选择质量最高的胚胎进行移植，这种移植在超声引导下通过小导管经宫颈进行的。配子输卵管内移植（gamete intrafallopian transfer，GIFT）和合子输卵管内移植（zygote intrafallopian transfer，ZIFT）等手术已经是过去式，因为它们具有更大的侵入性（需要腹腔镜检查）且妊娠率不高。补充孕酮用于支持黄体期，因为 IVF 不会发生排卵，并且内源性孕酮的产生可能不足。

IVF 的活产率受许多因素影响，包括女性的年龄、BMI、不孕的持续时间和存在输卵管积水。考虑到双胎妊娠或多胎妊娠的相关风险，IVF 的目标是实现单胎妊娠。幸运的是，最新数据表明无论是新鲜还是解冻的单胚胎移植活产率与双胚胎移植活产率相当。双胚胎移植其多胎妊娠率的概率也会明显增加。

12.4.5　捐赠配子和收养

应与符合适应证的患者讨论捐赠或收养配子（精子或卵子）。应注意预测与这些途径相关的患者的心理变化。在进行捐赠或收养配子之前，应给予患者时间和资源来解决心理方面的问题。

12.5　结论

不孕不育虽然是一个相对常见的医学问题，但评估和治疗的过程可能会很长，在情感上很累，也很令人沮丧。应鼓励患者及时向可以使用现代技术加快治疗进程的医生寻求治疗。医生的作用是提供技术支持，同时保证妊娠率。虽然目前有许多不孕症治疗方案可以选择，但仍然后很多是不明原因性不孕症。因此，仍需要进一步研究以更好地了解不孕症是如何发生的，并在优化现有技术的同时开发和创新治疗技术。幸运的是，目前的治疗技术和体外受精让大多数患者实现了他们的家庭梦想。

（黄卡立　译，林　忠　校）

第 13 章
女性生育力保存

Pasquale Patrizio, Emanuela Molinari, Tommaso Falcone and Lynn M. Westphal

13.1 引言

有 2% 的女性在 40 岁之前被诊断患有癌症。由于医疗技术的进步，大多数恶性肿瘤患者治疗后，总体 5 年生存率超过 80%。因此，生育力保存已成为癌症患者治疗后生活质量提高的重要指标。随着 ART 的进步，包括卵巢组织冷冻保存和移植、卵母细胞冷冻保存和新的促排卵方法，为那些有可能因治疗癌症而导致不孕的女性带来了切实的希望。

除癌症患者外，因其他疾病（如系统性红斑狼疮等全身性疾病、地中海贫血等血液病、多发性硬化症和其他自身免疫性疾病）而接受化疗的患者也需要生育力保存。

本章首先关注癌症病例生育力保存方案，包括评估卵巢储备功能和化疗 / 放疗引起的性腺毒性的病理生理学，以及用于生育力保存的各种技术的适应证和疗效。

■ 临床案例

患者，女，重度 β - 地中海贫血，需要反复输血和铁螯合治疗。22 岁时，在开始使用烷化药物进行骨髓移植预处理化疗之前，患者进行生育力保存咨询并讨论各种方案选择。

13.2 卵巢储备功能评估

与年龄相关的生育力下降主要是由于卵母细胞数量逐渐减少和卵母细胞质量持续下降。准确评估卵巢功能是不孕症评估的核心部分。然而，

许多患者，特别是癌症患者，没有太多时间来完成对卵巢储备的全面评估。评估卵巢储备的快速指标是抗米勒管激素和窦卵泡计数。一个完整的评估还可能包括第 3 天的 FSH 和雌二醇水平。

13.3 窦卵泡计数

窦卵泡计数（AFC）是指在卵泡早期利用经阴道超声测量直径在 2~10mm 的卵泡的数量。低 AFC 被定义为少于 10 个窦卵泡，已证实 AFC 低与卵巢对促排卵药物反应差相关。

13.4 抗米勒管激素

抗米勒管激素（AMH）由颗粒细胞产生，可反映原始卵泡池情况。AMH 水平可以在月经周期的任何时间进行检测，因此是一个简易的检查。尽管尚未确定卵巢储备功能良好与不良的确切临界值，但较低水平的 AMH（<1.0ng/ml）与卵巢的药物反应差相关。AMH 还被作为完成化疗 / 放疗后卵巢功能恢复的标志物，或作为那些选择不进行生育力保存但希望在随访中一直监测卵巢功能的女性提示卵巢功能下降的指标。

13.5 第 3 天的促卵泡生成激素和雌二醇

随着卵泡池的减少，垂体分泌的 FSH 将随着卵泡池分泌抑制素的负反馈而升高。在月经周期第 2~5 天，早期卵泡（基础）FSH 水平对生育

力评估有预测价值，这在多年前已被证实，并且现在仍在使用该发现。卵泡期雌二醇水平早期升高（＞60~80pg/ml）会抑制 FSH 水平升高，因此雌二醇水平与基础 FSH 水平相结合有助于正确解释 FSH 水平变化情况。

基础 FSH 水平预测卵巢刺激反应不佳的特异度达 83%~100%；然而，敏感度差异很大，为10%~80%，这是 FSH 水平被 AMH 检测取代的主要原因之一。

13.6　患者群体

很少有患者在生育期因为诊断癌症而寻求保留生育能力，但此类患者治疗后丧失生育能力的影响很大，在心理上是具有毁灭性的。40 岁以下女性的癌症总发病率为 754 人 /10 万。育龄女性最常见的恶性肿瘤是乳腺癌、霍奇金淋巴瘤和非霍奇金淋巴瘤、甲状腺癌、黑色素瘤及子宫颈癌或子宫内膜癌。治疗这些恶性肿瘤的主要治疗方法仍然是手术、化疗和（或）放疗。

众所周知，生育期卵巢暴露于化疗药物和放射治疗会导致卵巢早衰。一般而言，儿童和青少年需谨慎使用放射治疗，因为其对未成熟和发育中的组织会产生晚期后遗症。盆腔放疗最常用于实体瘤的局部疾病控制，包括膀胱、直肠、子宫、子宫颈或阴道，这些治疗在成年女性中更为常见。

13.7　化疗和卵巢损伤

细胞毒性药物具有破坏成熟的卵泡、损害卵泡的成熟、消耗原始卵泡的作用。成熟卵泡的破坏导致暂时性闭经，而原始卵泡的破坏导致继发于卵巢早衰的永久性闭经。

化疗引起的性腺毒性程度是可变的。用已知可导致卵巢功能衰竭的细胞毒性药物治疗后，卵巢的组织学切片显示出一系列变化，即从卵泡数量减少到卵泡缺失再到纤维化。化疗后卵巢早衰的确切发生率很难确定，因为许多因素会导致卵巢毒性。烷化剂和铂配合物的作用机制相似，可诱导 DNA 链断裂，最终引发细胞凋亡。同样，

微管稳定剂（如紫杉烷）和 DNA 抑制药物（多柔比星）也可引起细胞死亡。最近有理论表明化疗引起的卵巢损伤涉及化疗药物激活休眠卵泡。这种激活由 PI3K/PTEN/Akt 信号通路的上调途径导致卵泡破坏和 AMH 分泌减少。因此，为了替换即将死亡的卵泡群，下丘脑停止对原始卵泡池生长的抑制，导致剩余卵泡群的快速激活和丢失。

DNA 损伤也是一种常见的由于放疗和化疗联合治疗导致卵泡丢失的机制。已有研究证明，DNA 损伤起源于颗粒细胞，通过 *p63* 致癌基因途径作用。

此外，血管损伤是卵巢损伤的另一种机制，因为化疗后不久卵巢血流量和容积会减少。

值得注意的是，化疗期间发生的月经功能障碍并不都是因为化疗药物对卵巢的直接毒性作用。严重疾病、营养不良，以及一般的精神和身体压力会干扰下丘脑 - 垂体 - 卵巢轴的正常功能。月经周期的短暂中断也可能是生长中的卵泡受破坏而非原始卵泡遭到破坏。破坏所有生长中的卵泡会使月经至少推迟 3 个月，因为原始卵泡需要约85 天才能达到排卵期。值得注意的是，化疗后的正常月经周期并不是患者生育状况的可靠预测指标。

13.8　性腺损伤的危险因素

性腺损伤最重要的危险因素是患者的年龄、药物类别、药物的累积剂量，以及化疗与放疗的组合。性腺损伤风险与女性年龄有关，与年轻女性相比，高龄女性有较少的卵泡池。在一项针对因霍奇金淋巴瘤而接受甲氯乙胺、长春新碱、丙卡巴嗪和泼尼松（MOPP）治疗的女性的研究中，＜25 岁女性的继发闭经率为 20%，而 25 岁以上女性为 45%。

此外，细胞毒性化学治疗剂的性腺毒性并不相同。研究认为细胞周期非特异性化疗药物比细胞周期特异性化疗药物更具有性腺毒性（表 13-1）。烷化剂是细胞周期非特异性药物中最具有性腺毒性的药物之一，接受高剂量烷化剂治疗的

女性发生卵巢早衰的风险最高。环磷酰胺是该类药物中最常用的促性腺毒性药物。

13.9　卵巢功能衰竭的预测

无论年龄或化疗药物的类型如何，卵巢早衰并不总是发生在接受多种药物化疗的患者中。大多数年轻的霍奇金病患者在接受多药化疗和放疗后，不包括针对卵巢的治疗，他们都有生育能力，但是生育能力会在年轻时就开始下降。甚至有些学者称在诊断出患有卵巢早衰后也会发生自然受孕，有报道称一名患骨盆尤因肉瘤的女性在完成14个疗程的烷化剂联合盆腔放疗后也发生了自然妊娠。这个例子说明了预测化疗后卵巢功能衰竭概率的困难性，同时也说明了难以评估旨在保留卵巢功能为目的的治疗方案的治疗效果。

13.10　性腺损伤的指标

本章前面讨论过卵巢储备功能检测应在治疗前和治疗后分别进行。基础 FSH 水平（如果患者有月经周期）、AMH、抑制素 B 和经阴道超声测量 AFC 是化疗后检测卵巢功能的有用指标。

13.11　放疗和卵巢损伤

放疗造成的卵巢损伤可导致卵巢储备功能下降和卵巢早衰。卵泡非常容易受到电离辐射影响造成的 DNA 损伤。放射线会导致卵巢萎缩和卵泡储存减少。因此，在放射线暴露后 4~8 周，血清 FSH 和 LH 水平逐渐升高，而雌二醇水平下降。在细胞水平上，放疗会导致卵母细胞细胞核固缩、染色体浓缩、核膜破裂，以及细胞质空泡化快速发生。

表 13-1　性腺毒性化学治疗剂

毒性	药物类别	药物
高度毒性	烷化剂：氯乙胺、甲氯乙胺、亚硝基脲、烷基磺酸盐、甲基肼衍生物	环磷酰胺 苯丁酸氮芥 氮芥 L-苯丙氨酸氮芥 卡莫司汀 洛莫司汀 白消安 甲基苄肼
中度毒性	蒽环类铂络合物	顺铂 卡铂 多柔比星
低度毒性	抗代谢药：长春花生物碱 抗生素	甲氨蝶呤 氟尿嘧啶 巯嘌呤 长春新碱 长春花素 博来霉素 更生霉素

13.12　卵巢损伤的危险因素

癌症患者在接受盆腔或全身照射治疗后发生卵巢早衰的风险很高。卵巢损伤的程度与患者的年龄和对卵巢的总辐射剂量有关。一般估计，单剂量为 5.0Gy 的放疗会导致超过 90% 的青春期后女性永久性卵巢功能衰竭。在观察特定的年龄组时，青春期前的女孩如果暴露于 12Gy 的放疗辐射中可能会患有永久性卵巢功能衰竭，但对于 45 岁以上的女性，仅 2Gy 就可能会导致相同的结果。

卵巢对辐射的剂量反应已经在几项研究中得到了证实。据估计，低至 3Gy 的放疗剂量就足以破坏年轻育龄女性 50% 的卵母细胞。当对卵巢的平均放疗剂量为 1.2Gy 时，90% 的患者能够保留其卵巢功能。当平均放疗剂量为 5.2Gy 时，只有 60% 的卵巢功能得以保留。

几乎所有接受盆腔辐射的患者都会发生卵巢功能衰竭，具体所需剂量为宫颈癌 85Gy、直肠癌 45Gy，用于骨髓移植的全身辐射剂量有 8~12Gy 暴露于卵巢。在放疗中加入化疗会进一步减少诱发卵巢早衰所需的剂量。

即使卵巢不直接暴露在辐射中，放疗散射也会使卵巢功能下降。鉴于此，与放疗肿瘤医师讨论将直接暴露或通过散射影响卵巢功能的预期治疗剂量是非常重要的。

13.13　放疗和子宫损伤

放疗可导致子宫内膜功能和子宫血管受损。在膈肌以下部位接受放疗的年轻女性除了有卵巢功能衰竭，还有子宫发育受损的风险。从长远来看，接受全身放疗和骨髓移植治疗的癌症幸存者也有子宫发育受损和血管受损的风险。尽管有标准的雌激素替代治疗，但年轻女孩的子宫经常缩小至正常成年人的 40%。女孩在接受照射治疗时的年龄越小，子宫受到的影响则越大。

在接受全身照射治疗的女性中已经证明，生理剂量的性激素替代治疗能明显增加子宫体积和子宫内膜厚度，并重建子宫血流。然而，尚不清楚雌激素替代疗法的标准方案是否足以促进在童年时期接受全身放疗的青春期女性的子宫生长。

13.14　放疗后妊娠

儿童时期患癌症接受盆腔放疗的幸存者如妊娠必须被视为高危妊娠。放疗对子宫肌肉系统和脉管系统造成损伤，会对这些女性的妊娠结局产生不利影响。子宫能够对外源性类固醇刺激做出反应，并且可以选择适当的 ART 助孕治疗，但是妊娠预后仍需要谨慎。这些患者中常见的产科问题包括早期流产、早产和低体重婴儿出生。

13.15　生育力保存策略

在接受化疗和（或）放疗的女性中，已经报道了各种各样的策略来保存卵巢功能和生育能力。我们将讨论保留生育能力的手术、药物选择和 ART 方式（表 13-2）。

13.16　外科手术

一般来说，妇科恶性肿瘤的常规治疗包括切除子宫、输卵管和卵巢。然而在某些特定情况下可能需要采用更保守的手术方法。

13.17　宫颈癌

宫颈癌通常根据疾病的临床分期来选择手术或放疗等治疗方案。患有早期疾病（ⅠA1 期）的患者可以选择行宫颈锥切术，并在术后密切随访。被诊断为宫颈癌 ⅠA2 期或 ⅠB 期且有生育要求的女性可以选择行广泛性子宫颈切除术，如子宫颈、周围组织和淋巴结切除术。有些行子宫颈切除术治疗的患者可能需要行 ART 助孕以实现未来妊娠，值得注意的是，这些术后患者出现妊娠中期流产和早产的风险增加。最近的一项研究描述了使用机器人子宫颈切除术成功保留患者的生育能力，术后患者自然妊娠。

表 13-2　生育力保存策略

项目	技术	优点	缺点	实验与建立
外科手术	保留生育能力的手术	也许能妊娠，并且持续妊娠不那么激进 通常有保险承保	可能留下残留病灶 需要密切随访 可能仍需要 ART 助孕	已确立的
	卵巢移位术	减少卵巢暴露于辐射中	需要手术 仍可能受辐射影响（散射 / 直射） 会引起疼痛	已确立的
药物治疗	GnRH 激动剂	治疗延误最小	未经证实 类似更年期的不良反应	实验性的
辅助生殖技术	胚胎冷冻保存	常规技术，成功率高	激素水平升高 耗时长 需要精子来源 保险可能不承保	已确立的
	卵母细胞冷冻保存	成功率高，不需要试验 不需要精子来源	激素水平升高 耗时长 保险可能不承保	已确立的
	卵巢组织冷冻保存	不耽误治疗 不需要精子来源 青春期前女性的选择	需要手术 卵巢组织缺血 可能再次接触到癌细胞 保险可能不承保	实验性的
	卵母细胞体外成熟	治疗延误最小 不需要精子来源	经验有限	实验性的

13.18　卵巢癌

恶性程度低的卵巢癌、生殖细胞肿瘤、性索 - 间质细胞肿瘤或早期上皮性肿瘤等恶性卵巢肿瘤可选择保守性手术治疗。大多数女性在育龄期诊断出的卵巢癌通常是单侧的，转移的可能性较小。最有可能成功去除癌组织并保留生育能力的手术是单侧卵巢切除术，同时保留剩余的正常卵巢和子宫。这些女性仍应接受完整的分期，并由妇科肿瘤学家密切监测是否有复发可能。

13.19　子宫内膜癌

伴有不典型增生的复杂型子宫内膜增生症和早期子宫内膜腺癌（ⅠA1 期）可以选择非手术治疗。那些希望保留生育能力的女性的标准治疗方法是宫腔镜检查结合刮宫术，术后给予大剂量高效孕激素。不幸的是，子宫内膜癌容易复发，需要定期评估以避免疾病进展。需要重点向子宫内膜癌患者强调，为了确保生命安全，她们应该尽早开始生育，然后进行全子宫切除术和双侧附件切除术。

13.20　卵巢移位

对于计划接受性腺毒性放疗治疗的患者，将卵巢移出放疗区似乎有助于保护卵巢功能。卵巢移位技术可用于妇科肿瘤、结肠癌、直肠癌和肛门癌。据报道，与保留在原位的卵巢相比，卵巢移位后，每个卵巢所受的辐射剂量降低 90%~95%。

目前有 2 种可用的卵巢移位技术，分别为向外侧移位和向内侧移位。向外侧移位似乎比向内侧移位更有效。有 10 个病例报告和 1 个小系列的汇编显示，向外侧移位后卵巢功能衰竭率为 14%，而向内侧移位后为 50%。

卵巢移位可以通过开腹手术或腹腔镜手术进行。当宫颈癌或卵巢癌分期和治疗需要手术治疗时，可同时进行侧方卵巢外侧移位术。然而，如果治疗不需要外科手术，卵巢移位术可以在门诊进行。移位后的卵巢有自行迁回原来位置的倾向，因此建议在开始放疗前立即完成手术。

如果卵巢移位至距辐射场上缘至少 3cm 处，大多数卵巢仍能保持其功能。已有研究表明，约有 80% 接受腹腔镜下卵巢移位术的女性在针对各种疾病进行放疗后仍能保持卵巢功能。

多种原因可造成卵巢移位后卵巢功能衰竭。如卵巢移出辐射区不够远，可能导致卵巢功能衰竭。失败的另一个原因是卵巢自行移回到它们原来的位置。手术操作对卵巢血供的损伤或放射线对血管造成损伤，导致卵巢功能衰竭。

有报道称卵巢移位后发生妊娠，有些是自然妊娠，但有些则需要通过其他辅助技术妊娠。

13.21　药理保护

促性腺激素释放激素受体激动剂

减少或消除化疗对性腺损伤的理想方法是药物治疗。患者可以服用药物并继续进行癌症治疗，而无须进行侵入性手术。开发此类药物的关键步骤是了解化疗是如何导致卵巢卵泡破坏的。如前所述，这种影响不仅取决于化疗药物的类型，还取决于患者的年龄、卵巢储备、使用药物剂量和治疗持续的时间。化疗引起的性腺损伤的特征是原始卵泡损伤。正在生长的卵泡受到化疗药物影响，导致患者闭经。化疗药物可直接导致卵泡凋亡，分裂的颗粒细胞特别容易受到损伤，这种现象导致"卵泡衰竭"理论。由于生长中的卵泡在抑制原始卵泡生长的启动方面具有直接作用，因此生长中的卵泡立即和完全丢失会导致原始卵泡募集的加速和总卵巢卵泡的储备减少。除了这些影响，化疗还会导致间质纤维化和卵巢内血管损

伤。理想的药物会阻止这些影响。如作用于凋亡途径的药物（如酸鞘氨醇 -1- 磷酸）或阻碍卵泡激活通路的药物（如 AMH）是理想的药物选择。大多数药物处于临床前实验阶段，无法在临床应用。在测试这些药物时，重要的是不能干扰到癌症治疗的功效。临床上唯一可用于接受性腺毒性治疗的患者的药物是 GnRHa。

保护性腺功能不仅仅是保护生育能力，生活质量的许多方面都与性腺功能有关。性腺功能减退的症状，如潮热、失眠、阴道干燥、性交困难和性功能受损也同样重要。卵巢功能衰竭与骨质疏松症、心血管疾病和神经认知能力下降有关。因此，预防化疗损伤的药物除了可以保护生育能力，还能有效维持雌激素环境和生活质量。

目前尚不清楚 GnRHa 如何抑制化疗的性腺毒性作用。GnRHa 抑制垂体促性腺激素分泌的作用已有详细描述。原始卵泡激活与促性腺激素无关，因此 GnRHa 这方面的作用不能完全归因于其观察到的效果。它可能通过不同的机制阻止卵泡募集。GnRHa 被认为会减少卵巢的血供，从而降低直接作用于卵巢的化疗药物浓度。

在化疗期间使用 GnRHa 仍然存在争议并被认为是具有实验性的。在某些情况下，如预防某些化疗药物引起的严重月经出血方面，GnRHa 是非常有效的。GnRHa 可用于保存性腺功能，缓解性腺功能减退的影响。GnRHa 与化疗联合使用的效果，似乎乳腺癌患者比淋巴瘤患者更有效。这可能与乳腺癌患者诊断和治疗开始的时间有关，乳腺癌患者通常是完成手术后才开始化疗，而淋巴瘤患者通常是诊断后马上开始化疗。一项对 14 篇先前发表的关于此主题的 RCT 研究显示了不同的结果。大多数学者认为 GnRHa 对性腺有保护作用，但也有学者持反对意见。这很可能是患有不同癌症和使用不同化疗方案的异质群体的结果。

此外，对于一部分患者而言，GnRHa 与化疗联合作为辅助治疗通常是有益的。它对化疗的结果无害是显而易见的。与单独化疗相比，乳腺癌患者（包括雌激素受体阳性肿瘤患者）在接受 GnRHa 联合治疗后对无病生存期和总生存期

的影响增加或没有影响。在预防早期更年期的研究中，观察到接受 GnRHa 治疗的患者的无病生存率有升高趋势，并且与接受化疗的患者相比，接受 GnRHa 治疗的患者的总生存率有统计学意义。同样，Lambertini 等研究表明，与未使用 GnRHa 的化疗组相比，使用 GnRHa 组的 5 年无病生存率有升高趋势。

GnRHa 对提高生育潜力的影响不太清楚。这很难描述，因为乳腺癌治疗后女性的高自然妊娠率临床研究难以解释。迄今为止，ASRM 推荐 GnRHa 与其他保留生育能力的方法配合使用，用于未来希望妊娠的患者。使用 GnRHa 不会妨碍使用其他策略来保存生育能力。此外，美国国家综合癌症网络和圣加仑国际专家共识小组指南支持使用 GnRHa 预防继发于性腺毒性化疗的卵巢功能衰竭。对于已完成生育但离更年期还很远的患者，可以考虑使用 GnRHa 来保护卵巢功能。

13.22 辅助生殖技术

对于希望保留生育能力的患者，辅助生殖技术的应用取决于多种因素，如癌症的类型、计划的治疗、治疗开始前的时间及伴侣的存在。患者有多种选择方案，有些是既定技术，有些则是实验性技术。总体目标是在治疗前为这些女性保留胚胎、卵母细胞或卵巢组织，以便她们将来可以选择生育。

13.23 胚胎冷冻保存

对于有忠诚的男性伴侣的青春期后患者，胚胎冷冻保存是一项成熟的生育能力保存技术。患者的年龄、冷冻胚胎的数量、阶段和质量是决定胚胎冷冻保存成功与否的主要因素。40 岁以下的女性冷冻胚胎的活产率为 28.5%~38.7%。一般来说，胚胎解冻后的存活率在 76%~93%，临床妊娠率为 37.5%~62.5%。

一个典型的用于保存生育能力的 IVF 周期可以在数周内完成；在传统方案中，时间限制有时取决于患者的月经周期。一些研究中心已经为

乳腺癌患者提供自然周期 IVF。在此过程中，女性自发的月经周期中只有一个卵母细胞。不幸的是，该方案的取消率很高，且妊娠率非常低（每个周期妊娠率为 7.2%，每次胚胎移植妊娠率为 15.8%）。

大多数研究中心会使用微刺激联合 GnRH 拮抗剂来预防排卵。已经报道了一种新的方案用于卵巢刺激开始的时间。对于那些处于月经周期黄体期的患者，可以立即开始使用 GnRH 拮抗剂以帮助下调 LH 并启动黄体溶解。同时开始促排卵，从而将治疗时间减少到 2 周以内。有文献报道称，与月经周期卵泡期开始的女性相比，黄体期开始的女性需要的剂量、获卵数和受精率相似。

13.24 卵母细胞冷冻保存

没有男性伴侣或不想让卵子受精的青春期后女性患者可以选择冷冻保存卵母细胞以备将来使用。卵母细胞冷冻保存的方法不再被 ASRM 视为一项实验性技术。冷冻配子而不是胚胎，避免了胚胎储存和处置的伦理和法律问题，这是一些患者所关心的。使用卵母细胞冷冻保存最大的问题是既往成功率明显低于胚胎冷冻保存。早期研究报道称，解冻后的卵母细胞的存活率、受精率和妊娠率较低。

卵母细胞的结构复杂很可能是导致卵母细胞冷冻保存成功率降低的原因。与受精卵不同，卵母细胞中的亚细胞器要复杂得多，对热损伤也更敏感。冷冻保存技术的改进使卵母细胞冷冻保存的总体结果得以明显改善。用于冷冻保存的玻璃化冷冻技术而不是慢速冷冻法，可减少冰晶形成和随后的细胞损伤造成的损害。最近的报道显示，卵母细胞解冻后的存活率为 75%~86%，受精率为 77%，活产率为 38%。在卵母细胞冷冻保存后的妊娠中，胚胎染色体异常、新生儿出生缺陷或发育缺陷似乎没有增加。

应该冷冻保存多少个卵母细胞才能有机会获得未来的成功妊娠？一项有关卵母细胞玻璃化冷冻的文献报道称，36 岁以下女性每个玻璃化冷

冻卵母细胞的活产率约为 5%，这意味着平均 20 个玻璃化冷冻卵母细胞预期可活产 1 个。其他报道表明，至少有 8~10 个冻融卵母细胞就可以获得活产。

13.25　他莫昔芬和来曲唑

有学者担心卵巢刺激期间暴露在高雌激素水平下可能会降低乳腺癌患者的长期生存率。对于那些患有激素敏感性肿瘤的女性，用他莫昔芬（一种非甾体抗雌激素）或来曲唑（一种芳香化酶抑制剂）进行卵巢刺激可能是有益的。

与氯米芬类似，他莫昔芬（40~60mg）在月经周期的第 2 天或第 3 天开始给药，连续给药 5~12 天。来曲唑最近也被用作促排卵药物。在标准促性腺激素刺激方案中加入 2.5mg 或 5mg 来曲唑已被证实可降低血清总雌二醇水平。

迄今为止，保留生育能力的卵巢刺激与乳腺癌复发率的增加无关联。

非常规刺激方案

对绵羊和牛等大型家养物种的卵泡发育的研究显示，卵泡生长规律呈现波浪式。同样在人类中，一些研究员记录了黄体期非闭锁卵泡的生长。这一观察结果为新的刺激方案铺平了道路，旨在收集卵泡期和黄体期的卵母细胞。最近，Ubaldi 及其合作者证明了在黄体期获取的卵母细胞与卵泡期相比，成熟度、受精和发育率相似。因此，对于需要行生育力保存的患者来说，在月经周期的这 2 个阶段取卵是最合适的，它可以最大限度地增加冷冻保存的配子数量，而不必重复刺激周期，从而延误癌症的治疗。

13.26　卵巢组织冷冻保存

卵巢组织冷冻保存仍被认为是一种实验性方案，可用于那些因不能耽误癌症治疗而无法花时间促排卵去获取卵母细胞或胚胎的癌症患者。这也是目前青春期前女性唯一可用的方法。该方法包括摘除小条卵巢皮质组织并将其作为无血管移植物冷冻，努力保存数以千计的原始卵泡，以供将来使用。当患者病情缓解时，可以将卵巢组织移植回卵巢或患者的皮下组织。也有可能在将来某天原始卵泡可以在体外成熟。

将组织重新移植回患者体内的问题之一是重新引入癌细胞的理论风险。这种风险可能会限制该方法在可能涉及卵巢的恶性肿瘤中的使用，包括白血病和潜在的晚期乳腺癌。

该方法的另一个局限性是在移植后缺血 - 再灌注期间丢失大量卵泡。先前的研究表明，虽然冷冻造成的卵泡损失相对较小，但移植后多达 2/3 的卵泡会损失。

据报道，在原位移植后的患者中，卵巢功能能够恢复并成功妊娠（包括自然妊娠和 IVF 后妊娠）。由于报道的病例数仍然很少，并且接受再移植的女性的随访记录仍然不完整，难以估计卵巢移植后的妊娠率；也有大量团队研究报道其妊娠率约为 25%。在一些患者中，并不能排除未被切除的卵巢组织恢复功能的可能性。

13.27　卵母细胞体外成熟

卵母细胞体外成熟是不需要或需要少量卵巢刺激而获得卵母细胞的另一种潜在方式。在癌症患者生育力保存的背景下，该方式似乎在接受卵巢组织冷冻的患者中最有效，在这种情况下，可以从卵巢皮质上可见的卵泡中收获少量卵母细胞。此外，IVM 对有较多卵泡（如多囊卵巢）的患者很有吸引力，其中取卵时不可避免地会取到一些未成熟的卵母细胞。有明确卵巢刺激禁忌证的患者也可以从 IVM 中受益。在这些情况下，在月经周期的第 6~8 天进行超声检查，并给予 hCG，可帮助卵母细胞提高成熟度。注射 hCG 后 36 小时取卵，获得的未成熟卵母细胞置于特殊培养基中培养。根据卵母细胞第一极体的排出时间来确定其成熟时间，并在成熟 24 小时内行卵母细胞冷冻保存，或行体外受精后胚胎冷冻。

该技术的成功率明显不如前面提到的那些技术。迄今为止，该方法已有 300 多例活产；然而，每个周期获得的胚胎明显减少，植入、妊娠和活产的概率低于传统 IVF。

解冻的冷冻卵巢皮质中获得的原始卵泡的体外成熟尚不能实现。与来自窦卵泡的卵母细胞的体外成熟需要数天不同，来自原始卵泡的卵母细胞的体外成熟需要数月时间。

13.28 全卵巢冷冻

卵巢组织冷冻的主要局限性之一是缺血引起组织损伤，从而影响皮质内原始卵泡的生存力。最近有学者提出，冷冻整个卵巢而不是卵巢皮质可作为生育力保存的一种选择。通过摘取卵巢并维持其血管吻合，可以提高卵泡池存活的可能性。

此外，整个卵泡池而不是其中的一部分将被移植。但是该方案仍然存在一些困难，如移植所需的复杂的显微外科手术及冷冻保存技术具有局限性。一方面，有些专家已经克服了外科手术的难度，从而成功地在动物和人类中妊娠，但是整个器官的冷冻保存仍然是一个重大的挑战。另一方面，从技术上讲，整个器官的冷冻保存需要将足够量的冷冻保护剂渗透到像卵巢那么复杂的组织中去。迄今为止尽管还没有进行冷冻／解冻人类全卵巢移植的尝试，但在母羊和绵羊等大型动物实验模型中已经报道有较好的结果。

（王书佳　梁雪飞　译，林　忠　校）

Paula Amato

第 14 章

卵巢储备功能检测

14.1 引言

卵巢储备功能检测的目的是评估剩余卵母细胞的数量和质量，以预测生殖潜能。应进行卵巢储备功能检查的女性包括尝试妊娠 6 个月仍未妊娠的 35 岁以上的女性（或小于 35 岁尝试妊娠 1 年仍未受孕的女性）和有卵巢储备功能下降风险，如癌症或其他接受过促性腺激素毒性治疗和（或）盆腔照射治疗，或因子宫内膜异位症接受过卵巢手术的女性。

可用的卵巢储备功能检测包括生物化学标志检查，即检查 FSH、雌二醇、AMH、抑制素 B

水平，以及卵巢超声显像，即 AFC 和卵巢体积（图 14-1）。对于普通产科医师及妇科医师来说，在实践中最适宜的卵巢储备筛选试验是基础卵泡刺激素 + 雌二醇水平 +AMH 水平。如果有需要进行经阴道超声检查的指征，AFC 也可能有用。这些筛选试验比妊娠率更能预测 IVF 卵巢刺激产生卵母细胞的数量。卵巢对刺激反应低，通常定义为在 IVF 周期中发育的卵泡数少于 5 个，是生殖结果差的一个指标。然而，重要的是要认识到，卵巢储备检测的不良结果并不意味着绝对不能妊娠，也不应该是限制或拒绝不孕治疗的单一标准。虽然这些检测被用来评估卵母细胞的数量

测试	切割值	卵巢刺激低反应		非妊娠*		可靠性	优势	局限性
		敏感度	特异度	敏感度	特异度			
FSH（U/L）	10~20	10~80	83~100	7~58	43~100	有限	广泛应用	可靠性、敏感度低
AMH（ng/ml）	0.2~0.7	40~97	78~92	+	+	良好	可靠	分辨率有限，两种商业检测方法不能预测非妊娠
AFC（*n*）	3~10	9~73	73~100	8~33	64~100	良好	可靠，广泛应用	敏感度低
抑制素 B（pg/ml）	40~45	40~80	64~90	+	−	有限	−	可靠性不能预测非妊娠
CCCT，第 10 天 FSH（U/L）	10~22	35~98	68~98	23~61	67~100	有限	比基础 FSH 敏感度高	可靠性，对基础 FSH 的附加值有限，需要给药

图 14-1 可用的卵巢储备功能检测，包括生物化学标志物检查，即 FSH、雌二醇、AMH 和抑制素 B 水平，以及卵巢超声影像，即窦卵泡计数和卵巢体积评估

实验室采用 ELISA 方法。AFC. 窦卵泡计数；AMH. 抗米勒管激素；CCCT. 氯米芬激发试验；FSH. 卵泡刺激素；* 妊娠失败；+ 证据不充分。数据来源：卵巢储备测试和结果解释、委员会意见。经许可，转载自 Practice Committee of the American Society for Reproductive Medicine. The clinical relevance of luteal phose deficiency: a committee opinion. Fertile & Sterility, 2012，98（5）：1407–1415

和质量，但卵母细胞质量最好的替代标志是年龄。此时，卵巢储备检测结果不能推断出自然受孕的可能性。

随着女性年龄的增长，卵母细胞的数量和质量都会下降，并且不会再生。人类女性的卵母细胞数量在妊娠中期左右的胎儿时期达到顶峰，达到 600 万~700 万个，随后深度闭锁。出生时有 100 万~200 万个卵母细胞，青春期开始时有 30 万~50 万个，51 岁时约有 1000 个，51 岁是美国女性绝经期的平均年龄。遗传、生活方式、环境和包括子宫内膜异位症、卵巢手术、化疗和放疗在内的医疗问题等因素都会影响女性卵母细胞的数量和质量（图 14-2）。横断面研究表明，在绝经前过渡开始之前，生育能力下降。

卵巢储备检测的目的是在咨询和计划过程中增加更多的预后信息，以帮助夫妇选择治疗方案。卵巢储备测试不应该是否认患者获得辅助生殖技术或其他治疗的单一标准；卵巢储备能力下降的证据并不一定等同于不能妊娠。

在没有不孕史的普通人群中，尝试自然妊娠的女性累积妊娠概率随着年龄的增长而降低。横断面研究表明，卵巢组织学研究中卵泡池的大小与年龄相关。实足年龄与卵巢储备的其他生物标志物密切相关，包括窦卵泡数、AMH 水平和早期卵泡期卵泡刺激素水平。在接受辅助生殖的不孕女性中，实足年龄是一个很好的预测生育能力的指标。

现有的卵巢储备检测的研究，由于受检测人群之间的异质性而混乱（一般人群、各年龄段不孕患者、35 岁以上不孕患者等）。没有一个单一的结果是确定的，因为调查结果必须根据具体情况加以解释，并加以重复或补充。本章主要讨论卵巢功能检测在评估生育能力中的应用。

■ 临床案例

患者，女，38 岁，男性伴侣有 3 年不孕史。她的月经周期规律。子宫输卵管造影显示子宫腔正常，双侧输卵管通畅。AMH 水平为 0.7ng/ml。第 3 天 FSH 和雌二醇水平分别为 11U/L 和 20pg/dl。她的丈夫进行了精液分析，结果显示精液参数正常。这对夫妇使用氯米芬结合 IUI 控制卵巢刺激 3 个周期，但妊娠失败。你会如何建议这个患者关于她的治疗选择和妊娠成功的机会？

- 高龄生育（35 岁以上）
- 过早绝经的家族史
- 遗传因素（如 45, X 嵌合体）
- FMRI（脆性 X）预突变携带者
- 可导致卵巢损伤的情况（如子宫内膜异位症、盆腔感染）
- 既往卵巢手术（如卵巢子宫内膜异位囊肿）
- 卵巢切除术
- 有接受进腺毒性治疗或盆腔放疗的癌症病史
- 曾接受性腺毒性治疗的病史
- 吸烟

数据来源：卵巢储备测试和结果解释、委员会意见。经许可，转载自 Practice Committee of the American Society for Reproductive Medicine. The clinical relevance of luteal phase deficiency: a committee opinion. Fertile & Sterility, 2012, 98(5): 1407–1415; Gurtcheff SE, Klein NA.Diminished ovarian reserve and infertility.Clin Obstet Gynecol, 2011, 54(4):666–674; te Velde ER, Pearson PL. The variability of female reproductive ageing. Human Update, 2002, 8(2): 141–154; Ferraretti AP, La Marca A, Fauser BC， et al. ESHRE consensus on the definition of 'poor response' to ovarian stimulation for in vitro fertilization: the Bologna criteria. Human Reproduction, 2011, 26(7): 1616–1624.

图 14-2 卵巢储备下降的危险因素

14.2　筛选试验的基本原则

使用卵巢储备检测作为筛选试验的目的是确定不孕患者卵巢储备功能降低的风险，这些患者可能对促性腺激素刺激反应较差，通过 IVF 实现妊娠的可能性较小。好的筛选试验通过敏感度和特异度来衡量是有效的。有效的检测可正确地将有疾病的人分类为检测阳性（高度敏感），将无疾病的人分类为检测阴性（高度特异）。

对于临床目的，特异度是检测特征，应优化以减少假阳性结果，或错误地将卵巢储备正常的患者归类为卵巢储备降低（decreased ovarian reserve，DOR）。在图形上，诊断试验的不同切点的敏感度和特异度可以绘制为受试者工作特征（receiver operating characteristic，ROC）曲线。

阳性预测值（positive predictive value，PPV）和阴性预测值（negative predictive value，NPV）是随疾病流行程度变化的筛查试验特征（DOR）。PPV 是指女性的卵巢储备功能检测结果呈阳性的概率。NPV 是指女性的检测呈阴性的概率。卵巢储备功能检测在鉴别 DOR 高危女性中最有用。卵巢储备功能检测在低风险 DOR 中将产生大量假阳性结果（较低 PPV）。

14.3　月经周期缩短

随着卵巢年龄的增长，卵泡池也会缩小。较少的卵泡导致产生的 AMH 和抑制素较少。由于抑制素水平较低，促卵泡生成素过早或更快地升高，导致卵泡期早期血清促卵泡生成素水平升高。过早和快速的卵泡生长导致早期卵泡期雌二醇水平升高，缩短卵泡期和整个月经周期。月经周期短与自然受孕或 IVF 后受孕的概率较低有关。定义"短"周期长度的截止值因研究而异，一般在 25~26 天。

14.4　卵巢反应的生化指标

基础卵泡刺激素

卵泡刺激素（FSH）由垂体响应下丘脑促性腺激素而释放，并受到雌二醇和抑制素 B 的负反馈。垂体发生 FSH 分泌时，可以确定为卵泡期早期 FSH 水平升高。较高水平的 FSH 刺激卵巢卵泡快速生长，从而导致较高的雌二醇水平，以及较短的卵泡期和月经周期。

通常在月经周期第 3 天使用免疫测定法测定促卵泡生成素。FSH 的基本水平可以变化，因此单个 FSH 值的可靠性有限。此外，不同方法测定得出的 FSH 水平存在差异。虽然基础 FSH 通常用于评估卵巢储备功能，且基础 FSH 水平升高（> 10~20U/L）与卵巢储备功能下降和卵巢刺激反应差有关，但不能预测妊娠失败。如果 FSH 水平持续升高，生殖预后可能较差；相比之下，40 岁以下女性单次 FSH 水平升高预测 IVF 时卵母细胞产量较低，但不能预测妊娠率。

卵泡期早期促卵泡生成素水平并不是检测非妊娠的敏感指标，提示较高水平的促卵泡生成素是 ART 术后非妊娠的一个很好的预测指标，但正常水平不能预测妊娠。血清或尿促卵泡生成素水平作为一般人群生殖潜能预测指标的价值尚未确定。测试是特定于周期的（月经周期为 2~4 天），这限制了灵活性。

FSH 异常升高的女性会出现 DOR。对卵巢刺激反应差或妊娠失败的老年女性 FSH 的 PPV 较高。有限的证据表明，促卵泡生成素水平波动的女性不应该等到促卵泡生成素浓度正常的理想周期再接受 IVF 刺激。

FSH 是卵巢功能减退的晚期标志。与 FSH 相比，AMH 和 AFC 对卵巢反应的预测价值更高，因此更有可能选择这些检测指标。目前尚不清楚育龄女性 FSH 水平高是否预示绝经期提前。

14.5　基础雌二醇

雌二醇水平随月经周期的不同而变化，在卵泡晚期和黄体中期达到峰值。由于减少反馈抑制的卵泡募集在前一个周期，故卵巢储备功能下降，卵泡期缩短。因此，月经周期第 3 天雌二醇水平升高可能反映了卵巢储备功能下降。

雌二醇在卵泡发育时从卵巢释放。在月经周

期第 2~4 天雌二醇水平通常较低（< 50pg/ml）。在卵泡早期雌二醇水平升高（60~80pg/ml）表明生殖衰老和卵母细胞发育加速。通过中枢负反馈，高水平雌二醇可将升高的 FSH 抑制至正常范围。获得雌二醇水平的价值是正确解释正常的基础促卵泡生成素水平。基础雌二醇对卵巢不良反应和妊娠失败的预测准确性较低，因此该试验不应单独用于评估卵巢储备。

14.6　抗米勒管激素

抗米勒管激素（AMH）是一种二聚体糖肽，主要由颗粒细胞产生。AMH 被认为可下调 FSH 介导的卵泡形成。AMH 在次级卵泡、窦前卵泡和小窦卵泡中表达最高。AMH 除了介导卵泡前募集，似乎在选择优势卵泡方面也有作用。AMH 水平在绝经前约 15 年开始对数线性下降，并在绝经前约 5 年下降到非常低的水平。

AMH 水平在月经周期内和周期期间相当稳定。随着年龄的增长，卵泡数量减少，AMH 水平随之下降，这反映了年龄相关的卵母细胞消耗。虽然无法检测到 AMH，表明卵巢储备功能下降，并可识别出个体对刺激反应不良的风险，但无法检测到和 AMH 水平低（0.2~0.7ng/ml，DSL 公司的酶免试剂盒）并不能预测妊娠失败。AMH 水平可使治疗个体化。低水平的 AMH 与卵巢对刺激的反应降低有关，而高水平 AMH 与卵巢对刺激的反应活跃有关。AMH 水平虽然是一个预测卵母细胞数量很好的指标，但可能不能提供卵子质量的信息。低水平 AMH 的年轻女性可能有少量的卵母细胞，但有与正常年龄相适应的卵母细胞质量。

AMH 检测的一个限制是可用检测方法之间结果的可变性。在临床实践中，单个 AMH 检测结果必须基于检测的正常范围进行解释。AMH 检测是一种有用的筛查方法，适用于卵巢储备能力降低的高危女性和接受 IVF 的女性。

如果对有卵巢老化风险的老年女性进行检测，低 AMH 的非妊娠预测价值似乎增加，不推荐在低风险人群中使用 AMH 作为 DOR 的常规筛查工具。

AMH 检测对于评估卵巢储备年轻女性癌症化疗前后可能是有价值的。AMH 可用于评估原发性卵巢功能不全的高危女性卵巢手术前后的卵巢储备。AMH 检测可能在未来提供一种预测生殖寿命和绝经时间的准确方法。

AMH 与促卵泡生成素相比，优势在于 AMH 水平在月经周期内保持相对稳定，因此测量不需要根据月经周期的具体天数。最近一项对早期研究的 Meta 分析显示，作为连续变量模型的 AMH 与 ART 后是否妊娠没有明显关联。然而，最近更多更大样本量的研究使用截断值对 AMH 进行建模，表明 AMH 水平低的女性接受 ART 治疗后妊娠和活产的概率更低。

AMH 水平升高与 PCOS 有关，可确定女性有 OHSS 风险。人们相信，即使通过口服避孕药来抑制卵巢，AMH 仍然是一种有效的检测方法，尽管口服避孕药可使 AMH 水平的年龄特异度降低 11%。

14.7　抑制素 B

抑制素 B 是一种糖蛋白激素，主要由窦前卵泡和窦卵泡分泌。血清中抑制素 B 的浓度随年龄相关卵母细胞数量减少而降低。抑制素 B 具有中枢负反馈作用，可控制 FSH 分泌。因此，抑制素 B 水平降低导致垂体 FSH 分泌增加及早期卵泡 FSH 水平升高。

抑制素 B 水平表现出周期内变异性高。抑制素 B 水平在月经周期之间也有明显差异。抑制素 B 水平是卵巢储备减少的晚期发现，通常在绝经前 4 年左右开始下降，因此是次优的。抑制素水平通过免疫分析法测定。抑制素 B 通常在月经周期第 3 天测量。抑制素 B 的敏感度和特异度有限，不能可靠地预测卵巢刺激的不良反应，因此不推荐进行检测。

14.8　枸橼酸氯米芬激发试验

氯米芬是一种选择性雌激素受体调节剂，可

抑制雌二醇对下丘脑的负反馈抑制，从而增加促卵泡生成素的分泌，从而增强卵泡募集。氯米芬可用于促排卵和超排卵。

枸橼酸氯米芬激发试验是在月经周期第 3 天测定血清促卵泡生成素水平，在月经周期第 5~9 天循环给药 100mg，在月经周期第 10 天再次测定血清促卵泡生成素水平。CCCT 检测月经周期第 10 天 FSH 水平升高提示卵巢储备功能减弱。然而，卵巢生物标志物的周期间差异限制了刺激试验的可靠性。CCCT 检测月经周期第 10 天刺激 FSH 水平可预测卵巢反应不良，但不能预测妊娠失败。与基础 FSH 水平和窦卵泡相比，周期第 10 天 FSH 水平并不能改善对卵巢低反应的预测。在比较基础（月经周期第 3 天）和刺激（月经周期第 10 天）FSH 水平的试验性能研究中，刺激 FSH 水平比基础 FSH 浓度具有更高的敏感度，但特异度较低。

总之，FSH 的基本测定可能比 CCCT 更可取，除非是有意使用该检测来增加敏感度。目前尚不清楚 CCCT 是否比单纯基础 FSH 有任何益处，而且成本效益较低。CCCT 可能在帮助区分卵巢储备功能正常和潜在的边缘性卵巢储备功能不良方面发挥作用。

14.9　家庭生育能力检测

现有的家庭生育能力检测使用尿样来评估月经周期第 3 天促卵泡生成素水平。这些检测直接面向消费者。这些检测的局限性包括对说明和结果没有医疗专业人员解释和解读。尽管这些检测通常用于卵巢储备能力降低风险较低的女性，但结果可能提供错误的安抚或引起不必要的担忧。

14.10　卵巢储备功能的超声评价

窦卵泡计数

窦内卵泡计数（AFC）记录卵泡早期（月经周期 2~5 天）经阴道超声检查时可见的卵泡数量（直径为 2~10mm）。在有控制的卵巢刺激过程中，窦卵泡计数与剩余卵泡的数量和卵巢反应相关，

这证明了良好的周期间和观察者间的可靠性。低 AFC 被认为是窦卵泡总数在 3~6 个，与 IVF 期间卵巢情况的不良反应有关，但它不能可靠地预测妊娠失败；在一项 Meta 分析中，低 AFC 的平均值为 5.2 个（2.11SD）。当 AFC 与年龄进行比较时，基础促卵泡生成素、基础雌二醇、AMH、抑制素 B、卵巢体积、窦卵泡计数是对卵巢刺激反应差最显著的预测因素，但不能预测妊娠失败。

低 AFC 对预测卵巢不良反应的特异度高，但敏感度较低。低 AFC 的高特异度使得该检测对预测卵巢不良反应和治疗失败很有用，但其临床应用受到其低敏感度的限制。观察者之间的差异性也可能是有限的。关于口服避孕药对测量窦卵泡计数的影响存在争议。

14.11　卵巢体积

计算卵巢体积需要在 3 个平面测量卵巢，并使用椭球体体积公式：$D1 \times D2 \times D3 \times 0.52$。平均卵巢体积，即同一个人的两个卵巢的平均体积，可用来评估卵巢储备。随着年龄的增长，卵巢体积的变化和年龄相关的卵泡减少相一致。

一些研究表明，低卵巢体积（通常<3ml）可预测对卵巢刺激低反应，具有高特异度和广泛的敏感度。一般来说，卵巢体积并不能很好地预测妊娠。

对卵巢病理患者的推广是有限的。卵巢体积可能因正常生理变化和同时存在的疾病（如子宫内膜异位囊肿）而变化。外源性激素可减少卵巢体积。由于这些原因，AFC 被认为是一个更好地评估卵巢储备的标志。

14.12　综合卵巢储备检测

AMH 和 AFC 是最准确的预测指标，但是几项检测的组合只是细微地比单独的一个检测要好。在预测不良生殖结局上，多项卵巢储备功能综合检测与单一的卵巢储备功能检测差异不明显。此外，多卵巢储备检查可能会增加筛查的费用。需

要进一步研究来确定最佳的实验组合。

14.13 重复检测

重复使用卵巢储备的生物标志物来评估生殖潜力似乎没有什么好处。一般来说，激素生物标志物在周期间的波动不大。然而，月经周期间的变异性似乎随着年龄的增长而增加，这表明重复检测在老年女性中可能是有价值的，可排除DOR。生物标志物价值的波动反映了卵巢储备功能下降。然而，在特定个体中，在特定ART治疗周期中受孕的概率似乎与周期特异性生物标志物水平无关。

14.14 结论

卵巢储备检测的主要目标是确定有卵巢储备功能下降风险的女性，其次是为每个女性制订个体化治疗策略。虽然这些可能预测卵巢对不孕症治疗的反应，但它们不能可靠地预测妊娠失败。

一般来说，同年龄促卵泡生成素水平较高的女性，生育能力较低。具有较高 FSH 水平的年轻女性通常比具有较高 FSH 水平的老年女性有更好的生育能力，年龄比 FSH 更能预测生育结果。根据接收者 - 操作者曲线，该检测方法对卵巢反应和妊娠率的敏感度一般不佳。AMH 和 AFC 比 FSH 在敏感度和特异度方面有更好的平衡。AMH 和 AFC 似乎正在成为最好的生育检测方法（图14-3）。这些措施也可以用来预测过度刺激。

卵巢储备检测不应作为使用 ART 的单一标准。联合检测并不能持续改善预测卵巢反应的能力。联合检测不太可能具有成本效益。尽管一些卵巢储备功能检测在预测卵巢对刺激的反应方面似乎比其他检测好，但大多数检测在预测妊娠方面是有限的，而且这种预测价值高度依赖于研究中的患者人口特征。当在低风险人群中使用 DOR 筛查试验时，假阳性检测结果的数量将会增加。

总之，卵巢储备的生物标志物与自然和治疗相关的生育能力有关。然而，关于它们预测生殖潜能的能力仍然存在争议。截止值在文献中变化很大。对于接受 ART 治疗的不孕女性，这些生物标志通常特异度高，但对周期失败（非妊娠）不敏感。在普通人群中，卵巢储备的生物标志物被用作生育能力检测。这些生物标志物作为预测指标的价值可能取决于研究人群，存在卵巢早衰风险的女性（年龄较大的育龄女性）可能是具有最高预测价值的人群。在实验室的生物标志物中，AMH 似乎最有希望作为衡量生殖潜力的指标；然而，研究在一般人群中尤其有限。需要进一步的研究来确定在一般人群中预测自然生育或不育症的检测特征。

测试	细节
FSH+ 雌二醇	• 月经周期第 2~3 天的血清水平 • 月经周期内的变化 • 卵巢刺激低反应与高 FSH 水平相关 • 不能预测妊娠失败
AMH	• 检测时间没有特殊的要求 • 月经周期内相对稳定 • 卵巢刺激低反应与低 AMH 水平相关 • 不能预测妊娠失败
AFC	• 经阴道超声检查时，可检测直径在 2~10mm 的卵泡 • 在月经周期第 2~5 天时进行检查 • 与卵巢刺激的反应相关 • 不能预测妊娠失败

图 14-3　AMHT 和 AFC 是生育力测试的最佳方法

AFC. 窦卵泡计数；AMH. 抗米勒管激素；FSH. 卵泡刺激素

（农建宏　吕福通　译，谢丹尼　校）

第 15 章

反复妊娠丢失

Paul R. Brezina and William H. Kutteh

15.1 引言

对于渴求成为父母的夫妇而言，反复妊娠丢失是一场影响深远的个人悲剧。对临床医师而言，反复妊娠丢失是一个艰巨的临床挑战。最近，ASRM 提出的意见阐明了何时评估反复妊娠丢失及完整的评估检查内容。

在育龄期女性中，约 15% 的妊娠女性发生自然流产，而在这一人群中，1%~2% 的女性发生反复妊娠丢失（recurrent pregnancy loss，RPL）。目前在描述这种异质性疾病的发生率和多样性方面已经取得了重大进展，经过全面评估后，超过 1/2 的夫妇可以确定流产的明确原因。全面评估检查包括遗传学、内分泌学、解剖学、免疫学和医源性因素。RPL 的发生可能引起严重的情绪困扰，在某些情况下可能需要加强心理治疗。超过 2/3 的夫妇将获得成功妊娠结局。

■ 临床案例

患者，女，32 岁，G3P0030，主诉未避孕未孕。

患者易于受孕，但是妊娠均未超过 9 周。3 次妊娠均为宫内活胎，妊娠 6~7 周均见规律胎心搏动，妊娠 9 周前胎心搏动消失。患者经历了 1 次自然流产、2 次宫腔诊刮术，未对妊娠流产物（POC）进行遗传学检查。

- 既往病史：无诱发因素
- 既往孕产史：
  - 1 次自然流产
  - 2 次宫腔诊刮术流产，未查胚胎染色体核型

- 既往妇科史：
  - 13 岁月经初潮
  - 月经周期：28 天
  - 无痛经或不规则出血
  - 巴氏涂片阴性，无性传播疾病史
- 既往手术史：
  - 2 次宫腔诊刮术
- 用药：维生素类
- 过敏史：否认
- 社会史：
  - 三年级教师
  - 否认饮酒、吸烟或吸毒

15.2 患者的评估和治疗

本章将从诊断和治疗方面对如何处理上述患者进行论述。首先，定义 RPL 并描述其发生率。其次，本章将详细描述 RPL 的各种影响因素，以及相应的诊断和治疗策略。图 15-1 概述了早期 RPL 的处理。除此之外，图 15-2 概述了流产评估的新算法。本章的目的是系统和全面地讨论和回顾当前关于 RPL 的医学文献。

15.3 反复妊娠丢失的定义

RPL 的传统定义是指与同一性伴侣连续发生 3 次或 3 次以上的自然丢失，其中不包括异位妊娠和葡萄胎。ASRM 认为 RPL 是一种特殊的疾病，将其定义为发生 2 次或 2 次以上失败的临床妊娠。最近的研究表明，女性发生连续 2 次流

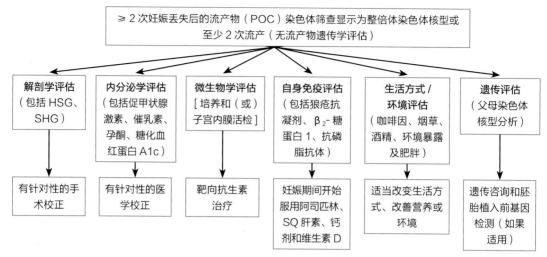

图 15-1　早期 RPL 的处理

诊断流程不包括具有争议的检查和治疗方法，如易栓因素、免疫治疗和其他评估，但这些方法可能在某些临床情况下是适用的。此图概述了早期 RPL 的完整检查。提供的箭头可引导读者了解在 RPL 评估期间可能出现的各种结果，以及诊断和治疗管理过程中适当的"下一步"

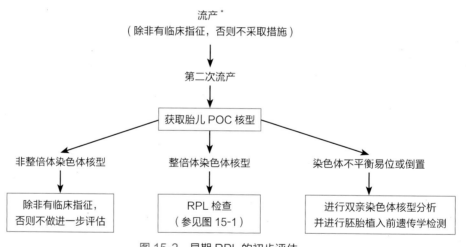

图 15-2　早期 RPL 的初步评估

*流产是指通过超声检查或组织病理学检查证实的临床流产。此图概述了对早期 RPL 进行初始评估的流程。提供的箭头可引导读者了解在 RPL 评估期间可能出现的各种结果，以及诊断管理中适当的"下一步"

产后再次流产的风险与连续 3 次流产后再次流产的风险相似；因此，在连续发生 2 次或 2 次以上自然流产后评估并确定其流产的病因是可行的，特别是在女性年龄 >35 岁或难以受孕的夫妇。

原发性 RPL 的夫妇在此前从未分娩过活婴，继发性 RPL 的夫妇有妊娠超过 20 周的妊娠史，后又发生流产。三级 RPL 指的是正常妊娠伴有多次流产。

15.4　反复妊娠丢失风险

RPL 夫妇到 RPL 中心就诊时，主要目的是明确 RPL 发生的原因并评估再次发生流产的风险。在首次妊娠中，临床上公认的发生流产的总风险为 15%。但是，由于首次月经延后出现之前发生流产的概率较高，事实上早期流产发生的风险更高，约为 50%。此外，随着女性年龄的增长，这一概率可能由于在减数分裂为成熟的卵母细胞过程中发生染色体不分离，导致染色体数目畸变而上升。基于定量 hCG 的高敏试验评估流产率的研究表明，20~30 岁的女性发生临床流产和生化妊娠的概率约为 25%，而 40 岁或 40 岁以上的女性发生流产的概率至少是其 2 倍。复发流产风险的评估受到多个因素的影响，包括母亲的年龄、父母和胎儿的核型、先前发生流产的胎龄及各种母体实验室检查的结果。

15.5　病因、诊断和治疗

引言

人们普遍认为 RPL 的主要病因是胚胎染色体异常、母体解剖结构异常（如子宫纵隔）、黄体功能不全和抗磷脂抗体综合征，其他因素如感染和高凝状态也有较轻程度的影响。

何时开始进行检查以明确 RPL 的病因一直是争论的焦点，通常建议在发生 3 次流产后开始进行检查。近期的研究表明这种传统的评估方案有待商榷。由于 PPL 是一种相对常见，但偶发的事件，通常不建议健康女性在自然流产 1 次后就进行评估。然而，女性在 2 次自然流产后发生再次流产的概率（24%~29%）仅略低于在 3 次或 3 次以上自然流产后再次自然流产的概率（31%~33%）。因此，在连续 2 次自然流产后可以进行合理的评估和治疗。此外，对第二次流产的 POC 进行染色体检测等附加检测可能会节约治疗成本。基于现有的数据，笔者概述了一种新的 RPL 研究策略（图 15-1，图 15-2）。

对 RPL 患者的评估应始终包括完整的病史，包括之前妊娠的记录、之前流产时进行的所有病理检查、所有慢性或急性感染史，疾病诊断依据、最近的身体或心理创伤、既往流产时宫缩或出血史、流产家族史，以及所有既往妇科手术或并发症。对 RPL 的诊断和治疗应从遗传学、内分泌学、解剖学、免疫学、微生物学和医源性因素等方面进行（表 15-1）。

笔者概述了评估和处理 RPL 的拟定流程（图

15-1，图 15-2）。根据这种新模式，除非有临床指征，如黏膜下肌瘤，否则不建议患者流产 1 次就采取诊断／治疗措施。在第二次流产后建议患者进行胎儿染色体核型分析，即将从传统流出物或早期死胎中获得的 POC 进行传统染色体核型分析或对 23 对染色体微阵列分析。

该 POC 染色体核型的结果可进一步指导分析原因。如果发现 POC 染色体核型的结果为非整倍体，则流产的原因是明确的，故不建议进一步评估或治疗，不过将来所有的早期流产患者仍建议进行染色体核型分析。如果在胎儿 POC 中检测到染色体不平衡易位或倒置，则应建议父母双方行染色体核型分析，并进行适当的检查方案，如胚胎植入前遗传学检测（preimplantation genetic testing，PGT）。如果胎儿 POC 染色体正常，则应进行完整的 RPL 检查。如果尚未对胎儿 POC 行染色体核型分析，笔者建议在发生至少 2 次流产后进行完整的 RPL 检查。完整的 RPL 处理流程见图 15-1。

完整的 RPL 评估流程包含哪些内容一直是有争议的。如果既往 POC 染色体核型未知，建议纳入以下评估内容：解剖学评估、内分泌检查、自身免疫因素检查、生活方式和环境因素评估、微生物学检查及夫妻双方染色体核型分析。除此之外，尽管一些检查和治疗方式可能会有一定的临床参考意义，但因其具有争议性，故并未将其纳入评估内容，如预处理易栓因素、免疫治疗和其他评估。接下来，将介绍 RPL 检查的各种组成部分的生理学背景，以及诊断方法和治疗方法。此外，笔者还将讨论其他具有争议的 RPL 病因。

15.6　解剖因素

临床通常使用 HSG 或超声下子宫造影对 RPL 的解剖原因进行分析，宫腔镜检查、腹腔镜检查或 MRI 可根据需要补充。最近，经阴道三维超声已被允许对先天性子宫畸形进行准确和非侵入性诊断。先天性和后天性子宫畸形通常需要手术矫正治疗。

表 15-1　反复妊娠丢失的诊断和治疗

病因	诊断评估	治疗
遗传学	夫妇染色体核型 流产物（POC）染色体核型[a]	遗传咨询 供体配子，胚胎植入前遗传学诊断[b]
解剖学（仅需要其中一项诊断性检查）[e]	子宫输卵管造影 宫腔镜检查 超声下子宫造影 经阴道三维超声[c]	隔膜切除术 肌瘤切除术 粘连松解术
内分泌学	黄体中期血浆孕酮 促甲状腺激素 催乳素 糖化血红蛋白 A1c	孕激素 左旋甲状腺素 溴隐亭，多西环素 二甲双胍
免疫学	狼疮抗凝物 抗磷脂抗体 抗 β_2 糖蛋白 抗甲状腺抗体	阿司匹林 肝素 + 阿司匹林 左旋甲状腺素
微生物学（检测和治疗适应证尚不明确）[d]	支原体 / 脲原体	抗生素
心理学	访谈	支持小组
医源性	吸烟、饮酒、肥胖 接触毒素、化学品	消除消耗 消除暴露

注：a. 流产物染色体检查；b. 胚胎植入前遗传学诊断；c. 经阴道三维超声；d. 检测和治疗适应证尚不明确；e. 仅需要其中一项诊断性检查

15.6.1　先天性畸形

先天性生殖道畸形是双侧米勒管未能完全伸长、融合、管化或纵隔吸收失败所致。在连续 3 次或 3 次以上自然流产的患者中，8%~10% 的女性在接受子宫输卵管造影或宫腔镜检查后诊断米勒管不全。流产的机制可能与血管分布不充分损害发育胎盘和腔内体积减小有关。

纵隔子宫是妊娠丢失原因中最常见的先天性畸形（图 15-3），其自然流产率较高，在一些研究中此原因所致的流产平均占妊娠的 65%。隔膜主要由血管化不良的纤维肌肉组织组成。血管化不良可能会影响蜕膜和胎盘生长。另外，由于血管化不良可导致子宫内膜容量减少或宫腔变形，可能会对胎儿生长产生不利影响。非对照研究表

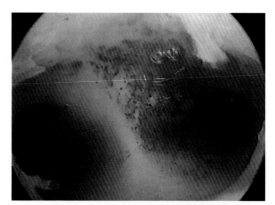

图 15-3　宫腔镜下子宫纵隔
该图显示了宫腔镜下可见的子宫纵隔

明，与未经治疗的女性相比，切除子宫纵隔的女性具有更高的分娩率。其他先天性异常，如双子宫、双角子宫和单角子宫与晚期流产或早产有关。

15.6.2　宫腔粘连

宫腔粘连的发生与子宫内膜刮除或子宫内膜炎所导致的宫腔内创伤相关。宫腔粘连是一种后天获得性子宫异常，常与 RPL 有关。宫腔粘连的严重程度从极轻微到完全或接近完全宫腔闭塞不等。Asherman 综合征常用于描述与月经稀发或闭经有关的宫腔粘连。这些粘连会干扰正常胎盘形成，需行宫腔镜切除术。为防止粘连再次形成，一些医师建议在粘连切除后置入宫内球囊导管 1 周。在此期间，给予多西环素（100mg，每天 2 次）抗生素治疗以预防子宫内膜炎；也可给予雌孕激素序贯治疗 1 个月。

15.6.3　宫腔内包块

宫腔内包块，如黏膜下子宫肌瘤和息肉，可导致流产。因为平滑肌瘤大小和位置的不同，宫腔内包块可能会占据部分宫腔或改变宫腔的形态，导致胚胎着床于供血不足的内膜或影响胎盘的发育。子宫平滑肌瘤和息肉也可能像 IUD 一样，引起亚急性子宫内膜炎（图 15-4，图 15-5）。截至目前，人们认为只有黏膜下子宫肌瘤须在妊娠前行手术切除。然而，最近几项关于接受 IVF 的女性患者胚胎植入率的研究表明，子宫平滑肌瘤直径在 30mm 以下时，胚胎植入率降低。微创手术是矫正子宫纵隔，以及去除肌瘤、粘连和息肉的首选方法。

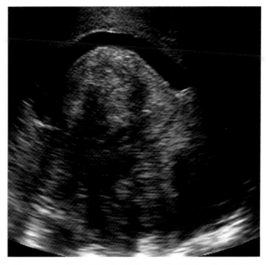

图 15-5　盐水灌注超声检查下的黏膜下子宫肌瘤

该图显示了在盐水灌注超声检查中可见黏膜下肌瘤

15.6.4　宫颈功能不全

宫颈功能不全被视为与 RPL 相关的后天获得性子宫异常。宫颈功能不全的诊断依据是子宫颈无痛性扩张导致子宫无法保留孕囊。宫颈功能不全通常在妊娠中期而不是妊娠早期导致流产。它可能与先天性子宫异常有关，如纵隔子宫或双角子宫。罕见的原因是子宫内已烯雌酚暴露史。据推测，大多数患者患有宫颈功能不全是由于宫颈锥切术、宫颈环形电切术、终止妊娠时宫颈扩张或产科撕裂伤等对宫颈造成的手术创伤。

15.7　内分泌因素

内分泌因素可能导致 RPL 的概率为 8%~12%。因此，内分泌学评估是 RPL 检查的重要组成部分。

15.7.1　黄体功能不足

早期妊娠的维持依赖于黄体产生的孕酮。妊娠第 7~9 周，胎盘转而维持孕酮的产生。黄体功能不足（luteal phase deficiency，LPD）是指黄体不能分泌足够多的孕酮或持续时间太短。大量证据表明，LPD 是一种排卵前事件，最有可能与排卵前雌激素刺激的改变有关，这可能表明卵母细

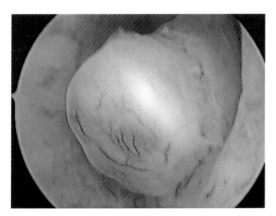

图 15-4　宫腔镜下的子宫内膜息肉

该图直观地显示了宫腔镜下的子宫内膜息肉

胞质量差和黄体功能不全。通常，诊断是基于子宫内膜活检的结果，但目前不推荐将其作为诊断方式。大多数学者主张在黄体期测定血清孕酮水平以诊断 LPD，血清孕酮水平低于 10ng/ml 视为异常。然而，由于 LH 的脉冲式释放，血清孕酮水平波动较大。此外，血清孕酮水平与子宫内膜组织学之间缺乏相关性。虽然存在相互矛盾的数据，但最近一项 Cochrane 综述评估了 15 项试验后得出结论，对所有有 RPL 病史的女性患者常规使用黄体酮治疗有益处。黄体酮可作为阴道栓剂用药（LH 峰后第 3 天开始 50~100mg，每天 2 次，持续 8~10 周）或肌内注射（50mg，每天 1 次）使用。

15.7.2　未经治疗的甲状腺功能减退症

未经治疗的甲状腺功能减退症可能增加流产的风险。一项针对 700 多例 RPL 患者的研究发现，7.6% 的患者患有甲状腺功能减退症。甲状腺功能减退症很容易通过敏感的 TSH 实验诊断，患者应在尝试下一次妊娠前调节甲状腺功能，使其恢复正常（RPL 定义为 1.0~2.5μU/ml）。然而，治疗亚临床甲状腺功能减退症的确切值存在一定争议，一些专业协会不推荐 TSH 水平低于 4μU/ml 的治疗。也有学者认为，RPL 女性患者的甲状腺抗体水平升高。一项针对 700 例 RPL 患者的回顾性研究表明，158 名女性有抗甲状腺抗体阳性，但其中只有 23 名女性因 TSH 值异常而出现临床甲状腺功能减退症。抗甲状腺抗体的存在可能意味着 T 细胞功能异常，因此导致流产的更多原因可能是免疫功能紊乱而不是内分泌紊乱。内分泌学会建议对妊娠早期 RPL 患者进行治疗，使 TSH 水平保持在 1.0~2.5μU/ml。对于 TSH 水平在 2.5~10μU/ml 的患者，推荐左甲状腺素的起始应用剂量至少为 50μg/d。

15.7.3　糖代谢异常

众所周知，糖尿病患者自然流产的风险较高，当女性在妊娠前血糖处于正常状态时，自然流产的风险降至正常水平。空腹胰岛素和葡萄糖检测方法简单，胰岛素增敏剂治疗可降低 RPL 的风险。

最近，通过检测糖化血红蛋白 A1c 确定血糖的平均负荷已越来越多地被用于评估胰岛素抵抗。由于有强有力的证据表明肥胖和（或）胰岛素抵抗与流产风险增加相关，因此肥胖女性减重是治疗的第一步。二甲双胍似乎可以改善妊娠结局，但该治疗的证据仅限于一些少数队列研究。二甲双胍是妊娠前 3 个月的 B 类使用药物，并且似乎具有一定的安全性。其他内分泌异常，如甲状腺疾病，应在妊娠前予以纠正。

15.7.4　高催乳素血症

正常水平的催乳素可能在维持早期妊娠中起重要作用。动物研究数据表明，催乳素水平升高可能对黄体功能产生不利影响；然而，这一情况尚未在人体中得到证实。最近一项针对 64 名高催乳素血症女性患者的研究表明，溴隐亭治疗与较高的成功妊娠率相关，并且流产女性的催乳素水平明显较高。

15.7.5　卵巢储备功能下降

FSH 被认为是任何月经周期中可募集卵泡数量的标志。因此，月经周期卵泡早期 FSH 水平升高代表卵巢储备减少；在这种情况下，可募集的卵泡数量较少。最近，其他标志物，如 AMH 下降，被引入以确定卵巢储备功能下降。虽然 RPL 女性月经第 3 天 FSH 水平升高的频率与不孕女性相似，但其预后会随着第 3 天 FSH 水平的升高而恶化。尽管目前还没有效的治疗方法，但是对于 35 岁以上的 RPL 女性患者来说，检测可能是有帮助的，并应进行适当的咨询。

15.8　反复妊娠丢失的自身免疫因素/血栓因素

15.8.1　免疫系统疾病

15.8.1.1　自身免疫因素：母体自身免疫

在某些情况下，针对自身免疫反应的正常控制机制出现故障，导致自身免疫反应。研究认为，磷脂、甲状腺抗原、核抗原等的自身抗体可能是导致妊娠丢失的原因。抗磷脂抗体包括狼疮抗凝物、抗 β_2 糖蛋白 I 抗体和抗心磷脂抗体。关于其他磷脂的检测仍有争议，但越来越多的研究表明，抗磷脂酰丝氨酸抗体也与流产有关。患有系统性红斑狼疮和抗磷脂抗体（antiphospholipid antibody，aPL）阳性的女性患者比患有系统性红斑狼疮和 aPL 阴性的女性患者有更高的流产风险。

（1）抗磷脂抗体综合征：抗磷脂抗体综合征（antiphospholipid antibody syndrome，APS）是一种自身免疫性疾病，其特点是产生中度至高度的抗磷脂抗体和某些临床特征（表 15-2）。妊娠期间出现抗磷脂抗体（抗心磷脂抗体和狼疮抗凝物）是不良妊娠结局的主要危险因素。在大型荟萃分析中发现，RPL 夫妇的抗磷脂抗体综合征的发生率为 15%~20%，而无产科并发症史的非妊娠女性的发生率约为 5%。

已经提出了几种 aPL 可能介导流产的机制。人们通常认为 aPL 会诱发胎盘 - 母体周围血管的血栓形成，从而导致胎盘梗死和胎儿死亡。然而，最近的数据表明，aPL 导致流产的主要机制可能是直接对滋养细胞或内皮细胞产生有害影响。aPL 可与培养的人血管内皮细胞相互作用，导致损伤或激活。此外，aPL 已被证实能抑制人胎盘绒毛膜促性腺激素分泌，并抑制滋养细胞黏附分子（整合素 α_1 和 α_5，钙黏附素 E 和 VE）的表达。这些机制可以解释妊娠早期 aPL 导致的 RPL。

低剂量肝素（每 12 小时皮下注射 5000~10 000U）和低剂量阿司匹林（每天口服 81mg）联合用药能有效治疗 APS，可以减少 54% 的 APS 女性妊娠丢失。但是单独服用阿司匹林并不能降低流产率。现有数据表明，依诺肝素疗效优于低分子肝素（low molecular weight heparin，LMWH）。

现有证据不推荐使用类固醇治疗 APS。建议妊娠前服用阿司匹林，首次妊娠试验阳性后使用肝素。因 APS 女性血栓形成的风险增加，治疗过程应持续到分娩时。当产后血栓风险高时，宜在短时间内预防，以防止血栓形成。与肝素相关的不良反应包括出血、血小板减少和骨质疏松合并骨折。建议通过补钙（每次 600mg，每天 2 次）、补充维生素 D（每天 400U）和负重运动训练来降低骨质疏松症的风险。对于使用肝素治疗的妊娠女性，在开始使用肝素的前 2 周和改变剂量后，应每周监测血小板计数。APS 患者将来应避免使用含雌激素的口服避孕药。

（2）免疫疗法：同种异体免疫疾病的免疫治疗是基于这样一种假设，即自然流产是由于母体在免疫上未能适应发育的胚胎，从而导致某种形式的胚胎植入排斥。尽管一些随机双盲研究表明，在获得成功妊娠结局患者中，父系白细胞免疫、滋养细胞免疫输注、内酯类药物和免疫球蛋白输注等疗法增加，但其他研究尚未证实这些结果。一项对 19 项不同形式免疫治疗试验的 Cochrane 综述显示，治疗组和对照组之间没有显著差异。目前没有足够的证据推荐使用这些免疫疗法治疗 RPL。对 Th1 和 Th2 谱、亲代 HLA 谱、同种异

表 15-2　抗磷脂抗体综合征的临床和实验室特征

临床	实验室
妊娠发病率	IgG 阳性
≥ 10 周，有 ≥ 1 次不明原因死亡	IgM 阳性 [a]
≤ 34 周，出现严重 PIH	狼疮抗凝试验阳性
≤ 10 周，发生 3 次或更多次流产	抗 β_2 糖蛋白 I 抗体阳性 [a]
血栓形成	抗 β_2 糖蛋白 I 抗体阳性 [a]
静脉	
动脉，包括卒中	

注：本表由 Miyakis 等修改而成。患者在病程中的某个时间段应至少有一项临床和一项实验室特征。实验室检测应至少 2 次呈阳性；PIH. 妊娠高血压综合征；a ≥ 第 99 百分位数

体抗体、NK 细胞、抗亲代细胞毒抗体或胚胎毒性因子评估的检测目前尚未得到临床证实。

（3）抗核抗体：无论女性是否有流产史，有 10%~15% 的女性仍可能会检测到抗核抗体。她们获得成功妊娠结局与是否存在抗核抗体无密切关联。类固醇等治疗已被证明会增加孕产妇和胎儿并发症的发生概率，且不利于活产。因此，没必要进行常规检测和治疗抗核抗体。

15.8.1.2 反复妊娠丢失的生活方式问题
反复妊娠丢失的微生物因素

自然流产女性的检测物较频繁地发现某些特定的感染因子。这些物质包括解脲支原体、人型支原体和衣原体。越来越多的证据表明，在 RPL 女性中更容易发现慢性子宫内膜炎，并且抗生素指导用药可以改善其预后。我们要明晰这些病原体都与 RPL 没有因果关系。由于这些病原体与偶发性妊娠丢失有关，且易于诊断，越来越多的证据表明感染在 RPL 中的作用，一些临床医师对 RPL 的女性行常规检查，并对夫妇双方进行相应治疗。

当发现宫颈感染时，夫妇双方应使用相应的抗生素治疗。支原体、脲原体、衣原体感染患者应每天服用 2 次多西环素 100mg，持续 14 天。对于检验结果依旧阳性的患者，可将治疗时间延长至 30 天，或夫妇双方每天使用氧氟沙星 300mg，持续 14 天。

15.8.2 血栓性疾病

据统计，超过 50% 的妊娠女性静脉血栓栓塞是由血栓形成引起的，然而 ACOG 建议只有有个人或家族血栓病史的患者才应该进行相关检查。遗传性和获得性血栓形成与不良妊娠结局的关系尚在研究中，但目前的证据表明两者对妊娠结局影响较小。对于有个人或严重家族血栓病史的患者，推荐的评估如下。

（1）使用第二代凝血试验筛选活化蛋白 C 耐药的因子 V Leiden 可能是最具成本效益的方法。APC 耐药率低（＜2.0）的患者应进行因子 V Leiden 突变的基因分型分析。

（2）PCR 检测凝血酶原 *G20210A* 基因突变。

（3）抗凝血酶活性正常水平在 75%~130%。

（4）蛋白 S 活性正常水平在 60%~145%。

（5）蛋白 C 活性正常水平在 75%~150%。

15.9 引起反复妊娠丢失的遗传因素

有各种各样的遗传因素可能导致胚胎停止发育。这些遗传因素包括非整倍体（染色体的获得或缺失）；亲代染色体不平衡易位或倒置；染色体遗传信息缺失或重叠；以及单基因突变。广义上讲，遗传因素可分为由父母双方染色体异常导致的胚胎异常和父母染色体正常产生的胚胎异常。

15.9.1 父母染色体疾病

父母染色体异常在 RPL 夫妇中的发生率在 3%~5%，而在一般人群中只占 0.7%。这些异常包括易位、倒置和相对罕见的环状染色体。平衡易位是导致 RPL 的最常见的染色体异常。在 RPL 中，这种异常在女性中更常见，比例为（2~3）∶1（女性∶男性）。除了父母染色体平衡易位造成的遗传错误，最近的胚胎 PGT 数据显示，有染色体平衡易位的夫妇，然而其胚胎非相关染色体非整倍体发生率超过 35%。

易位是染色体片段发生在非同源染色体之间。易位主要有 2 种类型：相互易位和罗伯逊易位。罗氏易位是指 2 个近端着丝粒染色体（第 13、14、15、21、22 号染色体）在着丝粒或其附近断裂后，短臂丢失，染色体长臂融合成为一条染色体，结果染色体数目减少，长臂数不变，但短臂数减少 2 条的现象。研究表明，当罗伯逊易位是母体易位时，胎儿表现出不平衡表型的风险更大。在相互易位中，重排的类型是由非同源染色体的断裂引起的，断裂的片段相互交换。平衡的相互易位直接导致不孕和 RPL。

对夫妇染色体进行核型检查，可诊断亲代染色体不平衡，如易位或倒置。有多次自然流产史夫妇，夫妇一方染色体异常的可能性高达 3%~5%。若夫妇有 2 次或 2 次以上胎儿丢失史但未行胎儿 POC 检测，我们建议夫妇双方进行染色体核型检测。加拿大妇产科医师协会（Society of Obstetricians and Gynecologists）推荐在 PGT 中使用全面染色体筛查结合滋养外胚层活组织检查解决父母平衡染色体易位／倒置的问题，因为这与良好的结果相关。

15.9.2　复发性非整倍体

1961 年记录了首例染色体异常的流产，此后，积累了大量关于自然流产染色体状态数据。在自然流产中染色体异常的总体概率至少为 50%。在这些异常中，大多数为染色体数目异常：52% 为三体，29% 为 45，X 单体，16% 为三倍体，6% 为四倍体，4% 为结构重排。有证据表明，一些夫妇存在受孕并发复发性非整倍体的风险。通常，三体胎儿的出生使女性在随后出现三体胚胎的风险明显增加约 1%。在唐氏综合征复发病例中报道的生殖系嵌合体，也可能是导致部分夫妇出现复发性非整倍体的原因。大多数非整倍体胚胎被认为是卵母细胞发育过程中母体减数分裂不分离的结果，但精子成分引起的异常也是有可能的，尤其是在男性因素造成不育的夫妇中。

由于已知与妊娠丢失相关的非整倍体发生率较高，因此在确定稽留流产病例中 RPL 原因时，对流产物（POC）进行遗传评估越来越普遍。在这种情况下，可将子宫内膜活检或宫腔诊刮术时采集的样本送去进行染色体核型评估。通常，这些评估使用 G-banded 核型分析。这项技术要求对活细胞进行培养和评估。许多使用 G-banded 核型分析 RPL 患者 POC 的研究出现了大量不成比例的 46XX 结果。其中许多正常的 46XX 结果被认为是母体细胞而不是胎儿细胞的结果，这种现象被称为母体细胞污染（maternal cell contamination，MCC）。

目前的技术有单核苷酸多态性（single nucleotide polymorphism，SNP）阵列和下一代基因组测序（next generation genomic sequencing，NGS），能够产生比 G-banded 核型分析所需的样本细胞群更小的 POC 核型（图 15-6）。此外，这些技术能够通过对比样本 DNA 与母体血样来区分胎盘与母体细胞系。因此，即使获得 46XX 结果，SNP 阵列和 NGS 也能够排除 MCC。因此，建议使用能够排除 MCC 的 NGS 或 SNP 阵列平台进行 POC 检测（图 15-7）。

关于 RPL 胚胎中非整倍体的流行程度，业界存在极大的争议。最新的数据表明，与所有女性相比，RPL 患者在妊娠早期流产中胚胎出现非整倍体率更低。例如，一项通过 SNP 微阵列评估 4873 个胚胎的研究表明，在 RPL 囊胚阶段

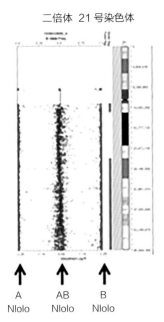
二倍体　21 号染色体

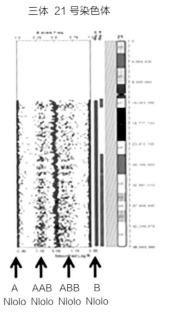
三体　21 号染色体

图 15-6　单核苷酸多态性阵列

二倍体染色体（左侧的 21 号染色体）和三体染色体（右侧的 21 号染色体）可以在单核苷酸多态性阵列上见到。注意是否存在二倍体样本中的 A、B 和杂合子 AB 条带，以及与三体样本相关的 2 条杂合子条带（AAB 和 ABB）

A
Nlolo

AB
Nlolo

B
Nlolo

A
Nlolo

AAB
Nlolo

ABB
Nlolo

B
Nlolo

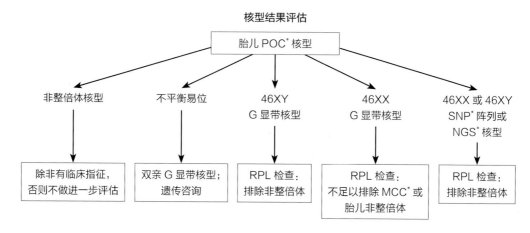

图 15-7　核型结果评估

该图概述了一种算法，用于评估从失败妊娠获得的受孕产物中获得的核型。请注意基于用于执行基因分析技术的临床管理差异。

SNP*. 单核苷酸多态性；NGS*. 下一代基因组测序；POC*. 流产物；MCC*. 母体细胞污染

使用滋养外胚层活检发现的非整倍体率（32%）明显低于卵裂期活检发现的非整倍体率（61%）。因此，诊断为 RPL 的夫妇更有可能产生非整倍体胚胎。然而，尚不清楚这些非整倍体胚胎发育到囊胚阶段的百分比。来自小型研究的其他数据表明，RPL 患者胚胎的非整倍体率>65%。因此，诊断为 RPL 的夫妇发生胚胎非整倍体的确定概率仍是目前生殖内分泌学家争论的话题。

15.9.3　染色体缺失和重复

与非整倍体（整条染色体的增加或减少）相反，整倍体胚胎中染色体离散区域的染色体缺失和重复也是可能的。这些区域缺失和重复的影响尚不清楚。小的缺失和重复也被称为拷贝数变异，这种变异非常普遍，且存在于大多数表型正常的成年人中。然而，最近研究发现许多这些拷贝数变异与各种疾病有关。因为关乎胚胎发育，更大区域的缺失和重复的影响尚不明确。然而，染色体关键区域发生某些缺失和重复的重大改变肯定会导致严重的疾病或胚胎停止发育。

15.9.4　整倍体胚胎的发育异常

妊娠早期流产的另一个原因似乎是染色体正常的胚胎无法正常发育。与米勒管发育不全的女性虽然染色体正常反而表现为单纯的发育异常一样，涉及重要结构的严重发育异常可能会导致

整倍体胚胎。小型研究表明，RPL 女性早期流产的染色体核型正常胚胎的严重解剖异常概率>25%。

15.9.5　胚胎植入前遗传学检测

RPL 的遗传原因可细分为已知夫妇染色体异常（如平衡易位或倒置）导致而胚胎异常，以及夫妇染色体正常而胚胎非整倍体。胚胎 PGT 是一种旨在最大程度降低这些和其他胚胎基因异常影响的技术。胚胎植入前遗传学检测是从 IVF 周期获得胚胎或从卵母细胞中取出一个细胞，评估该细胞的基因是否异常，并利用结果确定哪些胚胎是适合移植的理想胚胎。当确定已知的夫妇染色体异常时，如平衡易位，这种方法称为胚胎植入前遗传学诊断（PGD）。已知夫妇染色体正常，诊断哪些胚胎是非整倍体的方法称为胚胎植入前遗传学筛查（preimplantation genetic screening，PGS）。

PGD 运用于结构异常（如易位和倒置）的筛选，是一种普遍应用的胚胎植入前遗传学检验方法。相比之下，PGS 的争议要大得多。在 2007 年，Mastenbroek 等发表在 *New England Journal of Medicine* 上的文章表明 PGS 对 RPL 并无获益。另外，权威医学协会不鼓励常规使用 PGS。从那时起，引入了更新的技术，如微阵列，

它可以评估所有 23 对染色体的倍性状态，而不是用旧技术荧光原位杂交（fluorescence *in situ* hybridization，FISH）技术评估 9~14 对染色体。此外，与卵裂期相比，在囊胚期进行胚胎活检似乎具有更好的妊娠率。

最近使用 23 对染色体微阵列技术评估 RPL 患者妊娠率的数据取得了令人满意的效果。PGS 目前得到广泛应用。在过去 10 年向 ESHRE PGD 联盟报道的 27 630 个全球 PGT IVF 周期中，61% 的患者（$n=16\,806$）使用了 PGS。然而，尽管 PGS 使用率很高，但仍有必要开展大规模、优化的随机对照试验，以明确其有效性，并确定 PGS 的获益群体。此外，PGS 在确定胚胎的倍性状态方面还远远不够。胚胎嵌合体（同一胚胎内存在多个细胞系）在卵裂期胚胎中高达 50%，在囊胚中高达 10%。因此，胚胎活检时采集的细胞可能并不总是代表胚胎的遗传信息。此外，技术限制，如未能成功扩增基因组 DNA，以及基因组污染和人为误差可能是干扰诊断的另一种原因。重要的是，实验室人员向考虑 PGT 的患者详细解释该技术的风险、获益和替代方案。对于由于胚胎非整倍体导致 PRL 的夫妇，PGS 可能是一种可行的选择，以降低未来流产的发生率。

15.10　生活方式问题和环境毒素

反复流产的夫妇通常担心环境中的毒素可能导致其生育困难。重要的是，为了方便应对这些担忧，卫生保健提供者，即为患者提供环境中暴露物质咨询的工作人员要掌握当前准确的信息。

15.10.1　吸烟

吸烟可降低生育能力，增加自然流产率。大量数据评估了吸烟和流产的相关性，涉及约 10 万例受试者。结果表明，吸烟在临床上有明显的有害性，且具有剂量依赖性，中度吸烟者（每天 10~20 支香烟）的相对流产风险为 1.1~1.3。应积极建议患者在备孕前戒烟。

15.10.2　饮酒

饮酒与自然流产风险相关。每周饮用 2 杯或 2 杯以上酒精饮料似乎就能明显增加早期妊娠流产风险。当一个人同时习惯吸烟和饮酒时，妊娠丢失的风险可能增加 4 倍。应该建议夫妇注意这些习惯，并强烈建议在备孕前戒酒。

15.10.3　肥胖

$BMI > 30kg/m^2$ 被定义为肥胖，流产风险明显增加。肥胖（$BMI > 30kg/m^2$）已被证明是早期妊娠流产的独立危险因素。其中 $BMI > 40kg/m^2$ 的女性肥胖与早期流产的相关性最强，但是目前尚不清楚原因。此外，许多研究认为肥胖与全身性炎症反应的普遍增加有关。

15.10.4　咖啡因摄入

几项研究表明，咖啡因摄入超过 300mg/d（每天 3 杯咖啡）与自然流产风险轻度增加相关，但尚不清楚两者之间是否存在因果关系。

15.10.5　电离辐射

对日本原子弹爆炸幸存者的研究表明，子宫暴露于高剂量辐射中增加了自然流产、早产和死胎的风险。低于 5 拉德的放射线对妊娠前 3 个月没有致畸作用。然而，在多数情况下治疗中使用的大剂量（360~500rads）辐射可导致宫内暴露的后代流产。目前尚未发现长期低剂量辐射对人类生殖的不良影响。

15.11　结果

对 RPL 针对病因治疗。鉴于大多数不明原因 RPL 夫妇在没有治疗的情况下结局良好，因此很难推荐未经证实的疗法，尤其是具有侵入性的和昂贵的疗法。解释和适当的情感支持可能是治疗的最重要的两个方面。事实上，在一项研究中，对反复流产且未见异常的夫妇进行产前咨询和心理支持，妊娠成功率达 86%，而未接受特殊产前护理的女性成功率达 33%。

一个完整的评估可以解释约 60% 的 RPL 病例可能的病因。评估发现异常结果应该在下一次妊娠前予以纠正。如果找不到原因，大多数夫妇经过支持性治疗可以最终获得好的妊娠结局。一旦发生妊娠，应进行密切监测，至少进行 2 次定量 hCG 检测，记录足够的孕激素水平，并且安排早期超声检查，把所有令人鼓舞的结果传达给这对夫妇。对于有 RPL 病史的女性，如果在妊娠第 6~8 周胎心正常（通过 1 周内重复超声检查确认）则活产率达 82%。

经历过 RPL 的夫妇想知道流产的原因。不明原因的生殖障碍会导致愤怒、内疚和抑郁。愤怒是因为医师不能解决他们的生殖问题。另外，早期妊娠丢失后的悲伤和内疚通常与死产后的悲伤和内疚一样强烈，而且与成年人死亡相关的悲伤反应相似。同时，夫妇应该保证在运动、性交和饮食上没有因为不谨慎而导致流产。出现任何问题都应该考虑到夫妇的个人习惯问题。

值得庆幸的是，通过药物治疗后的 PRL 女性妊娠结局相当好。最近一项针对 987 名 RPL 女性的研究发现，超过 80% 的 30 岁以下女性就医 1 次后在 5 年内获得了活产，而 31~40 岁女性为 60%~70%。

与从未受孕的不孕夫妇相比，患有 RPL 的女性已经开始在情绪和身体上为妊娠做准备。一旦发生流产，夫妇可能很难开口告知朋友和家人，绝望的感觉可能会在流产后持续很长一段时间。患者可能会在下次妊娠的预计流产时间和流产日当天继续悲伤，在许多情况下，参加支持小组或转诊进行悲伤咨询可能会对这些患者有好处。

（王安然　周　莉　译，林　忠　校）

第 16 章
诱发排卵

Togas Tulandi and Hêlène S. Weibel

16.1 引言

约 1/3 的不孕女性患有排卵障碍。排卵障碍通常表现为月经周期不规律甚至完全闭经。最常见的潜在疾病是 PCOS。诱发排卵的干预措施范围很广，从改变生活方式到药物治疗和手术治疗。口服促排卵药物包括选择性雌激素受体调节剂和芳香化酶抑制剂。如果不成功，下一步治疗是注射促性腺激素。

本章回顾了排卵障碍的分类、促排卵的适应证和治疗方法，包括成功率和相关并发症。

■ 临床案例

患者，女，29 岁，因不孕症就诊。她的月经周期通常为 45~60 天。检查显示睾酮水平轻度升高，FSH、甲状腺激素和血清催乳素水平正常。输卵管评估和精液分析正常。

16.2 排卵障碍的临床表现和分类

排卵障碍的诊断通常与不规律的月经史有关。月经稀发或闭经都提示排卵障碍。检测排卵的方法包括基础体温测量、黄体中期血清黄体酮水平及通过连续超声检查监测排卵。

WHO 将排卵障碍分为 WHO Ⅰ 型、WHO Ⅱ 型和 WHO Ⅲ 型。

16.2.1 WHO Ⅰ 型：低促性腺激素无排卵

该型包括内源性促性腺激素水平降低或正常，

以及血清雌二醇水平降低的女性。它通常与下丘脑功能障碍导致 GnRH 分泌不一致。无排卵女性有 5%~10% 属于这一类。促性腺功能减退性无排卵的表现有神经性厌食症、过度运动、过度减肥、压力大和下丘脑状况，如卡尔曼综合征。

16.2.2 WHO Ⅱ 型：正常促性腺激素无排卵

该型包括内源性促性腺激素水平正常、有时 LH 水平升高和雌二醇水平正常的女性。大多数无排卵女性都属于这一类。这类患者包括 PCOS（图 16-1）或不常见的迟发性 CAH。

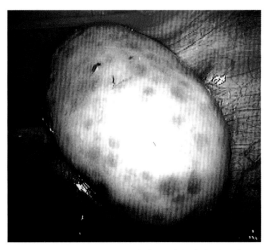

图 16-1 经阴道取卵后多囊卵巢的腹腔镜图像

16.2.3 WHO Ⅲ 型：高促性腺激素无排卵

该型包括促性腺激素水平升高（如 FSH）和

雌二醇水平较低或正常的女性。通常，它与闭经有关，占排卵障碍的 10%~20%。这类患者包括特发性 POF，以及与基础疾病相关的 POF，如特纳综合征和脆性 X 携带者。经化疗或盆腔放疗等促性腺毒性物质治疗后的医源性 POF 也属于这一型。

无排卵的另一个原因不在上述分类中，但有时被认为是第四种类型，即高催乳素血症。高催乳素水平抑制促性腺激素分泌，导致少经或闭经。高催乳素血症的诊断和治疗将在其他章讨论。

16.3 排卵障碍的治疗

排卵障碍的治疗方法有多种选择。治疗方法的选择取决于无排卵的根本原因。首先应对夫妇双方进行全面的病史和体格检查，以排除任何一种潜在疾病，并确定最佳的治疗方案。一般来说，首先采用不良反应少且侵入性最小的治疗方法，最后才采用风险高、侵入性更强的治疗方法。干预措施可以很简单，如减肥和运动，口服药物，如枸橼酸氯米芬或芳香化酶抑制剂，加或不加胰岛素增敏剂。更激进的疗法包括注射促性腺激素。随着 IVF 的普及，腹腔镜卵巢打孔或楔形切除等手术已逐步淘汰。

16.4 生活方式和锻炼

代谢综合征和高 BMI 与排卵障碍有关，通常是由于 PCOS。PCOS 与胰岛素抵抗，高雄激素，少经或闭经和超声多囊卵巢形态有关。它是育龄女性继发性闭经的常见原因。有充分的证据表明，在超重患者中，改变生活方式（包括饮食和运动）可导致体重减轻，从而能使排卵自发恢复。多囊卵巢综合征肥胖女性体重减轻后血清睾酮水平和胰岛素水平下降。高雄激素血症的临床症状，如多毛症和痤疮随后得到改善。事实上，仅通过饮食和运动来减轻体重即可使 PCOS 超重患者恢复排卵。

这类患者需要考虑的另一个重要方面是妊娠相关的发病率，如妊娠糖尿病、妊娠期高血压甚

至子痫前期、剖宫产和产后体重潴留。由于死产、早产、先天性异常、巨大儿的发生率升高，可能导致新生儿出生损伤和儿童肥胖，胎儿和儿童发病率和死亡率也更为普遍。由于超重，这些患者在分娩时可能会增加麻醉困难及伤口感染的风险。超重女性开始和维持母乳喂养的可能性也较小。

因此，对于计划妊娠的超重排卵障碍女性的第一线治疗是减重和锻炼。该方法通常能使排卵自发恢复，并为女性未来提供更健康的妊娠机会，减少并发症的风险。

16.5 枸橼酸氯米芬

枸橼酸氯米芬（clomiphene citrate，CC）是第一种用于诱导排卵的药物，在 1950 年首次被提出。它口服给药，并通过肝清除，然后通过粪便排出体外。约 85% 的剂量在给药后 6 天被清除，然而微量元素在循环中保留的时间要长得多。

16.5.1 药理和作用机制

枸橼酸氯米芬是一种 SERM，根据靶组织的不同，作为激动剂或拮抗剂作用于雌激素受体。目前生产的枸橼酸氯米芬产品是 2 种氯米芬同分异构体的混合物，恩氯米芬和珠氯米芬的比例约为 3：2。恩氯米芬似乎是这 2 种同分异构体中最有效的一种，也是引起排卵效应的一种，它通常比珠氯米芬清除率更高，而珠氯米芬似乎没有任何临床意义。

研究认为枸橼酸氯米芬作用于下丘脑水平，在那里它与雌激素受体结合，并通过干扰正常的补充机制来消耗其浓度。这种雌激素受体的消耗被下丘脑视为低循环的雌激素。然后，它会触发 GnRH 脉冲发生改变，导致循环促性腺激素增加，刺激卵巢。随后循环中 FSH 和 LH 水平的增加会刺激卵泡发育和排卵。因此，预计在服用枸橼酸氯米芬后 5~12 天发生卵泡发育和排卵。

16.5.2 剂量和用药

枸橼酸氯米芬的常用起始剂量是每天口服 50~100mg，连续服用 5 天，从月经或诱导周期

的第 2~5 天开始服用。枸橼酸氯米芬的标准有效剂量范围为 50~250mg/d，美国 FDA 不推荐剂量超过 100mg/d，并且 100mg/d 几乎没有增加临床妊娠率。在月经周期的第 10 天左右通过超声检测卵泡的发育情况来评估卵巢对枸橼酸氯米芬的反应。尿液 LH 试剂盒也可用于在月经中期检测排卵的存在。规律的月经周期也是排卵的标志。

16.5.3 不良反应和风险

一般来说，枸橼酸氯米芬的耐受性良好。常见的不良反应包括情绪波动和潮热，但很少持续或严重到需要停止药物。这些不良反应是暂时的，而且是短期的。视觉症状如模糊或复视、盲点和对光敏感是罕见的和可逆的。然而，也有持续性视觉症状和严重并发症的报道，如视神经病变。如果出现这种视觉障碍，应停用枸橼酸氯米芬。其他较不明确的不良反应，如盆腔不适、乳房压痛和恶心，在使用枸橼酸氯米芬治疗的患者中的发生率为 2.5%。

枸橼酸氯米芬治疗与多胎妊娠和罕见 OHSS 的风险相关。多胎妊娠是由于多卵泡发育，通常会导致双胎妊娠。无排卵女性双胎妊娠率约为 8%，不明原因的不孕症患者双胎妊娠率为 2.6%~7.4%。高序多胎妊娠率要低得多（0.08%~1.1%）。枸橼酸氯米芬很少发生卵巢过度刺激综合征。没有充分证据表明使用枸橼酸氯米芬本身会增加流产、先天性畸形或卵巢癌的风险。

然而，枸橼酸氯米芬会对雌激素反应性组织（如子宫内膜和子宫颈）产生负面影响。它可能会导致子宫内膜变薄和黄体功能不足。使用 hCG 或黄体酮补充剂触发排卵可能会改善黄体功能。避免子宫内膜变薄的方法包括在周期的第 1 天开始使用枸橼酸氯米芬，将剂量降低至每天 25mg，或在接近排卵时补充外源性雌激素。

16.5.4 有效性

75%~80% 的 PCOS 患者会在使用枸橼酸氯米芬治疗后排卵。枸橼酸氯米芬治疗后排卵的女性每个周期的受孕率高达 22%。超过 50% 的患者每天服用 50mg 就会排卵。那些服用 50mg 枸橼酸氯米芬没有排卵的人可能会使用递增方案以更高的剂量促排卵排卵，每个无排卵周期的剂量增加 50mg（100mg 占 22%，150mg 占 12%，200mg 占 7%，250mg 占 5%）。BMI 增加的患者有时需要更高的剂量 。

16.6 芳香化酶抑制剂

芳香化酶抑制剂首先被开发用于降低乳腺癌治疗中的雌激素水平。2001 年首次描述了这种药物在 WHO Ⅱ 型无排卵患者（主要是 PCOS）中用于促排卵的作用。

16.6.1 药理和作用机制

该化合物是一种芳香化酶复合物的细胞色素 P450 抑制剂，可导致雌激素分泌的下调。降低循环雌激素水平抑制下丘脑的负反馈回路，从而导致更强的 GnRH 脉冲释放，进一步刺激脑垂体产生更多的 FSH，从而诱导卵巢中卵泡的发育。

与枸橼酸氯米芬相比，芳香化酶抑制剂不会耗尽雌激素受体，这提供了一些潜在的优势。首先，因为雌激素受体在下丘脑水平是完整的，所以正常的负反馈回路也是完整的。随着不断生长的优势卵泡会产生更多的雌激素，它会导致较小的卵泡正常闭锁，并产生单卵泡生长并降低多胎妊娠的风险。芳香化酶抑制剂对子宫内膜和子宫颈的抗雌激素作用比枸橼酸氯米芬小。

最常用于促排卵的芳香化酶抑制剂是它的第三代药物，即来曲唑。它的半衰期相对较短，为 45 小时，具有从代谢中快速清除的优点，甚至在受孕之前，因此降低了早期妊娠期间潜在暴露。

16.6.2 剂量和用药

从月经周期的第 3~7 天开始给予来曲唑 5 天。使用的剂量为每天口服 2.5~7.5mg，也有学者采用在月经周期的第 3 天单次给药 20mg。最佳剂量是每天 5mg，持续 5 天。

16.6.3 不良反应和风险

尽管越来越多的证据表明其有效性和安全性，但美国 FDA 和加拿大卫生部不批准将其用于促排卵。对来曲唑治疗后出生的后代先天畸形的担忧是没有根据的。一般来说，来曲唑用于诱发排卵的不良反应是轻微的和有限的。这些不良反应包括潮热、头晕和疲劳。

来曲唑的多胎妊娠风险低于枸橼酸氯米芬。在一项随机试验中，来曲唑组的多胎妊娠率为 3.4%，而枸橼酸氯米芬组为 7.4%。

16.6.4 有效性

在最近的一项随机研究中，来曲唑组的累积活产率为 27.5%，枸橼酸氯米芬组为 19.1%（RR：1.44，95%CI：1.10~1.87）。来曲唑的累积排卵率也更高，为 62%，而枸橼酸氯米芬为 48%（RR：1.28，95%CI：1.19~1.37）。针对这一研究主题，一项 Cochrane 综述报道显示，来曲唑的活产率（275/1000）高于枸橼酸氯米芬（188/1000），且具有更高的临床妊娠率（来曲唑为 262/1000，枸橼酸氯米芬为 202/1000）。两组之间的流产率相似（来曲唑 123/1000，枸橼酸氯米芬为 134/1000）。上述研究均未报道 OHSS 情况。

对于 PCOS 患者的排卵诱导，来曲唑与枸橼酸氯米芬均有效，甚至来曲唑可能更有效。但是，应告知患者这两种选择的风险和益处，并应注意来曲唑的适应证已超出说明书规定。

16.7 促性腺激素

外源性促性腺激素最早是从更年期女性的尿液中提取出来的，它们最初的临床应用是在 20 世纪 50 年代。如今，可以使用这些促性腺激素的纯化形式及重组形式。这些化合物由单独的 FSH 或 LH 或两者的组合组成，可以肌内注射或皮下注射。

16.7.1 药理和作用机制

促性腺激素通过直接刺激卵巢颗粒和卵泡膜细胞上的 FSH 和 LH 受体起作用，使得一个或多个卵泡增殖。促性腺激素诱发排卵通常伴随着 hCG 促排卵。HCG 和 LH 共享相同的 α-亚基，使 hCG 能够与 LH 受体结合并模拟内源性 LH 激增。由于与重组 LH 相比，人 hCG 易于获得，也易于给药，成本更低，且需要的剂量更小，因此它是最常见的使用化合物，以触发排卵。GnRH 激动剂也可用于触发排卵，在最初使用时利用促性腺激素的"激发效应"来模拟 LH 出峰。然而，这对患有内源性低 LH 和 FSH 的下丘脑闭经女性无效。

通过补充 HPO 轴 FSH 和 LH 的缺乏，促性腺激素是 WHO Ⅰ 型（低促性腺激素性低性腺无排卵）患者促排卵的有效药物。在此类患者中，因为没有内源性 LH 的产生，选择含有 LH 的制剂或在方案中添加重组 LH 很重要。LH 刺激卵泡膜细胞会产生雄激素，然后将雄激素用作颗粒细胞的底物，以产生适当的卵泡成熟所需的雌激素。促性腺激素通过增加内源性 FSH 和 LH 的水平，对 WHO Ⅱ 型（正常促性腺激素无排卵）患者也有效。

16.7.2 剂量和用药

促性腺激素通常在月经或孕激素诱导周期的第 2~5 天开始。对于下丘脑无排卵的女性，可以随时开始治疗。应首先进行基本的超声检查以排除其他卵巢病变，并评估子宫内膜厚度，尤其是对于无排卵 PCOS 患者。剂量基于患者的年龄、卵巢储备和以前对促性腺激素的反应，但通常以相对较低的剂量开始，并根据患者的反应及需要调整剂量。

典型的起始剂量为每天 37.5~75U。注射后 4~5 天进行超声检查，然后根据每个人的反应每 1~3 天进行一次。当成熟的卵泡发育，即卵泡直径为 16~18mm 时，给予外源 hCG 以触发排卵。对促性腺激素的反应也可以用检测雌二醇水平来跟踪。雌二醇水平通常不定期检测，对促性腺激素的非典型或长期反应可能会有所帮助。每个优势卵泡的雌二醇浓度通常在 150~300pg/ml。

为了减少多胎妊娠的发生，如果存在多个卵泡，则不应触发排卵。理想情况下，当观察到不超过 2 个直径为 16~18mm 的成熟卵泡时，给予 hCG。hCG 单次肌内注射或皮下注射 5000~10 000U。重组 hCG 的皮下注射剂量为 250mg，相当于人 hCG 6000~7000U。由于可以在注射 hCG 后 24~48 小时排卵，因此性交或宫内 IVF 通常安排在触发排卵后 24~36 小时。

16.7.3 不良反应和风险

促性腺激素治疗最常见的并发症是多胎妊娠。它在促性腺激素诱导的妊娠中的发生率高达 20%。如果有多个卵泡在生长，可以取消或转为具有选择性单囊胚移植的 IVF 助孕。在高序多胎妊娠情况下，可以进行减胎。促性腺激素治疗的风险还包括卵巢过度刺激综合征。在存在多个卵泡发育的情况下，可以取消周期，在有或没有激动剂触发的情况下转换为 IVF 并冻存所有胚胎，或使用较低剂量的 hCG 进行触发。

轻微和常见的不良反应包括注射部位反应，如红斑和不适。这些通常是自限性和自发好转。有学者担心，促排卵可能与卵巢癌（主要是交界性肿瘤和乳腺癌）的风险增加有关。关于这一研究，其结果仍然有争议。

16.7.4 有效性

用促性腺激素诱导排卵后的总体妊娠率为 15%~20%（每个周期），取决于潜在的病理和个体预后因素，如年龄。超重或胰岛素抵抗的女性每个周期可能需要增加促性腺激素的剂量才可能实现排卵。

16.8 联合使用促性腺激素和口服药物

一些研究中心已经在受精周期将枸橼酸氯米芬或来曲唑添加到促性腺激素中以诱发排卵。这与减少达到排卵所需的促性腺激素总剂量和治疗持续时间有关。由于需要较低剂量的促性腺激素，患者的单卵泡生长速度降低，卵巢过度刺激的情况减少。此外，研究比较口服药物和促性腺激素联合用于促排卵与单独使用促性腺激素用于促排卵，发现临床妊娠率两者似乎相似。

16.9 胰岛素增敏剂

PCOS 与肥胖、胰岛素抵抗和高胰岛素血症有关。出于这个原因，胰岛素增敏剂已被用于治疗这些患者的排卵障碍。最常用的化合物是双胍类，如二甲双胍，它通过刺激组织摄取葡萄糖来提高外周对胰岛素的敏感度。作为一线治疗，单独使用二甲双胍的疗效并不优于枸橼酸氯米芬。二甲双胍和枸橼酸氯米芬合用可能会增加临床妊娠率，但不会增加活产率。然而，对于枸橼酸氯米芬抵抗的患者，添加二甲双胍可提高排卵率及临床妊娠率，但不能提高活产率。

与在枸橼酸氯米芬中添加二甲双胍相比，该特定人群中的促性腺激素可能会提高活产率。目前的证据表明，添加二甲双胍似乎不会降低 PCOS 患者的自然流产率。ESHRE/ASRM 相关指南指出，二甲双胍似乎对因 PCOS 排卵障碍导致不孕的 BMI 正常患者有用，并且二甲双胍联合枸橼酸氯米芬是枸橼酸氯米芬抵抗且排卵障碍的 PCOS 患者首选的治疗方法。

二甲双胍的不良反应包括恶心、呕吐、腹泻、胃肠胀气、胃肠道不适，以及罕见的乳酸酸中毒。如果在妊娠期间继续使用二甲双胍，则二甲双胍属于美国 FDA B 类药物，这意味着动物生殖研究未能证明其对胎儿有风险，并且没有研究证明其对妊娠女性可进行充分和良好的控制。在妊娠 1~3 个月使用二甲双胍的临床证据令人欣慰，因为胎儿先天性畸形情况似乎没有增加。

16.10 脉冲式 GnRH 和多巴胺激动剂

GnRHa 可用于 WHO I 型女性。然而，它的使用不切实际，因此现在很少使用。患有高催乳素血症的女性可以使用多巴胺激动剂治疗。虽然排卵会恢复，但多巴胺激动剂不被视为排卵诱导剂。

16.11 腹腔镜卵巢打孔或楔形切除术

PCOS 患者促排卵的卵巢手术包括卵巢楔形

切除术和通过透热疗法或激光进行的卵巢打孔。由于卵巢雄激素产生组织破坏，这种干预被认为是有效的。卵巢打孔后血清 LH 和雄激素水平下降，血清 FSH 水平增加。它导致卵泡内环境以不利的雄激素占主导地位的转变为以雌激素为主，通过纠正卵巢 - 垂体反馈机制恢复正常的激素环境。因此，这些局部和全身效应都会促进卵泡的募集、成熟和排卵。

该手术的潜在并发症通常包括手术和麻醉风险，以及术后形成粘连和破坏健康卵泡池，导致卵巢储备减少。为了限制后两者的发生，腹腔镜卵巢打孔的使用通常优于楔形切除术。手术治疗的典型适应证是无排卵 PCOS 患者且具有枸橼酸氯米芬抵抗。鉴于此类患者可以使用其他有效的促排卵和体外受精方法，而不会影响卵巢储备的风险，因此应非常谨慎地使用手术治疗。

在任何情况下，该方法都是有效的，通常会导致单卵泡排卵。与使用促性腺激素治疗的枸橼酸氯米芬抵抗患者相比，妊娠率和活产率相当；然而，使用促性腺激素的多胎妊娠率明显更高。该方法可能最适合无法频繁进行超声监测的患者，或是在资源有限的环境下使用。加拿大麦吉尔大学生殖医学中心已不再进行腹腔镜卵巢打孔或卵巢楔形切除术（表 16-1）。

16.12 结论

排卵障碍是不孕症的常见原因，通常表现为月经不调。必须对不孕症夫妇进行全面评估，以排除全身性疾病和其他不育因素。排卵障碍的一线治疗应包括改变生活方式（如果适用），然后根据潜在病理逐步使用促排卵药物治疗。如果常规治疗不成功，患者可以通过控制性卵巢过度刺激和 IVF 进行治疗。

表 16-1　多囊卵巢综合征继发无排卵不孕症的治疗方法

治疗方法	干涉	优点	缺点
一线治疗	生活方式的改变，包括体重控制和锻炼	成本低 治疗和妊娠期间并发症发生风险低 促排卵效果更好 不会增加多胎妊娠的风险	无
	口服枸橼酸氯米芬或来曲唑诱发排卵（除北美地区以外）	成本低 易于管理 监测有限	有不良反应 有多胎妊娠的风险
二线治疗	促性腺激素促排卵	一线治疗失败时有效	成本更高 需要密切进行超声监测 注射给药 多胎妊娠的风险高 有不良反应
	腹腔镜卵巢打孔	过程需要一定的时间 不会增加多胎妊娠的风险 术后无须监控	手术风险 成本高 损害卵巢储备的风险
三线治疗	体外受精	妊娠率高 选择性单胚胎，移植可控制多胎妊娠风险	助孕风险（包括 OHSS） 成本高

（莫似恩　李梦洁　译，林　忠　校）

第 17 章

辅助生殖技术：临床方面

Erica B. Mahany and Yolanda R. Smith

17.1 引言

■ 临床案例

患者，女，29 岁，原发性不孕 2 年，和丈夫一起就诊。她的月经周期规律，并否认有雄激素过多的症状。她唯一值得注意的病史就是 20 岁时因诊断"盆腔炎"入院治疗。既往没有外科手术病史。她的丈夫是一位 30 岁的健康男性，没有明显的疾病史。5 年前，他与之前的伴侣有过妊娠史。初步评估显示女性的卵巢储备和男方的精液分析正常，但女方的子宫输卵管造影显示双侧输卵管积水并梗阻。

17.1.1 诊断标准

在对初诊患者进行评估时，全面的病史检查通常是确定不孕原因的关键。重要的是要评估每个伴侣既往的生育史。输卵管因素不孕的诊断包括既往盆腔炎症史、异位妊娠史，或一个或多个男性伴侣与其妊娠史。子宫输卵管造影显示双侧输卵管阻塞即可明确诊断。严重男性不育的诊断线索包括女性患者继发性不孕，其中唯一变化的就是伴侣不同。精液分析结果为总运动计数＜ 1000 万（处理后）或形态正常＜ 4% 与受精不良有关，在这些情况下需要通过 IVF 助孕。

重要的是要了解哪些个体或夫妇将从 ART 中受益最大。值得注意的是，"ART"一词历来用于描述涉及处理精子和卵母细胞的所有治疗，尽管目前 99% 以上的 ART 助孕是通过 IVF。ART 不包括诱导排卵或宫腔内 IVF 及其他技术，如合子输卵管内移植或配子输卵管内移植目前很

少使用。"IVF"一词将在本章的其余部分使用。IVF 是严重男性因素不孕或严重输卵管因素不孕的个人或夫妇的唯一治疗方法。此外，还有一些情况 IVF 助孕是首选治疗，如做过绝育手术的女性或男性，代孕的单身或男性同性恋伴侣，以及使用捐赠卵母细胞或先前冷冻的卵母细胞的任何个人或夫妇。如果其他治疗方案未能成功妊娠，建议进行 IVF 治疗。

一些患者符合进行生育能力保存的条件，故可以采集卵子或胚胎供以后使用。该操作应在进行损伤生育力治疗方案之前进行，例如，在癌症治疗中可能会损伤配子。在推迟计划生育方面，这种做法也得到了越来越多的接受。对于计划进行影响生育能力治疗的患者，这个过程可以加快，一般需要 2~3 周。

17.1.2 患病率

据统计，15% 的夫妇患有不孕不育，而在这些夫妇中，只有约 1/2 的人寻求治疗。2002 年，美国卫生与公众服务部对美国 15~44 岁女性的生育力、计划生育和生殖健康指标进行了调查发现不孕不育最常见的情况是仅寻求建议（6.1%），其次是医疗帮助防止流产（5.5%）、对伴侣进行检查（4.8%）、使用排卵药物（3.8%）和使用人工授精（1.1%）。尽管很难确定推荐 IVF 治疗的患者数量，但在这项调查中，只有 0.3% 的女性接受过 ART 治疗。尽管 IVF 使用率较低与医疗保险覆盖面缺乏及提供这项服务的医师少有关，但更多的患者可能从 IVF 中受益。尽管有这些社会因素，美国每年仍进行约 190 000 个 IVF 周期，

每年出生的试管婴儿超过 61 000 例（占美国每年出生婴儿总数的 1% 以上）。

基于对生殖生理学的理解，IVF 的发展是一个里程碑式的发现，改变了人类历史的进程。1969 年，Patrick Steptoe 博士和 Robert Edwards 博士成功地在体外使人类卵母细胞成熟，并用精子使其受精。通过他们的努力，1978 年，第一个试管婴儿在英国诞生。John 和 Lesley Brown 夫妇有 9 年的继发于双侧输卵管阻塞的不孕病史。Steptoe 博士在自然妊娠周期中通过腹腔镜从 Lesley 女士的一侧卵巢中提取了一侧成熟的卵母细胞。32 年后的 2010 年，Edwards 博士被授予诺贝尔生理学或医学奖。

大约在同一时间，在大西洋的另一边，Howard 博士和 Georgeanna Jones 博士是美国试管婴儿的先驱。他们的第一批患者都患有输卵管性不孕。1981 年 12 月，Elizabeth Jones Carr 成为美国第一个试管婴儿。

从那时起，实验室技术和培养技术取得了深远的进展。尽管第一个 IVF 周期是在自然妊娠周期中完成的，但用外源性促性腺激素（引起卵泡生长和成熟的垂体激素）刺激卵巢一直以来都是增加卵子回收数量和提高妊娠率的标准方法。促性腺激素可能来自更年期女性的尿液，也可能是重组的。这一过程称为"控制性卵巢过度刺激"，即使用激素药物刺激卵巢产生多个卵母细胞。它

有时被称为卵泡募集增强或超促排卵。虽然第一次 IVF 取卵手术是在腹腔镜下进行的，但现在的试管婴儿手术是在超声指导下通过阴道进行的，随后经宫颈胚胎移植，适应证已经超出了输卵管因素不孕的范畴。

17.2 体外受精前的评估

在开始 IVF 之前，每个患者都要进行评估，以最大限度地提高健康妊娠的概率。详细回顾患者过去的药物服用史、手术史、家族史和社会史，并酌情随访任何特殊情况。慢性病要控制好，体重要优化。此外，吸烟者应戒烟。如果回顾病史发现一些可能影响患者或妊娠的情况，妊娠前咨询产前诊断可能是必要的，以讨论妊娠的风险。

一般来说，应该对患者进行筛查，看是否有可能影响妊娠健康（表 17-1 提供了 IVF 前的典型评估示例）。应确认患者的血型，并筛查对风疹和水痘的免疫力。如果她的血型是 Rh 阴性，她将被告知 RhoGAM 在妊娠中的适应证和好处。如果她对风疹或水痘没有免疫力，她可以在妊娠前接种疫苗，以帮助预防妊娠期间的垂直感染。此外，患者和她的伴侣（如果合适）应接受乙肝和丙肝、人类免疫缺陷病毒（HIV）、淋病、衣原体和梅毒检测。仔细的家族史和种族背景的询问还用于判断是否推荐进行囊性纤维化和血红蛋

表 17-1 体外受精前的标准评价	
女性评估	**检查**
卵巢储备功能检测	AMH，月经第 3 天的卵泡激素水平，雌二醇水平，窦卵泡计数
孕前（预防）检测	促甲状腺激素，风疹 IgG、水痘 IgG、全血计数，巴氏试验
宫腔评估	盐水灌注超声或宫腔镜子宫、输卵管造影（二线）
感染疾病检测	淋病/衣原体、聚合酶链反应，快速血浆反应，乙型肝炎表面抗原，丙型肝炎抗体，人类免疫缺陷病毒抗原抗体
伴侣评估（如果合适）	**检查**
感染疾病检测	淋病/衣原体、聚合酶链反应，快速血浆反应，乙型肝炎表面抗原，丙型肝炎抗体，人类免疫缺陷病毒抗原抗体
精子测试（如果计划从男性伴侣处获得精子）	精液分析

白电泳（用于镰状细胞贫血或地中海贫血）等额外检查。

还有其他一些测试，如果不正常，将会明显影响 IVF 过程的各个方面。

17.2.1　卵巢储备功能检测

卵巢储备功能检测通常用于估计卵母细胞数量和对 IVF 周期的预期反应。除了检测 AMH 水平，多数患者还在月经周期第 3 天检测 FSH 和雌二醇水平。月经周期第 3 天实验室结果异常可能包括高 AMH 水平的年轻患者和接受加速周期的生育能力保存患者。经阴道超声测量窦卵泡计数也可用于评估卵巢储备。以上所有或部分卵巢储备功能检测有助于促性腺激素的剂量和方案的选择。

17.2.2　精液检测（如果合适）

如果精子来自男性伴侣，则需要分析最近的精液来评估是否需要 ICSI，以及是否需要采用精子提取技术。

17.2.3　宫腔评估

如果预期进行胚胎移植，则需进行宫腔评估。宫腔评估最好的方法是宫腔生理盐水灌注超声（SIS，即在超声引导下向子宫注射无菌生理盐水）和宫腔镜（使用小型照明镜，同时使用生理盐水等膨胀介质直接观察子宫腔）。一些研究中心使用子宫输卵管造影（HSG，是一种在透视下注射造影剂来评估输卵管和子宫腔的方法），尽管与其他 2 种方法相比，HSG 的敏感度低（50%），阳性预测值低（30%）。宫腔评估有时显示异常情况，如子宫内膜息肉、肌瘤、纵隔或妊娠残留产物。虽然优化宫腔的好处需要进一步研究，但宫腔评估通常被认为是进行 IVF 前的标准做法。许多研究中心还会在实际胚胎移植之前进行"模拟"胚胎移植，以预测任何困难，并增加非创伤性胚胎移植的机会。

17.2.4　优化体外受精结局

在 IVF 前进行如此广泛，甚至是昂贵的评估，主要原因是在 IVF 助孕之前，患者的健康和对 IVF 的准备有很多方面可以优化。例如，如果发现患者有输卵管积水，若在胚胎移植前进行输卵管切除术或输卵管阻断，患者在 IVF 周期中的妊娠率将明显提高。这种微创手术通常可以在腹腔镜下完成。

甲状腺功能异常已被证明对妊娠有不利影响。明显的甲状腺功能减退症的特征是 TSH 水平升高，游离 T4 水平降低，临床表现有疲劳、便秘、畏寒、肌肉痉挛、体重增加、皮肤干燥、脱发和深肌腱反射延长。已有明确的证据表明，甲状腺功能减退会降低生育能力，可能是由于排卵功能障碍，因此在妊娠前应服用甲状腺激素，使甲状腺轴恢复正常。此外，控制不良的甲状腺功能减退已被证实会导致胎儿神经发育迟缓，以及流产、低出生体重、死产、子痫前期和心力衰竭的风险增加约 2 倍。

亚临床甲状腺功能减退症是一种比较有争议的疾病，其特征是血清 TSH 水平升高，但游离 T4 水平在正常参考值范围内。关于亚临床甲状腺功能减退症是否会增加不孕、流产或对胎儿的影响的风险，这些数据尚不确定。关于亚临床甲状腺功能减退症的治疗资料有限。一些研究表明，在 IVF 前治疗亚临床甲状腺功能减退症可改善 IVF 结果。尽管这个问题仍然没有确切答案，但是美国内分泌学会和美国生殖医学学会都建议在受孕前血清 TSH 水平 <2.5mU/L。

17.3　体外受精的过程

一般来说，体外受精（IVF）包括通过手术从女性卵巢中取出卵母细胞，在实验室用精子将它们结合，并将胚胎转移到子宫或捐献给另一个女性。IVF 助孕过程是一个高度协调、时间密集的过程，需要患者和医师数周的准备，并且时间需要有一定的灵活性，因为每个患者的确切过程及取卵时间均无法提前预测。将详细描述 IVF 助孕的过程。图 17-1 提供了一个典型 IVF 周期的时间表。

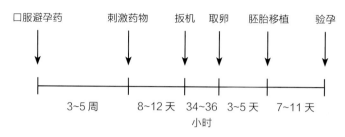

图 17-1　一个典型的 IVF 助孕时间表

17.3.1　控制性超促排卵

17.3.1.1　促性腺激素

尽管第一个成功的人类 IVF 周期是在自然月经周期情况下完成的，随后使用促性腺激素刺激卵巢获得了更高的妊娠率。外源性 FSH 引起卵泡生长，上调芳香化酶，在自然妊娠周期中出现优势卵泡时防止 FSH 水平出现生理下降。这允许在控制性卵巢刺激期间有多个卵泡同时发育。LH 作用于卵泡膜细胞，增加卵巢分泌睾酮，睾酮成为发育中的卵泡颗粒细胞合成雌二醇的底物。LH 由垂体分泌，使黄体中分泌大量的孕酮，引起黄素化。最近的数据显示，FSH 和 LH 相对比例的变化可能会对卵巢刺激的结果产生重大影响，最佳的 LH∶FSH 比值为 1∶2。可通过经阴道超声检查、血清雌二醇水平及孕酮水平来监测卵巢对刺激反应。

17.3.1.2　周期调整

下面我们将描述 IVF 周期开始前的各种处理。口服避孕药（oral contraceptive pill，OCP）通常在卵巢刺激前使用，以减弱 FSH 的上升水平，并诱导出一波更均一的卵泡队列，延长 FSH 应答窗口，防止自发的 LH 出峰发生。此外，在低反应患者中，OCP 抑制作用已被证明可以改善卵巢反应，然而 35 岁以上使用 OCP 预处理的患者可能需要更长时间的促性腺激素刺激。OCP 还可以为患者和医师提供更灵活的预约时间。此外，一些研究中心人手的最优化是批量进入 IVF 周期。如果有些女性由于存在使用 OCP 的禁忌证（如先兆偏头痛）或与不良反应相关的不耐受情况，而不能服用 OCP，那 IVF 周期应该从月经开始时计算。如果这些女性闭经或月经稀发，

可用黄体酮撤血诱导月经。此外，进行生育力保存的患者经常会有抗癌治疗计划，需要尽快开始刺激用药。有数据表明，刺激周期开始的时间不会影响妊娠结果，即使是在黄体期启动促性腺激素促排卵。

17.3.1.3　防止排卵

IVF 助孕的卵巢刺激目标是在患者排卵前获得一批成熟的卵母细胞。如果发生排卵，就取不到卵子，必须取消本周期。当患者接受控制性超促排卵时，雌二醇水平通常远超过，在生理条件下会导致 LH 水平上升的雌二醇浓度。在使用 GnRH 激动剂来解决这个问题之前，因为过早的 LH 出峰和排卵，超过 1/4 的刺激周期被取消。以下有 3 个标准的 IVF 方案可从生理上防止或延迟 LH 峰。

17.3.1.3.1　GnRH 激动剂

GnRH 激动剂最初刺激 LH 和 FSH 的释放，但由于垂体水平的促性腺激素释放激素受体下调，在 2 周内会抑制促性腺激素产生。一旦发生抑制，可以用外源性促性腺激素刺激卵巢。在美国，最流行的 GnRH 激动剂是醋酸亮丙瑞林，皮下注射剂量为 0.25~1.0mg/d。

17.3.1.3.2　微小剂量或激发方案

微小剂量方案是使用一种小剂量的 GnRH 激动剂（40~50 μg，每天 2 次）。目的是在妊娠周期开始时有较少的垂体抑制，从而引起患者内源性促性腺激素水平增加，以协同外源性促性腺激素。随着时间的推移，它会抑制垂体水平的 GnRH 受体，防止 LH 出峰和提前排卵。通过比较具有相似基线特征的患者，该方案具有相近的妊娠率。

17.3.1.3.3　促性腺激素释放激素拮抗剂

GnRH 拮抗剂是最近出现的预防排卵的措施。它的主要优点是直接在脑垂体水平拮抗 GnRH 受体，并具有即时效果。常用的剂量是 250 μg/d。一项多中心 IVF 试验比较了 GnRH 激动剂方案和 GnRH 拮抗剂方案，发现 GnRH 激动剂方案的平均持续时间为 19 天，因此需要时间才能超越它的激发效果，达到抑制作用，而使用 GnRH 拮抗剂的平均持续时间仅为 4 天，这是在刺激性药物开始后使用的。

17.3.1.3.4　扳机

一旦出现一批成熟的卵泡，通常给予 hCG（5000~10 000 国际单位）或重组 hCG（250~500 μg），以模拟 LH 峰来完成卵母细胞成熟。在排卵前进行卵母细胞提取，即注射 hCG 后 34~36 小时进行。尿源性和重组 hCG 产品等效。然而，hCG 的半衰期相对较长，在血清中可保持升高 6 天；因此，它可能会加重高危患者的 OHSS 的症状。另外，GnRH 激动剂扳机可用于拮抗剂方案的患者，以引起内源性 LH 峰。在使用 GnRH 激动剂方案的患者中，使用重组 LH 扳机用于具有 OHSS 高风险的患者的数据有限。虽然需要更多的数据来确定重组 LH 的最佳剂量，但由于重组 LH 持续时间较短（约34小时），还是很有吸引力的。

17.3.2　黄体支持

与自然妊娠周期相似，IVF 周期的黄体期需要孕酮。在收集卵母细胞的过程中，颗粒细胞被抽吸降低了卵巢产生孕酮的能力。激动剂和拮抗剂方案改变内分泌环境，因此补充孕酮是护理的标准治疗方式。近期 Cochrane 综述表明孕酮的给药途径和妊娠结局无差异。联合补充雌二醇的研究还不充分，但经常被使用。有数据表明，补充雌二醇，特别是阴道给药雌二醇，可以改善预后。对于妊娠患者中，激素的补充通常持续到妊娠第 7~10 周。

17.3.3　胚胎移植

胚胎可以在着床前发育的任何时期移植到子宫，但是在第 3 天或第 5 天移植 1 个或 2 个胚胎是标准的。一般来说，移植单个 5 天囊胚被认为是一种降低多胎妊娠风险，同时有满意的妊娠率的方法。囊胚移植有以下几个潜在的优点：存活到第 5 天的胚胎更少，异常胚胎存活的可能性更低，增加了正常胚胎移植的概率。将胚胎移植推迟到受精后的第 5 天，也可以对胚胎形态进行更详细的检查（图 17-2）；这个时间更接近于自然妊娠周期的着床时间，着床前胚胎在受精后的第 4 天或第 5 天进入子宫腔。然而，在第 5 天进行移植也有一些缺点，因为对于一些患者来说，第 3 天的胚胎培养到第 5 天若没有形成囊胚，他们就没有可移植胚胎。在一个具有很好条件的实验室情况下，无囊胚形成更能反映胚胎本身的质量，但没有可移植囊胚的可能性仅仅是一种风险，因此适当的咨询是必要的，特别是对于高龄女性或预后差的患者。

平衡多个胚胎移植的风险和收益仍然是生殖领域最棘手的问题之一。1 个以上胚胎移植增加了妊娠的概率，也增加了多胎妊娠的风险。ASRM 建议对 35 岁以下具有妊娠预后良好的女性移植不超过 2 个胚胎（表 17-2）。ASRM 特别指出，选择性单胚胎移植（elective single embryo

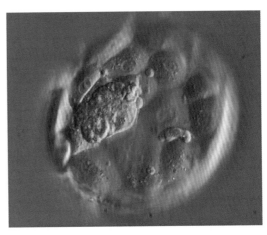

图 17-2　发育至第 5 天的扩张囊胚

内部的细胞团块（最终发育成胎儿）是明显的。经许可，转载自 Stéinkampf MP, Malizia BA, 2007. Assisted Reproductive technology: clinica aspests//Falcone T, Hurd WW. Clinical reproductive medicine and surgery. Mosby: Elsevier

表 17-2　对移植胚胎数量的推荐标准				
预后	＜ 35 岁	35~37 岁	38~40 岁	41~42 岁
卵裂时期				
预后良好 *	1 ~ 2	2	3	5
其他	2	3	4	5
囊胚				
预后良好	1	2	2	3
其他	2	2	3	3

注：* 第一个体外受精周期，胚胎质量好，有多余的胚胎可以冷冻保存，或既往有 IVF 妊娠史

transfer，eSET）适用于预后良好的患者具有以下特征：年龄＜ 35 岁，有 1 以上个高质量的胚胎可供移植，进行第一次或第二次治疗周期，之前 IVF 助孕成功史，以及来自捐赠卵母细胞的胚胎接受者。年龄在 35~40 岁的女性，如果她们有高质量的胚胎可用于移植，可以考虑行 eSET。一项随机对照研究比较了冷冻胚胎进行选择性单胚胎移植和双胚胎移植的活产率，结果显示 eSET 后的活产率两者相似，且 eSET 后的多胎妊娠率明显下降。一些荟萃分析也证实了类似的结果。然而，eSET 的广泛接受存在障碍，如经济问题和昂贵的试管婴儿治疗缺乏医疗保险。

17.3.3.1　胚胎移植技术

胚胎移植是 IVF 助孕的最后一步，也可以说是最重要的一步。胚胎移植的基本步骤包括将窥器放入阴道，将导管插入子宫，将胚胎注射到子宫底部附近。由于技术上的差异很大，已对胚胎移植的最佳技术进行了全面研究。宫颈冲洗没有被证明能提高妊娠率。相比之下，超声引导似乎可以最大限度地提高胚胎移植的成功率，而在距离子宫底 1.5~2.0cm 的地方进行非创伤性胚胎移植可能是胚胎移植成功率最高的位置。与硬导管相比，软导管似乎能改善预后。单腔导管（胚胎预先装入导管）和双腔导管（胚胎在放置导管后装入）没有强有力的数据表明哪一种效果更好，所以一直存在争议。

17.3.3.2　冷冻胚胎移植

与控制性卵巢刺激周期相比，冷冻胚胎移植周期具有明显的优势，包括降低 OHSS 的风险，能够获得胚胎的遗传信息，以及一些数据表明具有更好的妊娠结局。卵巢没有过度刺激，因此 OHSS 的风险基本上可以忽略不计，这对于多囊卵巢综合征患者或对控制性超促排卵高反应的患者尤其重要。此外，如果胚胎被冷冻，选择方面，PGS 或 PGD 夫妇能够在胚胎移植前获得信息。尽管一些诊所能够在同一（新鲜的）周期提供滋养外胚层活检和移植，这需要这些诊所靠近遗传学实验室，但具有这种条件的生殖中心不多。

实际上，这种类型的周期可以被认为是子宫准备周期。一旦有胚胎，它们就会被冷冻保存，直到患者想要使用它们。通常，OCP 和（或）醋酸亮丙瑞林抑制患者的下丘脑 - 垂体 - 卵巢轴。与新鲜的 IVF 周期一样，非 OCP 启动周期也是可能的。雌激素是用来使子宫内膜生长的。当子宫内膜足够厚时（研究支持＞ 6mm），开始使用孕激素，使用天数与胚胎冷冻保存的阶段相对应，因为此时子宫内膜和胚胎在时间上是同步的。然后，胚胎被移植。由于移植后等待时间不够，移植后 7~11 天后进行孕检。约 97% 的胚胎在解冻过程中存活下来，与新鲜胚胎的移植周期相比，妊娠率几乎无差别。

事实上，最近的数据表明，与新鲜胚胎移植周期相比，玻璃化冷冻胚胎移植周期可能会有更好的结果，如种植率更高、移植后 14 天血 β-hCG 水平更高、异位妊娠率较低、活产率较高，以及婴儿出生体重更高。其他研究表明，玻璃化冷冻胚胎移植周期的持续妊娠率和临床妊娠率明显高于新鲜周期。这些结果可能是由于玻璃化冷冻胚

胎移植周期的子宫内膜接受性和胎盘形成较好。

移植之前冷冻胚胎也有缺点。一个缺点是时间的问题。大多数不孕症患者都希望尽快妊娠，选择冷冻所有胚胎可能会导致进行胚胎移植的时间有几周的延迟。另一个缺点是，尽管玻璃化处理提高了胚胎存活率，但胚胎在解冻过程中无法存活的可能性还是存在的。

17.3.4　进一步的思考

在决定进行 IVF 之后，还有几个重要的事情需要考虑。

17.3.4.1　受精的方法

必须做出决定是对卵母细胞进行常规 IVF（在实验室把精子和卵母细胞放在一起）还是进行 ICSI（单个精子直接注入卵母细胞尝试受精）。ICSI 是治疗男性因素不育症的首选方法，因为它可以克服异常精液特性和精子质量对受精的负面影响。对于以前有过妊娠史的夫妇，传统的 IVF 通常是合适的。对于之前没有过妊娠史的个人或夫妇，实验室可能会提供 ICSI 指导意见。

与传统的 IVF 相比，关于 ICSI 对出生缺陷风险的报道产生了相互矛盾的结果。迄今为止最大的研究表明，ICSI 与先天性畸形风险增加有关。目前还没有确定这种相关性的产生是由于 ICSI 技术本身，还是由于精子固有的缺陷。尽管相对于传统 IVF，ICSI 的相对风险增加 [（1.57，95% CI：1.3~1.9）vs.（1.07，95% CI：0.90~1.26）]，但绝对风险较低。所有应用 ART 妊娠的先天性异常风险估计为 4.3%，而一般人群为 3.0%。值得注意的是，相关研究表明，即使在没有使用 ART 的情况下，不孕症夫妇也有更高的出生缺陷风险。

ICSI 还涉及对后代的其他影响。特别是，一份早期的研究报道表明，ICSI 受孕出生的儿童发育迟缓的风险增加，然而最近的数据显示 ICSI、传统 IVF 或自然受孕后出生的儿童的发育上没有发现任何差异。通过 ICSI 受孕出生的儿童的性染色体异常的患病率高于传统 IVF 受孕出生的儿童，但两组之间的绝对值差异很小（0.8%~1.0% vs. 0.2%）。其原因尚不清楚，可能是 ICSI 技术

本身的原因，也可能是来自父亲的影响。有精子问题的男性本身更有可能有基因异常，并且经常产生染色体异常的精子。尽管这些问题的绝对风险很低，大多数患者也愿意接受该风险，但也需要更多的研究来澄清这些不明确的领域。

17.3.4.2　胚胎基因检测

随着实验室新技术的出现，胚胎基因检测变得越来越普遍。胚胎基因检测常用于非整倍体筛选、单基因疾病、染色体异常，如易位、线粒体疾病、性染色体连锁疾病的性别选择方面。如果患者希望进行着床前基因检测，可以在取卵后的第 5 天或第 6 天对囊胚的外层（也称滋养外胚层）进行活检。虽然在取卵后的第 3 天进行活检在技术上可以进行的，但在第 5 天或第 6 天进行活检是临床标准，因为它具有更好的敏感度和特异度。

胚胎活检后，对这些细胞可以进行 PGS，即从胚胎中取出一个或多个细胞，以检测染色体数量是否正常，或进行 PGD，与 PGS 过程类似，但 PGD 是用于检测与特定疾病相关的等位基因。PGS 提供关于胚胎的染色体信息，如是否全部存在，以及是否有缺失、重复或易位。当整倍体胚胎移植时，妊娠率更高。PGD 提供关于活检的每个胚胎中是否存在特定疾病相关等位基因的信息。特定的突变位点必须提前知道，因此进行控制性超促排卵之前必须建立检测平台。有长期的数据表明，这两种测试是安全的，它们可帮助患者在胚胎移植前做出选择。一个在第 5 天或第 6 天进行活检的囊胚通常需要在活检后冷冻保存，并在进行冷冻胚胎移植周期之前等待结果。

17.3.4.3　第三方生殖

第三方生殖（third-party reproduction）是近年来另一个发展迅速的领域，即使用由第三方（捐赠者）捐赠的卵母细胞、精子或胚胎，使不育的个人或夫妇（预定接受者）成为父母。第三方生殖还包括代孕。考虑进行第三方生殖的患者需要额外的检查和咨询，包括心理评估和咨询律师。

17.3.4.3.1　卵母细胞捐赠

1984 年首次报道了通过捐献卵母细胞实现妊娠。从那以后，越来越多的医师使用这项技术

来帮助患者妊娠。卵母细胞供体是通过机构或已知供体确定的。通过 IVF，受捐者从捐赠者处获得卵母细胞，与精子受精，然后移植到受捐者的子宫内。

17.3.4.3.2 捐献卵母细胞适应证

捐献卵母细胞通常用于卵巢功能不全的女性，这可能是先前的化疗、放疗、手术、年龄相关因素、先天性卵巢缺失或特发性卵巢功能不全所致。它也可用于不愿将已知的遗传疾病传给下一代的女性，或家庭中存在无法确定突变的遗传疾病的患者。当卵母细胞的数量和（或）质量似乎是假定的因素时，对经过多次 IVF 后未妊娠的女性来说，捐献卵母细胞变得越来越常见。

17.3.4.3.3 卵母细胞供体的评价

捐赠者，无论是匿名的还是公开的，都要根据 ASRM 的指导方针，通过广泛的测试来筛选是否合格。捐赠者的年龄最好在 21~34 岁。捐献者需要详细填写一份关于自身病史、家族史、性生活史、药物治疗史和心理史的广泛问卷。美国 FDA 要求对传染性疾病进行筛查。如果筛查或检测发现捐赠者有危险因素或传染病，则不符合捐献资格。如果被选中，则会告知捐赠者并对其进行有关捐献过程的教育。

同时，除了心理评估，接受治疗的患者或夫妇也要接受类似于试管婴儿的评估。如果所有参与者都通过了评估，则卵母细胞供体接受控制性超促排卵。受捐者的子宫内膜通常需要外源性雌激素和黄体酮来准备，以便接受胚胎，如果需要新鲜胚胎移植，这可能需要多的协调。使用捐赠卵母细胞的卵母细胞库（类似于精子库）可规避这个问题，因为它消除了在供体和受捐者之间协调时间的需要。已经描述了许多子宫内膜准备方案，在自然周期中使用供体卵母细胞制造胚胎也有成功妊娠的报道。当年轻、健康、有生育能力的女性捐献卵母细胞时，使用供体卵母细胞进行 IVF，妊娠率始终较高，每个 IVF 周期的妊娠率在 51%~58%。

17.3.4.3.4 精子捐赠

20 世纪初美国已开始使用供体精子进行人工授精，而供体精子的非 ART 应用通常涉及宫腔内人工授精。精子捐献也可用于 IVF。目前美国 FDA 和 ASRM 指南建议，精子捐献在任何用于治疗的情况下，精子在使用前都应冻存 6 个月，因为这可以降低传播人类免疫缺陷病毒等传染性疾病的风险。

17.3.4.3.5 捐献精子适应证

目前，当男性伴侣的精液参数严重异常，并可能影响妊娠时，治疗性捐献精子是合适的。同一对夫妇，虽然既往曾因精子问题采用捐献精子的方式行 IVF 助孕，但是之后如果精子质量有改善，也可以采用自己的精子行 IVF 助孕。在夫妇中，尽管用侵入性方法来获取精子，但对于男性无精子症患者，则需要接受捐献的精子。此外，如果男性伴侣携带一种遗传疾病，而他不希望将其遗传下去，或者如果他的家族中存在某种疾病，且未发现某种特定的突变位点，则可能需要捐献的精子。单身女性和同性女性夫妇也可以从捐赠精子中受益，如果有其他原因（需要基因检测、输卵管因素等）可以在 IVF 的情况下进行捐赠。

17.3.4.3.6 精子捐赠者的评价

根据 ASRM 相关指南，匿名捐精者的年龄应该在 18~40 岁。捐赠者的信息可以是公开的，也可以是匿名的。ASRM 建议所有的捐赠者都要接受传染性疾病的检测，尽管美国 FDA 只要求匿名捐赠者接受检测。与卵母细胞供体相似，捐赠者需进行全面的病史询问，重点是传染性疾病、遗传问题或心理因素，若有异常，将阻止他们成为捐赠者。进行精液分析，测试样本并评估冷冻 / 解冻后的参数。精子标本冷冻 6 个月后，再次对捐精者进行传染性疾病筛查，以确保筛查结果为阴性。

17.3.4.3.7 胚胎捐献

胚胎捐献是一种特殊的收养形式，是一种将夫妇通过 IVF 产生的胚胎移植给其他不孕患者的过程。适应证包括无法治疗的不孕症，涉及夫妻双方或单个女性与胚胎因素有关的反复妊娠丢失或影响夫妻一方或双方的遗传性疾病。评估过程类似于卵子或精子捐赠，以及在移植周期之前进行子宫腔评估。治疗周期与先前冷冻胚胎的胚胎移植周期非常相似（见上文）。移植捐献的胚胎是否妊娠取决于许多因素，如冷冻胚胎的质量、提供卵母细胞的女性的年龄和移植胚胎的数量。一个重要的考虑是，这些通常是来自不孕症夫妇的胚胎，这在理论上可能会影响成功率，尽管 SART 报道 2014 年捐献胚胎的活产率为 36.4%。胚胎捐献是一个有争议的过程，涉及伦理和法律问题，因此知情同意和咨询非常重要。

17.3.4.3.8　代孕

代孕是指为他人妊娠的女性。这在医学和情感上都很复杂，也涉及法律和伦理问题。代孕的初始适应证是卵巢功能正常，但由于先天性缺失或手术切除而没有子宫的女性。代孕的适应证已扩大到由于子宫因素导致的复发性妊娠丢失的患者，有无法治疗的宫腔粘连的患者，或存在妊娠禁忌证的患者。

17.3.4.3.9　争议

第三方生殖带来了许多有争议的问题，如定向供体卵母细胞项目、对卵母细胞捐赠和代孕者的经济补偿，以及招募这些人的方法。各国的法律有所不同，有些国家的法律更有利于允许女性成为代孕者。我们鼓励法律顾问对确保准父母、配子捐赠者或代孕者的权利进行明确界定，而不仅仅是对亲子关系和经济义务进行界定。对于患者的个人具体情况建议咨询精通生殖法律的律师。此外，未来法律可能会改变，隐私性也可能得不到保障。

17.3.4.4　生育力保存

生育力保存包括采集卵子或胚胎供以后使用，可能是为了在面临威胁生育的治疗时保护配子，如癌症治疗或推迟生育。对于计划进行影响生育治疗的患者，这个过程可以加快，需要 2~3 周。这个过程包括控制性卵巢过度刺激与卵母细胞提取。以前，胚胎冷冻保存被认为是常规，而不是卵母细胞冷冻保存。然而，在 2012 年，ASRM 明确表示，"有证据表明，卵母细胞玻璃化冷冻保存不应再被认为是试验性的"。患有威胁生育能力的疾病和治疗计划的女性现在可以选择是否冷冻保存成熟的卵母细胞或由伴侣或捐献精子产生胚胎。有数据表明，生育力保存周期的过程并不影响生存，这对于激素应答性癌症患者的咨询

尤为重要。

此外，由于推迟生育，越来越多的女性选择进行卵子冷冻保存。众所周知，卵母细胞的数量和质量会随着女性年龄的增长而减少，尽管每个人的"设定值"可能不同。人群研究表明，冷冻保存卵母细胞最具成本效益的时间是 37 岁，尽管许多女性在 37 岁之前就开始咨询。然而，这项技术也有局限性，因为对冷冻保存卵子的数量没有指导方案以预测有效妊娠。此外，一些女性希望生育 1 个以上的孩子，而这一目标所需的卵母细胞数量目前也尚不清楚。

其他的技术限制包括目前只能冷冻成熟的卵母细胞。正在进行的研究是正在探索不成熟卵母细胞的体外成熟技术，但这还不是一项可靠的技术。卵巢组织低温保存也是一项保存生育能力的实验技术。希望在不久的将来，将有更多的非实验性的选择，为女性提出保留生育能力，无论是医疗需要还是推迟生育等适应证。

17.4　体外受精妊娠结局

17.4.1　成功率

虽然许多指标已经被用于衡量 IVF 的成功率，但大多数患者感兴趣的是获得一个健康婴儿的概率。然而，这一统计数据需要时间来积累，并且它反映了过去几年生育诊所的成功，以及它对患者的选择。

SART 最近将它的重点转移至反映健康结局上。表 17-3 列出了新鲜周期、冷冻胚胎周期及新鲜供体卵母细胞周期的国家数据统计。此外，单胎妊娠作为一种衡量标准也重新受到关注。最近的 SART 报告是有意义的，因为它指出了现有的数据及报告过程中的局限性，如周期取消和延迟获得结果数据（如在胚胎库和生育能力保存方面）。在美国，这些数据是每年收集一次的，公众可以通过相关报告来获取数据。

17.4.2　潜在的不良结果

17.4.2.1　OHSS

控制性卵巢过度刺激最严重的不良反应是

表 17-3　2014 年辅助生殖技术学会每个取卵周期的活产率[a]

卵母细胞来源	女性年龄（岁）				
	<35	35~37	38~40	41~42	>42
新鲜，自体卵	42.10%	32.50%	20.50%	9.80%	3.00%
冷冻，自体卵	45.00%	39.00%	28.20%	18.70%	7.50%
新鲜，供体卵	53.5%（所有年龄）				

注：a. 主要结果是在卵母细胞取出周期开始一年内取出卵母细胞（新鲜或冷冻）后的第一个胚胎移植的结果

OHSS，这是一种对排卵诱导的过度反应。它通常是一种自我限制的疾病，会在几天内自行消退，但在妊娠周期中可能持续较长时间。症状包括卵巢增大、恶心、呕吐、腹胀、腹水、呼吸困难、血液浓缩、肾和肝功能异常，在最严重的情况下，会出现静脉栓塞（包括上肢）、肾衰竭和死亡。严重的病例只影响很小比例的 IVF 助孕女性（0.1%~3.0% 或更少），最严重的病例影响更小比例的 IVF 助孕患者。OHSS 一般发生在一个周期的 2 个时间点：早期（取出卵母细胞后 1~5 天，通常是由 hCG 触发）和晚期（如果妊娠，取出卵母细胞 10~15 天后由妊娠产生的 hCG 诱发的）。如果妊娠，发生严重并发症的相对风险会更高，这就是高危患者不进行移植的原因。治疗通常是支持性的，包括补充液体和电解质，使用止吐药，偶尔给予抗凝治疗。

17.4.2.2　癌症

一些报道表明，使用助孕药物的患者患癌症的风险增加，然而，这些报道应谨慎看待，因为大多数研究没有考虑如卵巢癌、乳腺癌和子宫内膜癌等癌症在未生育患者中更常见。到目前为止还没有令人信服的数据，因此需要更多的研究来检验助孕药物对癌症发病率的长期影响。

17.4.2.3　妊娠风险

通过 IVF 助孕发生的妊娠可导致某些并发症的发生风险增加。其中一些风险可能与接受 IVF 助孕的女性年龄偏大有关，还有一些可能与不孕不育的潜在原因有关。尽管很难用现有的数据分析这些差异，一些风险也可能是由于 IVF 过程本身引起的。多胎妊娠还会给患者和后代带来额外的妊娠风险。目前，30% 的 IVF 妊娠是双胎或三胎以上。由于多胎妊娠而导致妊娠女性发生妊娠糖尿病和子痫前期的风险增加（表 17-4）。

17.4.2.4　子代的风险

已经进行了许多研究来评估通过 IVF 受孕的胎儿的整体健康状况，而且大多数研究都是令人放心的。迄今为止所做研究的一个主要问题是将不育夫妇与正常生育的夫妇进行比较，因为不育夫妇的定义是没有正常的生育功能。研究确实表明，尽管考虑到现有流行病学研究的局限性，但通过 IVF 出生的婴儿出生缺陷增加（2.6%~4.3%，相比之下普通人群出生缺陷为 2%~3%，见表 17-4）。有趣的是，IVF 后自然妊娠的研究表明，出生缺陷的风险增加，进一步强化了这一理论，即这一问题更可能是由于不孕夫妇的内在问题，而不是 IVF 技术本身。

对后代的绝大多数风险都与多胎妊娠和早产有关，以及所有与早产有关的并发症。有研究表明，通过 IVF 受孕的单胎婴儿通常比自然受孕的婴儿出生稍早（39.1 周 vs. 39.5 周），而 IVF 受孕的双胞胎并不比自然受孕的双胞胎出生早。与自然受孕的单胎相比，IVF 受孕的单胎的低出生体重可能略有增加。

在通过 IVF 妊娠的女性中，单绒毛膜双胎的发生率为 2%~3%，高于自然妊娠的发生率（约 0.4%）。这进一步增加了妊娠的风险，因为可能会发生双胎输血综合征（在单绒毛膜双胎妊娠中高达 20%）及脐带缠绕（在单绒毛膜单羊膜妊娠中）等并发症。辅助胚胎孵化可能会增加并发症的发生风险，因此应谨慎使用。

表 17-4　体外受精单胎妊娠的潜在不良结局

	ART 妊娠的绝对风险（%）	OR（95% CI）[a]
围生期风险		
早产	11.5	2.0（1.7~2.2）
低出生体重儿（＜2500g）	9.5	1.8（1.4~2.2）
极低出生体重儿（＜1500g）	2.5	2.7（2.3~3.1）
小于胎龄儿	14.6	1.6（1.3~2.0）
NICU 住院	17.8	1.6（1.3~2.0）
死产	1.2	2.6（1.8~3.6）
新生儿死亡率	0.6	2.0（1.2~3.4）
脑瘫	0.4	2.8（1.3~5.8）
产妇风险		
子痫前期	10.3	1.6（1.2~2.0）
前置胎盘	2.4	2.9（1.5~5.4）
胎盘早剥	2.2	2.4（1.1~5.2）
妊娠期糖尿病	6.8	2.0（1.4~3.0）
剖宫产率	26.7	2.1（1.7~2.6）
遗传风险		
表观遗传或印迹障碍[b]	0.03	17.8（1.8~432.9）
主要出生缺陷	4.3	1.5（1.3~1.8）
染色体异常（post-ICSI）		
新发性染色体非整倍体	0.6	3
常染色体结构异常	0.4	5.7

注：ART. 辅助生殖技术；OR. 比值比；CI. 可信区间；NICU 新生儿重症监护室；ICSI. 卵母细胞胞质内单精子注射；a. 辅助生殖技术与自然受孕的独生子女的比较；b. 贝克威斯韦德曼症的绝对风险和优势比。经许可，转载自 Reddy UM, Wapner RJ, Rebar RW, et al, 2007. Infertility, assisted reproductive technology, and adverse pregnancy outcomes: executive summary of a National Institute of Child Health and Human Development Workshop. Obstetrics & Gynecology, 109(4): 967–977

有少数研究也表明 ART 可能与印迹障碍风险增加有关，理论上印迹障碍是减数分裂期间发生实验室操作所致。印迹障碍相当罕见，因此很难确定其与 IVF 的相关性。最后，关于 IVF 出生的胎儿的运动和认知发展的数据有限，但结果似乎与自然受孕出生的胎儿相似。对于所有这些潜在的不良结果，重要的是要记住相对风险可能会增加，但绝对风险仍然相当低。因此，绝大多数 IVF 均可分娩出健康的胎儿。

17.5　争议

17.5.1　伦理和宗教考虑

不孕不育的治疗可能会引起一些伦理或宗教问题，因此患者可能会担心胚胎的产生情况，以及多余胚胎的处理方式。此外，在高序多胎（3个或 3 个以上）情况下，患者可能会面临是否对一个或多个胎儿进行选择性减灭的决定，这对于一些人来说也具有文化和伦理冲突。谨慎的做法是，患者和其伴侣（如果合适）与社区成员或宗教领袖讨论这些问题，以获得有关这些决定的指导。

17.5.2 第三方生殖

本章前面章节已经讨论过有关第三方生殖的一些有争议的内容，由于它是这个领域争论最激烈的问题之一，应当加以强调。

17.5.3 胚胎的处理

由于 IVF 助孕涉及人类胚胎的产生，胚胎的处理必须在产生之前明确。特别是，患者或夫妇的意愿必须明确，包括可能出现的情况，如一方死亡，或离异、分居、无法支付保管费用、今后无法就处理问题达成协议或长期失联。为了防止出现这种情况，ASRM 有一个专门针对这些事情的委员会意见，明确应该签署并执行关于废弃胚胎的指定、保留和处理的书面政策。一般来说，胚胎可能被捐赠（给不孕症夫妇或用于研究）或丢弃，这应在 IVF 周期之前以书面文件的形式澄清。

17.5.4 基因遗传信息

随着技术进步不断推进现有实践的边界，许多争议不断出现。例如，性别选择、线粒体移植、人类白细胞抗原匹配和基因编辑的可能性带来了必须解决的新问题。此外，未来可能会根据与健康或人类疾病无关的某些遗传特征来选择胚胎。要预料到伦理道德受到挑战的每一种可能性是不可能的。因此，每一种情况最好由一个多学科团队来处理，如果需要的话，还需要一个机构的伦理委员会。

致谢：感谢主要贡献本章第 1 版的作者 Michael P. Steinkampf、Beth A. Malizia、Damon Davis、Cristine Silva 和 Melissa Hiner；以及主要贡献本章第 2 版的作者 Beth Plante，Gary D. Smith 和 Sandra Ann Carson。

（黄　春　译，马文红　校）

第 18 章

辅助生殖技术：实验室方面

Charles L. Bormann

18.1 引言

体外受精（IVF）作为治疗不孕症的概念，顾名思义，就是从卵巢获得卵子，与精子在含有培养基的培养皿中混合，并将受精后的卵子移植回女性身上。然而，这项技术的发展经历了 100 多年的时间。人类试管授精的最初发展可以直接归因于一个由 Patrick Steptoe 教授、Robert Edwards 教授组成的团队。1969 年 Edwards 教授首次指出"人类卵母细胞能在体外成熟并受精，通过该手术受精的人类卵子可能有某些临床和科学用途"。这个看似简单的结论标志着人类卵子受精第一次在实验室成功。

1959 年，有报道称有研究成功地对兔子进行了 IVF。1978 年，在英国出生了世界首例经 IVF 胚胎移植试管婴儿。John 和 Lesley Brown 夫妇继发不孕 9 年，Lesley 双侧输卵管阻塞。Patrick Steptoe 教授在一个自然周期的手术中从 Lesley 的一个卵巢中抽取了一个成熟的卵母细胞。Robert Edwards 教授在实验室里将 John 的精子和卵母细胞结合起来，几天后胚胎被放回 Lesley 的子宫中。1978 年 7 月 25 日，第一例试管婴儿 Louise Joy Brown 通过剖宫产来到世间，出生体重为 5 磅 12 盎司（约为 2.608kg）。32 年后的 2010 年，Robert Edwards 因"体外受精发育"被授予诺贝尔生理学或医学奖。如今，为了获取更多的卵子，大多数 IVF 是在卵巢刺激后进行的，经阴道超声引导取到多个卵子，然后经宫颈胚胎移植。

哺乳类动物卵母细胞在大部分卵泡发育中保持减数分裂停止；减数分裂 I 期的恢复是由排卵前 LH 峰引起的，试管授精周期中给药 hCG 模拟排卵前 LH 峰。为了卵母细胞有足够的成熟时间并避免过早排卵，卵母细胞的采集通常在 hCG 给药后 34~36 小时进行。在卵母细胞回收过程中，经阴道超声引导下用取卵针穿刺每个卵泡。医师将卵泡内的液体轻轻吸入含有操作液的无菌试管中。为防止血液凝结，添加肝素到冲卵液中，便于快速检查抽吸卵泡液中是否存在卵丘 - 卵母细胞复合物。卵母细胞被彻底冲洗，并放置在培养基中培养直到传统授精或卵丘细胞去除。

■ 临床案例

患者，女，27 岁，因男方因素不孕症接受了 IVF。她在第 5 天移植了 2 个质量很差的胚胎，结果未妊娠。她虽然获得了 10 个卵母细胞，其中有 7 个受精，但剩下的胚胎质量都不足以冷冻。

18.2 卵母细胞评估

未成熟的卵母细胞是指在第二次减数分裂中期之前的减数分裂阶段，包括第一次减数分裂前期的卵母细胞，这些卵母细胞通过细胞质中存在生发泡或核膜来识别，在卵周间隙没有极体出现（图 18-1）。如果存在极体，卵丘颗粒细胞和放射冠细胞通常会非常紧密地凝聚。随着减数分裂恢复，卵母细胞进入第一次减数分裂中期，其特点是生发泡消失和第一极体缺失（图 18-2）。对于第一次减数分裂卵母细胞，卵丘细胞可以膨胀，

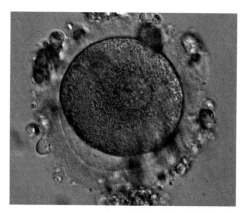

图 18-1 去除卵丘细胞后 GV 生发泡完整的未成熟卵母细胞（由 Cleveland 诊所的 Nina Desai 博士提供）

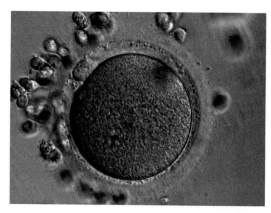

图 18-3 第二次减数分裂成熟卵子。去除卵丘后出现第一极体（由 Cleveland 诊所的 Nina Desai 博士提供）

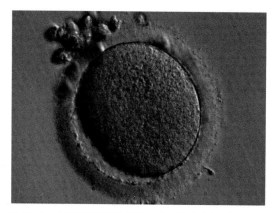

图 18-2 去除卵丘细胞后第一次减数分裂人卵母细胞（由 Cleveland 诊所的 Nina Desai 博士提供）

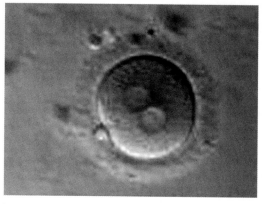

图 18-4 出现 2 个极体（此图只呈现出 1 个极体）和 2 个原核的正常合子（由 Cleveland 诊所的 Nina Desai 博士提供）

但放射冠细胞层仍然紧凑。第一极体的排出标志着卵母细胞的成熟，此时卵母细胞处于第二次减数分裂中期（图 18-3）。第二次减数分裂卵母细胞通常会有一个完全扩展的卵丘细胞复合物。在正常情况下，卵母细胞将保持在第二次减数分裂直到受精；当第二次减数分裂恢复时，第二极体被挤出，并形成雄性和雌性原核（图 18-4）。

18.3 体外成熟度

卵母细胞的体外成熟（IVM）是在优势卵泡出现之前，从窦状卵泡中收集卵子的过程。这些未成熟的卵母细胞在促进卵细胞的细胞质和细胞核成熟第二次减数分裂的条件下培养。这种方法对癌症患者尤为重要，因为传统 IVF 周期的时间

和激素环境可能会对患者的治疗和医疗结果产生不利影响。同样，对卵巢刺激药物有禁忌证，如 PCOS 和促排卵过度刺激的风险较高的患者，可以选择 IVM。

尽管调节卵母细胞成熟的确切机制尚不清楚，但 70 多年来的研究证实从窦状卵泡中抽取出的未成熟卵母细胞可能在培养中自发成熟，不需要激素刺激，这一过程被称为 IVM。在 IVM 中未成熟的卵母细胞通常在月经周期的卵泡期中后期获得。到目前为止，进行 IVM 时，年轻的有多个窦卵泡的女性使用常规试管授精的妊娠率通常很高。尽管存在选择偏差，但 IVM 的妊娠率仍低于用药周期的 IVF 胚胎移植成功率。随着 IVM 培养条件的优化和妊娠率的提高，这项技

术可能会为促进 IVF 选择更安全、更便宜、更方便的方案。

18.4　精子的收集、评估和处理

获得精液样本最常见的方法是通过手淫法将精液摄入一干净的广口玻璃材质或塑料的容器内。如果不能通过手淫法来实现射精，无论是由于宗教原因还是心理原因，都可以在性交时将精液射入无毒的避孕套内来获得样本。在性高潮后没有射精的情况下，要求患者立即在无菌的杯子里小便，并分析样本中是否存在精子。尿液中存在精子是逆行射精的明显指标。患有这种情况的男性可以服用胃酸缓冲药物，以中和尿液 pH，从而在收集和加工过程中为精子提供一个更适宜存活的环境。

在男性因神经或心理原因无法勃起或射精的情况下，可以通过按摩或电刺激前列腺，或对阴茎施加振动来收集精液。脊髓损伤的男性采集的样本通常精子浓度高、活力差，射精中含有红细胞污染，因此需要严格的清洗步骤来分离出活率高的精子用于 ICSI。

在非梗阻性和梗阻性无精子症的病例中，精液中没有精子，可以通过睾丸切开或经皮穿刺活检收集精子。这种收集方法是高度有创的，通常是获得 ICSI 精子的最后手段。睾丸切开样本含有大量的红细胞和睾丸组织，因此需要额外的步骤来分离出干净的精子样本。

18.5　收集精子用来做 IVF 和 ICSI

上游法是最古老和最常用的一种精子分离方法。这种精子分离技术主要适用于有正常精子的男性。上游法是基于活动精子从预洗的沉淀物中主动游到上层新鲜的培养基中。上游法的第一步是重复稀释精液样本和离心（2~3 次），从精浆中分离出精子。离心后以悬滴的方式加入培养液以覆盖精子沉淀，或向精子沉淀中直接加入培养液覆盖。如果先打散混匀离心沉淀精子，在加入上游液时必须格外小心，以免与不动精子、碎片和其他细胞类型的细胞混合和污染。

上游法是在缓冲液培养基中将完整或破坏的精子在 37℃下培养 30~60 分钟，使精子从沉淀中游到培养液上层，然后将上层培养液小心吸出，避免吸到下层沉淀，并转移到干净的试管进行进一步分析。这项技术的一个优点是，它分离出了 90% 活动且没有细胞碎片的精子。但缺点是由于精子沉淀和培养基的表面积有限，运动精子的整体回收率较低。此外，这项技术的另一个缺点是重复离心使活动精子与不动精子、细胞碎片和白细胞密切接触，并会产生非常高水平的 ROS，影响随后的精子受精能力。

第二种分离活动精子的常见方法是密度梯度离心法。大多数用于分离精子的密度梯度是不连续的，由 2~3 层组成。用于密度梯度的最常用的材料是具有共价结合硅烷分子的胶体硅，其黏度低，无毒，并被批准用于人类。

在离心过程中，活力高的精子沿着沉积梯度的方向迁移的速度更快，并能够比活力低或无活力的精子更快地穿透这个界面。密度梯度离心得到了一部分干净的活力高的精子。为了去除密度梯度介质经离心沉淀的精子，用培养基清洗，300g 离心 10 分钟，重复 2 次。

使用密度梯度来处理用于 IVF 和 ICSI 的精子具有很多优点，与其他分离技术相比，密度梯度离心法获得的活力高的精子数明显更多。这使得该技术非常适合用于精液参数不理想（如少精子和弱精子症）的患者。密度梯度离心法的另一个优点是获得的精子样本相对纯净，没有细胞碎片和白细胞污染。这一特性明显减少了 ROS 和与其污染相关的问题。

18.6　体外受精

18.6.1　常规体外受精

根据卵母细胞的成熟程度，一般在取卵后 3~6 小时进行常规体外受精（IVF）。可以单个卵母细胞培养，也可以几个卵母细胞共同培养。可以在装有平衡好的培养液的培养皿、四孔板或试管中进行受精，是否覆盖矿物油均可。单个卵母细胞也可以在平衡好的 30~50 μl 的微滴培养液中受精，从而减少受精所需的精子数量。一般来说，精子浓度为每毫升 50 000~100 000 个活动精子。精子浓度过高可导致多精受精率增加（超过一个精子进入一个卵母细胞）。浓度太低可能会降低受精率。

18.6.2 卵胞质内单精子显微注射

卵胞质内单精子注射（ICSI）是将一个精子直接注入卵母细胞的细胞质中。这项技术于 1992 年首次成功应用于人类卵母细胞，并彻底改变了严重男性因素不孕症的治疗方法。通过将精子注入卵母细胞的细胞质中，在不影响受精率的情况下，省略了许多精子加工和发育所需的前期步骤。目前对于 ICSI 的适应证尚有争论。目前的证据支持以下几点因素可以作为 ICSI 的指征。

- 前一次常规 IVF 失败。
- 前一次 IVF 周期中第二次减数分裂卵母细胞受精率＜50%。
- 前一次 IVF 周期中多精受精率高。
- 总活动精子浓度＜ 1000 万 /ml。
- 精子前向活动力差。
- 基于严格标准评价，精子正常形态率＜4%。

18.7 受精情况评估

IVF 或 ICSI 后 15~18 小时进行受精情况评估。在这段时间内，观察卵母细胞是否出现清晰的原核和极体是非常有必要的。正常受精的特征是在卵胞质中出现 2 个原核，一个雄原核和一个雌原核，在卵周间隙出现 2 个极体（图 18-4）。如果是进行常规体外受精，就必须去除颗粒细胞，以便清楚地看到卵母细胞。

异常受精也可能出现一原核合子（1PN）。这样的合子只有一个原核。在卵母细胞发生孤雌激活或精子头不能去浓缩时，就可能观察到有 1 个原核和 2 个极体的合子（1PN）。因为第二个

原核的出现时间可能比第一个原核晚，因此建议在第一次检查后 4 小时左右再次进行观察，以确认是否有 2 个原核。受精失败的表现为没有出现原核和出现 1 个或 2 个可能处于降解过程的极体。

18.8 胚胎评估

胚胎在培养过程中可以每天进行评估和分级。对处于第 3 天（受精后 72 小时）（表 18-1，表 18-2）或处于囊胚期第 5 或第 6 天（表 18-3）的胚胎观察后进行形态学分级，直到胚胎被移植进入子宫。有许多胚胎发育的评分系统。分级标准包括卵裂球的数量、大小、形状、对称性、细胞质性状和细胞质碎片。

值得注意的是，仅通过形态学评估和评分是主观的，不代表其一定是具有最佳发育潜力的胚胎。目前，有许多研究小组在寻找使用非侵入性的生物标志物来预测胚胎的最佳发育潜能和种植潜能。结合形态学和遗传学分析的胚胎评估方式，对未来胚胎的选择具有巨大的潜在优势。

表 18-1　卵裂期胚胎一步法评估系统

评估参数	得分（分）	胚胎分级描述
细胞数目	#	卵裂球总数
卵裂球对称性	1	规则，均等
	2	＜20% 大小不均
	3	20%~50% 大小不均
	4	＞50% 大小不均
碎片	1	＜10% 胚胎碎片
	2	10%~20% 胚胎碎片
	3	20%~50% 胚胎碎片
	4	＞50% 胚胎碎片

示例：评级可以记录为：（细胞数目）C（大小 - 碎片）。因此，一个均等分裂、15% 碎片的 8 细胞胚胎的评分为：8C，1-2

表 18-2　卵裂期胚胎两步法评估系统

胚胎评级	卵裂球数目
A 级	受精后 40 小时，细胞数目 ≥4 个；受精后 64 小时，细胞数目 ≥8 个
B 级	受精后 40 小时，细胞数目 ≥2 个；受精后 64 小时，细胞数目 ≥4 个
C 级	受精后 64 小时，细胞数目 ≥2 个
D 级	最差评级

根据卵裂球不规则情况进行胚胎评分降级

胚胎情况	降级情况
卵裂球没有碎片	不用降级
卵裂球有 ≤ 20% 碎片	降 1 级
卵裂球形态略不规则，且有 ≤ 50% 碎片	降 2 级
卵裂球形态明显不规则，且有 > 50% 碎片	降 3 级

表 18-3　囊胚期胚胎评分系统

评估参数	得分 / 评级	胚胎分级描述
扩张时期	1 分	早期囊胚；囊胚腔小于胚胎总体积的 1/2，胚胎体积稍微或没有扩张，透明带依然很厚
	2 分	囊胚；囊胚腔体积大于胚胎总体积的 1/2，胚胎体积有一些扩张，透明带开始变薄
	3 分	完全扩张期囊胚；囊胚腔完全占据了囊胚的总体积
	4 分	扩张囊胚；囊胚腔总体积大于早期囊胚，透明带非常薄
	5 分	正在孵化的囊胚；滋养层细胞正在从透明带中孵出
	6 分	孵化出的囊胚；囊胚全部从透明带中孵出
内细胞团	A 级	内细胞团明显，容易辨别，细胞数目多，排列紧密
	B 级	细胞数目少，排列松散，有单个存在的细胞
	C 级	细胞数目很少，既不紧密，也不松散，可能比较难区别于滋养层细胞
	D 级	内细胞团细胞出现退化或坏死
	E 级	在任何平面都看不到可识别的内细胞团
滋养细胞层	A 级	滋养细胞层由较多的大小均一的细胞组成，结构致密
	B 级	滋养细胞层由不多的、比较大的细胞组成，结构松散
	C 级	滋养细胞层由稀疏的、可能体积比较大的、扁平的细胞组成，有的细胞甚至表现出退化状态。
	D 级	在任何平面都看不到可识别的滋养层细胞

示例：评分可以记录为：扩张时期，（内细胞团评级，滋养细胞层评级）。因此，一个孵出一部分的拥有较大且致密内细胞团而滋养细胞层稀疏的胚胎可以评为：5A，C

18.9　时差成像技术

胚胎时差成像（time lapse imaging，TLI）技术可作为评估胚胎发育能力的替代方法。这项技术允许胚胎学家在不干扰胚胎培养环境的情况下，在特定的时间点对胚胎进行评级。这种评级方法打开了通过测量各种可量化的形态动力学参数来帮助选择胚胎的大门。2008年，来自斯坦福大学的研究人员首次发现了关于时差成像选择标记的科学依据。他们发现，在第二天即4细胞阶段前3次细胞分裂的时间间隔参数可以预测胚胎发育成囊胚的能力。细胞分裂时间参数是独特的，因为：①细胞分裂形成了一个独特的时间窗，发育良好的囊胚与发育阻滞的胚胎相比，细胞分裂的时间间隔是有区别的；②它们与胚胎潜在的分子健康状况相关，因为基因表达分析显示，细胞分裂时间间隔异常的胚胎具有缺陷的RNA模式。

自从首次确定了囊胚发育的发育标记参数以来，许多研究报道已经确定了大量与胚胎植入潜力相关的参数。胚胎植入的一些阳性预测因素包括胚胎融合的时间、早期囊胚形成的时间和囊胚腔扩张的速度。此外，使用TLI技术已经确定了胚胎植入的阴性预测因素。这些因素包括以下胚胎早期异常卵裂（abnormal cleavage，AC）事件：AC1（受精卵分裂为2个以上的子细胞）和AC2（其中一个子细胞分裂为2个以上的子细胞）。在许多情况下，标准形态评级方法不能检测出AC胚胎，这些胚胎会被选择是进行冷冻还是移植。

尽管TLI技术越来越多地用来选择胚胎进行移植，但在支持其实用性的高质量证据方面仍然存在很大的差距。事实上，第一个随机对照试验旨在通过TLI参数与标准形态学评估对比，以评估TLI参数是否能改善临床结局，但结果并没有显示这些附加参数在妊娠或胚胎植入方面有任何明显的改善。

18.10　辅助孵化

有明显良好发育潜力的胚胎种植失败是IVF最常见的，但仍未解决的问题之一。有学者提出，导致该问题的原因可能是透明带的缺陷；子宫的容受性、胚胎的碎片，冷冻和解冻后发生改变，甚至是培养条件不理想。导致临床引入辅助孵化的一个重要发现是，通过ICSI等显微外科技术受精的胚胎具有较高的植入率。此外，据观察，透明带较薄的胚胎比透明带较厚的胚胎有较高的着床率。也有报道称天然厚透明带，或由于超低温保存或体外培养条件不佳导致透明带硬化可能会干扰（和阻止）自然孵化过程，导致着床失败。

为了解决孵化失败问题，可在卵裂期胚胎的透明带削薄或打孔。有3种不同的辅助孵化方法，分别是机械法、化学法和激光诱导孵化。自1992年以来，旨在促进胚胎脱离透明带的辅助孵化技术已在进行IVF的研究中心使用。辅助孵化的初始指征是患者年龄、透明带厚度、高FSH基础值和多次IVF失败。几项回顾性和前瞻性研究评估了这些案例中的辅助孵化，得出了不同的结果。因此在辅助生殖过程中，在卵裂期胚胎中辅助孵化的临床意义是有很大争议的。

18.11　胚胎植入前遗传学检测

胚胎植入前遗传学检测（PGT）包括针对单基因疾病和易位进行的PGD及针对非整倍体筛查的PGS。PGT是一种非常早期的产前诊断形式，适用于存在遗传风险的患者。从技术上讲，PGT包括显微操作（活检）和配子胚胎的DNA分析。

18.12　胚胎活检

活检显微操作包括透明带机械打孔，以及如果在卵母细胞或受精卵时期活检，则取1个或2个极体；如果在卵裂期胚胎活检，则取1个或2个卵裂球；如果在囊胚期活检，则取5~10个滋养层细胞。随着胚胎培养、囊胚形成和囊胚玻璃化冷冻成功率的提高，越来越多的实验室采用囊胚期活检。根据发育阶段的不同，人类囊胚细胞数可以发育100多个细胞。因此从滋养外胚层对5~10个细胞进行活检不太可能对发育中的胚胎产生不利影响。在囊胚阶段进行活检的优势还包括：①提高囊胚形成率；②预选优质胚胎进行活检；③活检取更多细胞，改进 DNA 扩增效果；④低比率的胚胎嵌合体。

囊胚期滋养层活检，可以在卵裂期胚胎的透明带上打一个小孔，随着胚胎发育和囊胚腔扩张，一部分囊胚细胞将通过透明带的开口孵出，以便于活检。活检时可用玻璃针或激光轻轻获取滋养外胚层细胞。活检后由于透明带的开口囊胚会立即皱缩，在囊胚腔塌陷状态下进行冷冻保存，有助于冷冻保护剂充分渗透于所有细胞。

18.12.1　冷冻保存系统

配子和胚胎的冷冻保存最大限度地提高了 IVF 的效果，同时可防止标本浪费。然而重要的是要认识到，胚胎储存涉及许多伦理问题、宗教问题、法律问题和社会影响。一些国家，如德国、奥地利、瑞士、丹麦和瑞典已经限制或禁止冷冻保存胚胎。目前配子 / 胚胎冷冻保留策略主要有 2 种：慢速冷冻法和玻璃化冷冻法。

18.12.2　慢速冷冻法

慢速冷冻法在渗透性低温保护剂、非渗透性低温保护剂冷却和升温速率方面有所不同，因此很难推广或比较冷冻保存效果。下面以卵裂期胚胎慢速冷冻保存方案为例进行介绍。

在冷冻保存之前按照冷冻标准挑选适宜冷冻的胚胎。用含 12~15mg/ml 蛋白的培养液洗涤胚胎后，将胚胎依次转入含有 1.5mol/L 的丙二醇，以及 1.5mol/L 的丙二醇加 0.1mol/L 的蔗糖的基础培养液中。经过处理的胚胎装入冷冻麦管或冷冻瓶中，装载有胚胎的麦管放入程序冷冻仪冷冻，降温速率从室温开始每分钟下降 2℃，直至达 −6~−4℃，冷却 5 分钟，在此阶段完成植冰，然后以每分钟下降 0.3℃ /min 的速率持续降温，直至降至 −32℃。此时可以将冷冻载体直接投入液氮中储存。

18.12.3　玻璃化冷冻法

玻璃化冷冻法是用高浓度的冷冻保护剂达到玻璃化样固态避免形成冰晶的快速冷却的形式。

冰晶是造成细胞内低温损伤的主要原因。玻璃化样固态保存了液态时正常的分子和离子分布，可以认为是一种极具黏性的低温液体。在这项技术中，卵母细胞或胚胎通过短暂暴露在高浓度的低温保护剂溶液中脱水，再将样品直接放入液氮中。

慢速冷冻法和玻璃化冷冻法在美国均被广泛应用。对于卵母细胞冷冻保存，玻璃化冷冻法似乎优于慢速冷冻法。对于卵裂期的胚胎，这 2 种方法似乎同样有效。对于囊胚阶段的冷冻，玻璃化冷冻法可能会提供更一致的结果，尽管慢速冷冻法效果也非常好。随着不断地研究，这两种技术都会得到优化。

18.12.4　实验室和培养基准备

多年来培养液成分的改进明显影响胚胎质量和妊娠率。所有的 ART 培养基都可以通过商业购买。但在使用之前，必须测试其毒素及其支持胚胎生长和发育的能力。培养基只能在层流罩中打开，并注意在添加蛋白时保持无菌。

有 2 种基本培养基可用于 ART 程序：一种在 CO_2 培养箱外操作配子和胚胎，称为"操作液"；另一种在 CO_2 培养箱中培养，称为"培养液"，这 2 种培养液都由维持早期胚胎代谢所必需的营养物质组成，并保持适当的 pH 和渗透压。蛋白成分如白蛋白或合成血清，必须以 2~15mg/L 的比例添加。

用于胚胎培养的培养基通常用碳酸氢盐缓冲并保存在培养箱中。因为胚胎对 pH 和温度的变化非常敏感，保持培养基 pH 和温度的稳定非常重要。用于胚胎发育的培养基，使用前放入培养箱内平衡 CO_2。建议在培养皿暂时脱离 CO_2 环境时，在培养基上覆盖矿物油，避免液滴蒸发而提高 pH 的稳定性。大气挥发性有机化合物（volatile organic compound，VOC）如果直接暴露在培养基中可能具有胚胎毒性，覆盖矿物油为 VOC 提供了有效的屏障。

18.12.5　培养条件

传统上实验室培养胚胎的大气氧浓度约为 20%，相比之下输卵管和子宫中的大气氧浓度约为 5%。 在动物模型中，高氧浓度增加了活性氧的产生，氧化应激的增加可能对胚胎质量产生不利影响。一些研究表明，在较低氧浓度，约 5% 的培养胚胎可以提高 IVF 和 ICSI 的活产率。此外，迄今为止还没有证据表明在低氧浓度下培养胚胎会增加任何不良后果的风险，如多胎妊娠、流产或先天性畸形。

18.13　监测临床结果

数据分析是维持辅助生殖实验成功的必要部分。例行审查已确定的关键绩效指标（KPI）对于确保实验室正常运行非常重要，更为关键的是，可以发现潜在的问题以便及时纠正。事实上，这是进行数据分析的主要原因。尽早发现可能对实验室产生负面影响的因素，并及时了解纠正措施的目标。

质量保证数据分析最重要的方面是确定关键绩效指标，这将为实验室的运作提供有意义的意见。虽然不同的实验室的 KPI 可能不同，但存在常规评估及标准。其中包括以下内容。

（1）受精率：除了可用于改变刺激方案，还能实时洞察实验室性能的变化。标准 IVF 和 ICSI 的受精率应由胚胎学家通过受精或注射卵母细胞的数据来评估。

（2）第 2 天卵裂：胚胎发育率是胚胎质量的预测指标。第 2 天 4 细胞胚胎的数量是评估培养体系质量的常规指标。

（3）第 3 天胚胎发育：第 3 天的细胞数量让人们对实验室培养系统的性能有更加深入的了解。

沿着正常时间线发育的胚胎应该已经进展到 7~8 细胞阶段。因此，＞7 细胞的 2PN 合子的百分比可作为评估总体胚胎质量的参考。

（4）囊胚形成和胚胎冷冻：跟踪整个囊胚的形成，以及符合最低冷冻标准的囊胚质量，有助于深入了解培养系统的质量。这些参数可以在培养的第 5 天和（或）第 6 天测量。

（5）冷冻存活率：跟踪卵母细胞和胚胎冷冻 / 解冻后细胞存活是冷冻保存技术效率的重要标志。需要注意的是，冷冻存活率可能因组织冷冻阶段及冷冻保存方法（慢速与玻璃化）而异。

（6）妊娠、着床和活产结局：试管婴儿周期的临床结果可能是系统效率的最佳指标，植入率提供了胚胎质量最可靠和最及时的指标。评估每个医师和胚胎学家进行移植的妊娠率至关重要。

18.14　未来的发展方向

在过去的 30 年，辅助生殖技术领域发生了迅速的变化。在辅助生殖技术领域不仅取得了这些进展，而且近年来成功率已趋于稳定，许多新的挑战和改进机会摆在面前。随着减少多胎妊娠的压力越来越大，改善胚胎选择的方法（如种植前遗传学筛查、转录组 / 代谢组学分析和延时成像）变得越来越重要。最后，由于辅助生殖技术领域的这些创新，我们可能会看到所有患者群体向单胚胎移植的更大转变。

致谢：感谢贡献本章前一版的作者 Beth Plante，Gary D. Smith 和 Sandra Ann Carson 博士。

（牛向丽　译，马文红　校）

第 19 章
植入前遗传学诊断和基因筛查

Jason M. Franasiak and Richard T. Scott Jr

19.1 引言

在过去的 35 年，ART 的发展使得应用 IVF 技术治疗的效果得到了明显的提高。目前，IVF 为大多数不孕不育的夫妇提供了最成功且通常最经济有效的方法。

自 1978 年首个试管婴儿诞生以来，该技术的使用率已大幅度提高。IVF 实验室胚胎选择技术的主要目标是区分哪些胚胎具有生殖能力并能发育为一个健康的孩子，而哪些胚胎不能。正是出于选择健康胚胎从而避免终止妊娠的动机，胚胎 PGD 在 1990 年得到了首次应用。

PGD 首次应用于单基因疾病和与性别相关的疾病的测试，其专注于 X 染色体连锁疾病以及 Y 染色体特异重复序列的扩增和检测，并可以选择女性胚胎，因此没有携带疾病的风险。目前，该技术的应用已拓展到常染色体的检测和性染色体上的基因突变以及伴侣任何一方的易位，并能选择不具有基因突变的胚胎进行移植。

PGD 可以成功预测没有遗传病的胚胎，这促使人们尝试将该技术更广泛地应用于所有胚胎，并鉴定出具有染色体正常的胚胎。这种做法后来被称为植入前遗传学筛查（PGS）。这种不断发展的技术源于这样的历史，即只能通过移植多个胚胎来克服无法准确预测哪些胚胎有移植能力的事实。即使是相对保守的 ASRM 胚胎移植指南，也曾建议高龄患者接受 5 次或 5 次以上的胚胎移植。虽然增加移植的胚胎数量提高了分娩率，但多胎妊娠的发生率，包括与单胎分娩相比发病率更高的高阶多胎（3 个以上胚胎）也在以不可接受的水平增长。

胚胎非整倍体会导致人类生殖效率低下这一事实已得到充分证实。事实上，对发育队列中每个胚胎的倍性状态进行评估似乎是直观的，这将允许仅选择整倍体胚胎，并应能改善 IVF 结果。这一前提虽有效，但早期的胚胎非整倍体筛选尝试却在临床上失败了。实际上，用于单个或极少数细胞分子分析的技术缺乏足够的精确度，不具有临床意义。最近，更新和更强大的分子技术的应用克服了一些早期限制，并且随着整个过程的优化，对临床结果产生了有意义的改善。

本章将重点介绍 PGD/PGS 应用的过去、现在和未来，用于获取遗传物质进行分析的技术，以及用于分析的分子策略。

■ 临床案例 1：胚胎植入前遗传学诊断

患者，女，32 岁，G2P1001。在诊所接受胚胎植入前咨询时说，她在第一次妊娠时就诊较晚，出生后发现孩子患有囊性纤维化，他们夫妇希望了解在下一次妊娠时可否选择预防囊性纤维化。

医师要求她进行携带者检测，结果他们夫妇的 *CFTR* 基因都发现了突变。她有 *pN1202K* 突变，而她丈夫有 *pf508del* 突变。利用链接标记和目的基因测序的治疗计划是与单基因遗传学实验室合作设计完成的。

患者接受 IVF，并在第 5 天从营养外胚层获得胚胎遗传物质进行检测，然后进行胚胎玻璃化冷冻。检测显示，她的 6 个胚胎中有 2 个胚胎染色体正常，没有发生可导致囊性纤维化的

pN1202K 突变和 *pf508del* 突变。

在使用雌激素和孕激素保养子宫内膜后，使用正常的囊胚进行单胚胎移植。

■ 临床案例 2：胚胎植入前基因筛查

患者，36 岁，G2P1011，男性因素不孕。3 年前，通过 IVF 成功生育一个孩子。这对夫妇还有 5 个冷冻保存的胚胎，他们想要第 2 个孩子，但不想要双胞胎。妻子接受了单胚胎移植，绒毛取样产前诊断的结果为唐氏综合征。他们决定终止妊娠，并与医师讨论进一步计划，仍希望进行单胚胎移植，但尽量降低再次发生染色体异常妊娠的概率。

患者进入试管婴儿周期，在第 5 天进行胚胎滋养层活检，然后进行胚胎玻璃化冷冻。检测显示，她的 4 个胚胎中有 2 个是染色体正常的。在用雌激素和孕激素保养子宫内膜后，进行单胚胎移植。

19.2 胚胎基因检测的应用

1990 年，植入前基因检测由 Handyside 等人首先提出，他们报告了分别有遗传 X 染色体连锁精神发育迟滞和肾上腺脑白质营养不良风险的两对夫妇。通过对 6~8 个细胞阶段的卵裂球进行 PCR 分析，扩增了可转移到女性胚胎的 Y 染色体特异重复序列。一开始，该研究的目的是在胚胎植入前识别未受影响的胚胎，从而在以后通过绒毛活检术（chorionic villus sampling，CVS）或羊膜穿刺术诊断后无需终止妊娠。

PGD 最初只被应用于一小部分（25%~50%）存在可能性很高的疾病中，但在随后的 15 年里，它的适用范围扩大了许多。低外显率和迟发型的遗传疾病检测变得越来越普遍，测试的疾病清单包括 100 多种疾病，最常见的是囊性纤维化和血红蛋白病。

从那时起，PGD 的应用得到了进一步发展，包括大量性别连锁和常染色体单基因疾病、HLA 分型、易位和非整倍体筛选。值得注意的是，各国对 PGD 的态度存在差异，如德国和瑞士等国对 PGD 绝对禁止，法国、英国、美国、西班牙和丹麦等国对 PGD 的使用不受限制，芬兰和葡萄牙等国仅限于在有特定高风险的情况下使用 PGD。

此外，PGD 的应用环境也在发生变化。在过去，夫妇必须有不良妊娠史，或有明确的家族病史，才能发现要检测的遗传病。现在，扩大的基因携带者筛查正在得到越来越广泛的应用，在某些情况下，可以在夫妇出现表型异常之前检测出遗传异常。

19.2.1 性别相关疾病

最初，PGD 的一个现成的应用是以 X 连锁条件的形式出现的。这种方法之所以理想，有以下几个原因。首先，为了减少不良妊娠史夫妇终止妊娠情况的发生，它允许有 50% 终止妊娠可能性的夫妇进行遗传筛查和植入前遗传诊断。这在一开始最常用 FISH（荧光原位杂交）来完成，因为女性胚胎的鉴定和移植阻断了疾病传播的可能。然而，这在事实上却导致了 50% 的正常男性胚胎被丢弃。随着测序信息越来越容易获得，检测特定的基因，从而不分性别地移植胚胎变得越来越普遍。这一过程允许测试许多 X 连锁疾病，主要包括脆性 X 综合征、杜氏肌营养不良症和血友病。

19.2.2 单基因疾病

随着 PGD 变得越来越普遍，常染色体隐性基因突变成为最常见的检测内容。其中最常见的包括囊性纤维化、β - 地中海贫血、镰状细胞贫血和脊髓性肌萎缩症。常染色体显性遗传性疾病，如 1 型肌强直性营养不良，亨廷顿症和神经纤维瘤病也被广泛使用 PGD 进行筛查。

19.2.3 易位

关于平衡易位的患者的 PGD 进展相当独特。这不属于以前的产前诊断类别，因为不良妊娠的结局与常规 CVS 或羊膜穿刺术检测前的流产有关。1998 年，利用第一极体的 FISH 分析进行了第一例母体易位的 PGD 病例，该病例不需要使用针对每个易位的特定 DNA 探针，随后，也出现了极体（polar body，PB）和卵裂球的报道。

19.2.4　遗传易感性障碍

随着检测变得更加稳健和精密，目标已从原来的减少决定是否终止已知遗传疾病的妊娠，扩大到在绒毛检测和羊膜穿刺检查的产前检测中发现的可能不是终止妊娠明确指征的一些疾病状态，而这些新的疾病包括那些有遗传易感性疾病的人。PGD 有能力选择不具有患病体质的胚胎，从而消除了讨论终止具有不确定表型后果的疾病的必要。

在第一批此类病例系列包括家族性腺瘤性息肉病（familial adenomatous polyposis，FAP）、希佩尔 - 林道综合征（Von Hippel-Lindau disease，VHL）、视网膜母细胞瘤和利 - 弗劳梅尼综合征等高风险患者的 PGD，其由 p53 抑癌基因突变确定。这也适用于稍有争议的情况，例如选择一个不携带已知与阿尔茨海默病相关基因的胚胎。

尽管这一领域仍处于讨论中，但美国生殖医学会（ASRM）成人发病疾病伦理委员会和欧洲人类生殖与胚胎学会（ESHRE）伦理工作组均得出结论：将 PGD 用于治疗迟发性疾病是可行的。

19.2.5　人类白细胞抗原配型

与遗传易感性疾病一样，人类白细胞抗原（HLA）配型的产前诊断尚未成为标准治疗程序的一部分，因为它涉及终止 HLA 不匹配但其他方面健康的妊娠的决定。然而，在 IVF 中，选择一部分胚胎进行胚胎移植是常规处理的一部分，增加 PGD 来确定 HLA 分型更为可取。首例与 HLA 相关的 PGD 案例来自 2001 年一对育有患范科尼贫血（Fanconi anemia）孩子的夫妇，他们对 HLA 分型和范科尼贫血进行了检测，希望产生健康的后代，这些后代也可以作为移植供体。

PGD 在 HLA 匹配方面存在固有局限性。理论上，找到匹配的 HLA 的概率为 25%，但这必须与找到匹配的 HLA 且不携带疾病的胚胎相结合。在此基础上再加上非整倍体筛选，只有12%~15% 的胚胎符合移植条件。

19.2.6　非整倍体筛查

利用 PGD 进行非整倍体筛查最初是为了提升高龄患者妊娠率。对非整倍体的产前诊断被用于降低具有额外的 13、18 或 21 号染色体的胎儿的活产率，而 PGD 的目的是更全面地观察和研究染色体，以利于 IVF 患者做出更好的选择，实现成功孕育。

FISH 最初应用于多种染色体组合。然而，这种方法受限于无法同时筛选所有 24 条染色体。FISH 通常筛选在流产标本中最常见的 7 条染色体（染色体 13、16、18、21、22、X 和 Y），仅分析 1 个或 2 个卵裂球。在 5 项研究染色体筛查对高龄产妇（通常被归类为预后较差）的影响的试验，以及 4 项对预后相对较好的患者的试验中，FISH 筛查均未显示获益。这在一定程度上是由于 FISH 对染色体的检测范围有限，而一个染色体的误差是根据单个位点是否存在推断出来的。

单细胞全基因组扩增（whole genome amplification，WGA）技术的发展使得对全部 24 条染色体进行分析成为可能。使用 WGA 技术的方法有许多，如引物延伸预扩增（primer extension preamplification，PEP）PCR、简并寡核苷酸引物（degenerate oligonucleotide prime，DOP）PCR、多重置换扩增（multiple displacement amplification，MDA）、末端标记，以及最近的多重退火和循环扩增循环（MALBAC）（multiple annealing and looping based amplification cycle，MALBAC）。遗憾的是，目前尚未有文献对各种 WGA 方法进行比较，也没有关于该技术预测价值的临床资料。高质量的随机试验仍有待完成，仍须在不同测试平台的实验与实际的临床结果来证实其研究结论。事实上，WGA 仍然是一个复杂而尚未解决的问题。

利用各种类型 WGA 的平台包括中期比较基因组杂交（metaphase comparative genomic hybridization，mCGH）、阵列 CGH（array CGH，aCGH）、SNP 阵列、寡核苷酸 CGH 和最近出现的下一代测序（NGS）。另外一种方法是实时定量 PCR（quantitative real time，qPCR），它可以

在不需要全基因组扩增的情况下对 24 条染色体进行评估。

这些平台中的每一个在报告的准确性方面都有所不同，基于包括极体和卵母细胞之间的一致性、完成分析所需的时间、能实现及时和新鲜胚胎移植的活检阶段、所需的探针数量，以及最小的可检测不平衡程度等的细胞系预测。此外，每个平台在对评估单个细胞中胚胎非整倍性的能力进行严格验证的程度上有所不同，大多数仍然没有得到充分的验证。

19.2.7 总结

自 1990 年 PGD 问世以来，在全球的利用率有所提高，应用范围也随之扩大。根据美国辅助生殖技术学会（Society for Assisted Reproductive Technology，SART）和欧洲人类生殖学会（European Society of Human Reproduction，ESHRE）的数据，虽然单基因病例继续增加，但 PGD 在美国和欧洲最常用于非整倍体筛查。该现象的一个主要原因是，单基因病例通常需要由初级保健医生转诊，他们可以提醒患有遗传性疾病的患者采用这项技术。然而，根据现有数据，不到 10% 的内科医生愿意与患者讨论 PGD，只有不到 5% 的人最终将其推荐给患者。这些数据表明，PGD 帮助人类战胜疾病负担的潜力才刚刚开始被认识到。

19.3 获取遗传物质

尽管技术的进步不一定带来好处，但目前，还没有任何可靠的方法可以在不去除发育阶段细胞的情况下精确地诊断人类胚胎中的遗传疾病。在考虑进行活检的发展阶段时，手术的安全性和分析结果对实际临床结果的预测价值是重要因素。

目前，PGD 活检可以在 4 个可能的发育阶段中的一个或多个阶段完成：①来自卵母细胞的第一极体；②来自双原核胚胎的第二极体；③卵裂期的卵裂球活检；④囊胚期的滋养外胚层活检。ESHRE 最近的数据表明，约 12% 的活检

是在极体阶段进行的，不到 1% 的活检是在囊胚阶段进行的，其余的活检均是在卵裂阶段进行的。当然，这因项目而异，甚至不同国家的监管也可能对活检的时间有所限制。此外，还有许多技术和临床考虑因素会对这一决定进行指导。

确定获取关键标本后进行分析的最佳时间需要仔细考虑几个因素：①活检的时间安排是否能够准确识别被筛查胚胎的遗传错误？在发育过程中过早筛查可能会漏掉关键错误，这些错误可能会影响胚胎的生殖潜力。②标本中发现的异常是否能准确并一致地预测胚胎中相应的异常？如果胚胎有自我纠正的潜力，那么鉴定活检标本中的不平衡可能导致错误的核型分配，从而可能导致一些正常胚胎被丢弃。③能否以足够快的速度获得样本，以便及时进行胚胎选择？这一参数会影响在筛查同一周期内进行胚胎移植的能力。④最后，活检本身是否会损害胚胎？活检本身的安全性是至关重要的。

19.3.1 极体分析

极体（PB）是一个很有吸引力的目标，因为它们已经从卵母细胞中排出，并最终发生了凋亡。第一极体在受孕前被取出，第二极体在授精和受精后被取出。最初的数据显示，PB 活检并不影响胚胎发育，但最近的研究对其提出了质疑。

比这些问题更重要的是与从 PB 分析中获得的信息的临床意义相关的问题。首先，PB 分析仅检测卵母细胞中的减数分裂中产生的错误。如果对母系遗传性疾病过程进行单基因分析，这是有效的。然而，当涉及非整倍体筛查时，PB 分析已经不能识别占胚胎非整倍性数量的 1/3 男性基因减数分裂中的错误。

分子分析的挑战源于不同类型的减数分裂错误。母体减数分裂错误可能是由姐妹染色单体的不分离（non-disjunction，ND）或过早分离（premature separation of sister chromatid，PSSC）引起的（图 19-1）。传统上认为，绝大多数母体减数分裂错误来自第一次减数分裂中的不分离。事实上，几乎 90% 的第一次减数分裂错误来自PSSC。对于 ND，PB 的相互误差（即第一极体

的增益和第二极体的损失，反之亦然）表明存在不平衡，并会导致非整倍体胚胎。相反，当发生 PSSC 时，相互误差的存在表明第一次减数分裂中的异常在第二次减数分裂中得到纠正，并且该染色体的胚胎将是整倍体。分子分析的难度在于区分 PB 丢失或获得的物质数量。定量 SNP 微阵列等技术可以检测特定染色体的损失或增益，但不能可靠地分辨变化的程度。传统方法，如杂合度分析，可获取的信息量不大，因为 PB 可能包含几乎相同的姐妹同源物。临床上，当 PB 分析返回异常结果时，产生的胚胎将被丢弃。鉴于

PSSC 的高发病率（有 90% 的第一次减数分裂出现错误）和第二次减数分裂中 50% 的自校正率，这导致了极高的临床错误率，并导致大量整倍体胚胎被丢弃，这是令人难以接受的（图 19-2）。

19.3.2　卵裂球活检

胚胎本身的活检最有可能获得捕获非整倍性的机会，这可以在胚泡形成之前的卵裂期或之后的发育期进行。已知从两细胞和四细胞胚胎中移除细胞会减少内细胞团（inner cell mass，ICM），而这是胚胎中胎儿的来源。常用的方法是在第 3

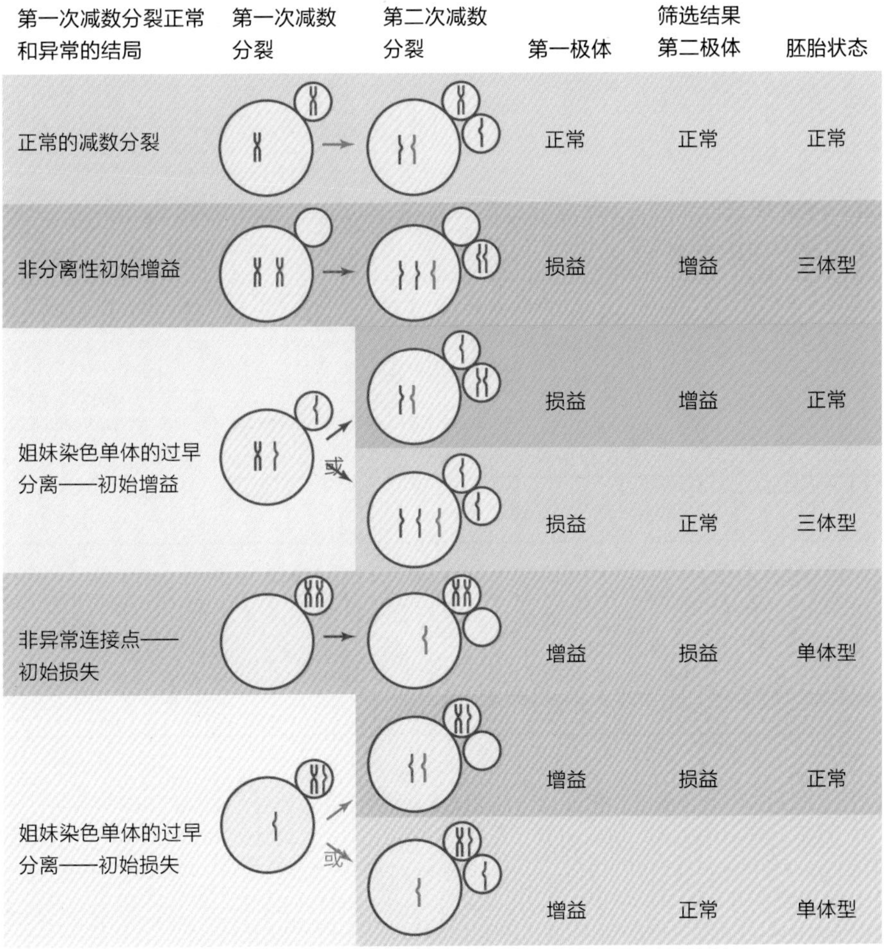

图 19-1　倒数误差和过早分离（PSSC）

本图显示了减数分裂错误类型和极体（PB）筛查结果预测值以及胚胎最终的染色体组成。注意，倒数误差预测非分离后的非整倍体，但对整倍体的预测发生在姐妹染色单体（PSSC）过早分离之后，这使得结果变得不确定。改编自 Scott RT, Upham KM, Forman EJ, et al, 2013. Blastocyst biopsy with comprehensive chromosome screening and fresh embryo transfer significantly increases in vitro fertilization implantation and delivery rates: a randomized controlled trial. Fertility & Sterility, 100(3): 697−703

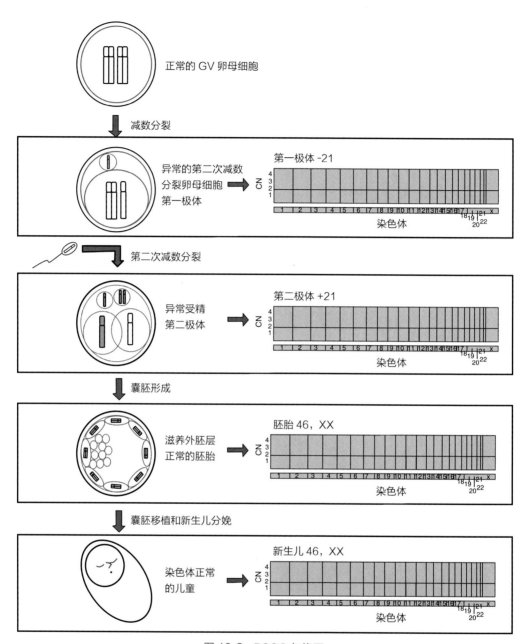

图 19-2　PSSC 与修正

　　数据来自一个进行了第一极体和第二极体分析和随后的胚胎活检的卵母细胞。极体显示出相互误差。假设胚胎是正常的，这代表了姐妹染色单体提前分离，纠正了第二次减数分裂中的第一次减数分裂的错误。胚胎的生殖能力通过生下健康婴儿得到证实。改编自 Scott RT, Upham KM, Forman EJ, et al, 2013. Blastocyst biopsy with comprehensive chromosome screening and fresh embryo transfer significantly increases in vitro fertilization implantation and delivery rates: a randomized controlled trial. Fertility & Sterility, 100(3): 697−703

　　天早上的八细胞阶段对胚胎进行活检。实际上，直到最近，88% 的胚胎 PGD 病例都是在 3 日龄期胚胎上进行的，而在囊胚晚期进行的活检不到 1%。当需要更多细胞时，就会出现更大的问题，许多支持 PGD 的平台就是这种情况。

　　在八细胞阶段活检的安全性是基于这样一个事实，即该阶段的所有细胞都被认为是干细胞，并且细胞的去除不会损害 ICM 的分配。然而，细胞和细胞质在这个阶段都已经被极化，并且所有细胞在形态上都是相同的，因此无法确定哪些细胞会成为胎儿，如果活检更有可能对发育有害。最后，卵裂阶段可用的细胞数量限制了可被安全去除的细胞数量，因而限制了可用于扩增和分析的起始材料。即使去除一个卵裂球也会影响结果，两个卵裂球而对最终胚泡的形成是有害的。

19.3.3　滋养层细胞活检

IVF 过程中胚胎移植前最后的发育阶段是囊胚阶段。此时，囊腔已经开始发育，可以很容易地区分滋养外胚层细胞（将成为羊膜）和 ICM 细胞（将成为胚胎）。在使用胚胎染色体全面筛查技术（comprehensive chromosome screening, CCS）平台时，最多可以提取 5~6 个细胞，这些细胞能可靠地降低因扩增失败而导致的无结果率。最初，滋养外胚层活检被用作 PB 或卵裂球活检后的确认性诊断。

直到最近，还没有 I 类数据评估卵裂期胚胎活检和滋养外胚层囊胚活检的安全性。文献比较这 2 种技术的局限性主要在于对照组的选择。考虑到患者寻求植入前基因诊断的原因多种多样，比较两组患者可能是具有挑战性的。近期，一项双盲、配对、随机试验确定了胚胎活检的影响。该试验既适用于卵裂期胚胎活检，也适用于囊胚期滋养外胚层活检，结果显示卵裂球活检的持续植入率相对降低了 30%。

产生这些结果有以下 3 种可能。第一种可能是，滋养外胚层活检比卵裂期胚胎活检去除的细胞比例要少得多。取自八细胞卵裂期胚胎的 1 个或 2 个卵裂球占胚胎的 12.5%~25%，而取自含有 200~220 个细胞的扩张囊胚的 4~5 个滋养外胚层细胞仅占总细胞的 2%~3%。第二种可能性是，如上所述，滋养外胚层细胞代表胚泡的胚外成分，而被移除的卵裂球的具体命运不能由形态学决定，因此可能代表具有基因激活的细胞，这些细胞注定成为胚胎。第三种可能是，囊胚对机械操作的耐受性要好于卵裂期胚胎。

因此，从扩张的囊胚中提取 4~5 个细胞进行

滋养外胚层活检是从发育中的胚胎中获得细胞的最安全的方法，该胚胎含有将被受孕的完整的母系和父系 DNA。鉴于滋养外胚层染色体补体对 ICM 质量的高度预测性，没有必要进行卵裂球活检。

这里需要注意的是胚胎嵌合体。已知，FISH 在某些情况下高估了真卵裂阶段的嵌合现象，表明其发生率高达 100%。利用 SNP 微阵列的数据分析表明，发生胚胎嵌合现象的概率为 24%~31%。而嵌合率可能是整倍体囊胚移植失败的原因之一。此外，胚胎嵌合现象很可能是使用经过验证的 PGD 平台时造成误诊的主要原因。

19.4　单基因缺陷型 PGD 的治疗策略

PGD 在其起步时期就面临着许多限制。它们主要与极有限的原始材料的扩增和分析样本的保真度有关。它可以通过分析多个区域的 DNA，然后通过连锁分析来克服，也可以通过在受影响的染色体上发现与正常染色体上的每个染色体不同的 SNP 来实现。在分析时，不仅需要利用多重 PCR 反应来寻找突变，还需要寻找应该在附近的连锁标记。在这样做的时候，实验室可能会有几次机会检测到突变的存在。

不幸的是，连锁分析并不总是这么简单。以下是可能影响连锁分析可靠性的一些因素。

（1）可能无法直接将突变基因作为目标。在这种情况下，建议使用额外的连锁标记。

（2）存在重组的可能。重组发生在减数分裂 I 期间，此时 DNA 在染色体之间交换。如果重组点位于该标记和突变之间，那么该标记将被移动到正常的染色体上。在这种情况下，分析化验可能会得到很好的执行，但仍可能预测错误的临床结果。有一些方法可以将重组影响筛查结果有效性的风险降到最低：①选择尽可能接近突变的标记。越接近突变，它们之间发生重组事件的可能性就越小。②理想情况下，标志物应是内源性的，表现出高度的杂合性，并提供稳定的高质量扩增。③理想情况下的基因外标记应该在突变的 1MB 以内。④总共使用 4 个标记，其中 2 个标

记在突变的上游，2 个标记在突变的下游。因此，如果发生等位基因脱扣（allele drop-out，ADO），但与其他 3 个结果一致，仍然可以确诊。如果只使用 1 个标记，特别是在那些没有直接评估突变的情况下，任何差异都会导致不确定的结果。⑤重组将通过更近端和远端标记之间的差异来反映。这种现象应该很少见（约 1%）。如果在一个队列中有几个胚胎的解释结果是重组的，可能需要重新谨慎地评估筛选策略或这些标记的扩增的保真度。

单基因缺陷 PGD 的替代策略

更经济高效的下一代测序平台的广泛应用可能会影响单基因缺陷 PGD。最近的一项研究表明，能够通过缺陷区域进行测序，提供定性和定量信息。这将在功能上提供更多的标记，测序的深度似乎有意义地提高了这些分析的精度。通过适当的扩增策略，它还可能允许同时进行非整倍体筛查，这将有助于减少胚胎移植数量，同时降低损失率，并改善结果。由于这一说法尚未得到验证，所以还有很多工作要做。

19.5 非整倍体 PGS 的应对策略

扩增是对这些样品进行分子分析的关键步骤。在单个细胞中约有 6pg 的 DNA。因此，平均五个细胞的滋养外胚层活检将提供约 30pg 的 DNA。能够进行拷贝数分析的技术需要大量的 DNA 才能获得结果：通常是几百纳克甚至更多。这需要以相对统一的方式对 DNA 进行 10 万倍（甚至更多倍）的扩增。

许多技术采用全基因组扩增。虽然其有可以扩增整个基因组的优点，但通常无法实现均匀的获取，并且在基因组的不同部分的可能变化多达数千倍。通过评估大量不同位点的染色体，然后进行统计平滑处理，可以克服这一缺点。或者，可以使用针对每个染色体上特定位点的靶向方法，这可以实现更均匀的获取，但仍然各不相同，并且需要进行一定程度的统计平滑。SNP 微阵列和 CGH 相关技术需要全基因组扩增。相反，qPCR

是通过靶向扩增特定位点来完成的，并且可以利用其中任何一种进行下一代测序（NGS）。

对可用技术进行比较的一个指标是执行测试所需的时间。这对于实时 IVF 的应用具有重要意义。通常，胚胎在取卵的同一周期进行移植，即所谓的新鲜胚胎移植。如果各种情况不允许新鲜胚胎移植，胚胎就必须接受冷冻，并推迟移植，这就是所谓的冷冻移植。如前所述，活检在扩张的囊胚上进行的效果最佳。那么这为做出诊断并在该周期中转移胚胎只留下了不到 24 小时的时间。如果诊断时间长于 24 小时，则必须使用慢速冷冻方法或玻璃化（vitrification）方法冷冻胚胎，然后在诊断后解冻并在单独的周期中移植。在新鲜胚胎移植无法及时获得结果的情况下，现代玻璃化技术在新鲜或冷冻周期中会产生等效的妊娠结局。

传统的中期 CGH 至少需要 72 小时才能产生结果。还有更短的 mCGH 方案，但即使是这些方案也需要长达 24 小时才能完成整个过程，并且结果可能无法及时用于新的移植。因此，aCGH 是一个具有吸引力的替代方案，结果的产生只需要 12 小时，而且具有更大的通量。SNP阵列也被用于及时对卵裂球进行 CCS，以便进行新的移植，并且结果的产生也是只需要 12 小时。最后，qPCR 结果可以在短短 4 小时内得到，这使得可以在扩张的囊胚中分析滋养外胚层细胞后进行新鲜的胚胎移植。因此，只有 qPCR 分析才能安全地对第 5 天的囊胚进行组织活检，并及时在第 6 天早期进行新的移植。

因此，由于能够相对快速地得出结果，DNA 阵列技术以 aCGH 和 SNP 阵列的形式被广泛应用于 CCS。这 2 个平台有 2 个主要的对比属性。首先是 24 条染色体上 DNA 碱基探针的数量。虽然精度不能完全与探头数量相关，但分辨率，即 CCS 中区分整倍体和非整倍体的能力，差异很大。例如，广泛使用的 aCGH 平台 BlueGnome（Illumina，USA）使用细菌人工染色体（bacterial artificial chromosome，BAC）阵列，拥有分布在 24 条染色体上的 2000~5000 个 DNA 探针。相比之下，Agilent（USA）使用 180 000

个寡核苷酸探针，Affymetrix（USA）的 SNP 阵列包含 262 000~370 000 个探针。

除了分辨率的差异，aCGH 和 SNP 阵列对每个染色体的拷贝数的分配方式也不同。aCGH 是通过将活检 DNA 与对照 DNA 混合，分析红色（样本）和绿色（对照）荧光的比值来分配拷贝数。Affymetrix SNP 阵列使用单一的颜色系统，其中荧光团仅与活检的 DNA 样本杂交，然后进行信号强度的计算比较，以分离对照 DNA 杂交阵列。aCGH 的优势是在相同的实验室条件下，在相同的时间范围内比较对照样品。SNP 阵列的优势是可以将样本 DNA 与几个对照样本进行比较，而不仅仅是比较一个对照样本，这样就可以更好地对对照样本中的自然不一致性进行统计及平滑处理。此外，用于分配复制基因数的范例差异会影响平台从测试中收集进一步信息的能力。例如，SNP 阵列允许仅从 SNP 阵列数据中确定亲本的单体和三体的亲本起源。此外，单亲等二体的出现虽然比较罕见，但已通过杂合性丧失分

析利用 SNP 阵列得到了证实。最后，来自 SNP 阵列数据的 DNA 指纹图谱为临床医生提供了防止因样品被污染而造成的误诊，也可用于在多次胚胎移植的情况下跟踪哪些胚胎被植入，从而用于研究和临床目的的筛查。阵列 CGH 平台无法提供这些附加信息点。

临床影响

从直观上看，PGS 可以改善大龄患者的预后是合乎逻辑的。非整倍体率与母亲年龄密切相关（图 19-3）。此外，非整倍体的复杂性随着年龄增长而增加（图 19-4）。平台是准确可靠的，并具有已知的阳性预测值，这一事实并不表明应用该技术可以改善临床结果。前瞻性、随机选择研究是验证的最后一步。最近获得的 Ⅰ 类数据表明，利用 qPCR 进行 CCS（已与 SNP 阵列交叉验证），对加强胚胎选择有明显意义，并最终提高了植入率和分娩率。事实上，在这项研究中，滋养外胚层活检和 CCS 组的持续植入率为 66.4%，而

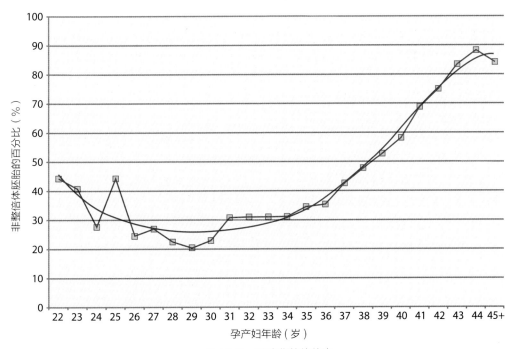

图 19-3　胚胎非整倍体率

临床试管授精非整倍体筛查 15 169 个胚胎的非整倍体率与母体年龄的关系。改编自 Franasiak JM, Forman EJ, Hong KH, et al, 2014. The nature of aneuploidy with increasing age of the female partner: a review of 15,169 consecutive trophectoderm biopsies evaluated with comprehensive chromosomal screening. Fertility & Sterility, 101(3):656−663

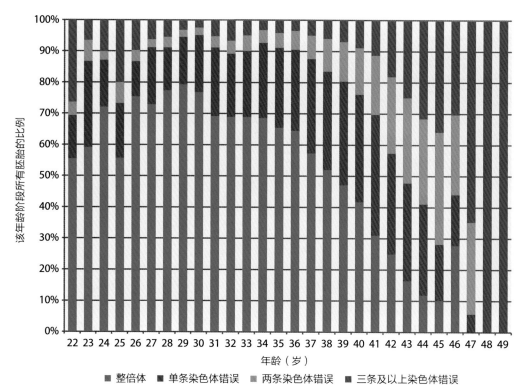

图 19-4　非整倍体与年龄的复杂关系

对 15 169 个胚胎的母亲年龄和非整倍体筛查结果的性质进行比较。数据为胚胎中包含一条染色体、两条染色体或三条及以上染色体的整倍体或非整倍体的比例。改编自 Handyside AH, Harton GL, Mariani B, et al, 2010. Karyomapping: a universal method for genome wide analysis of genetic disease based on mapping crossovers between parental haplotypes. Journal of Medical Genetics, 47(10):651−658

对照组为 47.9%。随后的 I 类数据证明，经 CCS 筛选的单胚胎移植与未经筛选的双胚胎移植在消除双胎妊娠上的效果相同。遗憾的是，并非所有用于 CCS 的平台都经过了严格的验证。但乐观的是，许多不足之处已经得到解决，后续的工作也有望缓解这一担忧，这些改善避免了使用这些平台后发生与 FISH 类似的事情，这一点至关重要。

19.6　结论

过去几十年中，植入前遗传学诊断不断发展，并以多种形式存在。在过去十年中，它被用作提高胚胎选择效率的机制，并且通过 IVF 改善妊娠结局的频率已经大大增加。单基因的情况的利用率也在持续增长；然而，这项技术仍然未得到充分的利用。

（陈一君　译，谢丹尼　校）

Michelle G. Park and Keith B. Isaacson

第 20 章

宫腔镜治疗宫腔疾病：息肉切除术、肌瘤切除术、子宫内膜消融、宫腔粘连分离术及子宫纵隔切除术

20.1　引言

在宫腔疾病中，宫腔镜是一种微创、安全及准确度较高的诊疗方法。宫腔镜经阴道，通过子宫颈进入宫腔，使用膨宫介质扩大宫腔后观察子宫内膜和输卵管开口。术中可取标本进行病理检查，并可在宫腔镜监视下进行手术治疗。

随着宫腔镜技术的不断进步，如今无论是在门诊还是在手术室，妇科医师都可以方便地使用宫腔镜，它已成为治疗子宫肌瘤、子宫内膜息肉、宫腔粘连、先天性子宫畸形和子宫内膜消融等不可或缺的器械。

在过去，许多只能在手术室进行的宫腔镜手术，现在也可以在门诊进行，通常不需要局部麻醉或全身麻醉，也不需要使用窥器，这种检查程序对患者来说，耐受性很好，并可以尽快恢复正常活动。

■ 临床案例

患者，女，29 岁，月经周期正常，量多，既往有 3 次自然流产史，末次妊娠为 3 个月前清宫术之后出现持续性阴道出血。患者自述为易孕体质，初诊时三维超声检查显示子宫纵隔向宫颈内口方向延伸 2/3。右侧子宫角呈现子宫内膜增厚回声，考虑为陈旧性妊娠残留组织。左侧可见一个大小为 2.0cm 的 Ⅲ 型子宫黏膜下肌瘤。

在门诊初诊时，使用直径为 5.5mm 的连续灌注宫腔镜系统作为首选检查器械，常规使用生理盐水作为膨宫介质，阴道内插入内镜（不需要窥器或宫颈钳）。在宫腔镜引导下逐一清除右侧子宫角处残留的妊娠组织，再用 5Fr 剪刀切除子宫纵隔，Ⅲ 型子宫黏膜下肌瘤不予以处理。

这个案例证明了超声联合宫腔镜在门诊治疗中的应用价值。清宫术操作可能是在患者的非妊娠侧的子宫角，她早期的自然流产可能是由于子宫纵隔、子宫肌瘤或其他不明原因。因为她还年轻，所以鼓励她在子宫纵隔切除术后 8 周，待创面修复后再次试孕，如果再次发现流产，将考虑行子宫黏膜下肌瘤切除术。

20.2　适应证

最常见的宫腔镜检查适应证是异常子宫出血和不孕。尽管 HSG 与现代超声检查对宫内病变敏感，但诊断性宫腔镜仍是检查宫颈管和宫腔的金标准工具。目前，关于宫腔的初步评价，仍存在 2 种观点，许多临床医师利用子宫输卵管造影，经阴道超声检查，超声子宫造影进行初步评估。然而，妇科医师可以在检查室或门诊，在轻度麻醉或不麻醉的情况下通过使用诊断性宫腔镜对宫内病灶进行定向的局部活检，并对宫内病变进行治疗，包括子宫内膜息肉、黏膜下平滑肌瘤、子宫纵隔、宫腔粘连。

20.3 宫腔镜基本设备

20.3.1 宫腔镜的类型

直至目前，所有的宫腔镜都采用一种光学系统，该系统包括将光线输送到宫腔，并反射图像回到目镜或摄像装置。最常用的系统是硬性宫腔镜，其尖端有一个物镜，其镜面与水平面呈 0°、12°、25° 或 30°。其他系统包括光纤诊断单通道软性宫腔镜和数字化摄影双通道软性宫腔镜。所有类型宫腔镜都包括至少一条用于膨宫液流入的管道，连续灌注宫腔镜系统包含第 2 个通道，用于膨宫介质的反流及手术器械的放置。由于 CCD 和 CMOS 相机芯片的微小化及价格更为便宜，新的宫腔镜系统在鞘管内置入了操作杆，并设计了 LED 灯。这一设计避免了对光源系统的需求，并且可以通过 USB 端口直接投影图像，从而进行可视化和图像捕获。

电切镜属于连续灌注流动系统，可以置入手术器械，以及各种形状的单极电极和双极电极。电切镜的直径通常在 7~10mm。该配置通常在手术室使用。所有的电切镜都有一个棒透镜系统，用于光线传送和图像输出。

自从本著作第 2 版出版以来，宫腔病变切除系统除了有适合切除子宫内膜息肉的小尺寸宫腔镜设计（外径为 6.5mm），还有更适合切除子宫黏膜下肌瘤的更大、更稳健的宫腔镜设计。其中有一款电切刀结合了双极电凝和机械式操作，但大多数电切刀都是纯机械式操作。这项技术的造价通常远高于 RF 电切系统，不过这种状态也有可能以后会发生改变。宫腔镜下切除子宫肌瘤的缺点是不能很轻易地取出肌壁内的瘤体。

20.3.2 膨宫介质

子宫腔属于中空器官，必须用气体或流体介质膨宫，以观察子宫内膜及子宫内三维病理形态。每种膨宫介质都有它各自的优缺点。

20.3.3 低黏度液体

低黏度液体是现在最常用的膨宫介质，因为它既适用于诊断性宫腔镜，也适用于手术性宫腔镜。该膨宫介质相对便宜，使用风险也相对较低。它可以是等渗的电解质液体，也可以是低渗或等渗的非电解质介质。

除了必须使用单极电凝的电外科，等渗的电解质液体适用于所有宫腔镜手术。常用的膨宫液体为 0.9% 氯化钠溶液和乳酸林格溶液。单极电凝手术（例如电切镜）需要非电解质介质。

当灌注电解质溶液（如生理盐水）达 2500ml 时，手术应当终止。如果液体灌注太多，患者可能需要进行利尿治疗。

使用单极电切镜时需要低渗性非电解质液体，有几种类型可供选择。最常用的液体是 5% 甘露醇、3% 山梨糖醇和 1.5% 甘氨酸。5% 甘露醇是等渗的，理论上可以降低过量甘露醇引起的脑水肿的风险。无电解质的膨宫液的过度吸收可导致低钠血症及可能出现危及生命的并发症。每 1L 无电解质的溶液吸收入血将导致钠离子的浓度降低 10mg/ml。

当子宫内已灌注 1000L 非电解质溶液时，应终止手术，并考虑使用利尿剂，密切监测电解质。膨宫前 20~30 分钟于宫颈处注射 3~4ml 血管升压素稀释液（每 10U 加入 200ml 生理盐水）可减少术中宫腔内出血。

20.3.4 二氧化碳

现在使用二氧化碳进行膨宫的已越来越少，它仅适用于诊断。

20.3.5 右旋糖酐 -70

另一种可优先选择的膨宫液是右旋糖酐 -70，将右旋糖酐 -70 溶解于 10% 的葡萄糖溶液，配成浓度为 32% 的溶液，用于宫腔镜术中膨宫，对子宫内疾病进行治疗。糖浆样稠度的非电解质溶液均可用于诊断性及手术性宫腔镜，但是因为它的过敏反应和高渗性相关问题，如肺水肿发生率较高，现在已经很少将它作为膨宫介质。

20.3.6 诊断性宫腔镜

诊断性宫腔镜检查用于检查宫腔。患者需要在使用性激素抑制剂后或选择在月经周期的内膜增殖期进行手术，以此能更清晰地检查子宫内情况。诊断性宫腔镜可在诊断室进行也可以在手术室进行，主要由患者在手术过程中所体验的不适程度来决定。

通常诊断性宫腔镜可以在诊断室进行，不需要任何镇痛或麻醉。通常纤细的硬镜及软镜直径均<4mm，可以在患者不太舒适的情况下进入。如果患者明显感到不舒服，需要口服镇痛药，如果有必要进行宫颈扩张，也可以进行宫颈旁浸润麻醉。

在直视下缓慢置入宫腔镜很重要，这样就不会产生假窦道，以此避免子宫穿孔。为了更好地控制进入宫颈管的过程，有些患者需在手术前软化宫颈，米索前列醇是最常用于软化宫颈的药物。当宫颈有狭窄时才在术前 8~12 小时于阴道给予米索前列醇（200~400 μg），或术前 12~24 小时口服米索前列醇（400 μg）。因为常规使用会因宫颈过度软化导致难以持续维持膨宫状态。

如果患者已经处于围绝经期，米索前列醇只能通过阴道使用雌激素才能起作用。一旦宫腔镜进入宫腔，找到标志性定位是至关重要的。宫腔镜插入后应全面检查宫颈管内膜、子宫下段、宫腔内膜及输卵管开口。彻底的检查非常有必要，以免遗漏病理情况。特别是宫颈内及子宫下段肌瘤很容易因宫腔镜插入速度过快而漏诊。

20.3.7　手术性宫腔镜

用于手术操作的宫腔镜直径更大，需要在术前进行宫颈扩张，因此手术性宫腔镜主要在手术室经镇静、全身麻醉或局部麻醉后进行。

20.3.8　并发症

据报道，与宫腔镜手术相关的并发症总发生率为 2.7%。宫腔镜手术的并发症包括子宫穿孔、大出血、空气栓塞、肺水肿、使用电极时继发于热损伤的盆腔器损伤、液体过度渗入血管、重要的血管损伤、子宫内瘢痕形成及感染。由于所治疗的疾病和所使用的设备不同，发生宫腔镜手术并发症的概率也不同，这些并发症的发生概率取决于所进行的手术类型。例如，子宫穿孔更多的

可能是发生在严重 Asherman 综合征的分离过程中；液体超负荷更多的可能是在行子宫肌瘤剥除术时，需要在子宫深肌层做切口，显露子宫静脉窦后发生。

20.3.9　门诊宫腔镜检查

门诊宫腔镜诊断是评估宫腔病变的金标准工具。虽然它已经有 20 多年的历史，最近随着技术的改进，以及医保补贴政策的完善，门诊宫腔镜检查变得更为普遍，并且患者免于进手术室和进行全身麻醉。此外，随着门诊宫腔镜检查技术的进一步完善，如输卵管绝育手术，提高了设备商及患者对这一工具的认识。患者普遍能够接受非麻醉或只口服少量镇痛药及在局部麻醉下进行手术。

在门诊进行任何宫腔镜操作时，临床医师必须特别注意宫腔镜检查可能发生的并发症，利用有限的资源处理并发症。门诊宫腔镜是一种可代替日间手术的有效方法。一项研究抽取了 40 例需要切除子宫内膜息肉的女性进行随机分配，分别行门诊宫腔镜或日间宫腔镜检查。结果证明行门诊宫腔镜的患者较日间宫腔镜手术所经历的过程更短，疼痛更小，速度更快，术后镇痛时间更短。95% 行门诊宫腔镜检查的女性表示如果息肉复发，她们愿意再次进行门诊宫腔镜复查，82% 做过日间宫腔镜检查的患者表示如果息肉复发，她们下次想尝试门诊宫腔镜复查。这些研究都已证明，与日间宫腔镜相比，门诊宫腔镜具有更高的安全性，并且明显降低成本。此外，患者因为可以避免麻醉，她们能够很好地依从门诊宫腔镜检查。基于这些益处，在设备缺乏的地方，建议临床医师引进设备，开展门诊宫腔镜来帮助患者。

20.3.10　设备

门诊宫腔镜有 2 种类型，一种是硬镜，一种是软镜。一般来说，门诊宫腔镜的直径范围是 3~5mm。直径为 8~10mm 的宫腔镜于手术室应用，因为术前需要进行宫颈扩张，这对患者来说会非常不舒服。当进行诊断性宫腔镜检查时，宫腔镜

可不需要带鞘进入，以尽量减小宫腔镜的直径，降低宫腔镜对宫颈管的损伤。外径为 2.7~5mm，镜面呈 0°、15° 或 30° 的硬性宫腔镜均适合做诊断性宫腔镜。

如果宫颈管过度曲折或子宫曲度过大，那么软镜优于硬镜，软镜更具优势的地方是它们的远端可以从 0° 到 110° 偏转，并随子宫内轴的自然路径弯曲。如果计划在门诊进行宫腔镜手术，必须使用宫腔镜外鞘，使宫腔镜的直径增加至 4~5mm，用于要安装器械并为膨宫提供液体灌注及流出的通道。灌注对于适度的膨宫至关重要，流出通道用于冲洗积血和内膜碎片，从而提高视野清晰度。

门诊宫腔镜标配手术器械包括冷剪、活检杯和抓钳。随着技术的进步，目前门诊宫腔镜检查也可使用双极电极。这些 5Fr 电极外径足够小，可通过任何 5mm 标准操作口，此外它们是双极电极，所以使用含有电解质膨宫液时电极末端产生的能量不会向外传导。

20.3.11　传统门诊宫腔镜技术

使用窥器先观察子宫颈，采用宫颈钳钳夹宫颈后牵拉使颈管伸直。尽管这种方法可能在遇到置镜困难的患者时是必要的，但绝大多数患者可以不使用窥器和宫颈钳直接用宫腔镜穿过阴道。Bettocchi 等已经证实，这项技术十分成功，可减少患者的痛苦。有了这项技术，宫腔镜就可以通过灌注在阴道内的膨宫液。阴道壁被膨开后，临床医师就可以顺着阴道的方向推进宫腔镜直接观察，而不会损伤阴道壁，进而完成子宫内疾病的治疗。

宫腔镜沿着阴道后壁上行直达宫颈后穹隆，然后轻轻向后压并向上倾斜，直到看到宫颈口，然后将宫腔镜置入宫颈口，在低流量膨宫后宫颈管扩张，宫腔镜直视下沿着宫颈管的自然通道进入宫腔，这样可最小程度地减少对周围组织的损伤。除非是宫颈管狭窄，否则这个操作只会带给患者一些很小的不适，在大多数情况下无须镇痛或麻醉。

20.3.12　疼痛管理

在适度的镇痛处理后 90%~95% 的门诊宫腔镜手术能够成功的。尤其是在开展阴道镜技术以后，许多患者能耐受在不使用任何镇痛药或麻醉剂的情况下进行宫腔镜检查。然而，如果患者曾经历过宫腔镜引起的明显不适时，临床医师应配备镇痛措施，以便于宫腔镜检查可以顺利完成。

20.3.13　非甾体抗炎药和抗焦虑药

患者可以在术前 1~2 小时服用非甾体抗炎药（NSAID）进行预处理，这样在手术前就可以进行预防疼痛的管理，患者可以在到达医院之前口服，也可以在到达医院后以肌内注射酮铬酸的形式预处理，还可以使用抗焦虑药来让患者平静，劳拉西泮是首选镇静药物。

20.3.14　局部镇痛

宫颈使用利多卡因喷雾剂 30mg、50mg 或 100mg，待宫颈管麻醉后再插入宫腔镜，已被证实能减少血管迷走神经反应；25mg 利多卡因乳膏和 25mg 普鲁卡因用于宫颈，也显示出同样的效果。但目前还没有很多研究支持这种镇痛的方法。然而，根据目前的数据，局部镇痛是减少患者不适的合理选择。

20.3.15　宫颈旁阻滞麻醉

如果需要宫颈扩张，应进行宫颈旁阻滞，以减少患者的不适。在大多数研究中，颈旁阻滞是在 3 点、5 点、7 点、9 点位置用 22 号脊柱针注射甲哌卡因或利多卡因，一些研究表明，两组之间的疼痛评分没有明显差异。而其他研究表明，疼痛总体上有统计学意义上的下降。在一项研究中，患者被随机分为利多卡因组和生理盐水组。利多卡因组在插入宫颈镜时疼痛有所改善，但患者认为宫颈注射和宫腔镜手术一样疼痛。经宫颈和宫颈管阻滞的有效性尚未被证实。医师必须根据患者的体重及过敏症状来了解施行宫颈旁阻滞时所用的最大局部麻醉药剂量。应制订相应的规范来预防、识别和处理这类事件。

20.3.16　镇静

镇静就是减少患者的意识，同时保持自主的呼吸。因为麻醉剂的作用可能不可预测，必须监测患者的生命体征。用于镇静的典型药物有芬太尼、异丙酚和咪达唑仑。也可以使用止吐剂来对抗麻醉药引起的肠胃不适。

美国妇产科医师协会列出了一些要求，为了在门诊环境中安全地进行镇静处理，门诊诊断室必须满足这些要求。必须持续监测患者的血氧情况，最常用的监测工具是脉搏血氧仪。对给予深度镇静后，还应通过直接观察、听诊或二氧化碳分压来监测呼吸功能的恢复。每 5 分钟测量一次心电图、血压、心率，以及用脉搏容积描记图来监测患者的循环功能。在进行镇静时麻醉师或麻醉科护士必须在场监测。有麻醉处方权的妇科医师也可以对患者进行镇静处理。然而，他们必须确保有专业人员在场，他们主要的职责是监测和照顾患者。临床医师也必须获得 ACLS、PALS 或 BLS 认证，并且必须是手术完成后有充足的空余时间监护患者直至患者病情稳定出院。

镇静处理时，呼吸抑制是一个重要的问题，门诊必须有处理呼吸抑制引起并发症时所需要的所有设备。必须有吸氧源，以及负压吸引器、复苏设备（包括一个起搏器）和紧急药物，这些设备必须根据制造商的规格进行维护和测试。如果达不到要求，则不推荐镇静疗法。

20.3.17　患者的分诊

在决定患者是否进行宫腔镜检查时，必须考虑几个因素。首先，必须详细记录患者的病史。这是最重要的，患者应筛查是否合并有影响到她对宫腔镜耐受力的疾病，如患者有重度的严重的焦虑症史，则应考虑日间手术进行宫腔镜检查。

关于在门诊进行安全的治疗，临床医师应该考虑患者的耐受能力，并警惕可能发生的并发症。适用范围包括诊断性宫腔镜、子宫内膜活检、宫腔粘连分离、小息肉、输卵管梗阻、全子宫内膜消融。因为它们过程比较短，这样患者就容易耐

受，并且发生并发症的风险很低。

任何需要长时间（＞15 分钟）操作的方法均不建议在门诊进行。为了让患者舒适，在手术室操作更为合适。肌瘤或宫颈内口上大于 1cm 的息肉、广泛的宫腔粘连分离术及大纵隔切除术在手术室进行更为适宜和安全。

20.4　并发症

20.4.1　过度水化综合征

不管使用何种类型的膨宫液，都可能会发生并发症。无论是哪种膨宫液，并发症都可能是因为液体流量超负荷，明显增加液体血管内渗透而发生，发生率约为 0.2%。为了防止这种情况发生，在保证术野清晰的前提下，将膨宫压力尽可能维持低水平。应配备辅助人员协助临床医师进行手术和监护。密切关注膨宫液不足，一旦出现液体快速内渗的情况，则应终止手术。临床医师尤其要注意宫腔粘连分离、子宫肌瘤剔除及子宫纵隔切除及其他可能打开静脉窦通道并增强血管内灌注的手术。

对于含电解质的等渗溶液，在门诊手术室操作时灌注量不应超过 1000~1500ml。如果超过了，应该终止操作并对患者进行心电监护。在门诊治疗时不使用无电解质的膨宫介质。然而，在大多数情况下，门诊手术应该是相对快速的，灌注量不应该接近最大阈值。

考虑到门诊的急救配置有限，当灌注液体量接近临界值的时候应停止宫腔镜检查。因此，如果预计手术时间较长，最好安排在手术室进行，这样即便灌注液体用量增加，患者也可以得到严密的检测。

20.4.2　穿孔

宫腔镜检查最常见的并发症是子宫穿孔，发生率为 14.2/1000，这与美国妇科腹腔镜医师协会于 1993 年得出的结论一致。这些穿孔通常发生在扩宫时，以及在宫腔镜手术过程当中，可看到子宫下段及子宫底穿孔。在大多数情况下，不需要治疗。但是，如当有侧方穿孔经过大血管，

发生腹腔内出血症状时，患者需要转移并立即进行腹腔镜探查，修复穿孔部位。使用电外科设备处理子宫穿孔，也需要进行紧急手术评估。热损伤通常发生在医师正在从处理部位处移除电极而不是贴向组织时。此外，粘连松解及纵隔切除术较其他宫腔镜手术发生子宫穿孔的概率更高。因此，医师在门诊实施这些手术时应特别谨慎。

20.4.3　血管迷走神经反射

血管迷走神经反射在门诊子宫镜检查中并不少见。一项研究表明，在门诊接受无镇痛宫腔镜检查的患者中，血管迷走神经反射的发生率为0.72%。选择直径较小的宫腔镜和镇痛处理可减少血管迷走神经反射发生的观点已被证实。血管迷走神经反射过程通常一开始出现头晕、恶心、出汗、心动过缓和（或）脸色苍白的表现。如果患者发生这些症状，手术应终止。患者应采取仰卧位，并抬高下肢。严密监测患者的生命体征，必要时给予静脉输液。在大多数情况下，患者通过这些干预措施可迅速好转。如果患者曾在治疗过程中发生过迷走神经反射，可在本次治疗前肌内注射阿托品 0.4mg。

20.4.4　出血

大部分宫腔镜检查中的出血是具有自限性的，然而也有可能遇到持续出血。这可见于宫颈扩张时宫颈撕裂、子宫穿孔或子宫肌层的血管被横断。例如，当医师在行肌瘤切除术或纵隔切除术的时候会遇到这样的情况。如果发生持续性出血，电凝通常无效。首先要处理的应该是将一根 Foley 导管置入宫腔内，注入 15~30ml 的无菌水溶液，以填塞的方式止血。尽管采取了这些措施，但还是可能会持续出血，那么就要转移至手术室进行探查。

20.4.5　宫腔镜下子宫内膜息肉切除术

有症状的内膜息肉通常表现为异常子宫出血、性交后出血、慢性阴道分泌物异常或痛经。异常子宫出血的症状包括经间期点滴出血和月经量过多。已有充分的证据表明子宫内膜息肉会降低生育能力，所以切除内膜息肉会增加妊娠概率。

显然，伴有临床症状的子宫内膜息肉应予以切除。然而，切除无症状的息肉也很重要，特别是绝经后女性。虽然绝大多数子宫内膜息肉是良性的，但约有 2% 的子宫内膜息肉会发生癌变和增生，并与子宫内膜其他部位的恶性肿瘤相关。在一项对 1400 多例子宫内膜息肉患者的研究中，27 例内膜息肉患者发现子宫内膜癌（1.8%），其中除 1 例患者以外，其余患者都发生在绝经后，其中 26% 是无症状的。

20.4.6　技术

息肉通常可以在宫腔镜下用剪刀切除，并通过宫颈管完整地取出，体积较大及蒂部较粗的息肉通常需要用切除镜将组织切片后分次取出。近来，宫腔镜下机械式刨削器越来越多地用于子宫内膜息肉及肌瘤切除。有各种各样的粉碎器可供选择，每一种都是通过插入金属圆筒的切割刀片，利用机电驱动进行切割，并通过负压抽吸装置将息肉吸入圆筒，然后通过流出通道收集切除的组织。

在上述用于切除息肉的各种方法中，没有研究比较说明哪种方法更为安全有效。如果使用一次性器械，手术的成本会明显增加，医师应在综合考虑成本、安全性及疗效后，决定使用何种方法。

20.4.7　宫腔镜肌瘤切除术

一般有症状的肌瘤患者会出现异常子宫出血（如月经过多）、不孕症、下腹疼痛或下坠感。在确定切除肌瘤的最佳手术入路时，重要的是确定肌瘤与宫腔的位置关系。欧洲宫腔镜学会根据肌瘤侵入子宫内膜及肌层的程度，将肌瘤分为不同类型（表 20-1）。

20.4.8　分类

0 型肌瘤有蒂，瘤体完全位于宫腔内（图20-1）。Ⅰ型肌瘤为"无蒂"，瘤体肌壁内侵犯<50%（图 20-2）。Ⅱ型肌瘤部分位于宫腔，>50% 位于肌壁内，其中包括由内膜下一直延伸

表 20-1　宫腔镜及超声子宫造影对子宫肌瘤的分类系统

宫腔镜类型	超声子宫造影	表现
0 型	1 级	1 类带蒂肌瘤，肌瘤全部位于子宫腔内
Ⅰ 型	2 级	2 类无蒂肌瘤，肌壁内侵犯 < 50%
Ⅱ 型	3 级	3 类黏膜下肌瘤，肌壁内侵犯 > 50%

至浆膜下的肌壁间肌瘤，宫腔镜下可见轻微隆起。

　　这个系统最初是为了在宫腔镜下为子宫肌瘤分型而设计的，但这种方法有很大的局限性。在宫腔镜的检查中，由于膨宫压力的存在，肌瘤会被挤压至肌间，从而影响瘤体在宫腔内的显露。因此术前需要超声检查来准确判断肌瘤的数量和肌瘤侵犯肌层的深度，也可通过 MRI 进行检查。

20.4.9　手术方法

　　在术前评估子宫肌瘤的大小、数量、位置及肌壁内侵犯范围对于手术成功与否是很重要的。这些特征预示了医师在这次手术中是否能完全切除肌瘤的可能性。大多数情况下，如果是大的Ⅱ型肌瘤，手术通常会因过度灌注液吸收而提前终止。

　　手术的难度和患者的风险与肌瘤侵入子宫肌层深度及肌瘤的大小有关。带蒂的 0 型子宫肌瘤直径可达 3cm，通常可以很轻易通过宫腔镜切除。更大的有蒂的 0 型肌瘤（> 3cm）及Ⅰ型（2 类）子宫肌瘤也可以通过宫腔镜检查。然而，由于时间的增加及切除过程中肌层静脉窦的开放，过度水化综合征的风险随之增加。此外，受宫腔空间局限，无法很好地膨宫，较大的肌瘤能见度较差，宫腔内堆积大量肌瘤碎块。通常，较大的不能完全一次性切除的肌瘤需要进行 2 次或 2 次以上的手术。只有经验相当丰富的宫腔镜医师才会尝试在宫腔镜下切除 ≥5cm 的宫腔内肌瘤。

　　同样，Ⅱ型（3 类）肌瘤只能由高年资的宫腔镜医师来完成，他们更擅于患者沟通，来选择腹腔镜或开腹手术入路，在宫腔镜下切除Ⅱ型肌瘤，也更容易液体内渗及子宫穿孔，一般需要 2 次或 2 次以上的手术才能完全切除。

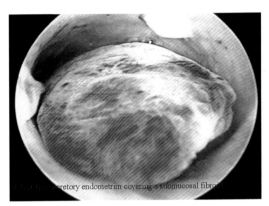

图 20-1　0 型肌瘤的宫腔镜图

经许可，转载自 Bradley LD, 2007.Diagnostic and operative hysteroscopy: polypectomy, myomectomy, and endometrial ablation//Falcone T, Hurd WW. Clinical reproductive medicine and surgery. Mosby: Elsevier

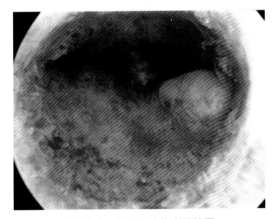

图 20-2　Ⅰ型肌瘤的宫腔镜图

经许可，转载自 Bradley LD, 2007.Diagnostic and operative hysteroscopy: polypectomy, myomectomy, and endometrial ablation//Falcone T, Hurd WW. Clinical reproductive medicine and surgery. Mosby: Elsevier

　　当患者宫腔内有多个肌瘤时，会因"Ⅱ期"的手术操作而受益，每次只切除一侧子宫壁的肌瘤。这是为了降低子宫内壁创面贴合致宫腔粘连的风险。

20.4.10　技术

有各种各样的技术可去除有蒂的及黏膜下的肌瘤，包括撕脱、剪刀、单极或双极电切环、粉碎和激光蒸发。然而宫腔镜下用电切环仍是最常用的方法。切除肌瘤的技术将在本部分讨论。

当采用单极电切环电切时，电流设置为60~80W，并需要适当大小的接地垫。对于纤维性、致密性或钙化肌瘤，调高设置是必要的。当使用双极电切时，它能自动调整电流大小至默认设置。

处理黏膜下肌瘤时，在清晰的视野下电切环前进至瘤体后方，当电切瘤体组织时回拉向操作者，就会形成小的、新月形的子宫肌瘤"碎片"或碎块。瘤体呈漩涡状的纤维外观，与底部的软肌层结构明显不同。纤维组织应被完整地切除，直到达下方的肌层边界。然而，如果肌层破裂，就会导致出血增多及膨宫液内渗，切除时应保留肌瘤的假包膜，不要切开肌层。如果保留假包膜，几乎不会发生子宫穿孔。

肌瘤碎块可以自由漂浮，但是如果影响到视野，可以利用息肉钳、科林钳、负压吸引头或电切环在直视下将其取出。所有自由漂浮的组织碎片应取出并进行组织学检查。清除所有游离组织可以避免后期组织对阴道的挤压、阴道恶臭、组织黏附及感染。

在整个过程中，在保证视野清晰的状态下是可以将子宫内压力间歇性地降低到30mmHg或30mmHg以下，膨宫压力迅速降低将有助于肌瘤从肌层的包膜内释放，由此肌瘤可能会出现体积增大，因为更多的瘤体组织凸向宫腔，并可以更完整地被切除。由于宫腔压力过高，在进行宫腔镜检查时可能出现假阴性的征象，"消失现象"指的是子宫内膜息肉或肌瘤变平，导致进行宫腔镜检查时呈假阴性的结果。这种现象是可以通过降低宫内压力和重新检查宫腔来避免的。一般情况下，在保证视野的情况下膨宫液体流量设置为最低流量，这使肌瘤向宫腔突出，可最大限度地减少不必要的液体吸收。

20.4.11　术中超声

对于宫腔镜术中难以确定界限的子宫肌瘤剔除，术中超声引导是非常有用的。通过超声检查可以动态观察子宫肌壁，还可以应用宫腔镜进行检查。因此，宫腔镜医师可能知道患者什么时候会有穿破子宫壁的危险。这项附加检查可避免在宫腔镜下过度切除组织。

20.4.12　生育力保存

如患者有生育要求，应避免过度切除子宫肌。子宫腔粘连综合征可能发生在大面积内膜覆盖的无蒂子宫肌瘤。对于多发性子宫肌瘤患者，尤其是子宫壁上有肌瘤者，可分次切除，以尽量减少宫腔粘连的发生和发展。

20.4.13　并发症

宫腔镜下子宫肌瘤切除术的并发症包括子宫穿孔、出血、感染及液体静脉渗透。子宫穿孔最常发生于用钝性扩条进行扩宫时。这些患者可能在康复室观察稳定后被送回家。

宫腔镜子宫肌瘤切除后大出血是罕见的。大量的出血通常是继发于肌层出血，当出血量过多时，可能会用容积为$25cm^3$的导管气囊填塞宫腔4~12小时，即可控制出血。

20.4.14　子宫内膜消融

子宫内膜消融术作为治疗子宫出血性疾病的一种小型外科手术，适用于月经量多，非手术治疗无效，且不再渴望生育的女性。每年约有20万名女性接受子宫内膜消融术。与子宫切除术相比，子宫内膜消融术具有以下优点：当患者非手术治疗失败时，可以避免并发症和大手术后的长时间恢复。然而，随着时间的推移，出血的症状易复发。接受子宫内膜消融术的女性有高达35%会在手术后5年接受子宫切除术。子宫内膜消融只适合于那些愿意接受正常月经、少量月经或周期性出血而不是以闭经作为目的的女性。只有40%的子宫内膜消融术后女性发生闭经。

20.4.15　子宫内膜消融技术

子宫内膜脱落的方法有很多。第一代宫腔镜技术包括电外科激光消融、子宫内膜切除术及电外科滚球消融。第二代宫腔镜技术也称为"全局"法，与第一代宫腔镜技术的不同之处在于它不需要使用切除镜进行消融。宫腔镜只是这个系统的其中一部分。

20.4.16　第一代宫腔镜子宫内膜消融

子宫内膜消融是模仿 Asherman 综合征的生理作用，最终导致子宫内膜严重瘢痕化和继发性闭经。

DeCherney 和 Polan 于 1983 年首次报道了使用电切镜进行子宫内膜切除术。该技术采用单极电凝，并在低渗性非电解质膨宫介质中进行。该技术是宫腔镜滚轮子宫内膜消融术的先驱，已成为所有新兴子宫内膜消融技术比较的"金标准"。这些技术都会破坏子宫内膜基底层，旨在导致月经量减少或闭经。

20.4.17　第一代宫腔镜子宫内膜消融手术技巧

宫腔镜下子宫内膜消融术的一般概念为彻底损毁子宫内膜的功能层及基底层。基于这一点，患者需要住院，并且在子宫内膜的增殖早期进行治疗。否则要使用激素来使增厚的子宫内膜变薄才能增加消融治疗的成功率。激素的抑制也有清除宫腔内多余的积血和组织的作用，可让视野变得更加清晰。选择抑制子宫内膜的激素包括使用亮丙瑞林，术前 4~8 周口服达那唑、避孕药或孕酮片。采用吸宫术及刮宫术来进行消融手术前准备也曾有过成功的报道。

20.4.18　血管升压素

血管升压素是用于降低液体血管内吸收、液体负荷过量及术中出血风险的。取其稀释溶液（10U + 50ml 生理盐水）5ml 在子宫颈 3 点、6 点、9 点和 12 点钟方向注射，可使动脉平滑肌和子宫肌层收缩 20~45 分钟。但血管升压素的这一作用并未获得美国 FDA 批准，并且不能用于高血压患者。

20.4.19　技术：滚球式子宫内膜消融

以下几种不同种类和形状的电极均可用于宫腔镜下子宫内膜消融术，包括球状、桶状、椭圆球状及大口径环状。大多数外科医师使用 3mm 的滚筒式子宫内膜消融器，目的是可完整破坏整个子宫内膜至子宫下段及双侧宫角部。采用 90° 电切环进行子宫内膜切除术是目前比较常见的内膜消融方式，进行系统的手术计划可以保证最佳的临床治疗结果。

在手术开始之前，宫腔镜下能清楚地描绘出宫腔内的所有标志点，当检查完宫腔的全貌之后，医师就应了解是否存在之前从未被发现的病变。如果发现了一些微小病变，则用环形电极进行定向活检，标记后进行病理检查。

一旦医师确定好所有的标志点，就开始对子宫下段进行环行烧灼，以标记子宫内膜消融的最下限位置，避免宫颈管内烧灼，以减少宫颈管狭窄风险，宫颈管狭窄可导致周期性下腹疼痛、痛经，严重时可致宫腔积血，在确定子宫下段的界限并在周围电凝后，首先是对宫角及宫底区域进行治疗。

利用滚球电极推进至宫底，然后直接利用"触摸技巧"推向宫角。必须牢记，子宫肌最薄的部位在宫角，须格外小心，避免向前施加压力，这可能导致穿孔。最具挑战性的部位是宫底部，因为滚球不能真正地滚动到底部。第一步应该解决宫底，然后切除后壁，再切除侧壁及前壁，传统的技术是直接与组织接触，1/2 的滚球埋在子宫内膜与肌层交界。当滚球电极向医师方向移动时才能激活电极，以此避免穿孔。用滚球导致子宫穿孔会增加子宫外脏器的电灼伤风险。滚球需要间歇地进行清洗，以及清理内膜碎片，以保证最佳的视野。

用钢丝电切环做子宫内膜切除术遵循同样的原则。这个电切环直径一般达 3~4mm。回路在进入子宫内膜表层以下被埋起来进入肌层水平。使用 60~80W 的切割电流，在直视下，将电极环从宫底推向子宫下段，因此子宫内膜与肌层交界处被刮掉，形成"新月"组织碎片。

在子宫内膜消融手术结束后，降低膨宫压力，确定出血点，再进行电凝处理。

20.4.20　结论

大多数接受子宫内膜消融术治疗的患者对她们的治疗结果都感到满意，至少 90% 的患者会有症状改善。然而，5%~10% 的患者最终可能需要进行额外的干预，如重复消融或子宫切除术。

宫腔镜子宫内膜消融术是一种患者术后能快速恢复工作，并发症少，且多在门诊进行的手术。20%~60% 的患者在子宫内膜滚球消融术后发生闭经，65%~70% 的患者宫腔会变形，5%~10% 会手术失败。约 35% 的患者可接受子宫内膜消融的后续手术。月经紊乱的女性接受适当的术前咨询后可能会觉得这种治疗很有吸引力。

20.4.21　第二代子宫内膜消融设备

第二代子宫内膜消融即"整体"子宫内膜消融术指的是很少或不需要宫腔镜的器械来破坏整个子宫内膜。目前，美国 FDA 批准的第二代设备，在美国使用的有宫内球囊、热盐水冲洗、冷冻技术、双极射频和微波治疗。

第二代子宫内膜消融设备的优点是手术时间短，同时保留了与传统滚球消融术相似的预后效果。然而，这些第二代设备治疗子宫内病变的程度非常有限甚至根本没有。基于这个原因，对于经常使用消融设备的临床医师来说很重要的一点就是要熟练掌握宫腔镜操作，这样他们就可以在进行消融手术之前处理任何宫腔镜下可能遇到的子宫内病变。

20.4.22　子宫内膜消融的并发症

当利用热能的时候，其危害最大，最常见的并发症是子宫穿孔，并且对周围内脏造成热损伤。这种穿孔需要立即进行腹腔镜检查，以确定是否对盆腔器官造成热损伤。对于肠道的热损伤，如果不能修复，可能导致肠壁破坏，肠内容物溢出。当这种情况发生时，通常会导致广泛的盆腔感染，可能会进展到弥散性血管内凝血。其他并发症包括流动热盐水引起的皮肤灼伤、单极电凝直接接触引起的阴道壁灼伤、冷冻疗法引起的不必要的膀胱或肠道热损伤。

20.4.23　宫腔粘连（宫腔粘连综合征）分离术

最常见的宫腔粘连发生于产后或流产后。遗憾的是，在这些关键时期，通常没有办法避免这种并发症。例如，当患者出现产后出血，需要清宫术时（诊断性刮宫）止血。宫腔粘连早发现早诊断是各种宫腔手术，刮宫术或自然流产后关注的重点。这是因为宫腔粘连的早期呈膜状，且薄，易于分离。

据报道，在选定的一组女性中，尤其是在因稽留流产或不完全流产而刮宫的患者中，子宫腔粘连综合征的发病率是 17%，但文献报道发病率高达 30%，但其中大多数患者的严重程度较轻。此外，高风险女性，如产后进行刮宫手术的女性，这一比例可能更高。

20.4.24　病理生理学

任何破坏子宫内膜的操作都可能导致宫腔内前后的粘连，预测宫腔粘连的关键因素是妊娠子宫。妊娠期子宫的变化是子宫壁软化，导致在手术操作过程中蜕膜基底肌大面积裸露。基底层是至关重要的，因为它是子宫内膜的再生层。

20.5　宫腔粘连分类

20.5.1　分类

宫腔粘连可根据子宫受累的程度来分类。轻度粘连为粘连范围涉及不到 1/4 的宫腔，粘连程度薄且呈膜状，宫底及双侧输卵管开口处粘连较少或无粘连。中度粘连为粘连范围涉及 1/4~3/4 的宫腔，但不伴有肌壁内聚，输卵管口及宫底仅部分封闭。重度粘连即粘连范围超过 3/4 的宫腔，并伴有子宫壁的内聚粘连或输卵管口和子宫上段的致密封闭。March 分类系统简单易用，但它并不预测预后（表 20-2）。

表 20-2 宫腔粘连分级系统 [a]

分级	表现
轻度	小于宫腔 1/4 范围受累 膜性粘连 宫底及输卵管开口可见粘连
中度	宫腔的 1/4~3/4 受累 子宫壁无内聚，仅有粘连 宫腔上段及输卵管开口部分闭塞
重度	超过 3/4 宫腔受累 子宫壁粘连带肥厚 子宫上段及开口完全闭锁

注：a. 改编自 March CM, Israel R, March AD, 1978. Hysteroscopic management of intrauterine adhesions. American Journal of Obstetrics & Gynecology, 130(6): 653-657

20.5.2 美国生殖医学分类

根据 1988 年美国生殖医学（ASRM）（即以前的美国生育学会）分类系统，宫腔粘连先后分为 3 个阶段，直至宫腔完全封闭（表 20-2）。ASRM 分类系统采用子宫输卵管造影及宫腔镜对宫腔粘连进行直接和间接的分度，粘连位置被认为是生殖预后的重要因素，大多数的胚胎着床位于宫腔的底部，宫角部粘连可造成输卵管梗阻。

此外，与 March 分级系统不同的是，在 ASRM 分级系统，通过月经量来评估子宫内膜的纤维化或硬化程度（表 20-3）。

20.5.3 临床表现

宫腔粘连最常见的临床表现是月经紊乱和（或）内分泌紊乱（不孕症和复发性流产）。如果妊娠，可能会发生早产或胎盘异常，如前置胎盘或胎盘植入。月经紊乱最常见的表现是闭经或月经量减少，但偶见于月经量多的女性。

最常见的单一症状是不孕症，占报告病例的 43%。第二常见的症状是闭经，占 37%。异常胎盘发生率虽然在宫腔粘连女性中增高，但在宫腔粘连的女性中是最不常见的。

20.6 诊断

20.6.1 超声

超声子宫图采用经阴道动态超声图可提高宫腔粘连的诊断。生理盐水作为均匀的，无回声的造影剂能更好地显示宫腔，比单独经阴道超声检查更有效。Alborzi 等发表了与腹腔镜检查、宫腔镜检查相比，评估宫腔超声检查准确性最大系列研究，是诊断的金标准。这项前瞻性研究纳入

表 20-3 美国生育学会宫腔粘连分级系统 [a]

粘连范围	<1/3 1 分	1/3~2/3 2 分	>2/3 4 分
粘连类型	膜性	膜性且致密	致密
	1 分	2 分	4 分
月经量改变	正常	量少	闭经
	0 分	2 分	4 分
预后		造影 [b] 评分	宫腔镜评分
阶段 I（轻度）	1~4 分	—	—
阶段 II（中度）	5~8 分	—	—
阶段 III（重度）	9~12 分	—	—

注：a. 经许可，转载自 The American Fertility Society, 1988. The American Fertility Society classifications of adnexal adhesions, distal tubal occlusion, tubal occlusion secondary to tubal ligation, tubal pregnancies, müllerian anomalies and intrauterine adhesions. Fertility & Sterility, 49(6): 944；b. 所有粘连都应该是致密的

了 86 例不孕女性。该研究表明，超声子宫图对于子宫腔粘连综合征具有较高的准确性。超声子宫图诊断准确性的敏感度高于子宫输卵管造影，敏感度为 76.8%，特异度为 100%，阳性预测值为 100%，阴性预测值为 97.7%。

在月经周期的卵泡晚期或黄体的早期阶段经阴道超声检查，由于子宫内膜足够厚，可以比肌层表现出更强的回声，而不会因子宫内膜太厚而掩盖中线回声。相比月经干净后厚度 <3mm 的子宫内膜，典型的三层内膜线能更好地将子宫缺损区的影像表现出来。宫腔粘连的典型表现是基底层间无回声区呈现局灶性、高回声、不规则、索状结构，使可子宫内膜继续性中断。这些宫腔内的超声图可在 2~6mm 和（或）位置上有一些差异。

20.6.2　宫腔镜检查

宫腔镜是诊断宫腔粘连的金标准，优于超声和子宫输卵管造影，特别是在假阳性率方面。超声和子宫输卵造影有较高的假阳性率。宫腔镜的另一个优点是能够评估宫腔粘连的情况，并根据位置、形状、大小和性质对其进行分类。

20.7　宫腔粘连的手术治疗

20.7.1　宫腔镜手术

宫腔镜不仅是一种检查宫腔粘连的精准工具，还是治疗宫腔粘连的主要手段，当宫腔镜检查发现粘连程度是中度至重度或输卵管开口闭塞时需要粘连松解。轻度粘连的手术必要性尚存争议，但如果其他不孕或反复妊娠丢失的原因都已被排除或纠正，但患者仍经历持续的生殖助孕失败，则应考虑手术治疗。

基本的技术包括锐性及钝性分离粘连。一台成功的宫腔粘连分离手术可以通过使用尖锐的半硬性剪刀剪开、电切和（或）激光来完成，一些医师使用电切法，然而它的缺点是可能会对子宫内膜造成热损伤。

分离粘连从宫腔下段开始，向上分离，直到看到宫腔全景和输卵管开口。粘连分离的起始点

是在宫颈内口。维持足够的膨宫压力是成功分离宫腔粘连的关键；膨宫压力对瘢痕组织起牵拉作用，以此可更有效地剪除粘连。如果合并有严重病变，可经腹部超声引导，对全面防止窦道产生或子宫穿孔非常有帮助。

20.7.2　术后辅助治疗

尽管手术技术的发展取得了进步，但与这些手术的不良后果相关的基本问题也还存在，如不能治疗广泛或严重的粘连，以及缺乏预防术后粘连复发的有效方法。高剂量雌激素预防粘连复发仍有广泛的争议，目前尚无相关专家共识。推荐的方案为：结合雌激素 0.625~1.25mg，每天 2 次，或雌二醇 2mg/d，每天 2 次，连续 25 天，后 12 天加服孕酮 10mg/d。

另一种方法是术后子宫内放置 15~20ml 的儿科导尿管支架，或是专门设计的子宫充气球囊支架（Cook OB/GYN，Spencer，Indiana），放置 7~10 天，以防止子宫内壁贴合。

还有一种方法是在多发性子宫肌瘤切除术后的 7~14 天进行宫腔镜检查，以评估宫腔有无粘连，早期发现宫腔粘连呈膜状，宫腔镜下容易分离。在某些情况下，可能需要每 7~10 天进行宫腔镜检查，直至看到子宫内膜再生并处理膜性粘连。如果进行手术的时间太迟，粘连可能会发展成致密性，需要再次宫腔镜检查来分离粘连。

20.7.3　并发症

宫腔镜下宫腔粘连分离术的并发症包括所有宫腔镜手术存在的风险。宫腔粘连分离手术发生风险最高的并发症是子宫穿孔，术后感染的风险一般是 1.42%，但是比起包括纵隔切除在内的其他宫腔镜手术来说，早期子宫内膜炎在粘连分离以后发生的风险是最大的。

20.7.4　预后

手术成功与否可以通过复查宫腔镜及影像学检查，或仅通过有无撤退性出血来评估子宫内膜是否充分再生。成功妊娠也是衡量治疗是否成功的一个参数和标准，这似乎与宫腔粘连的严重程

度相关。

许多系列研究报道了宫腔镜治疗宫腔粘连的结果，然而目前还缺乏随机临床试验研究结果。宫腔粘连引起的反复妊娠丢失（24 例）和不孕症（16 例）共 40 例的报道显示，轻中度粘连的手术效果良好。根据 March 分类系统，在 40 例女性患者中，轻度粘连 10 例，中度粘连 20 例，重度粘连 10 例，宫腔镜下使用剪刀或单极电凝切除粘连，预防性使用抗生素，术后放置 Foley 管，并给予雌激素。所有反复妊娠丢失的女性患者都是在分离粘连后成功受孕的，71% 的妊娠女性发生足月产或早产，且胎儿存活。在不孕症女性患者中，妊娠率为 62%，活产率为 37.5%。在轻度和中度宫腔粘连的女性患者中宫腔复粘连的情况罕见，为 0~10%。然而，60% 的重度粘连女性患者出现复粘连，且严重粘连的女性患者无一例妊娠。据报道，在重度粘连的女性患者中，有一例发生了子宫穿孔。

Valle 和 Sciarra 回顾了 81 例不孕患者，报道了轻度、中度及重度粘连的患者足月妊娠率分别为 81%、66% 及 15%。在这些反复妊娠丢失的患者当中，轻度、中度和重度宫腔粘连的患者足月妊娠率分别为 94%、89% 和 65%。文献中较为统一且明确的是，对于宫腔内严重粘连的患者，即使宫腔镜分离粘连后，生殖预后仍较差。严重粘连的复发率为 48.9%，分离后再次粘连的概率降至 35%。

在平均 39.2 个月（±4.5 个月）的随访时间内，宫腔粘连松解术后总活产率为 43.5%。根据粘连分度，Ⅰ、Ⅱ、Ⅲ度的活产率分别为 33.3%、44.4% 和 46.7%，自然受孕的女性活产率为 61.9%，而体外受精的女性活产率为 28%。无论是使用冷刀切除，还是双极电凝系统分离粘连，自然受孕的女性妊娠率都相似，这些女性的平均受孕时间为 12.2 个月，所有的妊娠均在粘连分离后的 2 年内完成。

妊娠并发症发生率增加，早产率为 50%，20 例患者中有 2 例因胎盘异常（胎盘植入）行子宫切除术。此外，Zikopoulos 等回顾了现有的关于宫腔镜下宫腔粘连分离术后妊娠女性分娩率的文献，一系列专业技术被用于该项学术研究，他们列举了在过去 10 年发表的 7 项研究，在这 7 项研究中，总共报道了 126 名女性患者，总分娩率为 38.1%（48/126）。

Pabuccu 等称反复妊娠丢失女性的成功率最高，分娩率为 70.8%。相比之下，不孕女性的分娩率为 37.5%。整体的分娩率与 1988 年 Siegler 和 Valle 报道相当。此外，Pabuccu 等还回顾了包括 775 名受试者的一系列研究，其中有 302 人（38.9%）足月分娩。

虽然宫腔镜是诊断和治疗宫腔粘连的主要手段。但还是要强调，对于妊娠子宫不能过度处理，以免发生宫腔粘连。轻中度粘连分离后生殖预后改善，但重度粘连的预后非常差。

20.8 纵隔子宫

20.8.1 病因

副中肾管融合不全，会产生纵隔子宫，纵隔子宫的病因有待进一步阐明。关于家系的散发病例报道表明存在家庭聚集，但没有明确的遗传因素表明与子宫纵隔的发生有关。一般来说，约 92% 的先天性子宫畸形女性的核型正常，为 46，XX，约 8% 的女性核型异常。在一些罕见情况下，子宫发育早期暴露于辐射、感染，如风疹病毒和致畸剂（己烯雌酚、沙利度胺），被认为是导致子宫畸形的原因之一。

20.8.2 分类

对于副中肾管异常已有许多分类系统。然而，1988 年 ASRM 提出的分类体系最常用来描述或定义副中肾管的缺陷。该分类系统将子宫异常分为 6 种主要的子宫解剖类型，在这个分类系统中，纵隔子宫是 V 级异常，是 ASRM 分类系统所描述的垂直融合缺陷之一。完全纵隔子宫为 Va 级，而不完全纵隔子宫为 Vb 级。

纵隔子宫的特征是子宫底外轮廓是平的，但有 2 个宫腔。从范围或程度来看，纵隔子宫可以是一个小纵隔，或因纵隔完全未吸收导致的完全子宫纵隔，一直纵向延伸至阴道形成阴道纵隔。

20.8.3 发病率

有报道称，副中肾管或子宫发育异常的发生率在 0.5%~6%。在生殖预后差的女性中发病率最高。由 Acien 报道的一系列副中肾管发育缺陷的总发生率在有正常生育史的女性中为 5%，在不孕症女性中为 3%，在早孕期发生反复妊娠丢失的女性中发生率是 5%~10%。在早孕晚期、中孕早期或晚孕期早产的妊娠女性中，有超过 25% 的女性发生反复妊娠丢失。子宫发育畸形的发生率由高到低依次是双角子宫、弓状子宫、不完全纵隔子宫、完全纵隔子宫及单角子宫。双角子宫、不完全纵隔子宫及完全纵隔子宫占所有子宫畸形的 74%。

在反复妊娠丢失的女性中，纵隔子宫与双角子宫鉴别不清晰。这通常归因于旧的手术资料，通常不能明确区分开纵隔及双角子宫。在一项样本量最大的对反复妊娠丢失研究中，腹腔镜或超声子宫图评估发现纵隔子宫的反复妊娠丢失率高于双角子宫。纵隔子宫是反复妊娠丢失患者最常见的一种子宫畸形。

20.8.4 妊娠并发症及病理生理学

纵隔子宫女性的主要表现不是妊娠能力下降（不孕），而是子宫很难维持妊娠。此外，纵隔子宫因增加了妊娠早期和晚期流产，以及产科并发症的风险及发生率，进而损害了正常的生殖功能。

纵隔子宫妊娠并发症的发病机制尚未完全阐明。但最被广泛接受的理论依据包括纤维性子宫纵隔血管稀少，以及子宫肌与内膜血管关系的改变，从而对胎盘产生负面影响。

纵隔组织主要由无血管的纤维肌性组织构成，因此有学者提出附着在纵隔上的内膜对雌激素反应较差，导致不规则分化和雌激素饱和。在这种血管化不良的纤维隔膜上植入会导致植入异常、胚胎发育不良和流产。

20.8.5 诊断

诊断子宫发育异常的子宫成像技术，包括子宫输卵管造影、经阴道超声（无论是否使用三维或四维超声技术）、子宫超声造影及 MRI。

20.8.6 子宫输卵管造影

子宫输卵管造影（HSG）是一种初步评估宫腔的有效方法。HSG 简单、安全，相对无创，在 X 线透视引导下操作，使宫腔可视化，但在区分纵隔子宫宫腔和双角宫腔时有局限性。因此，HSG 的局限性是需要进一步评估宫腔。

20.8.7 超声

二维超声和宫腔超声造影（SHG）也可以用于诊断疑似副中肾管发育异常的女性。二维超声和 SHG 相对于 HSG 的诊断准确性见表 20-4。然而，诊断纵隔子宫最好的方法是三维超声扫描。一项研究包括 61 例患有反复妊娠丢失或不孕的患者，研究对象分别接受子宫输卵管造影、二维超声及三维超声。研究结果表明，三维超声检查对诊断弓形子宫及主要的先天畸形具有优势。它能更清晰地显示子宫腔和子宫肌层，使得诊断纵隔子宫变得更为容易。

表 20-4 子宫输卵管造影、阴道子宫超声和超声子宫造影的敏感度、特异度、阳性预测值及阴性预测值 [a、b]

检查	敏感度（%）	特异度（%）	阳性预测值（%）	阴性预测值（%）
子宫输卵管造影	75.0（21.9~98.7）	95.1（85.4~98.7）	50.0（13.9~86.1）	98.3（89.5~99.9）
阴道子宫超声	0.0（0.0~69.0）	95.2（85.6~98.7）	0.0（0.0~69.0）	95.2（85.6~98.7）
超声子宫造影	75.0（21.9~98.7）	93.4（83.3~97.9）	42.9（11.8~79.8）	98.3（89.7~99.9）

注：a. 经许可，转载自 Soares SR, Reis M, Camargos AF, 2000. Diagnostic accuracy of sonohysterography, transvaginal sonography, and hysterosalpingography in patients with uterine cavity diseases. Fertility & Sterility, 73(2): 406-411；b. 括号中的数字代表 95%CI 的水平

20.8.8　磁共振

磁共振（MRI）能准确发现子宫发育异常，并已成为当其他方法不能确定诊断时的首选成像方法。MRI 的明显优势包括能够区分子宫肌层及内膜层，在子宫多个层面上扫描成像，并确定子宫的轮廓。与其他 X 线成像方式不同的是，MRI 可以扫描子宫的轮廓，因此能对纵隔子宫与双角子宫进行区别。此外，肌层组织与血管的缺失是子宫纵隔组织的进一步特征。在对 23 例副中肾管发育异常的女性的回顾性研究中，MRI 的诊断正确率为 96%，TVS 为 85%。

MRI 的另一个优势是它能够检查其他器官的相关异常，这些异常通常合并副中肾管发育异常，如肾或尿道发育异常。与其他成像方式相比，MRI 的主要缺点为便携性差及成本较高。

当采用 HSG、TVS 或 SHG 进行初步筛查后，MRI 通常用于确定子宫底的外轮廓，以此来鉴别是纵隔子宫还是双角子宫。子宫底中部的凹陷必须小于 1cm 才能诊断为纵隔子宫。如果在诊断方面不够明确，宫腔镜与腹腔镜联合检查是诊断子宫发育异常的金标准。

20.9　纵隔子宫手术治疗

20.9.1　指征

手术切除子宫纵隔最常见和公认的指征是妊娠早期或中期反复妊娠丢失，子宫修复术的目的是恢复正常的子宫腔。然而，子宫腔的修复并不意味着一定有良好的妊娠结局，因为子宫的血管也可能受损。

大多数研究都支持这一观点，即存在纵隔子宫的原发性不孕症并不是宫腔整形的手术指征。只有在进行全面的不孕症评估后，才会采用手术治疗。如果未发现其他病因，且不孕一直存在，则可进行手术治疗。另外，因为宫腔镜的操作简单，以及该病的发病率低，许多专家建议在进行子宫纵隔切除之前，对患者，特别是高龄女性，进行更全面的评估，因为子宫纵隔会增加流产率。

宫腔镜是子宫整形术的首选方法，与开腹手术及腹腔镜下子宫整形术相比，其优点为复发率低、术后恢复更快，术后感染、出血及粘连发生率明显低于开腹手术或腹腔镜术。此外，宫腔镜下子宫矫形术还避免了将子宫肌层切开，不会导致妊娠患者在分娩时需要进行剖宫产。

20.9.2　宫腔镜手术技术

宫腔镜手术需要在全身麻醉下使用手术性宫腔镜或电切镜来进行。基本的宫腔镜手术技术通常是对纵隔进行简单的切开，而不是切除或摘除。然而，一些大而宽的纵隔有时需要被部分切除。

微型剪刀是手术切除纵隔的首选工具。然而，微型剪刀的局限性是增加了剥离和切割广泛的纵隔的难度。在这些情况下，一般可以采用带线圈的电切法。一般来说，电灼会对子宫内膜和肌层造成热损伤，并有妊娠后子宫破裂的风险，因此应尽量避免应用电灼。

进行宫腔镜下子宫整形术最理想的时间是在卵泡早期。此时子宫内膜较薄，不需要对子宫内膜进行任何准备。经典教学描述了在腹腔镜监视下透过宫腔镜的光对子宫底部进行观察，以评估肌层的厚度，这对于最佳程度切除纵隔同时避免子宫穿孔是非常重要的。然而，这在大多数情况下是不必要的。最近的数据表明，在术中应用经腹超声可以安全有效地防止穿孔。

水平切开纵隔是从纵隔的下缘向上，随后再转向输卵管开口方向，切除路线始终保持在纵隔中线的水平线上，贴近肌层时切口应尽可能小。如果术中发现出血增加，可以确定已经到达纵隔的基底部。

完全子宫纵隔切除术还包括术中通过在对侧的宫颈口放置塑宫颈扩张器、子宫输卵管造影球囊或 Foley 球囊，从而压迫该侧纵隔面，它还可以防止膨宫液经另一个宫颈口流出。然后将宫腔镜插入另一侧宫腔，并安全地切除因被压迫而凸出来的纵隔组织。重要的是要确定宫颈内口上可以开始切除的位置，一旦确定位置，就可以按照以上描述进行切除，同时保留纵隔的宫颈部分。目前的研究有限，但建议保留纵隔的宫颈内部分，可以将宫颈功能不全的风险降到最低。

切除的终点可以用一些指示点来确定，与白色的纵隔组织明显不同的粉红色血管肌层很重要，同样重要的还有切除路径与输卵管开口的关系，以及切除深度与子宫浆膜层的关系，可以通过腹腔镜或超声进行评估。当输卵管开口之间没有分隔，宫腔增大，形态正常，便算是纵隔切除成功。

20.9.3 剖腹子宫矫形术

当宫腔镜下无法切除子宫纵隔时，考虑行剖腹子宫矫形术，如琼斯手术，在子宫底部楔形切除子宫纵隔，或汤普金斯子宫矫形术，在子宫底中线上切开子宫，随后切除纵隔，剖腹子宫矫形术很少见，需要由操作熟练的医师来进行。

20.9.4 手术后护理

术后使用雌激素或宫内节育器。然而，在对接受宫腔镜检查的女性的随机研究中，无论术后使用何种药物，子宫纵隔切除术后的宫腔粘连的发生概率没有差异。研究也没有显示出预防性使用抗生素具有任何格外的意义。

20.9.5 并发症

宫腔镜下子宫整形术的并发症可主要分为两类：宫腔内的操作及与纵隔切除手术相关的技术和器械。

我们主要关心的问题是使用电热系统时的热损伤导致子宫肌壁变薄，在妊娠后期纵隔部位发生破裂。尽管如此，除非发生子宫广泛性损伤或子宫底部穿孔，否则依然推荐经阴道分娩。据报道，子宫纵隔切除术的子宫穿孔率不到1%，低于宫腔粘连分离术。

20.9.6 预后

很多研究都已报道患者术前及宫腔整形术后的效果。然而，到目前为止还是没有随机临床试验来比较有症状的女性治疗组和未治疗组的妊娠结局。因此，子宫纵隔切除术的治疗结果是基于回顾性研究，评估女性的生殖结果通常是患者与自己对照。有报道称宫腔镜子宫整形术后成功妊娠的总概率为85%~90%。

Hickok 等对40位患有子宫纵隔的女性进行了小型的回顾性研究。术前，他们观察到流产率为77.4%，成功率为22.6%，无并发症分娩率为6.5%。宫腔镜下行子宫整形术后，流产率为18.2%，分娩率为81.8%，无并发症分娩率为77.3%。Kupesic回顾了13项对子宫纵隔未治疗的女性的生殖预后研究，报道有1304例妊娠，流产率为81.9%，早产率为9.6%。但是笔者认为，接受调查的女性群体可能代表了一群有偏见的女性，患有子宫纵隔并正常生育的女性可能已经被排除在外。Kupesic还报道了现有文献关于宫腔镜下子宫整形术前后的生殖结果。在388例患者中，手术前妊娠1059次，手术后妊娠362次。治疗前妊娠流产率、早产率和足月分娩率分别为87.8%、9.0%、3.2%，治疗后妊娠流产率、早产率和足月分娩率分别为14.6%、5.2%和80.1%。以上这些研究表明，子宫整形术可改善生育能力。妊娠的概率不受母体年龄、之前流产的次数、子宫纵隔的切除方法（微剪、切除镜或激光）及子宫纵隔的类型（部分全或完全性）的影响。

然而，有一些研究表明，子宫整形术后的女性再次发生流产的情况并没有得到改善。Kirk 等对146名女性进行了一系列的调查研究，结果显示，接受子宫纵隔切除术后并未增加活产率。然而，宫腔镜下子宫整形术对反复妊娠丢失女性的生殖潜力也没有负面影响。

子宫纵隔的存在对辅助生殖助孕结局的影响仍存在争议。现有的研究没有显示当存在副中肾管发育异常，如纵隔子宫会损伤卵巢对刺激的反应，以及影响胚胎着床。然而，相关研究确实报道了子宫纵隔在未经矫正的情况下有较高的流产率和早产率。宫腔镜下子宫整形不能以提高生育能力为手术目的，但当反复生殖助孕失败时，它可能改善妊娠结局。

（江　秋　译，林　忠　校）

Mohamed A. Bedaiwy, Howard T. Sharp, Tommaso Falcone and William W. Hurd

第 21 章

妇科腹腔镜

21.1 引言

在过去 40 年，妇科微创手术取得了明显的进步。腹腔镜技术也因对传统仪器的不断调整和添加新仪器而发生了明显的变化。在过去 10 年，机器人辅助技术和单孔腹腔镜手术（laparoendoscopic single-site surgery，LESS）成为该领域的新方法。另外，腹腔镜检查已成为美国，甚至世界范围内最常见的外科手术方法之一，已成为许多妇科手术的金标准，如诊断和治疗异位妊娠和子宫内膜异位症。

最近的一项研究对 2007~2010 年美国 441 家医院因良性妇科疾病而接受子宫切除术的 264 758 名女性进行了分析。机器人辅助子宫切除术的使用率从 2007 年的 0.5 % 增至 2010 年的 9.5 %。同时，腹腔镜子宫切除术的使用率从 24.3% 增加至 30.5 %。

对于其他手术，如腹腔镜辅助子宫切除术和妇科癌症治疗，腹腔镜手术的相对风险和疗效尚不确定。

本章将概述腹腔镜的历史和现代用途。腹腔镜并发症和特定的腹腔镜技术将在随后的章节进行讨论。

■ 临床案例

患者，女，42 岁，G3P3，反复阴道出血、尿频和便秘 3 年。她的病史对诊断多发性子宫肌瘤具有重要意义。她进行了双侧输卵管结扎术。宫颈刮片试验正常。生命体征稳定，骨盆检查提示阴道及子宫颈正常。双合检查提示子宫大

小如同妊娠 16 周，由于肥胖，其他触诊检查结果不满意，盆腔超声提示多发性子宫肌瘤，以肌壁间肌瘤为主，最大直径为 7cm。宫腔内膜厚 12mm。实验室辅助检查：hCG 阴性，白细胞计数正常，血红蛋白为 9.8g/dl，血小板计数为 350×10^9/L。了解不同的治疗方案后，患者选择腹腔镜下子宫切除术。在手术当天，通过帕尔默点获得了腹膜通路，套管针进入右下象限后，插入右侧髂总静脉，立即行开腹手术，并行血管外科手术。

历史记录

希波克拉底描述了公元前 460 年至公元前 375 年在希腊出现的第一个内镜，是一个早期的直肠镜。意大利庞贝古城（公元 70 年）遗址发现了三叶阴道镜，类似于现代的阴道镜。另外，德国的 Philipp Bozzini（1773~1809 年）开发了一种光传感器，名为"Lichtleiter"，该光传感器将光线引导至患者的身体，然后将图像反射回屏幕。John D.Fisher（1798~1850 年）描述了一个用于检查阴道的内镜，后来他对该内镜进行改良，用于检查膀胱和尿道。1853 年，Antoine Jean Desormeaux 率先发明了第一个功能内镜，主要用于泌尿系统疾病。该功能内镜包含一个镜子和一个镜头，将酒精和松节油的燃烧混合物产生的火焰作为光源。

第一例实验性腹腔镜手术是由 Georg Keling 博士于 1901 年在柏林完成的。Keling 博士将一个膀胱镜置入犬的腹部，以判断腹腔内充气对胃肠出血的止血效果。瑞典的 Hans Christian

Jacobaeus 博士于 1910 年首次发表了应用腹腔镜诊断腹腔结核的文章。但是，在 1914 年以前，腹腔镜在临床方面的应用没有明显的进展。直到 20 世纪 60 年代，腹腔镜检查才被美国和欧洲国家接受，并将其作为一种安全且有价值的外科手术。

多年来，妇科腹腔镜检查几乎完全用于诊断和绝育。直到 20 世纪 70 年代，腹腔镜才开始用于粘连松解术和子宫内膜异位症的治疗。在之后的 40 年，腹腔镜技术和设备迅速发展，包括异位妊娠和卵巢囊肿的治疗、子宫切除术、尿失禁的治疗及妇科恶性肿瘤的处理。

21.2 腹腔镜的常规技术

21.2.1 第一个 Trocar 的放置

很多年以来，腹腔镜手术建立气腹和放置 Trocar 时有开放式和闭合式两种方法。在过去几十年，有很多关于 Trocar 置入方法和位置选择的报道。最常用的方法有以下 4 种：①标准的闭合技术（气腹针穿刺充气，然后置入第一个 Trocar）；②直接放置 Trocar（Trocar 放置前无气腹）；③开放式腹腔镜；④腹部左上象限置入技术。

可重复使用的器械和一次性器械都很常用。在众多新技术和器械中尚未证实哪种是最安全的。

21.2.2 标准闭合式技术：气腹针和第一个 Trocar 的放置

几十年来，腹腔镜穿刺的标准闭合式技术几乎是唯一应用的方法，而且至今仍在广泛应用。气腹针和第一个 Trocar 的放置均是采用盲穿法，通过脐部切口穿刺进入腹腔。采用这个方法及可重复使用的器械，损伤腹膜后血管、膀胱或肠管的总危险性低于 1/1000。这种方法已经成为判断其他技术方法的一个金标准。

应用标准穿刺法时，患者取平卧位，手抓提皮肤和皮下组织，提起腹壁，这样可以最大程度地增加脐部与腹膜后血管的距离。另一种方法是用布巾钳在脐根部提起腹壁。

在理想体重（BMI < 25kg/m²）或仅轻微超重（BMI 为 25~30kg/m²）的女性中，抓提前腹壁，气腹针沿着与骶骨成 45° 的方向进针（图 21-1）。对于很瘦的女性，腹膜后血管与腹壁的距离会很近，皮肤到腹膜后血管间的距离可缩短至 4cm，出现穿刺危险的概率可能会增加。对于肥胖患者（BMI > 30kg/m²，体重通常 > 90.72kg）。由于腹壁厚度增加，需要采取更加垂直的穿刺方向，进入腹腔时的穿刺角度应接近 70°~80°。在刺穿前腹壁筋膜之前，避免气腹针和（或）

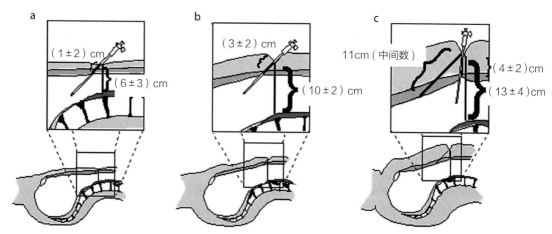

图 21-1 不同体重时前腹壁解剖的变化

a~c 为 3 组不同体重患者 MRI 和 CT 检查矢状面的影像。a. 标准体重患者（BMI < 25kg/m²）；b. 超重患者（BMI 为 25~30kg/m²）；c. 肥胖症患者（BMI > 30kg/m²）。a~c 对放置的 11.5cm 气腹针进行比较（经许可，转载自 Hurd WW, Duke J, Falcone T, 2007. Gynecologic Laparoscopy // Falcone T, Hurd WW. Clinical reproductive medicine and surgery. Mosby: Elsevier）

Trocar 在表皮下形成隧道是十分重要的。

可以采取多种方法来验证气腹针的针尖是否进入腹腔，如"悬滴试验"，通过气腹针注入和抽吸液体，以及观察 CO_2 注入腹腔时腹腔内压力的变化。气腹形成后，取出气腹针，放置第一个 Trocar（通常直径达 5mm 或 10mm），置入的角度与气腹针穿刺的角度完全相同。

21.2.3　直接置入 Trocar

直接置入 Trocar 是指不用气腹针穿刺，在腹腔内未充入 CO_2 气体的情况下，直接放入第一个 Trocar。这可以通过盲目地或光源 Trocar 辅助技术来实现。直接置入 Trocar 与前文闭合式技术中描述的角度一致。然后通过脐部 Trocar 通路向腹腔内充入 CO_2。

通过置入光源 Trocar 在腹腔镜直视下可以看见 Trocar 所穿透的层次。该方法不再是盲法，因此可以降低损伤的风险。然而，该入路也有血管和内脏损伤的报道。另外，发现损伤后，应及时识别和修复，以消除延迟诊断和治疗的后果。

通过该技术，医师在充气前确认 Trocar 是否到达腹腔内，可以降低腹膜外充气的风险。虽然小样本随机研究没有证明损伤风险增加，但一些研究表明该技术可能会增加肠损伤风险。一项大样本随机研究表明，气腹针技术和直接置入 Trocar，均没有发现较严重的并发症。然而，在气腹针技术组，腹膜外充气后进入腹腔失败的次数明显增多，或需要穿刺 3 次以上才能进入腹腔的次数也明显增多。在最近的一项比较气腹针和直接置入 Trocar 的荟萃分析显示，基于 2 项随机对照试验（n=978）中的 5 个事件，主要并发症并没有明显减少，但直接置入 Trocar 只出现轻微的并发症，并且进入腹腔失败的次数明显较少。

21.2.4　开放式腹腔镜

1971 年，Harrith Hasson 博士最早报道了开放式腹腔镜。开放式腹腔镜是指通过一个腹壁小切口放置 Trocar，并不使用锋利的 Trocar 进行穿刺，而是用刀切开皮肤和腹直肌前筋膜，用

Kelly 钳或 Crile 钳钝性分离，进入腹膜腔。将钝性 Trocar 放入腹腔，建立腹腔镜通路。若采用这个方法，需要缝合筋膜以保持气腹状态。这种方法可以完全避免腹膜后血管损伤的危险，因此许多腹腔镜医师钟爱该方法。开放式腹腔镜虽然不能完全避免肠管损伤，但许多腹腔镜医师都采用这种方法来尽量降低手术风险。

Hasson 和气腹针技术的随机对照试验显示，主要并发症并没有明显减少，但 Hasson 技术只出现轻微的并发症，并且进入腹腔失败的次数明显较少。采用 Hasson 技术时，CO_2 泄漏更为常见。此外，最近的一项荟萃分析显示，与气腹针相比，采用 Hasson 技术或直接置入 Trocar 技术导致的轻微并发症和进入腹腔失败的次数较少，但关于主要并发症的证据有限。

21.2.5　左上象限技术

左上象限技术的发展，源于一些患者既往有腹部手术史，而且怀疑或已知有脐周肠粘连，妊娠期和盆腔存在大肿块。操作方法是在左上象限这个部位放置气腹针和第一个 Trocar。这个穿刺点位于锁骨中线上肋骨下缘的下方，有时也称为 Palmer 点（图 21-2）。

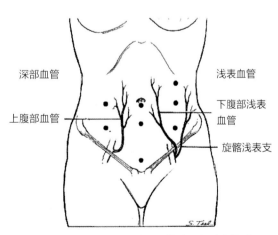

图 21-2　相对前腹壁浅深血管的理想穿刺部位

经许可，转载自 Hurd WW, Duke J, Falcone T, 2007. Gynecologic Laparoscopy // Falcone T, Hurd WW. Clinical reproductive medicine and surgery. Mosby: Elsevier

应用这个技术必须了解左上象限的解剖。这个区域离穿刺点最近的器官是胃和肝左叶。一项小样本研究显示，这种穿刺方法的并发症很少，但其出现并发症的相对危险性还需要大样本研究进一步证实。

通常，对于各种大肿块，可以选择脐上穿刺。最近一项研究显示经脐以 45° 和 90° 进行穿刺，腹膜后血管距离脐上 3cm 和 5cm。根据理论模型，所有穿刺点都位于脐上水平，所以不管进入角度如何，脐上入路都比较安全。需要了解的是，上述所有关于穿刺角度的研究都是基于成像的理论模型。事实上，由于腹壁的改变，如提拉腹壁会改变腹腔内距离和相对解剖位置。

21.2.6　放置次级 Trocar

当今大部分妇科腹腔镜手术都需要次级 Trocar。通过腹腔内镜，透过腹壁观察和识别腹壁上血管，避开血管，放置 1~4 个次级 Trocar，具体的数目根据手术的需要来确定。中线部位的穿刺孔可以选择在耻骨联合上方 3~4cm 处。侧方应放置在耻骨联合上中线外 8cm 处，耻骨联合上方 5cm，以避免腹壁上血管的损伤（图 21-2）。右侧方的穿刺位置位于右下象限的麦氏点，即髂前上棘与耻骨连线外 1/3 处（图 21-3）。对于大多数腹腔镜手术来说，术者需要另外一个穿刺孔。穿刺位置常选择脐侧方水平、腹直肌的外缘。这个位置使得术者双手操作更加方便，而且

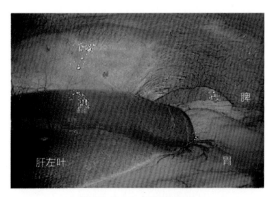

图 21-3　左上腹解剖图

经许可，转载自 Hurd WW, Duke J, Falcone T, 2007. Gynecologic Laparoscopy // Falcone T, Hurd WW. Clinical reproductive medicine and surgery. Mosby: Elsevier

可以对盆腔和腹腔大多数区域进行手术操作。

放置次级 Trocar 时，多使用带有锐利穿刺芯的 Trocar 进行操作，在直视下可以做到避免腹腔内器官的损伤。这些 Trocar 应直接放入，不需要做隧道。取出 Trocar 后，腹腔内压力降低，这时可以观察有无腹腔血管损伤的征象。如果穿刺孔的直径 >10mm，应全层缝合筋膜和腹膜，以减少术后切口疝的发生率。3 项研究（$n=408$）显示，使用有保护装置的钝性 Trocar 时，并发症减少，疼痛减轻。与无保护装置锐性 Trocar 相比，有保护装置的钝性 Trocar 发生血管损伤的并发症减少。

21.2.7　Trocar 的取出和穿刺部位的缝合

在手术结束时，应以尽量减少患者风险的方式取出 Trocar。次级 Trocar 的取出需要在腹腔镜直视下操作，以发现任何由于 Trocar 或高负压掩盖的腹壁出血。在取出脐部 Trocar 之前，应排尽所有用来产生气腹的 CO_2。这样不仅能够减轻和避免术后肩痛，而且有助于避免在气体逸出时将肠管推向切口。

21.2.8　多功能腹腔镜器械

传统上，腹腔镜手术中经常使用到电器械，因为那些在开腹手术时很常用的缝合和结扎止血手段，在腹腔镜下操作会很困难。电凝可能是腹腔镜中第一个应用的电器械。电流通过这个器械尖部的抓持部分，产生热效应，从而达到凝固组织的作用。

在过去的 40 年，很多方法，特别是电外科器械得到了迅速发展。单极电器械是电流通过患者的身体来切断和电凝组织。双极电器械是电流通过患者身体来切断和电凝组织。双极电器械的应用是为了尽可能降低邻近脏器（特别是肠）不慎损伤的发生率。因为双极电器械电流局限在仪器尖部，因而提高了手术操作的安全性，但降低了切割能力。激光的热效应破坏组织的作用更加准确、快捷和精确，但止血作用较差，且费用高昂。超声刀是一种超声激活仪器，不需要热和电

能量，通过 55 000Hz/s 的频率纵向振动，能够切割和凝结小血管。仪器的尖部有抓持尖、切割尖、镰状尖和球状尖等类型。

在过去的 10 年，这些仪器的设计和功能都取得了明显的改进。最重要的细化是凝血后的额外切割。这项技术利用压力和能量的结合，通过融化血管壁中的胶原蛋白和弹性蛋白，并将其改造为永久密封，来创造密封。然后使用内部刀片来分割组织。该技术将热扩散减少到 2mm。控制凝血和切割是通过各种设备实现的，如 LigaSure、LigaSure Advance、Gyrus、Harmonic Scalpel 和 EnSeal。

21.3　腹腔镜手术

21.3.1　诊断性腹腔镜

腹腔镜是开展各种腹部和盆腔病理诊断的有效工具。对于有急性和慢性盆腔疼痛的患者，以及怀疑异位妊娠、子宫内膜异位症、附件扭转或其他盆腔异常的患者，腹腔镜是一个有价值的诊断方法。在大多数情况下，进行盆腔脏器检查时，腹腔镜通过脐下孔放置，探头通过第二个耻骨上孔放置，但前提是仅进行诊断性检查。然而，除了简单检查，对于腹腔镜手术来说，通过耻骨上孔操作既不实用，也不方便。通常如果需要进行手术操作，需要在下腹部的左侧和右侧放置辅助 Trocar。而对于一些更复杂的手术，辅助 Trocar 则可以放置在脐水平腹直肌侧方，使医者操作更加方便。如果要检查输卵管的通畅性，需要通过宫颈口向宫腔注入稀释的亚甲蓝溶液，这个操作被称为输卵管通液法。

开始任何手术前，均要进行全面的腹腔探查。医者通过控制腹腔镜的移动，仔细探查阑尾、大网膜、腹膜表面、胃、肠管表面、横膈和肝等腹腔的每一个象限及盆腔的情况（图 21-4，图 21-5）；除了较瘦的女性，腹腔探查时一般很难看到脾（图 21-3）。如果发现可疑，应在行冷冻活检之前留取腹腔冲洗液，并进行细胞学检查。

腹腔镜下的盆腔评估通常是非标准化的，主要取决于外科医师的主观判断。阳性或阴性报告

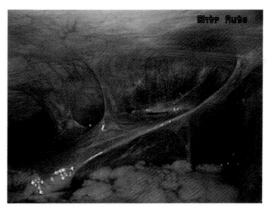

图 21-4　Fitz-Hugh-Curtis 综合征患者的横膈粘连

Curtis 博士和 Fitz-Hugh 博士分别于 1930 年和 1934 年描述了淋球菌感染与粘连的关系。经许可，转载自 Hurd WW, Duke J, Falcone T, 2007. Gynecologic Laparoscopy // Falcone T, Hurd WW. Clinical reproductive medicine and surgery. Mosby: Elsevier

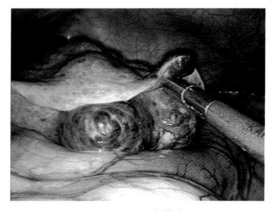

图 21-5　肝血管瘤

经许可，转载自 Hurd WW, Duke J, Falcone T, 2007. Gynecologic Laparoscopy // Falcone T, Hurd WW. Clinical reproductive medicine and surgery. Mosby: Elsevier

结果是随机的，且非典型的病变如膀胱反折腹膜及子宫直肠反折腹膜，以及腹股沟深环、卵巢窝有可能被漏诊，导致患者未能得到最佳评估。为此，我们提出了一种基于解剖标记的骨盆系统评估方法。

在该评估系统，骨盆在构造上可分为 2 个中线区（Ⅰ区和Ⅱ区）和 2 个成对（右和左）侧区（Ⅲ区和Ⅳ区）。Ⅰ区是位于 2 条圆韧带之间的区域，起于子宫角，终于腹股沟深环。Ⅱ区是位于 2 条子宫 - 骶韧带之间的区域，起于子宫后部的韧带起点，终于韧带在骶骨后方。Ⅲ区是位于子宫骶

韧带下方和整个输卵管及盆腔漏斗韧带上方之间的区域，包括输卵管和卵巢。Ⅳ区是位于输卵管和盆腔漏斗韧带外侧、髂外血管内侧直至圆韧带的三角形区域。目前，该评估系统已在回顾性研究中得到验证，前瞻性研究正在进行。

21.3.2 输卵管绝育术

输卵管绝育术是最常用的绝育方式之一，腹腔镜手术是全世界最常用的永久性绝育方式之一。最初的腹腔镜手术是应用电凝或电外科技术凝结输卵管中段。另外一些手术技术，如夹子、硅橡胶环也被普遍接受。妊娠率因患者年龄而异，术后 10 年的妊娠率为 1%~3%。然而，最近的研究发现输卵管是卵巢癌的起源部位，输卵管切除术作为一种绝育方式在世界各地的应用明显增加。

21.3.3 粘连松解和输卵管重建术

粘连是盆腔病理经常遇到的，通常继发于盆腔炎症性疾病或阑尾破裂、子宫内膜异位症或既往手术。这些粘连可以导致不育和慢性盆腔疼痛。粘连松解术可通过使用剪刀或电器械，采用钝性或锐性分离的方法来完成。需要特别注意的是，如果使用单极电外科术松解输尿管或肠管＜1cm的粘连，应非常谨慎，因为电流电弧不可预测。同时，对于没有单极电凝经验的外科医师来说，使用其他动力技术，如超声刀，或许是进行邻近肠管粘连松解术的更好选择。

即使是在试管婴儿技术已很成熟的今天，输卵管重建术仍在应用，普遍采用腹腔镜手术方式。提高生育能力的手术包括粘连松解、伞端成形术和输卵管远端造口术。在术前或术中，需要通过宫颈插管将稀释的亚甲蓝溶液注入宫腔，以显示输卵管近端是否通畅。腹腔镜手术需遵循显微外科的原则，尽量避免组织损伤，需要小心抓持组织，尽量少用电凝止血。

实践证明，腹腔镜下伞端成形术及输卵管造口术对患有输卵管积水，但未合并其他不孕因素的年轻女性疗效明显。另外，对于不可修复的输卵管积水，有很好的证据推荐腹腔镜下行输卵管切除术或近端输卵管堵塞可以改善 IVF 的结局。此外，有足够的证据证实显微外科吻合术对输卵管结扎术后复通有明显效果，尤其是对 40 岁以上的女性。

对于那些输卵管问题较轻且保留伞端的患者，腹腔镜手术后妊娠率较好。虽然这些患者之后仍有异位妊娠的风险，但若可成功实现宫内妊娠，则可避免行 IVF 所致的多胎妊娠的风险。

不幸的是，粘连松解后常会重新形成粘连。为了避免粘连的发生，轻柔提拉组织和良好的止血非常重要。临床试验表明，屏障隔离法可以减少粘连的发生，但是尚未证实能够更有效地缓解疼痛和提高未来受孕的能力。

21.3.4 子宫内膜异位症电灼术

腹腔镜手术是治疗子宫内膜异位症的主要方法。可以应用剪刀或其他电器械，切除或烧灼子宫内膜异位症病灶。这些治疗方法已在随机对照试验中被证明可以提高患者的生育能力，并能够减轻盆腔疼痛。

21.3.5 异位妊娠的治疗

腹腔镜已经成为大多数需要手术治疗的异位妊娠患者的首选治疗方法。通过纵行切开输卵管（线状输卵管切开）或切除部分输卵管（输卵管切除术）的方法，可以取出胚胎和妊娠囊。在最近的随机对照试验中，对这 2 种方法的疗效进行了比较。输卵管切开术后与输卵管切除术后的累积持续妊娠率相似，分别为 60.7% 和 56.2%。然而，输卵管切开术后出现持续性宫外孕的概率要高于输卵管切除术。同时，输卵管切开术和输卵管切除术的异位妊娠复发率分别为 8% 和 5%。即使输卵管妊娠已发生破裂，只要患者的血流动力学稳定，仍然可以通过腹腔镜手术进行治疗。

21.3.6 卵巢囊肿剔除术和卵巢切除术

卵巢的病理情况，如卵巢囊肿，常会导致患者疼痛等不适。病理情况包括卵巢的生理性或者自限性功能性囊肿、卵巢扭转、卵巢良性疾病，以及恶性肿瘤。卵巢囊肿常通过超声的方式进行诊断，多根据囊肿的大小和可疑恶性的程度来选择是进行腹腔镜手术还是开腹手术。在附件手术中，尽可能避免囊肿内容物的溢出是很重要的。

21.3.7　子宫肌瘤切除术

很多患有子宫肌瘤症状的女性为了保留子宫或保留生育功能，更愿意进行子宫肌瘤剔除术，而不是子宫切除术。在一般情况下，肌瘤剔除术可以通过腹腔镜完成。肌壁间肌瘤手术的难点在于如何有效止血、闭合肌瘤剔除后的腔隙，以及从腹腔取出肌瘤组织。可以通过子宫注射血管升压素帮助止血。切除的肌瘤可以采用肌瘤粉碎器或经阴道切开取出。电动肌瘤粉碎器可以有效地提高速度。屏障性隔离技术可以用于减少术后粘连形成。一些早期个案研究提示，与开腹肌瘤剔除术相比，腹腔镜肌瘤剔除术会增加患者妊娠时的危险。但是，几项随机对照研究结果显示，如果由操作熟练医师进行腹腔镜手术，并不会增加子宫破裂的风险。因此，建议只能由在腹腔镜缝合方面训练有素的妇科专家进行腹腔镜肌瘤手术。近来，由于美国 FDA 在诊疗建议中反对使用电动肌瘤粉碎器，使得经腹腔镜子宫肌瘤切除术和子宫切除术的应用具有一定的挑战性。

21.3.8　腹腔镜下治疗盆腔疼痛

许多女性有很严重且难以用常规医疗手段解决的痛经，但她们仍然希望保留生育功能。对于这些患者，腹腔镜手术可以取得一定的疗效。腹腔镜下宫骶神经切除术（laparoscopic uterosacral nerve ablation，LUNA）是指单独应用电 / 激光或结合剪刀，分离和切断每一个子宫骶骨韧带的手术。术中需要十分小心，避免损伤输尿管。这种方法有一定的近期疗效，但最近的循证医学对这种手术的疗效提出了质疑。

腹腔镜下骶前神经切断术是治疗中枢性疼痛的第二种常用方法。这种技术具有挑战性，需要在右侧髂总动脉与位于左侧的跨过左髂总动静脉的肠系膜下动脉间仔细分离腹膜后组织。上腹下丛（包括骶前神经）从左侧髂总静脉和骶骨岬的骨膜处被分离出来，并切除 2~3cm 的神经

段。手术风险包括血管并发症及一些远期并发症，如便秘，与 LUNA 相比更常见。虽然腹腔镜下宫骶神经切断术和骶前神经消融术看起来至少可以暂时缓解一些患者的中枢性疼痛，但是很多医师认为，无论是何种病因，建议患者应用神经切断术来治疗痛经，但仍然缺乏足够的依据。

21.3.9　子宫切除术

腹腔镜子宫切除术首先由 HarryReich 博士在 1992 年报道，现已广泛应用。腹腔镜子宫切除的 3 个基本术式包括腹腔镜辅助的阴式子宫切除术（laparoscopic-assisted vaginal hysterectomy，LAVH）、腹腔镜子宫切除术和腹腔镜子宫次全切除术（laparoscopic supracervical hysterectomy，LSH）。虽然这 3 种术式已相当成熟，但关于这 3 种术式的危险性、疗效和指征仍存在争议。

21.3.10　腹腔镜辅助的阴式子宫切除术

在这 3 种术式中，LAVH 是最常用，且最简单的术式。应用 3~4 个穿刺通路，探查腹腔情况，必要时进行粘连松解。然后，根据是否保留卵巢行骨盆漏斗韧带凝切术或卵巢固有韧带凝切术。切断圆韧带，切开子宫膀胱腹膜反折，从子宫前方分离开膀胱。该方法与开腹式或阴式手术相比，膀胱损伤的概率较高。虽然选择开腹式和阴式手术相比，该方法输尿管损伤的概率增加，但一般仍会选择在腹腔镜下凝固和切断子宫动脉。最后，切开道格拉斯窝。

随后的手术步骤由阴式操作完成：前方切开膀胱阴道隔，进入膀胱直肠陷凹，结扎子宫血管，取出子宫和卵巢，然后关闭阴道穹隆。

21.3.11　腹腔镜子宫切除术

腹腔镜子宫切除术（laparoscopic hysterectomy，LH）是指在腹腔镜下切除整个子宫，是第二常见的腹腔镜下子宫切除术式。当子宫下垂程度很轻或无下垂时，阴式手术操作常较困难，故常采用该方法。

凝切骨盆漏斗韧带（卵巢固有韧带）和圆韧

带后，自子宫前方分离膀胱。识别输尿管，凝切子宫血管和宫骶韧带。打开子宫直肠陷凹，沿穹隆环状切开阴道，自阴道取出标本。腹腔镜下或阴式缝合阴道残端。

21.3.12 子宫次全切除术

子宫次全切除术是因良性指征而行腹腔镜下子宫切除术的第三常见术式。这一式术开始采用的方法与腹腔镜阴式子宫切除术和腹腔镜子宫全切术的方法一致。但在切除宫颈前，切除的根部应该位于子宫体和宫颈连接处。为了最大限度减少残存环状组织阴道出血和降低残端宫颈组织非典型增生或发生癌症的可能，需要行环状切除或烧灼破坏宫颈内管的腺体。应用电动子宫肌瘤粉碎器处理标本，然后通过一个 12mm 的腹部 Trocar 将其取出。近期关于腹腔镜下子宫肌瘤切除术和子宫切除术后组织提取的争论仍未得到解决。

腹腔镜子宫次全切除术可以避免产生阴道和腹部切口，因而降低了感染的风险。输尿管损伤的危险亦会降低，因为手术于宫颈内口上方停止，但是有再发宫颈残端组织非典型增生和肿瘤的危险。正是由于这个原因，这些患者需要行常规巴氏涂片检查，而且一些患者会因为宫颈异常需要进行额外的手术检查。此外，至少有 2 项随机临床试验显示，子宫次全切除术未能在膀胱功能和性功能方面获得理想的疗效。研究表明出血和脱垂可导致更高的再次手术概率。

虽然一些小样本研究曾经试图评价腹腔镜子宫切除术的价值，但一项大样本多中心随机对照研究将腹腔镜子宫切除术分别与腹腔镜阴式子宫切除术及开腹子宫切除术进行比较。结果证实腹腔镜子宫切除术的疗效并不优于阴式子宫切除手术。同开腹子宫切除术相比，腹腔镜手术的术后疼痛较轻，住院时间较短，并且术后恢复快，但腹腔镜手术引发的泌尿系统损伤率略有升高。腹腔镜手术患者术后住院时间较短，一定程度上抵消了由于腹腔镜手术占用手术室时间较长和一次性耗材导致的费用增加。

21.3.13 腹腔镜手术后的电动粉碎

粉碎器的应用旨在去除用其他方法无法处置的大样本，使腹腔镜处理大的子宫或子宫肌瘤成为可能。该技术的主要缺陷在于可能会导致未诊断的癌症扩散。基于此缺陷，美国 FDA 对该技术的使用提出警示，导致许多妇科医师避免使用粉碎器，许多医疗机构建议在需要组织分切的情况下，不要对女性进行微创手术。

总体来说，子宫肉瘤很难在术前精确诊断。在假定的良性适应证手术中，发生意外子宫肉瘤的风险约为 1/350，而平滑肌肉瘤的发生率为 1/500。如果未确诊的肉瘤被粉碎，确实会使预后恶化，并对总生存率产生负面影响。因此，手术前进行子宫内膜活检和宫颈评估是非常必要的，可避免潜在可检测到的恶性和癌前组织被粉碎，强烈推荐按规程执行检查。对于遗传性癌症综合征患者，禁忌进行粉碎术，对于已确诊或疑似癌症的女性，必须进行妇科肿瘤咨询。无论当地医院现行的关于电动粉碎术的政策如何，每个患者都应该被告知与粉碎术相关的可能风险，包括与潜在恶性肿瘤相关的风险。改进的粉碎术，包括使用密封袋，目前正在进行安全性和有效性测试。尽管美国 FDA 已经批准了第一个组织密封系统与特定的腹腔镜电动粉碎器一起使用，以隔离没有癌变的子宫组织，但依然没有明确的证据支持它们的使用将有效防止未诊断子宫肉瘤的传播。

21.3.14 腹腔镜肿瘤手术

腹腔镜在恶性肿瘤中的最初应用开始于手术和化疗后的复查程序。最近，腹腔镜被用于妇科恶性肿瘤的初次分期手术中，手术内容包括子宫切除术、腹腔冲洗和活检、部分网膜切除、盆腔和腹主动脉旁淋巴结切除术。腹腔镜还进一步用于腹腔镜辅助的阴式子宫切除术。

腹腔镜在妇科恶性肿瘤中的应用还存在很多争议。部分顾虑在于腹腔镜可能会增加卵巢癌的腹膜转移风险。因此，在能够证实腹腔镜手术与开腹手术具有相当的危险性、效益和长期预后影响前，仍然需要缜密考虑腹腔镜治疗妇科恶性肿瘤。

21.3.15　机器人辅助腹腔镜手术

机器人技术被用来试图解决传统腹腔镜手术的局限性。远程控制机器人可以使外科医师舒适地坐着，并同时为外科医师提供具有可改进性和可接近性的三维视图。

最常用的机器人系统是"达芬奇系统"。美国 FDA 于 2000 年批准将其用于腹部手术。"达芬奇系统"有 3 个主要组件：外科医师控制台、手术推车和视觉推车。外科医师坐在远离手术区的控制台前，通过操作控制台手柄的移动来操纵手术器械在手术区的移动。在该系统中，外科医师观察控制台，该控制台在 12mm 腹腔镜内有一个双透镜系统。该系统提供了真正的双目 3D 视觉，其效果类似于观察显微镜，使外科医师能够看到放大高达 10 倍的精细结构。腹腔镜的移动是通过控制台手柄的移动来完成的。

该系统最精湛的部分是距尖端 2cm 的微型仪器的腹腔内关节。其功能与人类手腕的功能相同，可以模仿手腕的动作。该腹腔内关节具有 7 个器械自由度，可使外科医师在骨盆深部结构更好地缝合、分离和重建组织。仪器尖端的移动是直观可视的，仅需要很少的练习。

推车包括仪器臂和摄像头臂。视觉推车可使手术团队的所有成员看到手术过程。该系统不仅为更精确的手术提供了视觉优势，提高了灵活性，减少了医师手腕的疲劳，改善了外科医师的舒适度，还消除了外科医师意外的手部颤抖。

机器人技术有一些局限性，如初始系统成本、维护成本和一次性仪器的费用，以及在手术过程中缺乏触觉反馈，需要使用视觉提示来正确执行手术任务。为了实现机器人的成功对接，在所有操作过程中，必须有专门接受过设备培训的人员。

机器人系统的一个局限性是体积庞大。而增加手术时间是机器人系统的最大不足，这是因为机器人准备和对接所需的时间及控制台时间较长。有研究报道腹腔镜子宫切除术的手术时间为 92.4 分钟，而机器人辅助子宫切除术的手术时间为 119.4 分钟。但是，机器人系统有超高的学习能力，随着经验的积累，可以缩短操作时间，并且在随机对照研究中也得到了验证。

成本也是一个重要限制。机器人手术系统非常昂贵，每次手术约增加 3500 美元，美国每年约增加 25 亿美元。这是一笔巨大的开支，因为与标准腹腔镜手术相比，两者的手术效果几乎没有差异。除成本因素外，医疗保险和大多数美国私人保险公司不会为使用机器人手术系统支付额外的费用。为了改善这一问题，医院很可能会增加使用机器人技术进行手术或诊断的费用。现实情况是，机器人技术总体上比腹腔镜手术成本高，但是如果它允许更多的医师进行微创外科操作，那么它的成本可能会降低。无论何时何地，只要传统的腹腔镜或阴道手术可行，机器人辅助腹腔镜手术都不应取代传统的腹腔镜或阴式手术来治疗患有良性妇科疾病的女性。这一观点得到了 2012 年 Cochrane 审查结果的支持。表 21-1 总结了达芬奇机器人系统的优点和缺点。

21.3.16　机器人妇科手术

机器人系统具有将我们目前实施的开腹手术转变为腹腔镜手术的潜力，并且目前已被用于生殖内分泌学和生育学、妇科肿瘤学和女性盆腔医学 / 手术重建领域（表 21-2）。此外，它已被应用于机器人辅助输卵管吻合术。

21.3.17　机器人辅助输卵管吻合术

由于各种原因，结扎复通是 IVF 的替代方案，尤其是对于 35 岁以下的患者。与无机器人辅助的腹腔镜输卵管吻合术相比，两者的术后近期和

表 21-1　达芬奇机器人系统的优点和缺点

优点	缺点
三维可视化	初始系统成本
改进人体工程学	无触觉反馈
灵活度提高	缺乏效率研究
自主性强	无足够病例来培训
支点效应消除	住院医师
动作缩放比例技术	大型系统
缝合能力和打结能力较好	

表 21-2　机器人技术在生殖外科、妇科肿瘤学和骨盆重建外科的当前应用

生殖外科

　单纯子宫切除术

　肌瘤剔除术

　单侧输卵管 - 卵巢切除术，双侧输卵管 - 卵巢切除术

　输卵管吻合术

　子宫内膜异位症切除术

　卵巢固定术

妇科肿瘤学

　广泛性全子宫切除术

　盆腔和主动脉旁淋巴结清除术

　阑尾切除术

　腹腔镜辅助阴式子宫切除术

　单侧输卵管 - 卵巢切除术，双侧输卵管 - 卵巢切除术

　前哨淋巴结活检

　网膜切除术

　腹腔镜辅助阴式子宫广泛切除术

　卵巢囊肿切除术

　根治性子宫旁切除术

　经阴道根治性宫颈切除术

　根治性膀胱切除术

骨盆重建手术

　膀胱修复

　子宫切除术

　膀胱阴道瘘修补术

　阴道骶骨固定术

远期结果都有所不同。虽然使用机器人辅助的手术时间较长，但是 2 种手术方式在输卵管通畅率和临床妊娠率方面无明显差异。无论是否使用机器人辅助，腹腔镜输卵管吻合术的主要难点均为 Trocar 位置已固定，气腹针活动受限。据报道，机器人技术成功地促进了使用达芬奇机器人系统的腹腔镜输卵管吻合术。所有的输卵管吻合术都是使用 3 个或 4 个机械臂、3 个或 4 个机械器械和 1 个辅助 Trocar 进行的。与开腹手术相比，虽然机器人辅助延长了手术和麻醉的时间，增加了成本，但妊娠结局没有明显差异，患者手术后能更快地恢复正常的活动。

21.3.18　机器人辅助子宫肌瘤切除术

对于有生育需求的患者，相比子宫动脉栓塞等新方法，子宫肌瘤切除术仍然是治疗症状性肌瘤的最佳选择。在微创技术出现之前，开放性肌瘤切除术一直是治疗的手段。腹腔镜手术美容效果更好，术后疼痛和住院时间更短。但这一过程也极具挑战性。难点在于既需要精确解剖肌瘤，但又不会过多地破坏子宫内膜。腹腔镜缝合是一项很难掌握的技术，因此在精确到接近边缘的情况下分层缝合子宫肌瘤是非常复杂的，但却是预防分娩期间子宫破裂的前提。由于上述技术操作困难，人们对这项技术的热情和接受度较低。

许多研究证明了机器人辅助子宫肌瘤切除术的可行性。最近，有研究比较了机器人辅助腹腔镜子宫肌瘤剔除术、标准腹腔镜子宫肌瘤剔除术及开腹子宫肌瘤剔除术的手术效果和术后近期疗效。机器人辅助腹腔镜子宫肌瘤剔除术可减少失血量、手术时间和住院时间。这些结果表明，与传统腹腔镜和开放式子宫肌瘤切除术相比，机器人辅助子宫肌瘤切除术可减少出血量和住院时间。

21.3.19　机器人辅助子宫内膜异位症切除术

Nezhat 等在 2010 年的一项回顾性队列对照研究中比较了机器人治疗 Ⅰ 期或 Ⅱ 期子宫内膜异位症与传统腹腔镜的疗效。机器人辅助腹腔镜治疗子宫内膜异位症 40 例，标准腹腔镜治疗 38 例。这两组患者在失血量、住院治疗时间及并发症发生率方面没有明显差异，但机器人辅助腹腔镜治疗子宫内膜异位症的手术时间平均为 191 分钟（135~295 分钟），而标准腹腔镜治疗子宫内膜异位症的手术时间平均为 159 分钟（85~320 分钟）。由于 2 种治疗都有很好的效果，并且机器人辅助技术需要更长的手术时间，因此得出结论：机器人辅助技术对于早期子宫内膜异位症的治疗没有更多的优势。

最近，笔者报道了机器人手术治疗晚期盆腔子宫内膜异位症的安全性和可行性。50 例女性患者接受了机器人手术，其中 21 例（42%）为

子宫内膜异位症Ⅲ期，29 例（58%）为子宫内膜异位症Ⅳ期。总手术时间中位数为 209 分钟（范围为 97~368 分钟），包括患者定位、机器人对接、执行手术和关闭 Trocar 的时间。实际手术时间中位数为 154 分钟（范围为 67~325 分钟），两组的总手术时间和实际手术时间具有可比性。两组估计的失血量和子宫重量没有差异。病理评估证实所有患者均诊断为子宫内膜异位症。在最近的一系列研究中发现，手术时间被认为是子宫内膜异位症Ⅲ期和Ⅳ期患者住院时间和术后并发症的唯一危险因素。

21.3.20 妇科肿瘤学的临床应用

妇科肿瘤手术的传统方法有全子宫切除术、双侧输卵管卵巢切除术、盆腔和主动脉旁淋巴结清扫。上述传统妇科肿瘤手术方法和其他妇科肿瘤手术方法在选定的患者中采用机器人辅助手术。

机器人辅助内镜手术在妇科肿瘤学中的特殊优势来自达芬奇系统可扩大手术范围，且无须扩大筋膜切口。该方法可使盆腔解剖结构更清晰，同时患者术后并发症发生率降低，恢复更快，从而能够快速开始辅助放疗或化疗。达芬奇系统应用于妇科肿瘤学的安全性是可靠的，在卵巢癌、子宫内膜癌和宫颈癌的治疗中，达芬奇系统可使失血量减少，并发症发生率降低。

最近对妇科肿瘤学会(the Society of Gynecologic Oncology，SGO) 成员进行的一项调查评估了当前微创外科手术的使用模式，包括传统、机器人辅助和单孔腹腔镜模式，并将结果与 2004 年和 2007 年的调查结果进行比较，发现采用微创外科手术的次数明显增加。总的来说，腹腔镜检查的 3 个适应证已经超出了子宫内膜癌的分期范围，如早期宫颈癌和卵巢癌的外科治疗，单孔腹腔镜检查的使用范围仍然有限。机器人手术的总体使用率和适应证有所增加，尤其是宫颈癌的根治性子宫切除术或宫颈切除术和盆腔淋巴结切除术，以及子宫内膜癌的全子宫切除术和分期增加，与传统腹腔镜手术相比，更适合进行机器人辅助手术。

21.3.21 女性盆腔医学和外科重塑的临床应用

相关文献表明，机器人技术已被应用于膀胱阴道瘘修复和子宫切除术后阴道穹隆脱垂的骶阴道固定治疗。研究发现，妇产科和泌尿外科的住院医师参与手术对机器人辅助骶骨固定术(robotic-assisted sacrocolpopexy，RASCP) 的手术结果没有影响。但是，机器人辅助技术结合了开放式手术、微创手术的优点，并易于被接受，但相比之下，这些优点是否比成本和时间的增加更重要? 与其他学科一样，在妇科泌尿系统的疾病中，机器人辅助比传统方法耗时更长，成本更高。

21.3.22 单孔腹腔镜检查

自然孔口手术的概念最近被重提。手术器械、光学和 Trocar 的进步使得单孔腹腔镜或 LESS 进一步发展。LESS 被应用于输卵管造口术或输卵管切除术，以治疗输卵管异位妊娠。

最近的研究表明，与传统腹腔镜相比，LESS 并发症少，手术效果无明显差异。已有研究发现，LESS 与气体的减少有关。LESS 具有减少术后疼痛、尽早恢复日常活动、减少切口疝和出血的发生率，以及外观美观和让患者满意的优点。然而，LESS 缺乏长期有效性的数据。

LESS 现在被用于治疗良性及恶性附件疾病，以及子宫切除。对于附件疾病，LESS 可用于切除卵巢囊肿、输卵管卵巢、子宫内膜异位症和恶性肿块。单孔入路全子宫切除术现在更为常用，各种先进技术可以克服自由活动受限和技术困难。LESS 与达芬奇机器人系统的结合优势更明显，如舒适性更好，Trocar 放置过程中损伤的发生率更低，术后伤口感染和疝气形成的可能性更小，以及灵活性更好。

回顾 6 项随机对照试验和 15 项观察性研究，共包括 2085 例患者，其中 899 例进行单孔腹腔镜检查，1186 例进行常规腹腔镜检查，并评估手术效果。通过汇总分析，发现单孔腹腔镜与常规腹腔镜在妇科手术后发生并发症的风险没有差异。然而，一些研究表明，单孔腹腔镜可延长附件手术时间，但并不延长子宫切除术时间。目前尚不确定这种新技术是否具有成本效益，以及是否具有相似的长期手术效果。

21.3.23 腹腔镜并发症

总的来说，与开腹手术相比，腹腔镜手术的并发症较轻。除了有与手术相关的并发症外，腹腔镜手术还与 Trocar 插入引起的罕见但重要的并发症有关。这些损伤主要涉及血管、肠道和膀胱。由于大多数操作是盲性的，第一个 Trocar、第一个气腹针插入都是腹腔镜手术中最危险的操作，占所有腹腔镜手术并发症的 40%，也是大部分死亡病例的死亡原因。尽管数 10 年的研究和发展都在寻找更安全的首次腹腔镜入路方法，但几乎使用所有类型的 Trocar 插入都会导致大血管损伤。之后将对如何避免和处理这些并发症进行简要讨论。

21.3.24 腹膜后血管损伤

将主要和次要腹腔镜接口置入腹膜腔的技术通常具有对位于前腹壁的血管和位于腹膜后间隙的主要血管有微小却不可避免的损伤。腹部大血管损伤是腹腔镜手术中一种罕见且危及生命，但又可以治疗的并发症，每 10 000 例腹腔镜手术中约有 3 例发生腹部大血管损伤。其最常见在插入气腹针或第一个 Trocar 时发生。

21.3.25 预防

在腹腔镜手术中，多数腹膜后血管损伤发生在通过脐周切口盲置气腹针或第一个 Trocar 的过程中。为了尽可能避免这种风险，外科医师需要了解相关的解剖学知识，以便他们能够为每位患者选择最合适的插入方向和角度。之后将讨论血管损伤一级预防的不同方法。

21.3.26 了解患者的体位

为了安全，在放置腹腔镜器械之前，外科医师应知道患者相对于水平面的位置。大多数腹腔镜手术是在仰卧位进行的，目的是使肠道远离骨盆的手术区域。如果在插入器械前将患者置于仰卧位，且双足相对于头部抬高 30°，在水平面 45° 处插入的器械实际放置在患者脊柱水平面 75° 处，这可能会增加大血管损伤的风险，尤其是对于体形消瘦的患者。

21.3.27 高压入口

另一项与闭式腹腔镜相结合使用的技术是"高压进入"，该方法旨在降低大血管损伤的风险。很多外科医师没有在施加 18~20mmHg 腹内压后插入最初的脐部 Trocar，而是将压力增加至 25~30mmHg 后插入。其基本原理是使前腹壁更加坚硬，以便 Trocar 插入时施加的向下压力不会使脐到腹膜后血管的距离缩短。尽管还没有足够大样本的对照研究来证明其优势，但在超过 8000 例病例的大型系列研究表明，该技术的主要血管损伤风险约为 1/10 000，而标准压力的主要血管损伤风险约为 4/10 000。

21.3.28 验证气腹针的位置

使用气腹针尖刺进腹膜腔，与误扎血管和静脉气体栓塞的小风险相关。据报道，腹腔镜手术中出现这种情况的概率为 1/100 000。

有几种方法可以证明气腹针尖在腹腔内的位置。首先，气腹针头应在阀门打开的情况下放置，这样进入高压动脉血管会出现血液通过针头立刻挤出。其次，在放置针头后，应保持气腹针头负压进入，以确认未进入低压静脉血管。最后，可以行"悬滴试验"明确。在气腹针的开口处放置 1 滴生理盐水。当腹壁升高时，如果尖端位于相对低压的腹腔内，液滴通常会消失在轴内，但如果尖端位于腹膜前或嵌入其他结构，液滴通常不会消失。

"摇摆试验"是一些学者用来验证针头没有进入腹膜后间隙的一个方法。将针头放置在适当位置，使用轻微的侧向压力将中心从一侧移动到另一侧。侧向移动受限代表针尖固定在不可移动的腹膜后间隙中，缓慢抽出针头，直到能够侧向移动为止。这项技术在肥胖患者中较难有效应用，因为腹壁本身可以限制气腹针的侧向移动，即使它以适当的角度穿过脐部。

将气腹针插入腹部时，建议至少使用上述一种方法验证。然而，这些方法都不能完全验证针尖在腹腔内的位置。一旦开始充气，腹腔内放置的最强预测因子可能是 < 10mmHg 的初始填充压力。

21.3.29　其他腹腔镜入路方法

为了降低 Trocar 并发症的风险，已经开发了多种置入方法和器械。尽管与传统的闭合技术相比，每种方法都具有理论上的优势，但没有一种方法能够完全消除大血管损伤的风险。

21.3.30　开放式腹腔镜检查

开放式腹腔镜检查是一种可供选择，并已广泛应用的技术，用于放置第一个腹腔镜 Trocar。腹腔镜入腹基本上是一个小术口，然后将第一个 Trocar 直接放入腹膜腔内。它几乎完全避免了大血管损伤的风险，将大血管损伤发生率降至 0.01%，而使用气腹针的封闭式技术导致的大血管损伤的发生率为 0.04%。

21.3.31　直接置入 Trocar

直接置入 Trocar 是一种腹腔镜入路技术，无须预先充气，用手或巾钳抬高或不抬高前腹壁，即可置入第一个 Trocar。这种方法比标准封闭式腹腔镜略快，并可避免放置气腹针的风险。然而该方法的缺点是可能会增加大血管损伤的风险，大样本（> 10 000 例）研究报道称，该方法大血管损伤风险为 0.06%~0.09%，而使用标准封闭式技术导致大血管损伤的概率为 0.04%。发生这种大血管损伤的其中一个原因可能是直接置入 Trocar 是妇科医师最不常使用的技术。

21.3.32　左上腹部

一些外科医师建议将气腹针和第一个 Trocar 通过左上腹部的其中一个位置放入，以降低既往有腹部手术史的女性发生肠粘连并发症的风险。左上腹部插入点（Palmer 点）位于左肋缘中部下方 3cm 处，器械通常垂直于患者皮肤插入。

截至目前，尚未有使用该技术导致大血管损伤的报道。解剖学研究表明，该位置的腹壁均匀且薄，大多数患者从皮肤到腹膜后间隙的距离大于 11cm。然而，该距离在许多体形偏瘦的患者中可能小于 7cm，因此建议对于该类患者，可在相对于患者脊柱向尾部成 45° 角通过 Palmer 点置入器械。

21.3.33　替代第一个 Trocar 的设计

已研发出可替代第一个 Trocar 的设计，包括一次性保护 Trocar、光源 Trocar 及径向扩张 Trocar。遗憾的是，它们并不能防止大血管损伤。目前，没有任何研究对任何一种技术或器械在预防大血管损伤风险方面进行比较。将刀片式 Trocar 与径向扩张 Trocar 进行比较，发现使用径向扩张 Trocar 时，并发症较少，且疼痛有减轻趋势。

21.3.34　治疗

大血管损伤是一种少见但不可避免的腹腔镜并发症，与闭合式入路技术相关。每个使用闭合式入路技术的腹腔镜外科医师都应制订针对大血管损伤的抢救预案。外科医师还应熟悉剖腹探查手术器械、血液制品、血管夹和手术顾问的重要性。当这些手术在门诊独立进行时，这一点尤其重要。

当怀疑发生大血管损伤时，应立即采取以下步骤：护士应做好紧急剖腹探查准备，麻醉医师应考虑增加静脉输液管道，并寻求血液制品及其他援助。外科医师应立即通过中线切口进行剖腹探查手术，并应在损伤部位升压以减少失血量。当大血管损伤发生在医疗单位时，应请创伤外科医师或血管外科医师进行鉴别，并修复血管损伤。

当在没有血管外科医师及相应设备的情况下发生大血管损伤时，治疗方法是不同的。在这种情况下，没有血管修复方面手术经验的腹腔镜外科医师不应试图打开腹膜后区域来修复血管。操作不当，会进一步损伤血管，引起下肢血液循环障碍，进而导致灾难性后果。正确的做法是，用干燥的血纱垫压紧腹部，然后用全层缝合线或巾钳快速闭合腹部，最后以最简便的方法将患者运送到就近的设备完善的创伤中心进行进一步的后续治疗。

21.3.35　腹壁血管损伤

存在损伤风险的前腹壁血管可分为两类：浅表和深部。浅表血管由位于皮下组织中的上腹部浅动脉和旋髂动脉组成。深部血管即腹壁下动脉，位于腹膜正上方的腹直肌下方。

浅表血管损伤在手术时通常是无症状的，而深部血管损伤常导致立刻和快速失血。如果在手术中未发现血管损伤，无论是浅表血管损伤还是深部血管损伤，都有可能导致术后出血或血肿。

21.3.36　预防

避免损伤这些血管的主要方法是在插入 Trocar 前通过透射法和直接腹腔镜使血管可视化。采用腹腔镜光源对前腹壁进行透射是显示患者近 90% 浅表血管的有效方法。腹壁下血管位于腹直肌和筋膜下方，因此无法通过透射法观察到。但大多数患者的腹膜下血管位于腹股沟圆韧带插入点和脐内侧皱襞之间，因此可直接通过腹腔镜观察到。深部和浅表血管均距腹中线约 5.5cm，因此在腹中线外侧 8cm 和耻骨联合上方 8cm 处置入 Trocar 可将血管损伤的风险降至最低。

21.3.37　治疗

当拔除 Trocar 后发现浅表血管出血时，最有效的方法是使用 "Crile 止血钳" 夹住血管，然后进行灼烧或结扎。当无法钳夹损伤血管时，敷料加压包扎通常也可以。

当腹壁下血管损伤时，其后果是血液迅速从 Trocar 部位进入腹腔。此时应提醒麻醉医师，因为如果患者血流动力学不稳定，可能需要开放额外的静脉输液管道，以及进行血液制品补给。如果有其他 Trocar 可用，应尝试在损伤血管的上方和下方使用腹腔镜双极电凝器械进行止血。如果尚未放置另一个 Trocar 或双极电凝无效，可

以将 Foley 导管穿过 Trocar 进入腹膜腔以暂时减缓出血，用生理盐水对球囊进行充气后，将导管缩回，以将球囊紧贴腹膜表面，并使用 Kelly 钳在皮肤侧交叉钳闭导管，以保持牵引力减缓出血。

若双极电凝无效，可以使用 Trocar 闭合器械在损伤部位的上方及下方放置精确定位的缝合线，这些缝合线应稳固缝扎于筋膜上方的皮肤。

如果不能通过其他方式止血，则应扩大切口，并单独结扎损伤血管。Trocar 切口应横向扩大 4~6cm，切开前直肌鞘筋膜，将腹直肌外侧缘向内收回。可以用止血钳夹住出血的血管，随后选择性地在损伤部位上方和下方结扎。

当去除 CO_2 后腹压降低时，尤其是当患者从麻醉中复苏，并发生移动时，应用填塞受损血管的方法就变得不安全，有可能会发生延迟性出血。在复苏室出现血流动力学不稳定的迹象时需要二次手术，因为来自腹壁下动脉撕裂的不可控性出血可能会危及生命。

·21.3.38　胃肠道损伤

尽管腹腔镜手术器械和技术在不断发展，但胃肠道损伤仍然是腹腔镜手术中常见的，却有可能避免发生的并发症。在过去的 40 年，胃肠道损伤的发生率似乎从约每 1 万例手术中有 3 例增加到每 1 万例手术中高达 13 例。大多数肠道损伤发生在放置气腹针或第一个 Trocar 的过程中，尤其是在既往手术后肠道与前腹壁形成粘连的情况中高发。其他胃肠道损伤则是由手术操作引起的，如粘连松解、分离组织、阻断血管的损伤及热损伤。

我们必须通过预防和早期识别来最大限度地减少相关胃肠道损伤的发病率。尽管目前人们对于预防这些风险的意识有所提高，但胃肠道损伤仍然是腹腔镜检查最致命的损伤类型，据报道死亡率高达 3.6%。

21.3.39　预防措施

目前尚未发现可在腹腔镜 Trocar 放置过程中完全避免胃肠道损伤的方法。然而，目前已经

明确的是，既往接受过腹部手术的患者在腹腔镜检查过程中发生胃肠道损伤的风险会增加，因为在这些患者中约 25% 存在前腹壁粘连。为此，采取了一些措施并尽最大努力来降低这些患者胃肠道损伤的风险。

对于高危患者，常用的方法有 2 种，第一种是开放式腹腔镜检查，这是由 Hasson 首次提出的，可使用 Palmer 点的左上腹部闭合性技术。遗憾的是，与开放式技术相比，这些方法均未在前瞻性比较研究中显示出可降低胃肠道损伤的风险。

另一种可选择的方案是在光源直视下置入 Trocar。这些设备旨在通过可视化腹壁的每一层组织来提高 Trocar 放置过程中的安全性。但遗憾的是，这些设备并未被证明可有效降低胃肠道损伤的风险。

21.4　识别和处理

21.4.1　气腹针损伤

14 号气腹针的弹簧加载尖端不能防止粘连性肠穿孔或与附件相关的肠穿孔，如横结肠穿孔。只要穿刺部位没有活动性出血或伴有撕裂，大多数由气腹针引起的肠穿孔不需要修复（Loffer，1975#68）。即使在结肠穿孔的情况下，大量冲洗的非手术处理似乎就已足够。

21.4.2　胃损伤

胃损伤在腹腔镜检查过程中相对少见。据研究报道，在腹腔镜检查的早期，每 10 000 例只有不到 3 例发生胃损伤。危险因素包括上腹部手术史和麻醉诱导困难，因为胃部胀气后可能会低于脐部水平。在气腹针或 Trocar 置入前，用鼻胃管对胃进行常规减压，实际上可消除上述风险，即使是使用左上象限法。

Trocar 对胃的损伤需要通过剖腹探查手术或腹腔镜手术予以修复。胃损伤应由胃肠外科经验丰富的医师使用可吸收缝线分层缝合，同时应冲洗腹腔，仔细清除所有食物残渣和胃液。术后保持胃管负压吸引，直到肠蠕动恢复正常。

21.4.3　小肠损伤

手术过程中经常被忽视小肠损伤。当出现多个前腹壁粘连时，应怀疑有小肠损伤。当第一个 Trocar 和套管完全穿过靠近脐部的肠壁时，损伤不易被发现。当对腹腔进行 360° 检查，并发现插入点附近有肠粘连时，应通过在下象限放置一个 5mm 的腹腔镜来查看脐孔位置，并寻找损伤部位。在第一个 Trocar 放置期间或粘连松解期间，用气腹针或 Trocar 对非粘连性肠道造成的损伤可能在腹部探查时不易被察觉。如果怀疑有此类损伤，则应使用腹腔镜肠钳或人工剖腹进行肠道探查，直到完全排除肠道损伤。

术后，未被识别的 Trocar 小肠损伤通常在术后第 2~4 天患者出现恶心、呕吐、厌食、腹痛、腹膜症状，也可能会出现发热症状。虽然小肠的细菌负荷量很低，但肠内容物并不是无菌的。未确诊的小肠损伤常伴有败血症。

直径达 5mm 或更大的小肠全层损伤应分两层进行修复，垂直于小肠长轴进行缝合，以避免狭窄形成。这可以通过 3-0 延迟可吸收缝线缝合初始中断层来实现，以接近黏膜层和肌层。3-0 延迟可吸收缝线在浆膜层通常以间断方式放置。这通常是在开腹手术或脐部切口进行的，受损的肠襻被牵拉到皮肤表面进行修复。具有先进胃肠外科技术的医师也对腹腔镜修复术进行了研究，发现如果小肠撕裂超过肠腔直径的 1/2，则建议进行节段切除。

21.4.4　大肠损伤

据报道，Trocar 导致大肠损伤的发生率约为 1/1000。由于大肠中大肠埃希菌的浓度很高，未被识别的损伤可能会导致严重的腹腔内感染，严重危及生命。

当怀疑有大肠损伤时，应使用自动抓肠器仔细检查。如果粘连或解剖使腹腔镜检查变得困难，可以行开腹检查。直肠乙状结肠的隐匿性损伤可以通过"爆胎试验"来检测，在该试验中，用生理盐水填充后穹隆，并用直肠乙状结肠镜或带导管的球形注射器将空气注入直肠。看见气泡，表明大肠有损伤。

大肠损伤的处理方法取决于损伤的大小、部位，以及损伤与诊断之间的间隔时间。一般来说，一旦诊断有结肠损伤，应使用广谱抗生素，并应咨询有此类经验的外科医师。当出现小肠内容物溢出量少的小撕裂情况时，大量冲洗，并将伤口分两层封闭。当出现较大的损伤或损伤涉及肠系膜时，有时需要进行分流性结肠造口术。在延迟诊断（手术后）的情况下，组织炎症通常需要进行分流性结肠造口术。

21.4.5 切口疝

在腹腔镜应用的前 20 年，切口几乎完全位于中线，因为前、后直肌筋膜在此融合。这些位于中线的孔通常包括一个 10mm 的脐孔和一个 5mm 的耻骨上孔。这些部位的切口疝很少见，常见的是通过脐部的局限性网膜疝。

在更复杂的腹腔镜手术中使用侧切口导致切口部位疝出的风险急剧增加。在一项回顾性研究中，3500 例手术有 5 例（0.17%）发生了切口疝，所有疝都发生在中线外侧直径 ≥ 10mm 的切口处。由于腹直肌筋膜在弓状线下横向分裂形成前鞘和后鞘，肠疝可发生在这 2 个筋膜层之间，被称为"Spigelian 疝"。

21.4.6 预防

为了最大限度地降低切口疝的发生风险，在移除所有直径在 8mm 及 8mm 以上的 Trocar 后，应闭合前后筋膜鞘。这种闭合通常借助多种商用器械或针头中的一种进行，这些器械或针头结合了周围神经层和 2 个筋膜层。遗憾的是，即使仔细地将筋膜闭合，也不能完全防止切口疝的发生。

21.4.7 识别和处理

Trocar 部位的疝通常表现为在 Valsalva 操作过程中出现 Trocar 部位皮肤切口下可触及的肿块。超声检查可以区分肠疝和血肿。与疼痛相关的持续性肿块表明有嵌顿疝，是外科急症。

疝气的肠管通常可以在腹腔镜下缩小，继而仔细检查受影响的肠管。大多数健康患者只需简单修复腹膜和筋膜缺损，但在某些情况下也可能需要合成网片。

21.4.8 膀胱损伤

与腹腔镜 Trocar 有关的膀胱损伤相对少见，通常与在膀胱扩张的情况下置入第一个 Trocar 或在先前手术后继发膀胱穹窿扩张的患者置入耻骨上中线 Trocar 有关。

21.4.9 预防

在第一个 Trocar 放置之前，通过导管引流膀胱，可以降低 Trocar 损伤膀胱的风险。对于有下腹部手术史的患者，将耻骨上 Trocar 放在任何明显的横向皮肤切口上方可能是正确的。对于所有患者，应在放置经皮穿孔 Trocar 之前尝试通过腹腔镜观察膀胱上缘。在不能看到膀胱上缘的情况下，可以通过在膀胱内充入 300ml 亚甲蓝液以更好地确定边缘。另一种方法是使用侧孔部位，而不是耻骨上中线部位，尽管膀胱损伤风险降低，但血管损伤风险却增加。

21.4.10 识别

腹腔镜下膀胱损伤在手术中很难识别。对于有 Foley 导尿管患者，膀胱损伤后尿漏不明显。膀胱损伤的一个常见标志是位于相对近中线的耻骨上 Trocar 部位大量出血。肉眼发现血尿提示全层损伤。腹腔镜手术中膀胱损伤的一个不常见但具有病理学特征的征象是 Foley 导管袋内注入二氧化碳。

如果在腹腔镜检查中怀疑有膀胱损伤，可以通过导尿管逆行灌注靛蓝胭脂红溶液来检测小的损伤。膀胱镜或不太常见的膀胱切开术可用于检查可疑病例的膀胱黏膜损伤，或确定已知损伤的程度，并确保没有输尿管受累。

术后识别膀胱损伤同样困难。当患者在腹腔镜检查后几天出现明显的腹部症状时，应考虑隐匿性膀胱损伤的可能。当出现排尿疼痛和镜下血尿症状时，也应考虑膀胱损伤。尿素氮（blood urea nitrogen，BUN）和血清肌酐水平升高，提示腹腔内溢尿并经腹膜再吸收。将稀释的靛蓝胭脂红溶液滴入膀胱，可进一步评估耻骨上切口的引流情况。

21.4.11 治疗

在术后确诊膀胱损伤时，应进行逆行膀胱造影以确定损伤程度。如果有腹膜症状，但病因不明确，需要手术者，开腹前进行膀胱镜检查可能对确定手术入路非常有帮助。

膀胱上部小的、简单的、孤立的损伤可以单独用导管引流治疗。连续引流 10 天后应进行逆行膀胱造影，并发现有 85% 的小损伤患者自发愈合。对于较大的损伤和涉及膀胱从属部分（包括三角区）的损伤，尤其是存在输尿管及尿道损伤风险时，需要进行一期手术修复。应使用防水的多层可吸收缝线进行缝合。只要暴露充分，并且输尿管和膀胱颈没有受到损害，外科经验丰富的医师可以进行腹腔镜手术。

（李云娟　莫　毅　译，林　忠　校）

第 22 章

子宫平滑肌瘤

Gregory M. Christman

22.1 引言

平滑肌瘤是一种起源于平滑肌细胞的良性单克隆肿瘤，绝大多数发生在子宫体部，但也可发生在全身任何含有平滑肌的结构中。平滑肌瘤很少是恶性的，但需要大量的手术干预，如子宫切除术。虽然子宫平滑肌瘤的症状通常与肿瘤大小相关，但大肿瘤可能无症状，小肿瘤可能有症状。本章将回顾平滑肌瘤的病理生理学和治疗方法。本章将阐明用于描述子宫肌瘤的位置和与周围子宫组织的关系的分类术语，还将描述该疾病对患者的潜在影响。本章将阐述平滑肌瘤可能是如何产生的，并说明平滑肌瘤可能受遗传学、生活方式、内分泌学和妊娠改变的影响。平滑肌瘤可以通过多种短期医学手段、子宫动脉栓塞术、MRI引导下高强度聚焦超声，以及从微创局灶性外科手术切除到经子宫切除术进行彻底治疗的外科手术方式来治疗。

■ 临床案例

患者，女，36 岁，主诉未避孕、未孕，伴月经过多 1 年余。在此之前，她用了 18 年的避孕套，目前她唯一服用的药物是维生素。她的月经周期为 30~32 天，有大量阴道流血，偶尔有血凝块和中度痛经。她的月经量和伴随的痛经程度在过去 5 年逐渐增加。她还主诉 2 年来腹胀逐渐加重。她的痛经与活动无关。她还抱怨白天尿频，但否认有性交痛或排便习惯改变。她的既往史、手术史及个人史无特殊。经盆腔检查，她的子宫为 18 周大小且形态不规则。超声检查显示子宫可见多个球形肿块相邻。

22.2 患病率

子宫平滑肌瘤（也称肌瘤）是女性最常见的良性盆腔肿瘤。高达 50% 的育龄女性患有子宫平滑肌瘤，其中 25% 的女性有明显临床症状。病理检查显示，77% 的子宫切除标本中有 1 个或 1 个以上子宫平滑肌瘤。

虽然子宫平滑肌瘤通常是良性的，但其发病率很高。子宫平滑肌瘤的表现包括异常子宫出血、慢性子宫疼痛、生育能力受损和反复妊娠丢失。在美国，每年有超过 25 万例子宫肌瘤被认为是子宫切除术的主要指征，每年在医疗保健方面的花费超过 50 亿美元。

22.3 分类

子宫平滑肌瘤与子宫各层的关系通常分为亚组，浆膜下肌瘤位于子宫浆膜表面。它们可能有宽的基底部或带蒂，也可向阔韧带方向延伸，产生阔韧带肌瘤。肌壁间肌瘤起源于子宫肌层，并可能扩大到足以突破子宫腔或浆膜表面。黏膜下肌瘤发生在子宫内膜下方，随着病情的发展，突向子宫腔（图 22-1）。浆膜下和黏膜下肌瘤也可以有蒂。另外，宫颈肌瘤是由宫颈细胞产生的，而不是由子宫体细胞产生的。

最近，国际妇产科学联盟（International Federation of Gynecology and Obstetrics，IFGO）分类系统对子宫肌瘤进行了分类。该系统对黏膜下平滑肌瘤，以及肌壁间、浆膜下和跨壁病变进行分类。0~3 型肌瘤被认为是黏膜下肌瘤，其

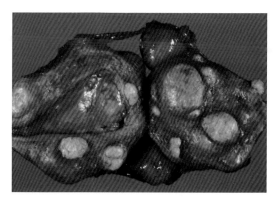

图 22-1　子宫切除术标本显示肌壁间、黏膜下和浆膜下平滑肌瘤

中 0 型肌瘤是腔内病变，蒂部附着在子宫内膜上；1 型肌瘤是无蒂黏膜下肌瘤，向肌层扩展≤50%；2 型肌瘤是无蒂黏膜下肌瘤，向肌层扩展＞50%；3 型肌瘤是完全的宫腔外肌瘤，紧邻子宫内膜。4 型肌瘤是肌壁间的平滑肌瘤，完全是在子宫肌层内，靠近子宫浆膜层。5~7 型肌瘤被认为是浆膜下肌瘤，其中 5 型肌瘤贯穿全部子宫肌层，6 型肌瘤位于肌壁间突向浆膜，7 型肌瘤是肌瘤带蒂，并完全位于浆膜下。8 型肌瘤是其他特殊类型或部位的肌瘤，如很少发生的离子宫较远的肌瘤，包括子宫颈肌瘤、宫角或阔韧带肌瘤。

22.4　临床影响

虽然至少 50% 的子宫平滑肌瘤是无症状的，但许多女性有明显的症状，影响她们的生活质量和处理的决策。子宫平滑肌瘤的主要临床表现大致可分为 3 类：子宫出血增多、盆腔压迫或疼痛，以及生殖功能障碍。

22.4.1　异常子宫出血

异常子宫出血是子宫平滑肌瘤最常见的症状。最常见的伴有大出血的平滑肌瘤类型是肌壁间肌瘤或黏膜下肌瘤。典型的出血模式是月经增多，有规律的出血或间隙出血。经间期出血可提示存在腔内肌瘤或特异性子宫内膜病变；因此，在这些病例中需要对宫腔进行更详细的评估。描述异常子宫出血的术语已在第 8 章进行了叙述，并且其分类遵循 FIGO 分类原则。阴道大量出血会导致一些问题，如经常更换卫生防护用品会对患者在工作场合或社交场合造成严重困扰。

22.4.2　慢性盆腔疼痛

盆腔疼痛或压迫是第二常见的主诉，经常被描述为类似于在妊娠期间与子宫肌瘤生长相关的不适感。疼痛可发生在经期期间和经期前后。平滑肌瘤可引起腰痛，而前平滑肌瘤可压迫膀胱。当平滑肌瘤体积大到足以充满骨盆时，可能会干扰排便或导致性交困难。体积非常大的平滑肌瘤有时会血液供应不良，导致组织缺血和坏死，临床表现为急性、严重的盆腔疼痛。带蒂的平滑肌瘤会发生扭转，从而导致局部缺血和急性疼痛。在妊娠期间，平滑肌瘤会发生"红色样变"，即肌瘤内出血，以及急性疼痛。

22.4.3　生殖功能

子宫平滑肌瘤被认为可影响生育；然而，它对生育的直接影响仍然是一个有很大争议的话题。不孕症和子宫平滑肌瘤的发生率随母体年龄的增长而增加，不孕症女性患平滑肌瘤的概率是否高于育龄女性患平滑肌瘤的概率，目前尚无具体数据。

但是有大量的间接证据。在一篇综述中，子宫腔受压和未受压的平滑肌瘤患者的妊娠率分别为 9% 和 35%，而没有平滑肌瘤的患者的妊娠率为 40%。此外，有多个报道称不孕女性在切除子宫肌瘤后成功妊娠，强烈提示两者存在联系。

虽然生育功能障碍的确切生理机制尚不清楚，但存在许多似是而非的理论。如果由于在子宫角发生肌瘤而导致输卵管机械性阻塞，则有降低生育能力的可能。巨大的平滑肌瘤可能会引起严重的有节奏的子宫收缩，也可促进精子运动，另外也可能会引起缺铁性贫血，从而增加输血的可能。进一步研究发现子宫内膜的组织学变化与平滑肌瘤的位置有关。黏膜下平滑肌瘤可能与局限性子宫内膜萎缩及血管血流改变有关，这可能会阻碍胚胎着床，以及阻碍参与着床的激素或生长因子的输送，还可能会干扰正常的妊娠免疫反应。黏膜下平滑肌瘤压迫子宫腔，可导致早期妊娠丢失、早产、胎位异常、产后出血等。

在辅助生殖技术的有效性方面，一般认为黏膜下和壁内平滑肌瘤会降低辅助生殖手术的有效性。早期证据表明，肌壁间或黏膜下平滑肌瘤患者的妊娠率和着床率均明显降低。在一项研究中，子宫肌壁间平滑肌瘤使 IVF 后持续妊娠的概率降低 50%。有证据表明浆膜下平滑肌瘤患者的辅助生殖技术效果与无平滑肌瘤患者一致。

22.5　子宫平滑肌瘤的流行病学

在整个生育期子宫平滑肌瘤的发生率随着年龄的增长而增加，女性 50 岁左右时患病率最高。与白种女性相比，非洲裔美国女性患平滑肌瘤的相对风险比其高 2~3 倍，且倾向于较早诊断，且疾病情况更为严重（平滑肌瘤更大，贫血发生率更高）。

未生育女性的平滑肌瘤发生率高于经产女性，且平滑肌瘤的发生率随着每一次足月产而持续降低。初潮年龄越早，发生平滑肌瘤的风险可增加 2~3 倍。

平滑肌瘤在青春期后形成，有可能在妊娠期间扩大，并在绝经后消退，这一过程清楚地表明它们的激素反应性。然而，外源性激素治疗的研究，包括口服避孕药和激素替代疗法，显示了相互矛盾的数据，没有明确的关联可以推断。

双胞胎家族史研究表明，发展中的子宫平滑肌瘤具有家族倾向性，但子宫平滑肌瘤遗传学的进一步研究尚待完成。由于子宫平滑肌瘤的发生率在一般人群中极高，阻碍了这一研究的进展。

一些研究表明，BMI 的增加会使患子宫平滑肌瘤的风险增加 2~3 倍，相关证据表明，该风险是由成年期肥胖而不是儿童期超重导致的。然而，其他研究没有发现子宫平滑肌瘤与 BMI 增加相关的关联。

大多数流行病学研究发现，吸烟可能通过降低雌二醇水平而使子宫平滑肌瘤的风险降低 20%~50%，而这种负相关与 BMI 无关。目前还不清楚这种关系是否会随着吸烟时间的变化而变化。平滑肌瘤与特定的饮食因素或体育活动的关系尚没有明确。

22.6　病理学和病理生理学

22.6.1　遗传学

平滑肌瘤是指良性平滑肌的单克隆增殖。每个单克隆肌瘤都可能与各种染色体易位、重复和缺失有关。许多肌瘤，但不是全部肌瘤，包含非随机的细胞遗传学异常，而肌层具有正常的核型。大多数突变发生在参与细胞生长或负责结构转录的基因中。

据报道有 2 种遗传性疾病，其中平滑肌瘤是综合征的一部分，这表明肌瘤形成的潜在遗传因素。第一种遗传性疾病是遗传性平滑肌瘤病和肾细胞癌综合征。它是一种常染色体显性遗传综合征，伴有子宫、皮肤和肾脏的平滑肌肿瘤。第二种遗传性疾病是淋巴管平滑肌瘤（lymphangioleiomyomatosis，LAM）综合征。它是导致结节性硬化症的 2 个基因中的一个基因发生突变的结果，可导致多发性错构瘤。

22.6.2　病理学

大体而言，肌瘤通常表现为独立的圆形肿块，颜色较周围肌层浅，呈灰白色。组织学特征包括形成交错束的平滑肌纤维，束间有过多的纤维组织。

22.6.3　内分泌学

类固醇激素的影响是平滑肌瘤克隆扩张理论的中心。肌瘤对雌激素和孕激素有反应，因此育龄女性的肌瘤更有可能增大并引起相关症状。血清中循环雌激素或黄体酮浓度没有增加。

肿瘤启动因子和尚未确定的遗传因子参与了关键体细胞突变，这些体细胞突变促进了正常肌细胞向对雌激素和孕酮有反应的平滑肌细胞的发展。雌激素受体（estrogen receptor，ER）、孕激素受体（progesterone receptor，PR）和表皮生长因子受体（epidermal growth factor receptor，

EGFR）在肌瘤的发生、发展中是不可或缺的。有研究表明，与正常肌层相比，肌瘤中 ER 和 PR 的浓度会增加。

芳香化酶 p450 在平滑肌瘤中过表达。因此，在平滑肌细胞中，除了循环雌激素作用于 ER，循环雄激素向雌激素的局部转化也可能是雌激素作用增强的重要因素（图 22-2）。

传统上，雌激素被认为是肌瘤生长的主要激素介质。虽然孕酮已被用于治疗有症状的肌瘤出血，但最近的研究表明，孕酮作为肌瘤生长的中介物发挥的作用可能比之前学者们认为得更大。抗孕激素 RU486（米非司酮）已被证明可以缩小肌瘤的体积。另一项研究表明，与增殖期肌瘤相比，分泌期肌瘤呈有丝分裂式增加。

肿瘤的生长是细胞增殖加速的结果，超过了细胞凋亡的抑制作用。细胞凋亡在子宫平滑肌瘤中被抑制。孕酮已被证实可增加抗凋亡蛋白 bcl-2 的表达。因此，促进肌瘤扩张可能与孕酮抑制细胞凋亡有关。与对照组相比，已有研究在体外观察到在培养的平滑肌瘤细胞中加入孕酮可增加 bcl-2 的表达。但在孕酮存在的情况下，正常的子宫肌层不会使 bcl-2 的表达增加。

凋亡的复杂过程不仅涉及 bcl-2 家族，还涉及 Fas/FasL 和 rb-1。Martel 等描述了平滑肌瘤中缺乏的各种凋亡途径和肌瘤治疗的潜在相应靶点。细胞凋亡在肌瘤发病机制中的作用是一个很有前景的研究领域，具有很大的临床应用潜力。

雌激素和孕酮信号在肌瘤生长的病理生理过

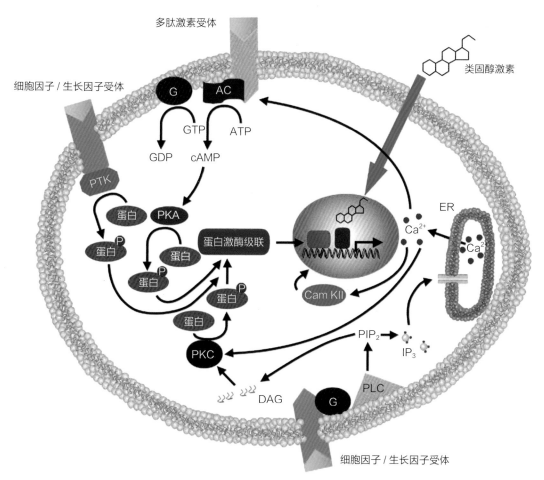

图 22-2　性类固醇激素作用

雌激素和孕激素通过结合特定受体发挥作用，然后在特定反应元件与 DNA 结合。雌激素和孕激素在多种基因上的结合在不同的细胞中具有不同的作用。本图由 Fisher Scientific，Inc 通过互联网发布

程中也有协同作用。孕酮受体表达增加是雌激素增加的结果，这一观点已被证实。体外研究表明，孕酮可上调 EGF 表达，雌激素也可上调 EGFR 表达。

22.6.4　妊娠与平滑肌瘤

妊娠引起的内分泌环境变化对平滑肌瘤的影响是复杂的。有许多关于子宫平滑肌瘤在妊娠期明显生长的报道；然而，所有的前瞻性研究都表明，大多数平滑肌瘤的直径自妊娠开始至分娩没有变化。从本质上讲，学者不可能预测肌瘤是否会生长。子宫平滑肌瘤在妊娠期主要的潜在并发症是疼痛和流产。疼痛可能是肌瘤变性的表现。这种现象可能是浆膜下或带蒂肌瘤的血供减少，进而导致坏死。超声检查通常显示红色性变、囊性变或玻璃样变性。

妊娠流产通常是由胎盘后肌瘤引起的，其可导致胎盘早剥、出血和胎膜早破。子宫下段肌瘤可导致胎儿下降阻滞或胎位异常从而增加剖宫产概率。

22.7　诊断影像与平滑肌瘤

影像学检查已经成为评价平滑肌瘤的一个重要方面。肌瘤的大小和位置可以不同程度地进行评估，主要取决于在评估过程中应用的成像技术。超声、子宫输卵管造影和 MRI 是目前最常用的肌瘤成像方法。

22.7.1　超声波

传统的超声技术是一种经济有效的子宫平滑肌瘤诊断技术。经阴道入路比腹部超声更准确。然而，如果子宫较大，腹部超声可能是经阴道超声的有用辅助手段。如果存在子宫肌瘤，可以通过超声检测到子宫增大或子宫结节状轮廓。它们也可能在肌层内以离散的局灶性肿块出现。与超声下肌层表现相比，肌瘤可能表现为低回声或不均匀回声，其特征可能为钙化和后方阴影。矢状面和轴向视图有助于提供有关肌瘤位置和大小的信息。

关于腔内肿块的其他信息，如黏膜下肌瘤，可通过盐水灌注超声子宫造影获得。这种成像技术包括实时经阴道超声，在此过程中无菌生理盐水被注入子宫腔。生理盐水通过小口径导管经宫颈注射。当子宫腔被生理盐水膨大，宫腔内的肿块在膨大的内膜回声背景下可见低回声结构。靠近子宫内膜腔的壁间肌瘤也可以通过子宫超声造影进行评估。此外，子宫内膜息肉和子宫异常（如粘连）也可能被检测到。子宫超声造影不仅可以用于诊断黏膜下肌瘤，还可以用于评估手术治疗的可能性。

三维超声和彩色多普勒超声越来越多地应用于肌瘤的影像学评估。彩色多普勒超声突出血管流动，通常肌瘤外围的血管流动增加，中心减少。

22.7.2　子宫输卵管造影

子宫输卵管造影是一种筛查宫腔内解剖缺陷的方法，需要经宫颈注射碘造影剂，造影剂通过导管进入宫腔，在透视下进行影像学评估。输卵管造影术在月经周期的卵泡期进行，以避免干扰排卵和（或）潜在妊娠。由于造影剂含有碘，碘过敏患者需要在手术前预先服用糖皮质激素和抗组胺药。

子宫输卵管造影可以看到黏膜下肌瘤，因为造影剂可使宫腔扩张。子宫的大小和轮廓可能会因黏膜下肌瘤而改变。肌壁间肌瘤可使宫腔呈球状扩大，宫底肌瘤可使两宫角之间的间隙变大。浆膜下肌瘤在子宫输卵管造影中并不常见；然而，如果浆膜下肌瘤体积足够大，可能会检测到对子宫腔的占位效应。子宫输卵管造影发现可疑黏膜下肌瘤与子宫内膜息肉时，宫腔镜和超声子宫造影可作为补充和潜在的确诊辅助检查。

22.7.3　磁共振成像

磁共振成像越来越多地被用于平滑肌瘤的成像。MRI 比超声能更准确地记录肌瘤的位置。磁共振成像通常用于评估手术计划或确定子宫动脉栓塞前的精确位置。

磁共振成像的缺点包括成本高，可用性有限，以及不能对病态肥胖或幽闭恐惧症患者进行检查。成本一直是一个不利因素，然而随着 MRI 费用的降低，MRI 更常用于临床和术前评估。磁共振禁用于安装有心脏起搏器、除颤器、金属异物，以及对钆过敏的患者。

在 T_2 加权图像中，子宫内膜条纹显示为中央高信号，结合带低信号，肌层区域为中间信号。平滑肌瘤可有信号密度的变化。在大多数情况下，平滑肌瘤表现为低密度、边界清楚的肿块；然而，细胞数量的增加和变性可能被视为高信号强度。

在 T_1 加权图像中，子宫内膜、结合带和子宫肌层的差异较小。它们的成分通常是均匀的，因此在外观上是模糊的。高信号可能代表脂肪变性或出血性变性。

22.8　平滑肌瘤的治疗

平滑肌瘤的治疗传统上是介入性治疗。对于月经异常的患者，避孕药已经被成功地使用，而平滑肌瘤并不被认为是一个禁忌证。如果口服避孕药无效，通常会进行手术。然而，新的医学疗法可能会改变这种治疗方法。

平滑肌瘤管理中的重要概念是，无症状的女性不需要进行干预。不再接受手术干预的原因包括以前建立的适应证，如不能触及的子宫肌瘤和无症状的子宫肌瘤，其目的是避免将来可能更困难的手术。根据子宫平滑肌瘤快速生长的特点，传统上被认为是恶性肿瘤的潜在体征。然而，这种体征孤立于其他表现，并不被认为是平滑肌肉瘤的预后指标。

有妊娠并发症的患者应接受手术治疗。如果有宫腔压迫，不孕患者尤其需要手术治疗。手术切除子宫肌瘤有时需考虑长期不孕患者，当没有其他可确定的原因时，手术切除的适应证有强烈的争议。

22.9　平滑肌瘤的内科治疗

因平滑肌瘤导致的疼痛及月经失调适用于药物治疗。对于不孕或妊娠相关并发症的治疗还没有进行药物治疗的研究。

22.9.1　激素受体激动剂

GnRH 激动剂是治疗症状性平滑肌瘤的有效药物。GnRH 激动剂在影响黄体生成素和卵泡刺激素的初始发作后，通过作用于垂体受体，来下调下丘脑 - 垂体 - 卵巢轴。降调反应是由于垂体受体结合导致 FSH 和 LH 最初受到刺激，之后这些受体脱敏，随后 FSH 和 LH 分泌减少。这会导致雌激素分泌减少。

GnRH 激动剂已被证明可以直接抑制平滑肌瘤细胞中局部芳香化酶 p450 的表达，从而可能导致平滑肌细胞中循环雌二醇向雌激素的局部转化减少。多项研究表明，GnRH 激动剂可能通过作用于外周 GnRH 受体，直接诱导细胞凋亡，并抑制肌瘤细胞增殖。

平均子宫体积的最大减小发生在使用 GnRH 激动剂 3 个月内，通常缩小 40%~80%。然而，停止使用 GnRH 激动剂后，肌瘤会恢复到预处理前的大小，这一恢复过程通常需要几个月。

GnRH 激动剂的优点包括在围绝经期过渡时使用，并辅以反向添加治疗以避免子宫切除。此外，腹腔镜子宫肌瘤切除术在 GnRH 激动剂预处理后可能更可行，而 GnRH 激动剂也对接受经阴道子宫切除术的患者有益。在一项随机临床试验中，将研究组（接受 GnRH 激动剂和铁治疗）与对照组（仅接受铁治疗）的患者进行比较，研究组的患者术前血液学参数得到改善。

虽然肿瘤体积减小，相关症状减少，但存在不希望有的长期不良反应的可能性；因此，推荐 GnRH 激动剂的治疗时间不超过 6 个月。常见的不良反应包括潮热、阴道干涩、头痛和情绪波动。最重要的是，就骨骼健康状况而言，在治疗期间，骨密度下降是公认的。虽然增加类固醇激素剂量可减少这种骨丢失，但长期使用 GnRH 激动剂是不切实际的，故不推荐使用，尤其是对于年轻患者。

22.9.2 选择性雌激素受体调节剂

选择性雌激素受体调节剂（SERM）是与雌激素受体结合并根据组织特异性产生激动剂或拮抗剂效应的化合物。SERM 已被用于雌激素反应性乳腺癌的治疗和预防，如他莫昔芬和雷洛昔芬。三苯乙基烯三苯氧胺在乳房中具有拮抗活性，在骨和心血管系统中显示理想的激动剂活性，在子宫内膜组织中也显示温和的激动剂活性。雷洛昔芬是一种苯并噻吩，也有类似的特性，其额外的好处是在子宫内膜中不起激动剂作用。

在动物模型中，SERM 已被证明在抑制肌瘤生长方面是有效的。Eker 大鼠是一种具有 TS-2 基因缺陷的大鼠，其体内可自发出现平滑肌瘤。研究表明，使用 SERM 与抑制 Eker 大鼠平滑肌瘤的形成有关。豚鼠需要长期接触雌激素才能形成平滑肌瘤。两组切除卵巢的豚鼠，一组应用雌激素，另一组应用雌激素联合雷洛昔芬，比较两组肌瘤的体积，发现雌激素联合雷洛昔芬可诱发肌瘤体积缩小。

雷洛昔芬对绝经后女性的肌瘤体积的缩小似乎有效，但对绝经前女性的有益效果不明显。最近的一项研究表明，雷洛昔芬和 GnRH 激动剂联合使用在减少平滑肌瘤体积和防止骨密度下降方面比单独使用 GnRH 激动剂更有效。Cochrane 对 3 项研究进行回顾性研究，发现在有限数量的研究中没有一致的证据表明 SERM 可以使肌瘤的体积缩小或改善临床结果，并建议进行进一步的研究以确定其益处。

22.9.3 选择性孕酮受体调节剂

基于组织特异性，选择性孕酮受体调节剂对孕酮受体既有激动作用，也有拮抗作用。阿索立尼是一种选择性孕酮受体调节剂（SPRM），与主要代谢物 J912 一起，对 PR 有高亲和力，与生长激素受体有中度结合，与雄激素受体的亲和力较低（图 22-3）。阿索立尼实际上与雌激素或盐皮质激素受体没有亲和力。与孕酮对子宫内膜的长期影响不同的是，该药可迅速形成闭经，不发生突破性出血。

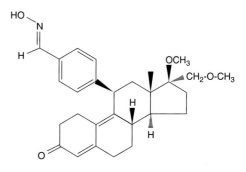

图 22-3　阿索立尼的化学结构

口服醋酸乌利司他（SPRM 的一种）已成功完成 Ⅲ 期临床试验，并获欧盟批准使用。但它还没有获得美国 FDA 的批准。一项在术前应用醋酸乌利司他与安慰剂治疗肌瘤的随机试验表明，治疗 13 周可有效控制过度出血，并使肌瘤的体积缩小。进一步的临床研究正在进行，以研究 SPRM 对子宫内膜的长期影响。随着 SPRM 在临床试验中的进一步研究和测试，这类药物可能在平滑肌瘤的长期治疗中有实际用途，特别是对于那些希望避免手术或保持生育能力的月经过多的女性。

22.9.4 芳香化酶抑制剂

芳香化酶抑制剂（AI）已被美国 FDA 批准用于治疗乳腺癌。近年来，AI 在生殖医学领域的应用不断扩大，在子宫肌瘤的潜在治疗方面已进行了多项研究。AI 背后的基本原理是芳香化酶 p450 酶浓度在平滑肌瘤组织中的局部水平升高。有趣的是，与白种人（38 倍）和日本女性（33 倍）相比，芳香化酶的表达在非洲裔美国女性中最高（83 倍），这种高表达可能是一种潜在的机制，可以解释为与其他种族背景的女性相比，非洲裔美国女性的子宫肌瘤患病率更高。

在 Gurates 等的一项前瞻性研究中，应用来曲唑治疗 3 个月（每天 5mg），发现子宫平滑肌瘤体积明显缩小，而腰椎骨密度或骨代谢的生化标志物没有变化，但与平滑肌瘤相关的月经过多症状得到改善。此外，一项随机对照试验比较了 AI 治疗与 GnRHa 治疗对绝经前患有平滑肌瘤的女性的肌瘤体积和激素状态影响，显示出 AI 治疗有治疗前景。两组的治疗时间均为 12 周。AI 治疗组和 GnRHa 治疗组患者的平滑肌瘤体积明显缩小，组间无差异。与 GnRHa 治疗组患者相比，AI 治疗组患者的激素环境没有明显变化。笔者的结论是子宫平滑肌瘤可以通过 AI 治疗成功得到控制，AI 治疗在外科手术前处理中可能是最有用的。AI 相对于 GnRHa 的优势可能是快速起效，以及避免因 GnRHa 作用引起的 flare-up 效应。

22.10　平滑肌瘤的手术治疗

手术是治疗平滑肌瘤的主流方法。子宫切除术是唯一确定的治疗方法；然而，肌瘤剔除术、子宫内膜消融术和高强度聚焦超声作为替代治疗方法，使用的频率越来越高。手术干预的适应证包括药物治疗无效、阴道出血恶化、怀疑恶性肿瘤或治疗复发性妊娠丢失。绝经后女性有体积较大的盆腔肿块和异常子宫出血，应强烈考虑手术治疗。绝经后女性平滑肌肉瘤的发病率仍然罕见，但高于绝经前人群的发病率。子宫平滑肌瘤手术患者平滑肌肉瘤的发生率是罕见的（每 2000 例手术中 1 例），80% 以上的患者处于更年期。

22.10.1　子宫切除术

子宫切除术对于有症状而无生育要求的子宫平滑肌瘤患者非常有效。根据 20 世纪 80 年代末和 20 世纪 90 年代初的数据，当需要手术切除子宫平滑肌瘤时，约 75% 选择腹式子宫切除术。

当患者有较低的并发症发生率和减少输血量的需求时，可选择阴式子宫切除术。阴式子宫切除术的另一个优点是手术时间短。肌瘤的大小和位置，以及子宫的大小和外科医师的技术是决定阴式子宫切除术可行性的因素。

腹腔镜辅助阴式子宫切除术、腹腔镜全子宫切除术和腹腔镜次全子宫切除术属于微创手术方法，与阴式和腹式子宫切除术相比，它们可以减弱术后疼痛和缩短恢复时间。在设备成本和手术

时间方面，这些手术方式可能会增加医院成本，但它们具有上述公认的优势。此外，如果患者主诉骨盆疼痛，这些手术方式还可以进行骨盆评估。

22.10.2　肌瘤切除术

子宫切除一直被认为是治疗有症状的子宫平滑肌瘤的明确方法。然而，随着越来越多的女性推迟生育，不孕症患者子宫平滑肌瘤的发病率增加，子宫切除术成为不可接受的治疗选择。因此，腹式子宫肌瘤切除术、腹腔镜子宫肌瘤切除术及宫腔镜子宫肌瘤切除术已成为治疗子宫肌瘤及不孕症的常用方法。

子宫肌瘤切除术是治疗有症状的子宫肌瘤女性的治疗方式之一，这些女性希望保留生育能力或以其他方式保留子宫。子宫肌瘤切除术对浆膜下，特别是带蒂浆膜下肌瘤和肌壁内平滑肌瘤最有用。子宫肌瘤切除术是指通过手术摘除子宫肌瘤。最好使用尽可能少的切口摘除子宫肌瘤，以尽量减少粘连的形成，并尽量减少对子宫肌层完整性的损害。为了保持子宫腔的完整性，妇科医师必须努力恢复子宫形态，特别是在修复过程中。之前已经描述了几种减少子宫肌层切开术失血量的技术，如在子宫下段周围使用止血带堵塞子宫动脉，术前使用稀释血管升压素和米索前列醇。

减少术后粘连的方法包括使用永久性或可吸收的屏障，以及良好的手术技术，尽量减少对组织的创伤，使用无反应的缝合材料，避免组织干燥或侵袭性烧灼。由于存在子宫破裂的潜在风险，美国 ACOG 不推荐在子宫肌瘤切除术后进行分娩试验。

22.10.3　腹腔镜肌瘤切除术

腹腔镜子宫肌瘤切除术为微创手术切除子宫肌瘤提供了许多优势。然而，该方法需要对外科医师进行适当的培训，还需要拥有先进的内镜设备。在肌瘤很容易看到和容易接近的情况下，该方法最有用。

多项研究显示了腹腔镜子宫肌瘤切除术的优势。Mars 等将 40 例进行肌瘤切除术的患者随机

分为腹腔镜组和开腹手术组。腹腔镜组患者术后疼痛较弱，且术后第 2 天无疼痛，第 3 天出院，大多第 15 天完全康复。在一组 131 例随机分配腹腔镜或开腹手术进行子宫肌瘤切除的研究中，Seracchioli 等发现，腹腔镜子宫肌瘤切除术与术中出血量更低及术后住院时间更短有关。两组在手术后的生育能力、自然流产率、早产率和剖宫产率方面无明显差异。该研究还发现腹腔镜子宫肌瘤切除术的另一个优势是术后发热的概率较低。

在一项评估了 28 例患者粘连形成情况的回顾性研究中，这些患者接受了腹腔镜或开腹手术，子宫肌瘤切除术后再次进行腹腔镜检查。在最初接受腹腔镜子宫肌瘤切除术的患者中，粘连的发生率较低。其他两项研究也得出了类似的结论。

腹腔镜子宫肌瘤切除术的缺点是缺乏术中触诊子宫的机会，导致子宫肌瘤的复发率可能更高，这一观点得到了一些研究的支持，但也有一些研究对该观点进行了反驳。另一个缺点是其成功率取决于手术操作者的技术，并且涉及剔除平滑肌瘤后瘤腔修复的技术难度，如果瘤腔关闭不当，在未来妊娠期间可能有子宫破裂的风险。

22.10.4 机器人辅助肌瘤切除术

与传统腹腔镜子宫肌瘤切除术相比，机器人辅助子宫肌瘤切除术（robotic-assisted myomectomy，RAM）的优势如下：通过微创手术方式切除子宫肌瘤具有更大的技术可行性，因为它具有三维视野、符合人体工学、在手腕运动方面具有 7 个自由度和机械臂的远端，并且没有支点效应。与腹腔镜和腹部子宫肌瘤切除术相比，RAM 与减少术中出血量和缩短住院时间相关。一项大型回顾性多中心研究表明，由机器人辅助治疗经验丰富的外科医师进行 RAM 手术的女性与接受腹腔镜子宫肌瘤切除术的女性有相似的妊娠结局，但有 11% 的患者在随后的剖宫产手术中发现有盆腔粘连。

22.11 技术因素

手术技术已被详细描述。腹腔镜子宫肌瘤切除术和 RAM 通常采用标准的 3~4 个切口。稀释后的血管升压素虽然没有被美国 FDA 批准用于该适应证，但可以 100ml 生理盐水稀释 20U 血管升压素注射到子宫肌层，然后将肌瘤切开，直接摘除肌瘤（图 22-4）。肌瘤摘除后，缺损处需分 2~3 层逐层封闭，通常是一层较深的肌层，然后是浆膜层（图 22-5）。体内和体外打结是可以接受的。这一步是腹腔镜子宫肌瘤切除术中最关键的部分，缺损部分应紧密闭合（图 22-6）。

微创子宫肌瘤切除术或子宫切除术的最后一步是组织提取。何时提取及如何用旋切法提取是一个很有争议的问题。许多机构已禁止使用非封闭式机电粉碎器。一些机构将封闭式或非封闭式手术刀粉碎作为唯一的选择。美国 ACOG 和 AAGL 都支持该技术的合理使用。

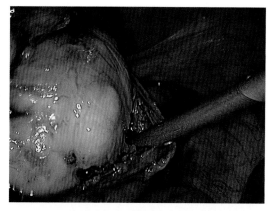

图 22-4 开放性手术中肌瘤的剥离通常是钝性剥离（图片由 T. Falcone 教授提供）

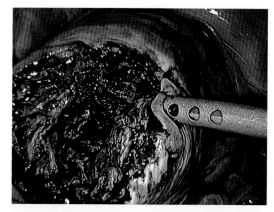

图 22-5 遗留的一个大的肌层缺损。需要用可吸收缝合线分层缝合（图片由 T. Falcone 教授提供）

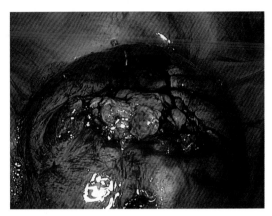

图 22-6　子宫肌层缺损被紧密地封闭（图片由 T. Falcone 教授提供）

22.12　子宫动脉栓塞

子宫动脉栓塞（uterine artery embolization，UAE），又称子宫肌瘤栓塞（uterine fibroid embolization，UFE），是子宫切除术和子宫肌瘤切除术的一种微创替代方法，已被应用于症状性平滑肌瘤的治疗。UAE 最初是为了控制盆腔出血而开发的，自 1995 年开始已被用于平滑肌瘤的主要治疗。它与积极的临床结果和患者满意率高相关。据报道，其成功率超过 90%。还有报道称，UAE 可使子宫缩小，还可使优势平滑肌瘤体积减小 45%。ACOG 发现 UAE 是安全有效的。

进行 UAE 前进行 MRI，有助于在手术前精确定位平滑肌瘤的位置。应用聚乙烯醇或三丙烯酸明胶微球栓塞子宫动脉可在透视指导下进行股动脉导管插管。UAE 通常是在清醒镇静的情况下进行的。

UAE 后的随访包括临床评估和 MRI 随访，以评估和监测平滑肌瘤和子宫的最终体积。MRI 可以看到平滑肌瘤的退行性变和断流现象，T_1 加权图像信号增强，T_2 加权图像信号减弱。UAE 后，平滑肌瘤可持续缩小 1 年以上。患者满意率高是由于经子宫肌瘤栓塞术的女性的月经过多和压迫症状得以改善，并且疼痛得以缓解。

一项系统回顾和荟萃分析包含 54 项研究，共超过 8000 例患者，检查了子宫动脉栓塞治疗子宫肌瘤的并发症发生率和有效性，无死亡病例

报告，主要并发症发生率为 2.9%。在 3 个月至 2 年的随访中，临床症状改善范围为 78%~90%。一项 Cochrane 综述对总共 732 例女性的 6 项随机对照试验发现了中等良好的证据，即子宫动脉栓塞和子宫切除或子宫肌瘤切除术患者在 2 年和 5 年的满意率相似。学者还发现子宫动脉栓塞与更短的住院时间和更快地恢复日常活动有关。此外，子宫动脉栓塞还与小并发症和手术再干预的发生率高相关。

值得注意的是，成功妊娠发生在此过程。在高龄女性有公认的诱发卵巢早衰的风险。一些研究表明，子宫肌瘤栓塞后妊娠的宫内生长受限和胎盘问题的风险增加。一项系统综述显示，子宫动脉栓塞术后流产、剖宫产和产后出血的发生率高于对照组。目前还没有关于子宫动脉栓塞术后成功妊娠率的研究。尽管在现有的研究中存在混淆变量，但一项 Cochrane 综述显示，极低等级的证据表明子宫肌瘤切除术比子宫动脉栓塞对生育结果更有利，并且子宫肌瘤切除术对短期生育结果更有利。对于寻求妊娠的女性，子宫肌瘤切除术比子宫动脉栓塞更受青睐。子宫肌瘤栓塞的并发症包括血管造影相关问题、过敏反应、子宫穿孔和感染。如果对卵巢的侧支血液供应进行栓塞，则不孕、闭经和绝经提前是潜在的危险。坐骨神经损伤导致跛行是子宫肌瘤栓塞公认的潜在并发症，据报道子宫肌瘤栓塞的发生率为 3/10 000，而子宫切除术的发生率为 1/1000。

栓塞后综合征是比较常见的，包括恶心、呕吐、疼痛和术后白细胞计数暂时增加。这种综合征在手术后 48 小时内会影响大多数患者，但在接受子宫肌瘤栓塞术的患者中，约 15% 的患者病情严重。

22.13　MRI 引导聚焦超声治疗

在过去的 10 年，以 MRI 或 US 为指导的高强度聚焦超声手术（high-intensity focused ultrasound surgery，HIFU）已被用于无创治疗有症状的子宫肌瘤。治疗性 HIFU 组件集中热能以精确和控制的方式消融平滑肌瘤组织。将超声换

能器放置在患者的腹部，并将超声能量聚焦在一个特定的、可控的深度和位置，平滑肌瘤在病灶区被破坏。治疗性超声效果通常由磁共振成像监测，它可精确地记录随着时间的推移产生的热量而导致的温度升高。一旦温度达到 57℃ 并持续 1 秒，组织就会在能量聚焦区内迅速被破坏。病灶区域 2~3mm 范围内的组织不受影响，因为正常组织和受损组织之间的界限非常精确。

MRI 引导的聚焦超声手术（MRgFUS 或 MRgHIFU）被认为优于超声引导，因为它提高了软组织分辨率及组织温度绘图的能力。此外，超声引导的 HIFU 未获得美国 FDA 批准，而 MRgFUS 用于平滑肌瘤的治疗在 2004 年 10 月获得美国 FDA 批准。磁共振引导聚焦超声治疗系统（ExAblate）是第一个被批准用于平滑肌瘤治疗的医疗设备，治疗子宫平滑肌瘤为主要适应证。该系统适用于已完成生育，绝经前状态和在 MRI 上有清晰可见的平滑肌瘤，平滑肌瘤直径在 4~10cm，皮下组织至平滑肌瘤最大深度小于 12cm 的患者。通过为期 6 个月的随访调查，结果显示 HIFU 术后平滑肌瘤体积平均缩小 13.5cm^3，无灌注组织的体积平均为 51.2cm^3。此外，在本研究使用的问卷调查中，79.3% 的患者症状评分降低了 10 分以上，生活质量有所改善。不良事件中有 4% 的患者轻微皮肤烧伤，4% 的患者月经过多情况加重，仅 1% 的患者因恶心住院，1% 的患者进行子宫浆膜非靶向超声消融。

另外 2 项研究评估了长期临床结果。在一项为期 24 个月的随访研究中，各类型的子宫肌瘤在超声聚焦治疗后，其症状改善、体积缩小，且 MRI 图像显示子宫肌瘤密度低于子宫肌层。在一项对接受 MRgFUS 治疗的患者进行为期 12 个月的研究中，随访 3 个月、6 个月和 12 个月，分别有 86%、93% 和 88% 的患者症状有缓解，需要再干预率较低，与子宫动脉栓塞相当。目前还没有随机临床试验将该方法与外科手术或其他放射治疗进行比较。

MRgFUS 对生育能力的影响尚不清楚；然而，有报道称 MRgFUS 后可成功妊娠。作为批准后设备监控的一部分，向制造商和美国 FDA 提交

的在 MRgFUS 后所有妊娠情况的系列报道表明，正常的妊娠结局和分娩是可能的。该报道称子宫肌瘤经 MRgFUS 治疗后，活产率为 41%，持续妊娠率为 20%，选择性终止妊娠率为 11%，自然流产率为 28%。此外，在一项回顾性研究中，7 例在超声引导 HIFU 后意外妊娠的女性继续妊娠，没有出现并发症。

22.14 肌瘤冷冻消融治疗

子宫平滑肌瘤的冷冻消融治疗已经通过腹腔镜进行。近年来，MRI 引导的冷冻消融治疗被改进为一种侵袭性更小的方法。冷冻消融治疗是将一个直径为 2cm 的冷冻探针直接进入子宫平滑肌瘤。冷冻探针被推进并放置到位后，通过液氮注入或差分气体交换冷却探针，将平滑肌瘤内的局部温度降至 −90℃ 以下，形成 3.5~5cm 的冰球，最终导致组织坏死。由于冰球边缘的温度为 0℃，且对周围组织没有破坏，因此冰球成像可以预测目标组织的范围。一项对 20 例患者的研究表明，腹腔镜冷冻消融治疗术对患有平滑肌瘤及合并异常子宫出血、盆腔疼痛 / 压迫和（或）尿频的女性是有效的。磁共振引导下的冷冻消融治疗是一种侵入性更小、更精确的方法。磁共振成像可以精确地观察冰球，由于冰球中的水分子的氢离子自旋缓慢或缺乏，平滑肌瘤呈现黑色。

一份 MRI 引导下冷冻消融治疗 10 例平滑肌瘤的报道显示，在手术后 48~334 天，MRI 显示子宫体积明显减小，平均体积减小了 65%。所有患者均报道症状改善，无论他们是由于出血和（或）压迫症状。一例患者在术后 2 个月出现子宫出血，随后自发性消退。另一例患者有残留的黏膜下平滑肌瘤，可择期进行宫腔镜下手术切除。一例患者的并发症是覆盖平滑肌瘤的浆膜血管，这需要开腹手术或腹腔镜手术剔除肌瘤来修复。另一例患者的并发症是腓骨神经受累和轻度足下垂，几个月后痊愈。恶心和轻度腹部不适经非甾体抗炎药缓解后被报道为轻微并发症。

另一项针对 14 例女性的研究评估了在腹腔

镜指导下冷冻消融术前应用 GnRHa 预处理 2 个月的疗效。GnRHa 激动剂在手术前立即停用。冷冻消融术 4 个月后，随访 MRI 显示冷冻的左肌瘤体积平均减少 10%，而其他子宫组织恢复到 GnRHa 激动剂治疗前的大小。

研究表明，冷冻消融术是治疗有症状的子宫肌瘤的一种有效的、微创的手段。手术后 6 个月肌瘤体积减小 50%，症状相应减轻。随访数据显示，手术后 12 个月，肌瘤缩小至基线的 62%，月经出血量减少。由于长期的结果是必要的，而冷冻消融术对生育能力的影响尚不清楚，尽管有 9 例女性表明生育能力可以保持，但目前这项技术被认为是试验性的。

22.15 腹腔镜子宫动脉结扎术

腹腔镜子宫动脉结扎术是选择保留子宫的女性的另一个潜在选择。一项与子宫动脉栓塞术比较的研究表明，3 个月时子宫体积略有缩小，6 个月时体积稳定，平均缩小 58.5%。笔者的结论是腹腔镜子宫动脉结扎和子宫动脉栓塞都是合理的可选择的子宫切除术替代方法。

（梁　凤　译，林　忠　校）

Rebecca Flyckt and Jeffrey M. Goldberg

第 23 章
输卵管疾病和异位妊娠

23.1 引言

输卵管因素一直是不孕症的常见原因。WHO 的数据分析表明，输卵管因素约占全球女性不孕症的 35%，在非洲等地区的患病率更高。欧洲或美国输卵管疾病的总体发病率可能较低。例如，一项针对 700 多对夫妇基于人群的研究表明，由专家评估的不孕症夫妇中约有 14% 患有输卵管疾病。在最近对类似队列的调查中，这一比例保持稳定。输卵管疾病最常见的原因包括盆腔感染、子宫内膜异位症和异位妊娠后遗症。在美国，尽管晚期异位妊娠和一些可报道的性传播疾病的发病率正在下降，但是早期发现及早期诊断对于不孕夫妇的治疗是至关重要的。

幸运的是，输卵管因素不孕通常可以进行手术治疗。随着 ART 的成功率不断提高，患者越来越多地选择 IVF，以避开受损的输卵管。然而，在输卵管近端梗阻、轻度输卵管积水和输卵管结扎复通的情况下，仍建议手术治疗。

本章将讨论输卵管因素不孕症的病因，重点讨论盆腔炎性疾病（pelvic inflammatory disease，PID）和异位妊娠。此外，还将综述子宫输卵管造影对于输卵管状况的评估。最后，还将讨论治疗输卵管疾病的手术方法，重点是输卵管修复整形术和输卵管积水的处理。ART 治疗输卵管疾病与其他疾病没有区别，将单独讨论。

■ 临床案例：第 1 部分

患者，女，26 岁，G0。在与其男性伴侣定期无保护性交 1 年未孕后接受原发性不孕症评估，患者月经周期规律，没有内科疾病或腹部手术史。她的伴侣精液分析检查结果正常，她既往有衣原体感染史，没有子宫内膜异位症或盆腔疼痛病史，否认性交痛或痛经。

23.2 输卵管损伤的机制

输卵管是一个微妙的器官，在精子运输、卵母细胞的拾取和受精，以及受精卵向子宫的运输中起作用。输卵管腔纤毛内皮特别容易受到感染的损害，此外，输卵管妊娠、子宫内膜异位症、发育过程中暴露于致畸物及医源性因素均可导致输卵管异常（表 23-1）。

输卵管因素不孕最常见的原因是 PID，PID 可在淋病奈瑟球菌或沙眼衣原体上行感染后出现。其他被认为对输卵管结构和功能有害的传染源包括支原体和结核杆菌；然而，其因果关系尚未得到证实。众所周知，炎症后输卵管损伤的概

表 23-1 输卵管因素不孕的原因
盆腔炎性疾病
既往有异位妊娠史
有输卵管手术 / 创伤史
子宫内膜异位症 / 粘连
感染性流产 / 子宫内膜炎 / 输卵管炎
阑尾炎
炎性肠炎
医源性输卵管因素不孕
DES

率随着反复感染而增加，输卵管的功能是否正常与其损伤的严重程度直接相关。根据瑞典对数千名女性具有里程碑意义的研究显示，腹腔镜诊断 PID 后输卵管因素不孕的发生率在一次感染后为 10%~12%，在两次感染后为 23%~35%，在三次感染后为 54%~75%。来自美国多个中心的纵向数据证实，PID 复发后不孕的风险增加了 2 倍。

许多患有输卵管疾病或衣原体抗体血清阳性的女性似乎没有任何既往感染史的记录或报告。因此，得出结论，即使是无症状或亚临床感染，也可能导致输卵管炎和由此引起的输卵管损伤。最近一项基于子宫内膜组织学的亚临床 PID 女性研究表明，与其对照组相比，PID 女性生育能力降低；这些发现说明尽管简单的下生殖道感染也需要治疗。

正如学者们所料，PID 和异位妊娠之间也存在密切关系。患有 PID 的女性在输卵管炎后第一次妊娠有约 10% 的概率出现异位妊娠。在一项检查衣原体感染后遗症的回顾性队列研究中，笔者发现感染 2 次的女性发生异位妊娠的可能性是其原来的 2 倍，感染 3 次及 3 次以上的女性因异位妊娠住院治疗的可能性是其原来的 4 倍以上。

23.3 输卵管造影

无论引起输卵管损伤的原因是什么，发现由输卵管因素引起的不孕在不孕夫妇的诊断中是最常见的。尽管腹腔镜下输卵管通液检查一直是诊断输卵管通畅的金标准，但是自 1925 年起，HSG 一直作为评估子宫腔和输卵管通畅度的初筛检查，HSG 是一种放射成像技术，通过往子宫腔注射造影剂来显示输卵管通畅度。该技术操作简单，易于掌握，成本相对较低，并发症少，具有可接受的辐射暴露。HSG 的适应证和禁忌证见表 23-2 和表 23-3。HSG 的风险、益处和替代方案在表 23-4 中进行概述。此外，HSG 最重要的好处是提高了术后妊娠率，很少使用 HSG 的替代方法（如超声子宫输卵管造影术或子宫超声造影、经阴道注水腹腔镜检查、滤波镜和输卵

表 23-2 子宫输卵管造影的适应证

反复妊娠丢失
子宫或输卵管手术后的评估
疑似子宫异常
检查输卵管术后是否通畅

表 23-3 子宫输卵管造影的禁忌证

急性盆腔感染
宫颈炎
有严重碘过敏史
阴道出血 / 月经期
确诊子宫内膜癌或怀疑子宫内膜癌
妊娠

表 23-4 HSG 的风险、益处和替代方案

HSG 的风险 / 并发症
血管迷走神经反应
术后感染
油性造影剂肉芽肿形成
油性造影剂导致的油栓塞
HSG 的益处
指导不孕不育治疗管理
提高生育率
HSG 的替代方案
衣原体抗体检测
子宫超声造影或子宫输卵管超声造影
磁共振成像
3D 超声检查
放射性核素 HSG
腹腔镜检查
宫腔镜检查
经阴道注水腹腔镜检查
输卵管镜检查和滤波镜

管镜检查）。

HSG 作为一种筛选手段，它不仅需要有高度的敏感度来预防输卵管异常患者的漏诊，也需要有低的假阳性率来避免额外检查和治疗，HSG 的精确性高度依赖于操作者的技术和其对影像结果的解读，操作者的技术质量对于避免错误解读

很重要（即消除可能与息肉或肌瘤混淆的气泡，或使用不足的造影剂量或推注压力来证明输卵管通畅）。

23.4　子宫腔异常的诊断

HSG 对于诊断子宫腔异常具有敏感度高，但特异度低的特点。对 336 例不孕女性进行 HSG 和诊断性宫腔镜检查，显示 HSG 的敏感度为 98%，但由于难以区分息肉和肌瘤，HSG 的特异度仅为 35%。因此，满意的 HSG 是检查子宫腔异常的较好的一线筛查方法，尽管发现的任何异常可能需要进一步评估才能做出明确诊断。HSG 无法区分子宫纵隔和双角子宫，需要通过腹腔镜、MRI 或三维超声评估子宫外部轮廓，才能做出明确诊断。其他通过 HSG 可见的异常包括宫腔粘连、己烯雌酚（diethylstilbestrol，DES）引起子宫内膜病变和腺肌病。

23.5　输卵管异常的诊断

HSG 似乎是评估不育夫妇输卵管通畅性的高度有效和准确的方法，然而其诊断输卵管阻塞的可靠性值得怀疑。对于 HSG 提示输卵管堵塞的患者，经腹腔镜检查时可发现高达 62% 的患者不存在堵塞，因此需要通过腹腔镜检查来证实或排除 HSG 怀疑的输卵管闭塞。即使是腹腔镜检查也不是 100% 准确的，因为有 2% 的经腹腔镜检查双侧输卵管闭塞的患者术后能自然受孕。一项研究指出，60% 的 HSG 近端输卵管闭塞（proximal tubal occlusion，PTO）患者在 1 个月后重查 HSG 时显示通畅。

令人惊讶的是，HSG 在诊断输卵管积水方面效果不佳，HSG 可能仅显示输卵管轻微扩张，但保留黏膜褶皱，或大量扩张且完全丧失正常的输卵管内结构（图 23-1）。HSG 还可以诊断结节性输卵管炎，表现为造影剂从黏膜进入肌层的憩室（图 23-2）。HSG 也不是诊断盆腔粘连的理想检查，因为仅有 50% 的盆腔粘连患者可以通过 HSG 进行诊断，盆腔粘连患者的 HSG 影像学表

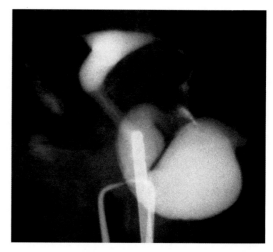

图 23-1　输卵管积水

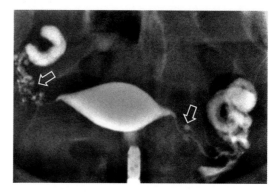

图 23-2　输卵管峡部结节性炎

现为局限性造影剂溢出。

23.6　子宫输卵管造影注意事项

如果可能的话，妇科医师应该参与检查，由医师推注造影剂并在现场安慰患者，至少医师应该复核放射片子，因为不同放射科医师的报告因培训和经验不同而差异很大。子宫输卵管造影应在月经结束后及排卵前进行，虽然大多数患者在 HSG 期间会有子宫痉挛，但手术时间很短，不适感通常会很快消退。一些研究已经注意到，非甾体抗炎药确实为 HSG 提供了明显的镇痛作用。几十年来，关于水溶性造影剂（water-soluble media，WSM）和脂溶性造影剂（oil-soluble media，OSM）的优缺点一直备受争论，但到目前为止还没有明确答案。WSM 可以提供

更好的图像质量，因为更高密度的 OSM 通常会掩盖子宫和输卵管黏膜皱襞中的细节。此外，由于 WSM 消散得很快，因此不需要延迟拍片，而 OSM 需要 1~24 小时的延迟拍片，而且还会增加油栓塞和肉芽肿形成的风险。OSM 已被报道有更高的术后妊娠率，但这一发现在目前的循证分析中受到质疑。

23.7　子宫输卵管造影术和假阳性排除

HSG 套管连接到装有造影剂的 20ml 注射器上，首先排出注射器内空气以防止气泡造成假影，推进橡皮塞，使其距套管末端约 1cm，套管尖端不应超出内部操作系统。使用润滑的开放式双瓣窥器暴露宫颈，消毒液消毒宫颈，单齿宫颈钳钳夹宫颈前唇，并将套管尖端插入宫颈管，轻轻向上压套管，同时向下拉动握柄，密封子宫颈并拉直子宫轴，然后缓慢注入造影剂。

如果怀疑充盈缺损是气泡，患者可以向缺损侧倾斜（缺损面朝下）。如果是息肉或肌瘤缺损会保持静止，而如果是气泡缺损会上升到升高的一侧。每次通常只需要 5~10ml 造影剂，之后应观察患者几分钟，并且观察出血情况，以及是否有迷走神经刺激反应或造影剂过敏反应。

若造影显示双侧输卵管阻塞，通常提示存在解剖异常，如单侧输卵管阻塞，则通常是子宫输卵管口痉挛、黏液栓、碎片或气泡堵塞引起的，经常是暂时的。单侧输卵管阻塞占 10%~24%，其中有 16%~80% 再次行 HSG 或腹腔镜下输卵管通液显示是通畅的，增加推注造影剂压力和患者侧卧位可使 HSG 原本显示的单侧输卵管阻塞通畅，也可以使用解痉药如胰高血糖素来预防输卵管痉挛，但这种做法仅得到有限文献的支持。

23.8　输卵管疾病的手术治疗

输卵管疾病可能出现在多个部位，但输卵管损伤或阻塞通常分为近端阻塞、中段阻塞或远端阻塞。手术治疗能否成功取决于损伤的位置和程度，以及一些非手术因素，如患者的年龄和卵巢储备功能。一般来说，有广泛输卵管损伤的患者最好采用 IVF，而没有广泛输卵管损伤或阻塞的患者可以首选手术治疗。

微创手术技术最适合输卵管手术，但做这种术式的医师需要经过一些高级的培训，以及细致的解剖和止血操作，以防止粘连或进一步损伤输卵管。

23.9　输卵管近端阻塞

输卵管近端闭塞最常由输卵管炎、慢性盆腔感染、输卵管内子宫内膜异位症、黏液堵塞及解剖畸形引起。持续性输卵管闭塞可以通过如选择性输卵管造影术、透视下输卵管插管术、宫腔镜输卵管插管术或输卵管部分切除术再吻合术等治疗，且成功率很高。

选择性输卵管造影是通过宫腔镜或透视引导下经宫颈导管注射造影剂（图 23-3），通畅度可以通过腹腔镜或透视检查进行确认，静水压通常会缓解梗阻，如果不成功，立即通过选择性输卵管造影导管引入一个带有非创伤性导丝的较小的导管，内导管和导丝通过输卵管开口进入近端峡部，然后通过导管进行输卵管通水法以证明输卵管伞端通畅性。虽然通畅成功率高达 75%~95%，但再闭塞率为 30%。尽管宫腔镜和透视输卵管插管术的输卵管通畅率相似，但前者妊娠率更高，

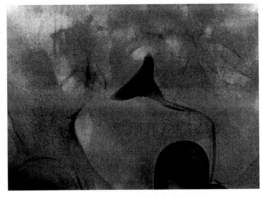

图 23-3　选择性输卵管造影

两者的妊娠率分别为 48.9% 和 15.6%。虽然进行该操作时输卵管穿孔率为 2%~10%，但对人体没有伤害。对于输卵管插管失败或由结节性输卵管炎引起的 PTO，可以使用显微镜手术切除梗阻段后再吻合，但 IVF 是首选的治疗方法。

23.10　输卵管绝育后复通

输卵管绝育是全世界女性最常用的避孕方法，虽然绝育被认为是一种永久的避孕方法，但 5%~20% 的女性会后悔，有 1%~2% 的女性寻求绝育复通的方法。在一项对超过 11 000 名女性进行的大型前瞻性、多中心队列研究中，绝育年龄越小似乎越容易有遗憾。与试管婴儿相比，输卵管吻合术为希望进行绝育复通的患者提供了一次性、微创治疗的优势，成功率高。此外，一些患者更喜欢每月尝试受孕及多次妊娠的能力，以及避免试管婴儿的不便和风险。缺点是可能有出血、感染、邻近器官的无意损伤，以及任何手术都可能发生的麻醉并发症。输卵管吻合术后发生异位妊娠的风险也较高。是否选择输卵管吻合还应考虑其他因素，如计划试管婴儿的成功率、外科医师的能力、是否存在其他不孕症因素、成本及患者喜好。一项回顾性队列研究报道称，对于 37 岁以下的女性，输卵管吻合术的累积妊娠率明显高于 IVF，但在 37 岁及以上的女性中没有明显差异，输卵管吻合的平均成本几乎是 IVF 的 1/2。

该术式首先游离和打开闭塞的输卵管末端，然后在输卵管末端下的系膜对齐输卵管两端来缓解吻合口的张力，利用贯穿输卵管肌层的间断缝合法来完成吻合口（图 23-4），再间断缝合修复浆膜。经子宫颈插管行输卵管通液术来确认输卵管通畅性。如果患者在术后 6 个周期内未受孕，建议行 HSG 检查。输卵管吻合术通常是使用手术显微镜通过开腹手术进行的，需要过夜住院，但门诊微创手术达到相同的成功率，且费用和不适感较低。

40 岁以下女性输卵管吻合术后的累积妊娠率为 70%~90%。即使是 40~45 岁的女性成功率也有 13%~70%，术后异位妊娠风险为 2%~10%。

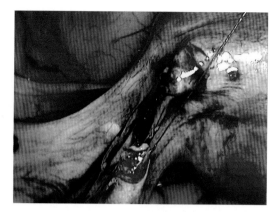

图 23-4　输卵管吻合

经许可，转载自 Al-Fadhli R, Tulandi T, 2007. Tubal Disease//Falcone T, Hurd WW. Clinical reproductive medicine and surgery. Mosby: Elsevier

大多数女性妊娠发生在手术后 1 年内。据报道，腹腔镜下输卵管吻合术的成功率也很高，但很少有学者具备执行此操作的技能。机器人手术是一种促进腹腔镜下输卵管吻合术的技术，2 项小样本研究比较了机器人辅助腹腔镜下输卵管吻合术与开腹手术或微型开腹手术，发现妊娠率没有差异，尽管机器人手术后恢复速度更快，但机器人手术比开腹手术时间更长、花费更多。

23.11　输卵管远端的疾病

输卵管因素不孕最常见的部位是远端输卵管，表现为输卵管积水和膜性包裹（膜凝集导致输卵管开口狭窄）。如前所述，最常见的原因是盆腔炎性疾病，但也可能是任何原因引起的腹膜炎，以及手术创伤或子宫内膜异位症。尝试修复远端输卵管病变的决定通常是在手术时做出的，将患者分为预后良好或预后不良可能有助于指导治疗。对于近端和远端闭塞的患者或患有严重疾病的女性，不应考虑输卵管修复，术前应告知患者行输卵管造口术 / 伞端成形术的可能性，以及是否切除输卵管根据术中情况而定。根据美国生育协会的分类，预后良好的患者通常有轻度的附件粘连、输卵管扩张 < 3cm，以及保留有正常的输卵管壁和黏膜，相反，预后不良的患者一般有输卵管广泛粘连、明显扩张、输卵管壁增厚、纤维化及黏

膜受损。

对于预后良好的患者，可以尝试行输卵管造口术或伞端成形术来打开输卵管积水或狭窄的输卵管开口（图 23-5），通过腹腔镜在闭塞或狭窄输卵管的远端松解粘连和造口，通过精细的缝合或电外科将黏膜和伞端分离并附着在浆膜上，术后经子宫颈插管行输卵管通液术来确认输卵管通畅。根据疾病的严重程度，预后良好的患者的妊娠率为 58%~77%，异位妊娠率为 2%~8%，正如预期，对于预后不良的患者，妊娠率降至 0~22%，异位妊娠率为 0~17%。值得注意的是，虽然预后良好和预后不良的患者均可通过手术实现输卵管再通，但是盆腔感染对于输卵管黏膜不可逆的损伤可能是术后输卵管功能受损的原因。

23.12　输卵管积水和 IVF

输卵管积水对 IVF 结果的有害影响已得到充分证明。这一观察结果可以解释为输卵管积水对胚胎有毒性作用，以及输卵管积水对子宫内膜胚胎的冲刷或子宫内膜容受性受损。一项对超过 5500 名女性的荟萃分析表明，在接受 IVF 的未治疗输卵管积水女性中，每次移植的植入率和分娩率减少 50%，流产率增加。几项前瞻性随机试验表明，在 IVF 之前用输卵管切除术治疗输卵管积水可恢复到与没有输卵管积水的妊娠率。这一发现甚至在因单侧输卵管积水接受单侧输卵管切除术的患者中也得到了证实。应在 IVF 之前去除超声显示的大输卵管积水，因为这些似乎与最差的结果有关。一个比较有争议的问题是不明显的输卵管积水（如 HSG 或腹腔镜诊断）是否需要治疗。

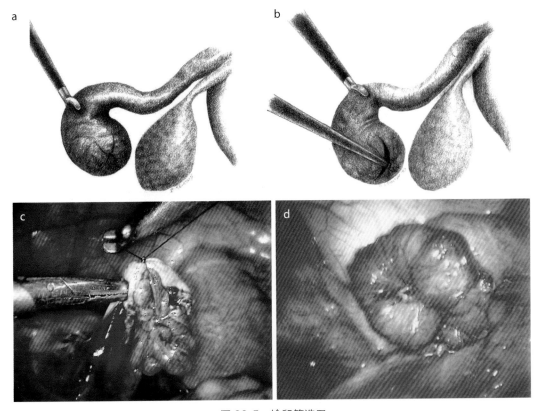

图 23-5　输卵管造口

经许可，转载自 Al-Fadhli R, Tulandi T, 2007. Tubal Disease//Falane T, Hurd WW. Clinical reproductive medicine and surgery. Mosby: Elsevier

腹腔镜输卵管切除术是 IVF 前治疗输卵管积水的金标准；然而，有学者建议采用其他技术，如近端输卵管结扎或栓塞、超声引导穿刺引流或输卵管造口术。IVF 前输卵管切除术应在腹腔镜下进行，但应注意保留输卵管周围组织，以保护卵巢血液供应和卵巢储备功能。在输卵管切除术存在技术难度或有手术禁忌的情况下，输卵管栓塞已被证明是输卵管切除术的有效替代方案。输卵管阻塞后的妊娠率似乎与输卵管切除术治疗相当。最近，几个小样本病例研究已经证实宫腔镜下使用输卵管栓堵物封堵积水输卵管的有效性，然而子宫内膜腔内的持续线圈理论上可能会限制后续 ART 周期的成功。

■ 临床案例：第 2 部分

上述患者因 HSG 发现输卵管轻度积水合并远端输卵管闭塞而接受腹腔镜双侧输卵管造口术，术后 3 个月自然妊娠，并向产科医师报告了自测尿 hCG 呈阳性和轻微的阴道出血。她的末次月经是 5 周前。超声显示子宫内膜增厚，没有妊娠囊的证据，她的定量 hGC 为 2500mU/ml。没有附件包块。

23.13 异位妊娠

有输卵管粘连病史的女性发生异位妊娠的风险增加。异位妊娠的定义是胚胎在子宫内膜腔外异常着床，占妊娠的 1.55%~2%，异位妊娠可能发生在腹部、卵巢、子宫颈或剖宫产瘢痕等部位，但最常见的是输卵管妊娠（＞90%）。此外，在输卵管内，异位妊娠更倾向于发生在受精的输卵管壶腹部（70%），10% 发生在峡部，10% 发生于输卵管伞部，2% 发生在子宫角或间质部。尽管美国的异位妊娠率似乎在 20 世纪 90 年代达到顶峰，并趋于稳定，但真正的发病率很难估计，因为这些妊娠患者越来越多地在门诊进行治疗，因此可能未包含在医院数据库中。此外，人们意识的提高和检测方式的改进似乎确实产生了更有利的结果。然而，异位妊娠仍然是妊娠早期孕产妇死亡的主要原因，必须及时识别和处理。否则会导致

输卵管破裂、腹腔出血、休克，甚至死亡。

异常着床被认为主要是由输卵管腔内的炎症或阻塞引起的。与不孕症一样，异位妊娠前大多数输卵管损伤是由淋病奈瑟球菌或沙眼衣原体感染引起的，多达 1/2 的异位妊娠女性没有可识别的风险因素。已知的异位妊娠危险因素包括感染、既往有异位妊娠史和输卵管手术史。虽然宫内节育器的使用并不会增加异位妊娠的总体风险，但带环受孕需警惕异位妊娠的可能，因为妊娠部位很可能在子宫外。表 23-5 显示了母体的危险因素，理论上，因染色体异常所致的胚胎异位植入率可能更高。然而，更多患者数量的最新研究与早期病例报道不一致，这些报道显示异位妊娠异常核型的比例并不高。

需要特别注意的是 ART 与异位妊娠之间的关系，在接受从促排卵到试管婴儿治疗的患者中，异位妊娠的风险增加，这可能是由于预先存在的输卵管病理或超生理激素水平对输卵管蠕动的影响。取卵和胚胎移植后的异位妊娠风险为 4.5%，

表 23-5　异位妊娠的危险因素 [a]
密切相关因素
输卵管手术史
盆腔炎性疾病
异位妊娠史
一般相关因素
不孕症
吸烟
年龄较大
多个性伴侣
腹部或盆腔手术史
性传播疾病 [淋病和（或）衣原体]
使用宫内节育器
尚未明确的因素
口服避孕药的使用
自然流产史
人工流产史
剖宫产史

注：a. 经许可，转载自 Seeber B, Barnhart K, 2007. Ectopic Pregnancy // Falcone T, Hurd WW. Clinical reproductive medicine and surgery. Mosby: Elsevier

明显高于普通人群。ART 患者宫内外复合妊娠（即同时发生宫内和宫外妊娠）的发生率也同样增加。与传统的 1∶30 000 甚至最近的 1∶4000 异位妊娠率相比，ART 治疗患者异位妊娠的频率估计为 1∶100。

23.14　异位妊娠的临床表现和诊断

在过去的几十年里，异位妊娠报道的增加可能是由于出现了更早和更好的检测方法。异位妊娠大多是基于异常上升的 hCG 和超声影像做出的诊断。近年来，随着 hCG 定量放射免疫分析方法的发展以及 β-hCG 亚基抗血清的应用，临床医师在妊娠早期监测该激素波动的能力得到了很大程度的提高。同样，超声技术的发展使得高分辨率的经阴道检查在多普勒血流的辅助下可以评估附件和子宫内膜。

虽然诊断方法有所改进，辅助生殖技术患者异位妊娠的典型表现仍然非常一致，疼痛（99%）和阴道出血（56%）是确诊异位妊娠的标志。疼痛被认为是输卵管扩张和（或）腹腔积血引起腹膜刺激所致的。然而，这些临床指标的敏感度和特异度较低，临床医师应意识到这些主诉可能是间歇性的或是不存在的。一个重要的观察结果显示，上述主诉的出现和 hCG 水平与输卵管破裂风险均并不密切相关。研究表明，低水平（＜100U/L）甚至更低水平的 β-hCG 仍可能发生异位妊娠破裂。

异位妊娠的体格检查应从生命体征开始；出现低血压和心动过速意味着急性失血，需要及时手术干预和补充液体。腹部检查可能会发现腹膜刺激征（如压痛、反跳痛）或触诊压痛，正常的体检不能用于排除异位妊娠。窥器检查应记录宫颈口是否有出血或妊娠组织嵌顿，双合诊检查时应轻轻触诊附件，压力过大会增加输卵管破裂的风险。

虽然怀疑异位妊娠破裂可能需要快速床边经腹超声检查以确认腹腔积血，但大多数 ART 患者和非紧急非 ART 患者可以通过标准经阴道超声技术和 β-hCG 水平来进一步检查。本文概述

了一种通过超声波和实验室检查结果来诊断异位妊娠的算法（图 23-6）。评估异位妊娠的一个关键概念是"鉴别区"。如果 β-hCG 水平高于宫腔内单个妊娠囊时的水平，那么应该通过超声进行妊娠囊可视化。不同医院关于鉴别区的定义不同，但是一般介于 500~2500mU/ml。此外，必须小心区分"假妊娠囊"（子宫内蜕膜出血引起的子宫内膜膨胀）与真正的妊娠囊。在存在多胎妊娠的情况下（如接受辅助生殖的），鉴别区可能无效。在超声检测之前，双胎和多胎妊娠的 β-hCG 水平可能高于临界值。

在 hCG 低于鉴别区的情况下，连续的 hCG 测量将会有助于诊断。虽然传统的妇科诊疗原则认为 β-hCG 水平应该在 2 天内上升 66%，但较新的数据表明，胚胎存活时 β-hCG 水平的上升速度可能比以前报道的要慢得多。根据这些数据，48 小时内 β-hCG 增加低于 53% 证实存在异常早期妊娠，特异度为 99%。坚持这个理论可以将对潜在有效妊娠的风险降至最低。血清孕酮水平在异位妊娠中的作用有限，因为在许多研究中心，孕酮的变化水平通常是模棱两可的，而且测试的周转时间较长。当 hCG 水平异常升高，且不能区分宫内妊娠失败或异位妊娠时，可能需要子宫腔诊刮以寻找绒毛膜绒毛。

23.15　异位妊娠的非手术治疗

甲氨蝶呤（Methotrexate，MTX）是一种抗代谢药物，几十年来一直用于治疗异位妊娠和妊娠滋养细胞疾病。MTX 是一种叶酸拮抗剂，可抑制细胞 DNA 和 RNA 的合成。MTX 在快速分裂的组织中阻止有丝分裂，如滋养层、骨髓和胃/肠黏膜。胃肠道症状（恶心、呕吐、消化不良、腹痛或口炎），以及胃炎、肠炎或肺炎等严重不良反应在用于治疗异位妊娠的方案中并不常见。肝毒性和骨髓抑制也少有报道。在甲氨蝶呤治疗前应进行基线全血细胞计数和肝功能检测。甲氨蝶呤给药后的腹痛和痉挛通常在注射后 2~7 天出现，通常代表输卵管扩张或坏死的滋养层组织流产。如果根据实验室或超声检查发现没有输卵管

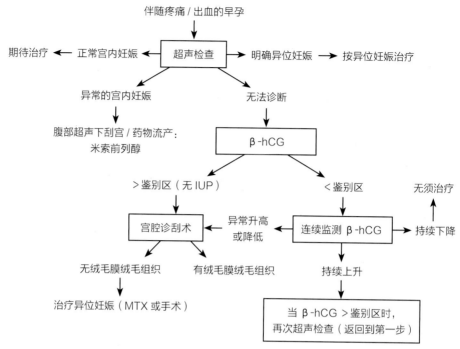

图 23-6　诊断流程

经许可，转载自 Seeber B, Barnhart K, 2007. Ectopic Pregnancy//Falcone T, Hurd WW. Clinical reproductive medicine and surgery. Mosby: Elsevier; Gracia CR, Barnhart KT, 2001. Diagnosing ectopic pregnancy: a decision analysis comparing six strategies. Obstet Gynecol, 91(3): 464-470

破裂或急性出血的迹象，可以让患者对这些症状放心。

甲氨蝶呤作为初始治疗适用于确诊或高度怀疑异位妊娠未破裂且渴望非手术治疗和有随访条件的患者。甲氨蝶呤治疗的绝对医学禁忌证见表 23-6，MTX 的相对禁忌证仍有争论，然而，许多临床医师认为 MTX 治疗的适应证为：附件包块直径 < 3.5cm、无胎心搏动且 β-hCG 低于预定限度。尽管先前的 hCG 阈值在 5000~15 000mU/ml 范围内，但最近的一项系统回顾报道，当 hCG 水平超过 5000mU/ml 时，单剂量 MTX 的失败率明显增加（14.3%vs.3.7%）。在这种情况下，多剂量或手术治疗可能更好。

已经概述了几种用肌内注射 MTX 治疗异位妊娠的方案。美国妇产科医师大会概述的单剂量、两剂量和固定多剂量 MTX 方案见表 23-7。在单剂量和两剂量方案下，MTX 按体表面积 50mg/m² 给药，计算如下：

$$BSA（m^2）= \{[身高（cm）\times 体重（kg）]/3600\}^{1/2}$$

表 23-6　甲氨蝶呤绝对禁忌证[a]

哺乳期

免疫缺陷

酒精中毒、酒精性肝病或其他慢性肝病

血液异常（骨髓发育异常、白细胞减少、血小板减少、严重贫血）

对甲氨蝶呤过敏

活动性肺部疾病

消化性溃疡

肝、肾或血液功能障碍

注：a. 经许可，转载自 Seeber B, Barnhart K, 2007. Ectopic Regnancy//Falcone T, Hurd WW. Clinical reproductive medicine and surgery. Mosby: Elsevier; American Cdlege of Obstetricians and Gynecologists, 1998. Medical tubal pregnancy. ACOG Practice Bulletin 3. Washington DC: ACOG

表 23-7 异位妊娠的 MTX 治疗方案

治疗时间（天）	实验室检查	介入（治疗方案）
治疗前（预处理）	β-hCG、全血细胞计数、肝功能、血肌酐、Rh 血型测定	除外 SAB Rh 阴性患者使用抗 D 免疫球蛋白
单剂量治疗方案		
1	β-hCG	MTX 50mg/m^2 IM
4	β-hCG	
7	β-hCG	若第 4~7 天 β-hCG 下降 < 15%，MTX 50mg/m^2 IM
两剂量治疗方案		
治疗前（预处理）	β-hCG、全血细胞计数、肝功能、血肌酐、Rh 血型测定	除外 SAB Rh 阴性患者使用抗 D 免疫球蛋白
0	β-hCG	MTX 50mg/m^2 IM
4	β-hCG	MTX 50mg/m^2 IM
7	β-hCG	若第 4~7 天 β-hCG 下降 < 15%，MTX 50mg/m^2 IM；若下降 > 15%，则停止用药并继续观察
11	β-hCG	若第 7~11 天 β-hCG 下降 < 15%，MTX 50mg/m^2 IM；若下降 > 15%，则停止用药并继续观察；若 4 次剂量后血 β-hCG 未下降则考虑手术治疗
多剂量治疗方案		
1	β-hCG	MTX 1.0mg/kg
2		LEU 0.1mg/kg
3	β-hCG	若第 1~3 天 β-hCG 下降 < 15%，MTX 1.0mg/kg；若下降 > 15%，则停止用药并继续观察
4		LEU 0.1mg/kg
5	β-hCG	若第 3~5 天 β-hCG 下降 < 15%，MTX 1.0mg/kg；若下降 > 15%，则停止用药并继续观察
6		LEU 0.1mg/kg
7	β-hCG	若第 5~7 天 β-hCG 下降 < 15%，MTX 1.0mg/kg；若下降 > 15%，则停止用药并继续观察
8		LEU 0.1mg/kg

注：每 7 天监测 1 次（直到 β-hCG < 5mU/ml）。β-hCG. 人绒毛膜促性腺激素；MTX. 甲氨蝶呤；SAB. 自然流产。
经许可，转载自 Peterson HB, 2008. Sterilization. Obstet Gynecol, 111: 189-203

一个固定的多剂量方案增加了亚叶酸（叶酸的一种），对于所有方案，用药第 4~7 天 β-hCG 下降小于 15% 代表治疗失败和需要额外的处理。尽管单剂量方案最简单、成本最低且不良反应最少，但一项包含多个队列的荟萃分析显示，固定多剂量方案的有效率是单剂量方案的 5 倍。值得注意的是，无论治疗方案如何，甲氨蝶呤治疗的总体成功率都很高（89%）。甲氨蝶呤治疗可以在经过适当选择的患者中安全进行；在更晚期妊娠或在相对禁忌证的情况下进行甲氨蝶呤治疗时，应考虑两剂量或固定的多剂量方案。所有方案必须遵循直到 β-hCG 水平<5mU/ml，以确保滋养层组织的完全溶解。

23.16　异位妊娠的手术治疗

异位妊娠可用化疗药物或手术治疗。这 2 种方法都有很高的成功率，并保留未来妊娠的潜力。异位妊娠手术管理的适应证见表 23-8。传统的异位妊娠手术方法是剖腹探查术和输卵管切除术。现在，腹腔镜下保留输卵管（即输卵管开窗术）一般是可以实现的。当患者在输卵管破裂后病情不稳定、腹腔镜困难（腹腔重度粘连、输卵管外妊娠）或存在禁忌证或腹腔镜缺乏临床熟练程度时，仍使用剖腹探查手术。

腹腔镜输卵管切除术可以通过联合凝血切割装置或序贯使用双极电凝器和腹腔镜剪刀来完成，应注意靠近输卵管进行切除，以免影响卵巢的血液供应。较为保守的方法是使用单极针或剪刀、激光或超声刀在输卵管的系膜外切开输卵管。在此之前，将稀释后的升压素注射于异位妊娠部位的输卵管系膜下，以止血和减少过度烧灼造成的输卵管损伤。考虑到大多数组织通常位于切口的附近，切开输卵管后应轻轻清除或冲洗滋养层组织，未能移除所有滋养层组织可能导致持续异位妊娠或输卵管阻塞；循证医学得出结论，当预防性单次注射 MTX 时，输卵管造口术后持续异位妊娠率可以降低。

表 23-8　**异位妊娠手术适应证**

血流动力不稳定
有输卵管破裂迹象
合并宫内妊娠
无条件随访者
有 MTX 禁忌证（表 23-6）

对于是选择输卵管开窗术还是输卵管切除术，建议希望保留生育能力的患者采用最保守的方法，即输卵管开窗术。然而若合并严重的输卵管损伤、粘连或破裂，较大的异位妊娠（包块直径>5cm）或切口部位出血时，输卵管切除术可能是唯一可行的策略。在确定手术入路时，其他因素如既往发生同侧输卵管异位妊娠、既往输卵管吻合或存在其他输卵管手术或不希望再生育也是重要的。一项纳入多项研究的循证医学显示，线性输卵管开窗术后的异位妊娠复发率为 15%，术后成功妊娠率为 60%。保留输卵管手术发生持续异位妊娠的风险为 3%~20%。对于输卵管切除术，该研究指出发生复发性异位妊娠的风险为 10%，再妊娠率为 38%。在可能的情况下，建议进行输卵管保护，因为它可能会增加未来的生育力；然而，由于担心持续的异位妊娠、复发性异位妊娠和异位妊娠后的输卵管阻塞，必须仔细追踪随访患者。应每周进行一次 β-hCG 检查，直至 β-hCG 水平检测不到，以确保输卵管开窗术后异位妊娠的彻底解决。

23.17　异位妊娠的期待治疗

目前，增加的监测和早期妊娠检测提示临床医师在怀疑有异位妊娠时进行干预。然而，在敏感度高的 hCG 检测和高分辨率超声检查之前，许多早期输卵管妊娠很可能自行消退，而没有不良结果。经过密切和仔细的随访，β-hCG 水平较低且持续下降的患者可能适合期待治疗，但这些患者必须被告知并接受输卵管破裂的风险及其相关疾病的风险。在一项对 100 多名女性进行的前瞻性观察性研究中，当第一次 hCG<200U/L 时，自发消退率为 88%。

（林　秀　李玲秋　译，林　忠　校）

第 24 章

子宫内膜异位症

Dan I. Lebovic and Tommaso Falcone

24.1　引言

　　子宫内膜异位症是一种不可治愈的疾病，大量患者需要住院和手术治疗。当子宫内膜组织出现在宫腔子宫内膜外时，称为子宫内膜异位症。对于是否必须有临床症状才符合子宫内膜异位症的定义存在争论。这种疾病是一种典型的慢性进行性疾病，盆腔疼痛和不孕是其典型症状。由于对子宫内膜异位症微小病变的认识和诊断性腹腔镜的广泛应用，子宫内膜异位症的患病率一直在增加。正如本章所述，在阐述子宫内膜异位症病变的不同解剖部位之前，首先引导读者了解其患病率、诊断和分类方案，然后将易感因素列为促进对易感人群进行诊断的手段。这引申出对子宫内膜异位症病理生理学的无数理论的回顾——这些理论仍然是不确定的。据此推论并解释子宫内膜异位症引起低生育力和疼痛的机制。在这一点上，从不孕症夫妇探索治疗方案开始，然后是为骨盆疼痛提供药物和手术治疗。最后，为治疗生殖器外子宫内膜异位症提供了选择。

■ 临床案例

　　患者，女，27岁，不孕史1年。有痛经和性交困难的病史。超声提示有一个5cm的卵巢囊肿合并子宫内膜异位症。男方精液分析显示正常。

24.2　子宫内膜异位症的流行病学

　　12~80岁的育龄女性发生子宫内膜异位症的概率接近10%，患病年龄平均在28岁。有几种

情况与较高的发病率有关：如在不孕不育或慢性盆腔疼痛的青少年中，发现有高达50%患者有子宫内膜异位症，近70%的无器质性盆腔疼痛的青少年在外科手术时发现有子宫内膜异位症。卵巢子宫内膜异位囊肿的发生率随年龄增长而增加，但其发生率和进展在年龄>35岁的患者中似乎稳定。根据一项对狒狒进行重复腹腔镜检查的研究发现，子宫内膜异位症是自发出现的，新的病变似乎是自发出现和消失的。因此，人类子宫内膜异位症病变很可能也在持续的进化中。

24.3　子宫内膜异位症的诊断

　　只有手术才能确诊子宫内膜异位症。子宫内膜异位症的典型症状是痛经、非周期性盆腔疼痛、性交困难和不孕。晚期子宫内膜异位症的特异体征和症状见表24-1。在经期查体能够更敏感地发现盆腔子宫内膜异位症。目前还没有一种实验室检测方法可以高度敏感且特异地确诊子宫内膜异位症。尽管在临床推荐使用之前，还需要进一步的研究，但对这种疾病的生物标志物的研究是可靠的。目前尚无可靠的生化指标来确诊或对子宫内膜异位症分期。

　　显微镜下子宫内膜异位症的定义是子宫内膜腔和子宫肌肉组织外存在子宫内膜腺体和间质。子宫内膜异位症的各种典型病灶被分为透明、白色、红色、息肉样、火焰样、粉末状烧伤、棕色、蓝黑色或黄色病变（图24-1）。腹膜缺损或腹膜窗处可能有上述病灶。ASRM 子宫内膜异位症评分系统在临床广泛使用，但是在观察者内和观

表 24-1	子宫内膜异位症的体征和症状
体征	
附件区肿物	
附件区压痛	
子宫压痛	
固定后倾	
宫颈侧移	
直肠子宫陷凹	
压痛	
结节	
肿块	
宫骶韧带	
压痛	
结节	
阴道病变	
宫颈病变	
症状	
生殖系统	
不孕	
痛经	
性交困难	
非周期性的骨盆疼痛	
胃肠	
腹泻和（或）便秘	
下腹坠胀感	
腹部绞痛	
周期性直肠出血	
泌尿系统	
腰背疼痛	

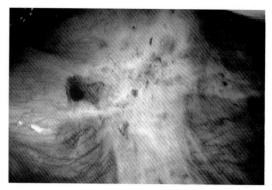

图 24-1　典型的盆腔腹膜黑色、白色病变，伴致密纤维化及回缩

能在识别深浸润性病变中发挥作用，这些病灶包括直肠子宫陷凹或罕见部位，如坐骨神经的病灶。对有胃肠道症状的患者，结肠镜检查或钡灌肠造影可能是正常的，偶尔有狭窄表现。有明显泌尿系统症状的患者应进行泌尿系统评估，以排除间质性膀胱炎或潜在的膀胱壁子宫内膜异位症的可能。

慢性疼痛和潜在的子宫内膜异位症患者最常见的鉴别诊断是粘连、慢性盆腔炎、间质性膀胱炎、肠易激综合征，以及肌筋膜疼痛或神经痛等肌肉骨骼疾病。

24.4　子宫内膜异位症的分类

子宫内膜异位症的分类是一个逐渐发展的过程。1978 年，AFS 将子宫内膜异位症分为 4 期（Ⅰ期至Ⅳ期）和使用疼痛加权评分，用于评估内容包括子宫内膜异位病灶的面积、外观，以及与腹膜、卵巢和输卵管的粘连程度。它还考虑了子宫内膜异位症是单侧还是双侧，子宫内膜异位囊肿的大小，以及粘连是疏松的还是致密的。1985 年和 1996 年（R-AFS）分别对原始 AFS 分类进行了进一步修订（图 24-2）。直径>3cm 的子宫内膜异位囊肿至少属于Ⅲ期疾病。尽管 AFS 分类方法有所改进，但子宫内膜异位症的分期与妊娠可能性或疼痛程度之间尚缺乏相关性，或许在未来的分类中会得到改善。

察者间存在很大差异（在 38%~52%）。

腹腔镜显示子宫内膜异位症的阳性预测价值约为 50%。典型的红色或黑色病灶，肉眼观察的准确度在 90%~100%。白色病变较少与子宫内膜异位症相关。可与子宫内膜异位症混淆的主要病变有输卵管内膜异位症、纤维化、间皮增生、既往手术引起的碳沉积和恶性肿瘤。血管瘤、附属肾上腺和脾增生也很少与子宫内膜异位症相混淆。因此，应对病变不明确的子宫内膜异位症进行诊断性腹腔镜检查及活检。

与非卵巢子宫内膜异位症相比，超声检查诊断卵巢子宫内膜异位症的准确度很高。MRI 可

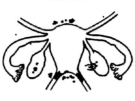

Ⅰ期（微型）

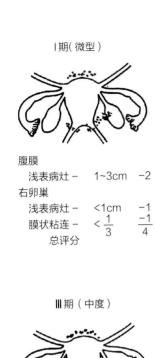

腹膜
　浅表病灶　－　1~3cm　　－2
右卵巢
　浅表病灶　－　<1cm　　　－1
　膜状粘连　－　$<\frac{1}{3}$　　　$\frac{-1}{4}$
　　　总评分

Ⅱ期（轻度）

腹膜
　深部病灶　－　>3cm　　　－6
右卵巢
　浅表病灶　－　<1cm　　　－1
　膜状粘连　－　$<\frac{1}{3}$　　　－1
左卵巢
　浅表病灶　－　<1cm　　　$\frac{-1}{9}$
　　　总评分

Ⅲ期（中度）

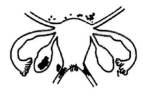

腹膜
　深部病灶　－　>3cm　　　－6
直肠子宫陷凹
　部分时间　　　　　　　　　－4
　膜状粘连
左卵巢
　深部病灶　－　1~3cm　　$\frac{-16}{26}$
　　　总评分

Ⅲ期（中度）

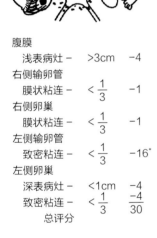

腹膜
　浅表病灶　－　>3cm　　　－4
右侧输卵管
　膜状粘连　－　$<\frac{1}{3}$　　　－1
右侧卵巢
　膜状粘连　－　$<\frac{1}{3}$　　　－1
左侧输卵管
　致密粘连　－　$<\frac{1}{3}$　　　-16^{*}
左侧卵巢
　深表病灶　－　<1cm　　　－4
　致密粘连　－　$<\frac{1}{3}$　　　$\frac{-4}{30}$
　　　总评分

Ⅳ期（重度）

腹膜
　浅表病灶　－　>3cm　　　　－4
左卵巢
　深表病灶　－　<1~3cm　　-32^{**}
　致密粘连　－　$<\frac{1}{3}$　　　-8^{**}
左侧输卵管
　致密粘连　－　$<\frac{1}{3}$　　　$\frac{-8^{**}}{52}$
　　　总评分

* 评分改为 16
** 得分加倍

Ⅳ期（重度）

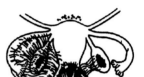

腹膜
　深部病灶　－　>3cm　　　－6
直肠子宫陷凹
　完全封闭　　　　　　　　　－40
右卵巢
　深部病灶　－　1~3cm　　　－16
　致密粘连　－　$<\frac{1}{3}$　　　－4
左侧输卵管
　致密粘连　－　$>\frac{2}{3}$　　　－16
左卵巢
　深部病灶　－　1~3cm　　　－16
　致密粘连　－　$>\frac{2}{3}$　　　$\frac{-16}{114}$
　　　总评分

图 24-2　ASRM 修改后的子宫内膜异位症分类

24.5　相关疾病过程

对子宫内膜异位症患者的调查显示，特应性疾病和其他自身免疫现象（如甲状腺疾病、纤维肌痛和慢性疲劳综合征）的发生率增加。子宫内膜异位症与非霍奇金淋巴瘤、发育不良痣和黑色素瘤的发病率增加有关，其中卵巢癌（子宫内膜样癌和透明细胞癌）的发生率更高，尽管总体终身风险仍然很低，为 1.5%，而一般人群的患病率为 1%。

24.6　子宫内膜异位症的解剖部位

子宫内膜异位症最常见于盆腔后陷凹。子宫内膜异位症最常见的位置依次是卵巢、直肠子宫陷凹、阔韧带和子宫骶韧带。与右半骨盆相比，左半骨盆是最常见的位置，为 64%。相对于右侧卵巢，左侧卵巢患子宫内膜异位症的可能性更大，可能是因为乙状结肠改变了腹膜内液体运动。

肠管是子宫内膜异位症最常见的生殖器外受累部位。肠管病变的好发部位依次是乙状结肠（ >

65%）、直肠、回肠末端、阑尾和盲肠。大多数肠道病变是浅表的，局限于浆膜。偶尔也可发生肠跨壁受累，可引起周期性腹泻、直肠出血、腹胀，极少数情况可发生肠梗阻。只有1%的病例涉及泌尿系统，最常累及膀胱（84%）。膀胱子宫内膜异位症的症状与复发性膀胱炎相似。如果出现周期性尿路症状，如尿急、尿频、耻骨上疼痛伴或不伴血尿，应考虑泌尿系子宫内膜异位症。

24.7　卵巢子宫内膜异位症

卵巢子宫内膜异位症或子宫内膜异位囊肿的发生率随年龄增长而增加，通常与疾病的晚期阶段相关。系列超声检查诊断卵巢子宫内膜异位症的准确度很高。主要的鉴别诊断是血体，后者会在几个月后消失。仅有一小部分腹膜种植患者最终会发展为子宫内膜异位囊肿（77%的患者由于患病时间而逐步发展为子宫内膜异位囊肿，85.4%的女性经历过盆腔疼痛，而其中只有38.3%的孤立性子宫内膜异位症患者经历过疼痛）。子宫内膜异位囊肿可以是单房型的，也可以是多房型的，左侧卵巢更常见，就像腹膜种植一样，可能是月经反流后的自然腹膜液流动所致。

24.8　深部子宫内膜异位症

子宫内膜异位症浸润深度超过5mm时与疼痛加重有关。月经期的三合诊检查或在麻醉下腹腔镜检查前进行全面检查，可能会发现患者存在上述类型病灶存在。在一项针对93名患有深部浸润性腹膜子宫内膜异位症的女性的研究中，61%的患者合并浅表种植，51%的患者合并子宫内膜异位症，只有7%的女性患有深部结节是疾病的唯一表现。

24.9　盆腔外子宫内膜异位症

皮肤子宫内膜异位症在剖宫产、子宫切除术、阑尾切除术和腹腔镜手术后的腹部瘢痕中有报道。罕见的肺部子宫内膜异位症患者可出现周期性咯血甚至经期气胸，并提示子宫内膜细胞的血源性和（或）淋巴播散是可能的。这种机制也可以解释其可能扩散到罕见的部位，如大脑、肝、胰腺、肾、脊椎和骨骼。

24.10　子宫内膜异位症的诱发因素

子宫内膜异位症主要发生在生育期（平均患病年龄为28岁），通常在绝经期消退，提示子宫内膜异位症的发展和生长是雌激素依赖所致。因此，护士健康研究前瞻性地评估了子宫内膜异位症的易感因素，并观察到子宫内膜异位症与初潮年龄小、青春晚期月经周期短及未生育相关。此外，低雌激素水平和低BMI的女性，使用酒精的女性，不生育的吸烟者，以及剧烈运动的女性发生子宫内膜异位症的风险降低。

遗传是发生子宫内膜异位症的一个重要诱因，因为在一级亲属中患病率增加了7倍。在单卵双胞胎中，患病率增加了15倍。暴露在污染物中，特别是二噁英或多氯联苯（polychlorinated biphenyl，PCB）等造成内分泌紊乱的化合物，也可能在子宫内膜异位症的易感因素中发挥作用。

护士健康研究Ⅱ的数据表明，特定的膳食脂肪消耗可能会影响患子宫内膜异位症的风险——长链omega-3脂肪酸具有保护作用，而反式不饱和脂肪会导致更高的患病风险。

24.11　病理生理学

子宫内膜异位症的管理受到了最大的关注，尽管对该疾病起源的调查并没有落后太多。事实上，只有发现子宫内膜异位症的真正发病机制，才会发现更有效的治疗方法，以及针对年轻女性的预防措施。3种不同的子宫内膜异位症——卵巢子宫内膜异位囊肿、腹膜种植和骶韧带直肠陷凹型内异症可能沿着不同的途径发展，但可能存在重叠机制。该病的发病学说有很多，但只有少数学说被认为是有效的：①经血逆流（Sampson理论）；②体腔上皮化生学说（Meyer理论）；③淋巴或血液转移（Halban理论）；④在位内膜异位（即腹腔镜检查或剖宫产期间子宫内膜的医源性手术异位）；⑤免疫失调导致异位子宫内膜组织清除不足。

多年来，每种理论都得到了间接的证实。通过在手术期间识别从输卵管回流的月经组织和在月经期腹腔镜检查期间识别新鲜的子宫内膜病变，支持月经从输卵管逆行进入骨盆及其他部位。此外，子宫内膜异位症狒狒模型实际上是医源性经血逆流所致，总是导致散在病变的发展。最后，右侧膈下区和左侧半骨盆/卵巢的病变频率更高，支持经血逆流，因为这些位置遵循腹腔内腹膜流动和通过镰状韧带阻塞的自然趋势。然而，鉴于经血逆流的普遍性，没有在所有女性中发现子宫内膜异位症的原因尚不清楚。

鉴于腹膜和子宫内膜试验组织均来自体腔细胞，体腔上皮的化生似乎是公平的。Zhang 等已经报道卵巢表面上皮细胞转变为子宫内膜异位细胞的组织学、形态学证据，证实了变形过程。该假设的一个推论是胚胎遗传学理论或米勒病：在器官发生的胚胎期错位的子宫内膜组织。Signorile 等证明在 101 名人类女性胎儿中有 9% 存在异位子宫内膜。随着生命后期内源性雌二醇刺激，这种组织可以生长，并因此作为异位植入物出现。从理论上讲，深部骶韧带－直肠陷凹型病变可能是源于这种异常的胚胎。

更新的、令人兴奋的病理生理学理论借鉴了传统理论，最重要的是建立在这些前提之上，以便更好地掌握真正的病因。例如，已经发现源自骨髓的干细胞（Meyer 的理论）填充在子宫内膜（Halban 的理论），然后可能会脱落（Sampson 的理论）进入腹腔。Vercellini 等描述出血性黄体如何发展为子宫内膜异位症时，为子宫内膜异位症的发展提供了另一个概念。如果这真的是子宫内膜异位症，那么逆行月经（Sampson 的理论）将是用子宫内膜细胞播种囊肿内容物的先决条件。

几乎所有这些理论的基础都是该疾病的分子基础，特别是可以立即促进和维持子宫内膜异位症的固有免疫功能障碍。在患有子宫内膜异位症的女性身上发现的异常免疫因素可以解释为什么有些人会患上这种疾病，而有些人不会。慢性炎

症环境会损害子宫内膜组织的正常清除，并促进黏附或侵袭、血管生成和神经纤维支配。

24.12　不孕的机制

尽管不孕和子宫内膜异位症之间有联系，但其联系机制仍很复杂，尚不完全清楚。一项以人群为基础的队列研究使用记录联动比较了 5375 例手术确诊的子宫内膜异位症女性和 8710 例无子宫内膜异位症女性的结局，发现流产风险增加。以下因素可以解释子宫内膜异位症女性生育率下降的原因。

（1）解剖学变化：中度或重度子宫内膜异位症常导致输卵管周围或输卵管周围粘连，从而影响输卵管的运动和卵子的捕获。

（2）免疫因素：子宫内膜异位症患者的腹腔液中的细胞因子、前列腺素、生长因子和炎症细胞水平异常，可能参与子宫内膜植入物的病因和（或）维持。这些改变会对精子活力、卵母细胞成熟、受精、胚胎存活和输卵管功能产生负面影响。

（3）对胚胎发育和植入的影响：Ⅰ期和Ⅱ期子宫内膜异位症患者具有高水平抗子宫内膜抗体，这可能会减少着床。IL-1 和 IL-6 在子宫内膜异位症患者的腹腔液中升高，并且具有胚胎毒性。*HOXA10* 和 *HOXA11* 基因的表达通常在月经周期的分泌期上调，但在子宫内膜异位症患者中并未上调。这些基因调节 $\alpha v\beta 3$ 整联蛋白的表达，这在胚胎附着于子宫内膜的能力中起至关重要的作用。据报道，子宫内膜异位症患者的 $\alpha v\beta 3$ 和 L-选择素表达降低，这可能是着床减少的原因。

24.13　子宫内膜异位症引起疼痛的机制

子宫内膜异位症引起的疼痛相当复杂。晚期子宫内膜异位症引起的疼痛可能是广泛的粘连、卵巢囊肿或子宫内膜异位症病灶深度浸润造成的。神经生长因子的表达与子宫内膜异位症疼痛有关。在子宫内膜异位症的患者中，感觉神经纤维在子宫内膜的功能层比未受疾病影响的患者更常见。最后，中枢疼痛系统的离散变化可能与子宫内膜

异位症患者的慢性疼痛有关。

即使是早期子宫内膜异位症的患者（散在种植灶），也可能出现严重的疼痛。这些患者体内前列腺素水平增加可部分解释疼痛的原因。与正常的子宫内膜（称为顺位子宫内膜）相比，异位子宫内膜（子宫内膜异位症）至少存在 2 种分子异常，这 2 种异常导致雌二醇和前列腺素 E_2（PGE_2）水平增加。随着第一次畸变，编码芳香化酶的基因激活增加，导致子宫内膜异位组织中芳香化酶活性增加。这种激活由 PGE_2 刺激，PGE_2 是子宫内膜异位基质细胞中芳香化酶活性最有效的诱导剂。子宫内膜异位组织中第二个重要的分子畸变是雌二醇对 COX-2 的刺激增加，这导致 PGE_2 水平增加。这建立了一个循环事件，导致 PGE_2 在子宫内膜组织中积聚。

24.14 不孕合并子宫内膜异位症的治疗

据估计，在 I 期或 II 期子宫内膜异位症的不育夫妇中，每个月的生育率为每周期 3%。在尝试非辅助生殖技术之前，口服避孕药或促性腺激素释放激素激动剂（GnRHa）的药物抑制疗法并不能提高妊娠率。

24.15 手术治疗

手术治疗微小或轻度（I ~ II期）子宫内膜异位症可提高自然妊娠率，但是只有很小一部分完全获益。2 项关于这一问题的随机临床试验的荟萃分析显示，需要治疗的人数（NNT），即需要接受手术治疗以便能够再次妊娠的人数有轻微改善，为 12 人（95%CI 分别为 7、49）。

术后抑制药物治疗不能改善生育力。药物抑制治疗（即 GnRHa）的唯一价值可能是在 IVF 之前。在这些病例中，IVF 前 3~6 个月使用 GnRHa 可使临床妊娠率增加 4 倍（OR：4.28，95%CI 分别为 2、9.15）。很少有研究沿着这些具有明显异质性的方向设计，使其有效。此外，目前尚不清楚特定的疾病严重程度是否对这种抑制治疗有更好的反应。

如果患者不愿意进行手术治疗，那么首选 IVF 或超排卵与人工授精（IUI）结合，其次是促性腺激素与 IUI 结合。没有足够的证据建议患者在进行 IVF 前进行手术治疗。

对于子宫内膜异位症晚期患者，手术治疗可改善生育能力。但是手术很复杂并且术者需要小心操作。如果子宫内膜异位症晚期首次手术治疗失败，再次手术以达到妊娠目的的成功率低于 IVF，因此对需要治疗疼痛的患者采取手术治疗。

24.16 体外受精

在一项回顾性队列研究中，子宫内膜异位症（无卵巢子宫内膜异位囊肿）的诊断与输卵管因素不孕的 IVF 率相关。IVF 为子宫内膜异位症患者提供了最佳的生育成功率。诚然，成本和多余胚胎的减少可能是一个限制因素。

24.17 卵巢子宫内膜异位囊肿

大于 4cm 的卵巢子宫内膜异位囊肿应切除，并确定其性质是否为良性。在一项随机试验中，与开窗术和双极电凝术相比，子宫内膜异位症切除术的复发率更低，自然生育率更高。据报道，患有和不患有卵巢子宫内膜异位囊肿的女性的 IVF 结果相似。但是，与无卵巢子宫内膜异位囊肿的女性相比，有卵巢子宫内膜异位囊肿的女性的卵母细胞数量、受精率和获得的胚胎数量均减少。大量证据表明，在有症状的女性中，可以安全地切除卵巢子宫内膜异位囊肿而不影响卵巢功能或辅助生殖的成功。越来越多的研究反映了通过抗米勒管激素水平来评估手术对卵巢储备的不利影响。在取出卵母细胞时意外穿刺卵巢子宫内膜异位囊肿可引起卵泡液感染或污染。组织学上对体积大的卵巢子宫内膜异位囊肿的良性性质的确认是谨慎的。

有趣的是，在一项回顾性图表研究中，卵巢子宫内膜异位囊肿的复发率越高，受累卵巢的窦卵泡数越多。这可能是膀胱切除术时卵巢损伤较少的结果。简单的卵巢子宫内膜异位囊肿引流已被证明是无效的。

24.18　慢性盆腔疼痛患者的治疗

24.18.1　疼痛的医学管理

　　传统上，用于治疗子宫内膜异位症引起的疼痛的药物有许多种（表 24-2）。孕激素或联合口服避孕药和非甾体抗炎药被认为是子宫内膜异位症引起的慢性疼痛的一线治疗方案。在一项前瞻性、随机对照试验中比较了口服避孕药和 GnRHa 的治疗效果，发现两者镇痛效果相似。

24.18.2　孕激素

　　美国 FDA 批准每 12~14 周皮下注射醋酸甲羟

孕酮（DeposubQ provera 104，Pfizer，New York，NY，USA）治疗子宫内膜异位症引起的盆腔疼痛。较应用 GnRHa，不进行反向添加的骨质丢失似乎没有那么明显。但是，目前尚无长期使用醋酸甲羟孕酮的研究数据，建议除非其他方法无效，否则该药物的使用时长不宜超过 2 年。值得注意的是，使用醋酸甲羟孕酮时阴道异常出血的发生率为 17%。

　　还有其他几种孕酮已用于治疗子宫内膜异位症相关的盆腔疼痛。美国 FDA 还批准了醋酸炔诺酮（NETA）5mg/d 与 GnRHa 联合使用。通过 NETA 的雌激素活性，对骨密度和血管舒缩症状都有有益的影响；5mg 的 NETA 相当于 20~30μg 的乙炔雌二醇。左炔诺孕酮宫内系统已

表 24-2　治疗子宫内膜异位症的药物 [a]

类型	药物	剂量
雄激素	达那唑 [b]	100~400mg，每天 2 次，口服
		100mg/ 次，每天 1 次，塞阴
芳香化酶抑制剂	阿那曲唑 [c]	1mg，每天 1 次，口服
	来曲唑 [c]	2.5mg，每天 1 次，口服
黄体酮的组合	单相雌激素 / 孕激素 [b]	连续服用小剂量乙炔雌二醇
促性腺激素释放激素激动剂	戈舍瑞林 [b, c]	3.6mg，SC，每月 1 次（10.8mg，IM，每 3 个月 1 次）
	亮丙瑞林 [b, c]	3.75mg，IM，每月 1 次（11.7mg，IM，每 3 个月 1 次）
	那法瑞林 [b, c]	每天 2 次，鼻内给药 200μg
促性腺激素释放激素拮抗剂	西曲瑞克	每周 3mg，SC
黄体酮	醋酸甲羟孕酮 104 [b]	每 3 个月 104mg/0.65ml，SC
	地诺孕素	每天 2mg，口服 [d]
	依托孕烯释放植入物	每个可放置 3 年
	释放左炔诺孕酮的 IUS	每个可放置 5 年
	醋酸甲羟孕酮	每天 30mg，口服，连续 6 个月，随后每 2 周注射 100mg，连续 2 个月，然后每个月注射 200mg，连续 4 个月
	醋酸炔诺酮 [b]	每天 5mg，口服

　　注：SC. 皮下注射；IM. 肌内注射；IUS. 宫内节育器。a. 改编自 Falcone T, Lebovic DI, 2011. Clinical management of endometriosis. Obstet Gynecol, 118(3):691–705。b. 美国 FDA 批准用于子宫内膜异位症。c. 采用反向添加疗法，即醋酸炔诺酮 5mg/d+ 维生素 D 800U/d+ 钙 1.25g/d。d. 地诺孕素是一种 19- 去甲睾酮衍生物，在欧盟被批准用于治疗子宫内膜异位症。它在美国不能作为单独的药物使用。它仅适用于口服避孕药 Natazia（Bayer Pharmaceuticals, Montville, NJ, USA）（戊酸雌二醇 / 地诺孕素），它是一种含有地诺孕素新的四阶段包装药物

成功用于有症状的子宫内膜异位症患者。一项试验也证实其可以缓解疼痛和减少月经量。

24.18.3　促性腺激素释放激素激动剂

GnRH 激动剂可以通过肌内注射（醋酸亮丙瑞林）、皮下注射（戈舍瑞林）或鼻腔途径（那法瑞林）给药。其在用药最初 10 天增加促性腺激素的释放，之后 GnRH 受体下调，而垂体激素分泌减少。初次用药疗程多为 6 个月。在所有临床试验中，GnRH 激动剂对绝大多数患者（75%~80%）有效。但是，许多患者会在停药不到 5 个月内疼痛复发。另一个值得关注的问题是骨密度逐渐丢失。在最后一次注射 GnRH 激动剂后 2~3 个月后月经复潮，但骨密度恢复需要更长的时间。

雌激素或孕酮的补充治疗被认为是一种减少 GnRHa 低雌激素不良反应的方法，其副作用包括骨密度丢失，以及潮热和阴道干涩等不适。其他症状，如失眠、情绪障碍和认知功能障碍也可能发生。GnRHa 治疗 1 年后骨密度平均下降 3%~7%。

反向添加治疗有短期（不超过 6 个月）和长期（超过 6 个月）2 种方法。许多研究表明，其疗效并没有降低。炔诺酮（每天口服 5mg）是最常用的治疗方案。炔诺酮可以加用低剂量的雌激素（结合雌激素 0.625mg），不会影响对症状的控制。更高剂量的雌激素（如口服避孕药）可能会降低缓解疼痛的效果。

24.18.4　芳香化酶抑制剂

芳香化酶抑制剂已成功应用于有限数量的持续性疾病子宫切除术后、双侧卵巢切除术后及盆腔完整的患者。其机制可能是通过抑制子宫内膜异位症细胞表达的芳香化酶活性而产生局部雌激素。通常，芳香化酶抑制剂，如来曲唑 2.5mg/d 或阿那曲唑 1mg/d 与 NETA（5mg/d）一起服用，可防止卵巢囊肿的形成和可能的骨密度降低。

24.18.5　疼痛的外科治疗

2 项前瞻性随机对照研究明确指出，对于缓解子宫内膜异位症的疼痛，手术治疗优于非手术治疗者。一项仅对 16 名女性进行的随机对照试验显示在疼痛缓解方面差异无统计学意义。

从上述研究可以得出以下结论：①在治疗子宫内膜异位症相关疼痛方面，手术比仅行诊断性腹腔镜更有效；②手术有明显的安慰剂作用，特别是早期（3 个月），近 20% 的患者可持续存在；③ 20%~40% 的患者对手术治疗无效，并且会继续疼痛；④手术治疗是早期疾病治疗效果最差的方法。

尚不清楚切除子宫内膜异位症病灶是否优于单纯的烧灼或激光消融治疗。术后应用 GnRHa 抑制治疗 6 个月可延缓症状复发。

24.18.6　神经切除术

通过切断宫骶韧带，即切断宫骶神经或进行子宫骶神经消融，已被证明无远期疗效。对于有慢性盆腔疼痛及子宫内膜异位症的患者，手术治疗的同时行骶前神经切断术是有益的。该方法对缓解中线部位的疼痛比缓解两侧的疼痛更有效，该手术成功的关键是在上部的腹下神经丛（骶前神经）发出大量分支前将其切断，其切断的位置应在腰椎前方。最常见的术后并发症是便秘和尿急。

24.18.7　子宫切除术

对于药物治疗无效且无生育要求的患者，可以考虑行子宫和（或）双侧附件切除术。绝大多数研究表明该方法可明显缓解疼痛。对于 40 岁以下的女性，切除卵巢要谨慎选择。

24.18.8　子宫切除术后复发

5%~10% 行子宫和双侧附件切除术的子宫内膜异位症患者术后复发。手术去势后激素替代疗法的作用仍是有争议的，有复发的可能（3.5%）。另外，确实有可能出现严重的血管舒缩症状和骨质疏松症。激素替代疗法不是没有禁忌证，应与患者讨论其风险和益处。

24.18.9　骶韧带 – 直肠陷凹型异位症

骶韧带 – 直肠陷凹型异位症的治疗非常困难，

通常累及直肠乙状结肠。患者常有严重的症状，如胃肠道症状，包括便秘、腹泻和排便疼痛。但是，有些患者无症状，且不需要治疗。

24.19　非生殖道器官子宫内膜异位症的处理

24.19.1　胃肠道子宫内膜异位症

虽然在子宫内膜异位症患者中，胃肠道症状很常见，但据报道，肠道受累的总发生率约为5%。胃肠道系统的子宫内膜异位症通常累及直肠或乙状结肠。子宫和卵巢切除术后的复发多累及肠道。可以通过开腹或腹腔镜行病灶切除术或肠切除术。有报道称最严重的并发症是直肠阴道瘘和脓肿形成。

24.9.2　呼吸系统

横膈子宫内膜异位症可以是无症状的或仅在诊断性腹腔镜下偶尔发现（图24-3）。有症状的患者常表现为与月经相关的右侧胸痛或肩痛，偶尔放射至颈部或手臂，并伴有呼吸困难。无症状的膈肌病灶则无须治疗。

胸部子宫内膜异位症最常表现为经期右侧气胸，也可表现为血胸、咯血或肺结节。典型症状是胸痛和呼吸困难。这些女性中有约30%在接受胸腔疾病的手术治疗时发现患有盆腔子宫内膜异位症。胸部CT可能显示肺部或胸膜结节，尤其是在月经期进行时。与激素治疗相比，化学胸膜固定术与较低的经期气胸复发率相关。但是，建议使用激素疗法进行初始治疗。

24.9.3　泌尿生殖系统

子宫内膜异位症常累及输尿管表面的腹膜。但是，直接输尿管受累并不常见，报道的病例不到1%，主要是左侧输尿管受累（63%）。输尿管受累可能是广泛的子宫内膜异位症外部压迫的结果，它围绕着输尿管，并伴有明显的纤维化。大多数患者都有明显的骶韧带 – 直肠陷凹受累，结节直径通常＞3cm。对于骶韧带 – 直肠陷凹内异症患者，术前应行影像学检查，如MRI，以

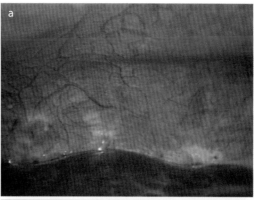
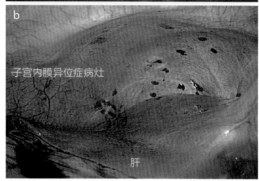

图 24-3　a. 右侧横膈纤维化型子宫内膜异位症病灶，病灶位于肝上方。大部分病灶被肝遮挡。b. 右侧横膈出血型子宫内膜异位症病灶

评估泌尿系统情况。药物治疗已成功地应用于有限的患者。大多数输尿管子宫内膜异位症患者可以通过切除输尿管周围的纤维化病灶和活动性病灶进行治疗，无须行输尿管切除术。

24.9.4　坐骨神经受累

坐骨神经子宫内膜异位症患者可表现为髋关节疼痛，通常局限于臀部。疼痛向下放射至小腿后部，麻木发生在坐骨神经支配的区域。这些症状通常与月经期有关，但之后会出现在月经周期的其他时间。进行性腿部和足部肌无力在肌电图上可以表现为去神经支配。MRI可以有代表性的显示病变浸润坐骨神经。CT引导下活检可用于确诊。2/3的病灶位于右侧。大多数病例合并有盆腔子宫内膜异位症。GnRHa治疗和反向添加治疗可以逆转神经病变。

（黄俞介　译，林　忠　校）

第 25 章

避孕与节育

Jaclyn M. Grentzer, Caitlin Parks and Jeffrey F. Peipert

25.1 引言

数十年来，意外妊娠和青少年妊娠一直是美国的主要公共健康问题。意外妊娠属于高危妊娠，它更可能导致低出生体重儿、早产和其他不良结局。此外，意外妊娠的女性极有可能面临社会经济困难和凌辱，也更不可能寻求得到产前护理。

美国全国家庭增长调查的最新数据显示，2011 年 15~44 岁女性意外妊娠的人数已从每1000 人中 54 人下降至 45 人。这是近几十年来首次出现如此明显的下降，降幅达 18%。避孕药具出现了改变，包括使用最有效的避孕方法，如宫内节育器和植入物，被认为是意外妊娠率下降的部分原因。尽管意外妊娠率下降，但美国仍然是发达国家意外妊娠率最高的国家之一。

本章我们将回顾如何讨论和咨询女性的避孕方法，包括长效可逆避孕法避孕。本章将简要描述美国疾控中心医学资格标准（medical eligibility criteria，MEC）。此外，我们将回顾美国常用避孕方法的主要风险和益处，包括可逆避孕方法和绝育。

■ 临床案例

患者，女，17 岁，前来咨询避孕方法。她是一名高中生，与一名男性伴侣发生性行为，并使用避孕套避孕。她的 BMI 是 34kg/m²。她希望有一种更可靠、更有效的避孕方法。

25.2 避孕问题

25.2.1 避孕咨询

避孕咨询需要基于女性及其伴侣的价值观、优先事项、经历、医疗状况和生育计划进行高度个性化的讨论。生育计划有助于指导每名女性的选择范围。在共同决策模式，应举行指导避孕咨询会议，在该模式中，医疗服务提供者为患者提供有效的专家信息和循证信息，使患者能够自主决策。

避孕咨询的框架包括等级式和偏好式。等级式是从最有效到最无效进行描述，而偏好式是从对女性最重要到最不重要的东西进行描述。通常，这两者是有明显重叠的，因为避孕方法的有效性通常是女性避孕决策中最重要的因素之一。长效可逆避孕法（long-acting reversible contraception，LARC）首先强调 IUD 和避孕植入物是一线避孕方法，因为它们是最有效的可逆避孕方法，具有高满意度和续用率，以及重要的非避孕益处。在向女性提供有关避孕效果的咨询时，重要的是要告知患者避孕效果通常是根据正常使用而不是完美使用来评估的，以便让患者准确估计她们可能经历的情况。

25.2.2 医学上女性避孕方法的推荐

许多女性在选择避孕方法时必须考虑她们的健康状况。然而，这些女性必须同时权衡妊娠潜在风险与使用避孕药的相关风险。美国 CDC 和 WHO 根据现有或既往疾病状况，对每种避孕方法的使用提供循证依据指导。2016 年更新的美国 MEC 将每种避孕方法或条件组合的风险分类，供医疗服务提供者在评估使用避孕方法的安全性时使用。附录"精选实践建议"（Selected Practice Recommendations）还阐述了进行备份的时间，以及避孕方法使用的不良反应和其他问题的管理建议。美国 MEC 的定义为：①第 1 类，包括对使用避孕方法没有限制的情况。②第 2 类，表明通常可以使用该方法，因为利大于弊，但可能需要严密随访。③第 3 类，表明通常不建议使用该方法，除非其他更合适的方法患者不可用或不接受。④第 4 类，如果使用该方法，则存在不可接受的健康风险的疾病。

风险分类主要与避孕方法的激素组成有关，通常分为复方避孕药（combined hormonal contraceptive，CHC）、单纯孕激素避孕和非激素避孕法。复方避孕药包括激素口服药丸、透皮贴剂和阴道环，含有合成的雌激素和孕激素。单纯孕激素避孕药包括单纯孕激素避孕药（progestin-only pill，POP）、醋酸甲羟孕酮针剂（depo-medroxyprogesterone acetate，DMPA）、含依托诺孕素的避孕埋植剂和含左炔诺孕酮的宫内节育器（the levonorgestrel-containing IUD，LNG-IUS）。非处方避孕方法包括含铜宫内节育器、屏障法、易受孕期知晓法和绝育手术。

25.2.2.1　心血管风险

雌激素有促血栓形成的风险，这种风险还可能会受到与孕激素联合作用的调节，继而发生与 CHC 相关的心血管风险。但研究认为仅使用孕激素不会对凝血系统产生影响；因此，对于血栓高危风险的女性而言，适宜选择单纯孕激素的避孕方法。与 CHC 相关的主要风险有静脉血栓栓塞（venous thromboembolism，VTE）、心肌梗死（myocardial infarction，MI）和脑卒中。女性主要关注的导致血栓的其他额外风险因素，如老年、高血压、吸烟、肥胖、糖尿病等。

（1）心肌梗死或脑卒中：CHC 的现代配方不会增加 35 岁以下不吸烟女性罹患心肌梗死或脑卒中的风险。CHC 使用者发生心肌梗死的风险随着年龄的增长而增加，并且由于年龄、吸烟

和高血压的共同作用而增加，尤其是 35 岁以上的女性发生脑卒中的风险增加。因此，不建议 35 岁以上吸烟女性和任何年龄患有高血压、心血管疾病等多重危险因素、现在或既往曾患有缺血性心脏病、脑卒中的女性使用 CHC（美国 MEC 第 3 或第 4 类）。研究发现，脑卒中在有偏头痛史的 CHC 使用者中更常见，偏头痛前驱症状的患者和 35 岁以上的女性患脑卒中的风险更高（美国 MEC 第 3 或第 4 类）。

（2）静脉血栓栓塞：与不使用 CHC 患者相比，使用 CHC 的患者发生静脉血栓栓塞（venous thrombo embolism，VTE）的相对风险有所增加，但绝对风险极低（表 25-1）。但是，与其他 VTE 风险因素的女性相比，这种风险的发生率较高。因此，不建议有 VTE 病史、已知有血栓形成倾向（如抗磷脂抗体阳性或不明原因的狼疮、已知血栓基因突变或活动性癌症）的女性使用 CHC（美国 MEC 第 3 或第 4 类）。研究表明，在开始使用 CHC 之前进行血栓基因突变的常规筛查并不具有成本效益，因为这种疾病很罕见，而且筛查成本很高。使用 CHC 的超重者比正常体重者更有可能发生 VTE，但对于其他健康的超重育龄女性，VTE 的绝对风险较小。少数的证据表明，使用与不使用 CHC 的超重女性发生急性心肌梗死或脑卒中的风险无明显差异。因此，CHC 的使用在超重女性中不受限制（美国 MEC 第 2 类），但建议有静脉血栓栓塞或心血管疾病等其他危险因素的女性谨慎使用。

（3）体重的增加：研究显示，唯一与体重增加有关的避孕方法是使用长效醋酸甲羟孕酮（depot medroxyprogesterone acetate，DMPA）。一项使用 DMPA 与安慰剂的随机研究显示，DMPA 使用者的体重在 3 个月内没有增加。而另一项研究发现，有 25% 的 DMPA 使用者的体重比使用前增加了 10% 以上。目前尚不清楚体重增加的原因，尚不清楚体重增加是因为食欲增加还是新陈代谢发生变化。有研究表明，使用 DMPA 的患者，基础体重越高可能预示着体重增加量越大；然而，这一发现并未得到学者们

表 25-1　静脉血栓栓塞的相对风险

人群	每 10000 名女性的年发病人数
<35 岁的女性	1~5
服用口服避孕药者	3~10
服用第二代含孕激素口服避孕药者	6
服用含屈螺酮的口服避孕药者	10
妊娠女性	5~20
产后即刻的女性	45~65
莱顿突变携带者	30~80
服用口服避孕药的莱顿突变携带者	50~100
纯合子莱顿突变携带者	400~800

一致的认同。关于使用避孕植入物女性体重增加的数据是均衡的，但使用 2 年的患者平均体重增加少于 5lb（约为 2.27kg）。目前尚未发现使用 CHC 和宫内节育器与体重增加有关。

（4）醋酸甲羟孕酮：少数证据表明，在高血压未得到控制的女性中，与使用非激素避孕方法的女性相比，使用醋酸甲羟孕酮（DMPA）避孕法的女性发生心血管疾病的风险略有增加，但这些风险明显低于使用 CHC 避孕者。因此，对于患有未控制的高血压、缺血性心脏病、多种心血管疾病风险因素、抗磷脂抗体为阳性、不明原因的狼疮、抗磷脂综合征、现在或既往患有缺血性心脏病或脑卒中的女性，DMPA 被列为美国 MEC 第 3 类。然而，患有未控制高血压或其他合并症的女性必须对 DMPA 的风险和妊娠风险进行权衡。

25.2.2.2　乳腺癌

由于乳腺癌是一种激素依赖性肿瘤，人们担心使用含雌激素或孕激素的避孕方法可能会使现在或既往患乳腺癌的女性预后恶化。因此，不建议目前或既往患有乳腺癌的女性使用任何激素避孕法（美国 MEC 第 3 或第 4 类）。虽然 LNG-IUS 相关的孕激素系统浓度较低，但人们对此方法的关注较少，数据不足以做出明确建议。鉴于数据匮乏，决策应个体化，最好在多学科联合团队内进行。目前的证据表明，任何避孕方法都不会进一步增加有乳腺癌家族史或已知有乳腺癌易感基因的女性患乳腺癌的风险，因此乳腺癌家族史或已知有乳腺癌易感基因的女性避孕方法的选择不受限制（所有方法，美国 MEC 第 1 类）。

25.2.2.3　抑郁症

使用 CHC 的女性患临床抑郁症的风险没有增加。Keyes 和他的同事注意到，年轻女性使用 CHC 甚至可能降低抑郁症的发生率。研究显示使用 CHC 的女性通常在无激素期会出现情绪变化的情况，表明雌激素戒断可能是原因之一。据此，持续或延长使用 CHC 可能有所帮助。如果在使用活性药丸期间出现情绪变化，改用较低剂量的雌激素是合理的。评估 DMPA 对抑郁症影响的数据有限且相互矛盾，少数研究显示使用 DMPA 的患者患抑郁症的可能性小幅度增加，而大多数研究却显示两者之间无关联。因此，如果女性陈述任何避孕方法使用后抑郁症加重，则应立即停止使用。鉴于妊娠期间抑郁失控的风险，为确保充分的精神健康护理，替代避孕方法至关重要。

25.2.2.4　宫内节育器

宫内节育器（IUD）是一线避孕选择，其使用几乎没有禁忌证，仅生殖道感染和子宫发育异常是使用 IUD 避孕的禁忌。放置 IUD 不会明显增加获得性传播感染（sexually transmitted infection，STI）或盆腔炎性疾病（pelvic inflammatory disease，PID）的风险，因此有性传播感染史或免疫功能低下的高风险人群并不妨碍使用宫内节育器。但在患有化脓性宫颈炎或已知有衣原体、淋病感染的情况下放置 IUD 会增加盆腔炎的发生风险（美国 MEC 第 4 类），因此应在放置 IUD 前进行治疗。

由于子宫肌瘤、宫腔粘连或子宫发育异常会导致子宫腔明显扭曲，可能造成 IUD 放置困难，因此不建议放置 IUD（美国 MEC 第 4 类）；然而，腔室变形的确定应根据超声检查，而不是单独的体格检查。患有宫颈癌或子宫内膜癌的女性不应放置 IUD。目前正在研究将 LNG-IUS 用于希望保留生育能力的低恶变程度的子宫内膜癌女性病变。根据理论数据，一般不建议在妊娠滋养层细胞疾病（gestational trophoblastic disease，GTN）的 β-hCG 水平下降或检测不到的情况下放置节育器（美国 MEC 第 3 类）。妊娠滋养层细胞疾病伴随 β-hCG 持续升高或恶变属于美国 MEC 第 4 类。

25.2.3 特殊人群

25.2.3.1 产后女性

产后不孕的持续时间多变，难以预测。在非母乳喂养的女性中，第一次排卵最早发生在产后 25 天，但一般来说，排卵期至少要等到产后 42 天。在纯母乳喂养并伴闭经的女性中，不孕可能会延长至产后 6 个月，但恢复生育的时间也无法预测。无论母乳喂养的状况如何，产后女性不应在分娩后的前 3 周内使用复方口服避孕药，因为担心会增加 VTE 的风险（美国 MEC 第 4 类）。有限的证据表明，产后女性若有发生 VTE 的高危因素，即年龄 > 35 岁、超重、剖宫产、吸烟等，分娩后 6 周内一般不应使用 CHC（美国 MEC 第 3 类）。由于担心乳汁供应减少，也不建议母乳喂养的女性使用 CHC，直至产后至少 4 周乳汁供应基本稳定。所有单纯孕激素和非激素方法均已证明在母乳喂养期间是安全的，并且可在产后立即开始（美国 MEC 第 1 或第 2 类）。

25.2.3.2 青少年

青少年使用口服避孕药、贴剂、避孕环、醋酸甲羟孕酮针和避孕套的失败率和停用率都很高。

此外，研究表明，使用复方口服避孕药的年轻女性（< 21 岁）避孕失败的风险增加了 2 倍。基于大量证明安全性的证据，亦没有证据表明使用复方口服避孕药可使青少年不孕风险增加，ACOG 建议临床医师考虑将 LARC 作为青少年避孕的一线方法。许多年龄较小的青少年（14~17 岁）喜欢皮下埋植避孕，而年龄较大的青少年（18~20 岁）则更喜欢 IUD 避孕。当这些避孕方法持续提供给青少年和年轻女性时，已被证明具有较高的接受率、满意度和持续率，并降低了青少年女性意外妊娠的风险。

25.3 避孕方法

25.3.1 长效可逆避孕法

长效可逆避孕法（LARC）包括避孕植入物和 IUD。LARC 避孕有效率高（失败率为 1%），安全，用户使用持续时间长，满意度高。LARC 的有效性并不依赖于使用者的依从性，因此常规的 LARC 使用有效性与完全遵医嘱使用 LARC 的有效性相似。

25.3.1.1 埋植避孕

埋植避孕是将一个或多个含有黄体酮的棒植入皮下，目前，美国唯一可用的埋植避孕是依托孕烯（etonogestrel，ENG）- 释放单棒植入剂 Nexplanon。依托孕烯是去氧孕烯的代谢物，而去氧孕烯是一种低雄激素性的第三代孕激素。ENG 植入物获美国 FDA 批准的有效使用期为 3 年；然而，新的数据表明，它的有效使用期可能会更长。ENG 植入物是目前最有效的避孕方法，每年失败率仅为 0.05%。植入剂通过抑制排卵和增加宫颈黏液来进行避孕保护。它的一些非避孕益处包括改善痤疮、痛经，以及缓解子宫内膜异位症引起的盆腔疼痛。植入物在移除后 3 周内恢复排卵，能迅速恢复生育能力。一项评估 200 名育龄女性使用埋植避孕的研究发现，96% 在摘除植入物后未采取避孕措施的女性在 12 个月内妊娠。据报道，埋植避孕者停止使用的主要原因是不规则和不可预见的突破性的出血，其中出血类型可以是闭经、频繁出血或长时间出血。出血类型变化大，但最常见的模式是闭经和少量出血（图

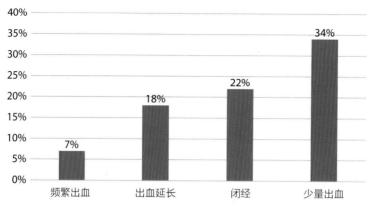

图 25-1　含孕激素的单棒皮下埋植避孕相关的出血模式

数据来源：Mansour D, Korver T, Marintcheva Petrova M, et al, 2008. The effects of Implanon® on menstrual bleeding patterns. Eur J Contracept Reprod Health Care, 13(Suppl 1): 13-28

25-1)。其他不太常见的停药原因包括体重增加、情绪不稳定或变化、头痛和乳房不适。

如前所述，埋植避孕可用于流产后、产后和哺乳期的女性。没有证据表明埋植避孕剂对母乳喂养或新生儿生长有明显影响。ENG 植入剂对特殊人群，如青少年女性、超重女性，以及雌激素使用禁忌证的女性也安全有效。

25.3.1.2　宫内节育器

宫内节育器 (IUD) 是一种 T 形塑料节育器，通常含有额外的活性成分，节育器的一端连着一根绳子。宫内节育器由经过培训的临床医师置入子宫。美国目前使用的宫内节育器有 5 种类型：4 种含左炔诺孕酮 (LNG) 宫内节育器 Mirena®、Liletta®、Kyleena® 和 Skyla® 和 1 种含铜宫内节育器 (ParaGard®)。

25.3.2　避孕效果

含孕激素宫内节育器 (也称为 LNG-IUS，即左炔诺孕酮宫内释放系统) 通过增加宫颈黏液、抑制子宫内膜、损害精子功能和部分抑制排卵来防止妊娠。其年失败率为 0.1%~0.2%。含 LNG 的宫内节育器对左炔诺孕酮的全身吸收水平较低，因此它通常不会产生类似孕激素的不良反应。Mirena® 和 Liletta® 宫内节育器均含有 52mg 左炔诺孕酮，而 Kyleena® 和 Skyla® 左炔诺孕酮的含量较低 (分别为 19.5mg 和 13mg)，且框架

较小。Mirena® 和 Kyleena® 经美国 FDA 批准有效期为 5 年 (但似乎有效期在 6~7 年)，Skyla® 经美国 FDA 批准有效期为 3 年。Liletta® 的后续研究仍在进行，但没有理由怀疑它的有效期会比 Mirena® 更短，有效期似乎为 6~7 年。含铜 IUD 主要阻止精子功能，每年避孕的失败率为 0.5%~0.8%。此外，含铜 IUD 是目前最有效的紧急避孕方法。

宫内节育器可在流产后或产后立即放置 (理想情况下，在胎盘娩出后 10 分钟内放置)，对哺乳期女性及青少年在内的特殊女性人群也是安全且耐受良好的。取出含激素或含铜 IUD 后，生育力迅速恢复，大多数试图妊娠的女性在取出 IUD 后 3~6 个月妊娠，并且长期使用 IUD 对生育力无影响。

25.3.3　出血及腹痛

所有 IUD 的两个最常见的不良反应和停用的原因是阴道出血及下腹疼痛或不适。许多女性在置入 IUD 后，立即出现子宫痉挛和不规则阴道出血，并且持续数天至数周甚至更长的时间。如果疼痛症状持续存在，则需要进行评估了解 IUD 的正确位置。

25.3.3.1　左炔诺孕酮宫内节育系统

左炔诺孕酮宫内节育系统 (LNG-IUS) 的非避孕益处包括缓解痛经、月经量过少，以及改

善与子宫腺肌病和平滑肌瘤相关的异常子宫出血。因此，LNG-IUS 越来越多地作为因各种原因引起的异常子宫出血（abnormal uterine bleeding，AUB）非手术治疗的主要方法。对于许多患者，尤其是 AUB 患者，闭经可能是一种有益的不良反应。经证明，使用 LNG-IUS 1 年的女性闭经率为 15%~20%。在使用 LNG-IUS 之前月经量较少或月经量中等的女性比出血较多的女性更可能出现闭经，但大多数女性使用后月经量有所改善。由于使用 LNG-IUS 后可能出现阴道不规则出血或月经间期出血，且一些女性可能不愿意出现闭经及出血的改变，从而导致停用。

25.3.3.2　含铜宫内节育器

含铜 IUS 使用者在放置后的前几个周期内可能会经历月经期延长、月经量增多或月经期疼痛加重，但是子宫的痉挛和出血通常会随着时间的推移而改善。使用含铜 IUS 或含激素 IUS 的女性报道的长期满意度和持续率相似。两种类型的 IUS（含铜和含激素）均能降低子宫内膜癌的风险。

25.3.4　避孕针剂

避孕针剂在全球范围广泛使用，有多种配方，有效期为 1~4 个月。有的需要每个月给药 1 次，有的需要每 3 个月给药 1 次。醋酸甲羟孕酮（DMPA）是孕烷孕酮的一种贮存形式，与天然孕酮非常相似的，是美国唯一可用的注射型避孕药。DMPA 有肌内注射和皮下注射两种方式，每 12 周注射 1 次，但避孕效果通常持续 16 周。其主要作用机制是抑制排卵，一般情况下，DMPA 的避孕年失败率为 6%，持续每 3 个月注射 1 次的避孕失败率会明显下降。DMPA 的非避孕益处包括减少月经失血、痛经、黄体期症状、子宫内膜异位症，以及子宫肌瘤引起的不适、子宫内膜癌和镰状细胞危象。

25.3.4.1　不良反应

据报道，停用 DMPA 最常见的原因是出血模式的改变，如闭经、经期延长和（或）不规则出血。其他常见的停药原因包括体重增加和头痛。对于一些女性来说，DMPA 的一个主要不良反

应是与延迟恢复生育有关。研究表明，首次排卵的时间是可变的，排卵平均发生在最后一次注射后的 14~49 周，平均延迟恢复生育是在最后一次注射后的 9~10 个月。

25.3.4.2　骨矿物质密度

曾有学者关注过使用 DMPA 疗法与骨矿物质密度（bone mineral density，BMD）下降之间的关系。研究表明，DMPA 使用者经历了暂时且可逆的骨密度损失，但骨折的风险没有增加。因此，预防意外妊娠的好处超过了与骨密度下降相关的理论风险，不应该限制青少年使用 DMPA 或 DMPA 的使用时间。DMPA 的唯一绝对禁忌证是乳腺癌患者。

25.3.5　复方避孕药

复方避孕药（combined hormonal contraceptive，CHC）同时含有雌激素和孕激素。目前可用的 CHC 制剂包括口服避孕药、透皮贴剂和避孕阴道环。有证据表明，贴剂和环提供的安全性和药动学特征与激素配方相似的药丸相当。因此，其他避孕方法的许多与益处、风险和不良反应相关的证据都是从药片推导出的。

激素组成

药丸配方取决于炔雌醇的剂量、孕激素的类型和无药丸间隔时间的长短（表 25-2）。炔雌醇是一种合成雌激素，其配方可通过肝变性阻止首过代谢，从而形成更具生物利用度的口服配方。最常用的药丸含有 30~35 µg 的炔雌醇，但雌激素剂量可高达 50 µg 或低至 10 µg。剂量低于 30 µg 可进一步降低 VTE 的风险，但会导致更大的突破性出血，并可能对预防卵巢囊肿形成和 CHC 的其他非避孕好处作用不大。目前美国唯一一种可用的含有炔雌醇以外的雌激素的药丸是 Natazia，它含有戊酸雌二醇和地诺孕素。该制剂在治疗月经过多方面可能优于炔雌醇制剂，其避孕效果与激素 IUS 相似。

孕激素根据发展阶段进行分类。第一代孕激素如炔诺酮，半衰期短，通常会导致突破性出血。第二代孕激素如炔诺孕酮和左炔诺孕酮，半衰期更长，但会产生更多的雄激素不良反应。因

表 25-2　当前可用的丸剂复方避孕药

	商品名称	雌激素	孕激素	周期长度（激素/无激素间隔）
常规给药方案	Lo Loestrin®	10μg 炔雌醇	1mg 炔诺酮	21/7
	Alesse®	20μg 炔雌醇	0.1mg 左炔诺孕酮	21/7
	Loestrin®	20μg 炔雌醇	1mg 炔诺酮	21/7
	Yasmin®	30μg 炔雌醇	3mg 屈螺酮	21/7
	Desogen®	30μg 炔雌醇	0.15mg 去氧孕烯	21/7
	Sprintec®	35μg 炔雌醇	0.25mg 诺孕酯	21/7
	Ovral®	50μg 炔雌醇	0.5mg 炔诺孕酮	21/7
延长给药方案	Lo Seasonique®	10μg/20μg 炔雌醇	0.1mg 左炔诺孕酮	84/7
	Yaz®	20μg 炔雌醇	3mg 屈螺酮	24/4
	Mircette®	20μg 炔雌醇	0.15mg 去氧孕烯	26/2
	Seasonale®	30μg 炔雌醇	0.15mg 左炔诺孕酮	84/7
	Natazia®	2mg 或 3mg 戊酸雌二醇	2mg 或 3mg 地诺孕素	26/2
仅含孕激素的药片	Micronor®	无	35mcg 炔诺酮	28/0

此，推动了第三代孕激素，如去氧孕烯的开发，它们具有抗雄激素的优势。避孕贴片和避孕环含有炔雌醇和第三代孕激素配方。屈螺酮是唯一一种由螺内酯衍生而来的孕激素，也是抗雄激素作用最强的孕激素。这种优势来自其对孕酮和盐皮质激素受体的结合亲和力高，对雄激素受体的亲和力较低。因此，含屈螺酮的药物除避孕外，还可用于治疗痤疮、多毛症和经前焦虑障碍（premenstrual dysphoric disorder，PMDD）。

25.3.6　避孕效果

所有 CHC 方法的主要作用机制均基于孕激素作用。这些作用机制包括使宫颈黏液黏稠以防止精子进入，以及通过负反馈抑制下丘脑 - 垂体系统释放黄体生成素以抑制排卵。孕激素还会阻止输卵管运动，从而抑制精子运输。雌激素的作用主要是稳定子宫内膜，尽量减少突破性出血，但尤其是在较高剂量时也能有效抑制排卵。所有 CHC 的有效率也相似，5%~9% 的女性在使用 CHC 的一年内妊娠。CHC 和 LARC 有效性之间的明显差异是取决于这些方法的每日、每周

或每月使用的依赖性。有一些证据表明，对于体重超过 90kg 的女性，避孕贴片的疗效可能较低，因此关于这种风险的咨询很重要。各种 CHC 配方的使用持续率和满意度相似，50%~55% 的使用者持续使用 12 个月，40%~43% 的使用者持续使用 24 个月。CHC 方法的持续性和满意度明显低于 LARC 方法。

25.3.7　不良反应

CHC 方法最常见的不良反应是头痛、恶心和乳房症状（包括乳房增大、不适或疼痛）。大多数不良反应会随着时间的推移而降低，或通过改用雌激素剂量较低的药丸来改善。尽管许多女性抱怨使用 CHC 时性欲下降，但尚无明确证据证明性欲下降与使用 CHC 有关，应评估其他可能的原因。同样，尽管女性经常察觉到使用 CHC 会引起体重增加，但没有确凿的证据表明使用 CHC 会导致体重增加。

25.3.8　非避孕益处

CHC 的许多非避孕益处是通过抑制下丘脑

促性腺激素释放激素（GnRH）和垂体促性腺激素分泌介导的。抑制 FSH 分泌可抑制卵巢卵泡生成，阻止周期中期 LH 激增可抑制排卵。此外，雌激素和孕激素还可使子宫内膜变薄和稳定。研究发现，这些机制介导的 CHC 使用者的卵巢癌和子宫内膜癌风险降低约 50%。此外，使用仅 1 年后就可出现风险降低，并可持续长达 20 年。CHC 还可产生多种与月经相关的益处，如调节或抑制月经、减少痛经、大量月经出血、经前综合征（premenstrual syndrome，PMS）、经前焦虑障碍（premenstrual dysphoric disorder，PMDD）、月经性偏头痛和子宫内膜异位症的症状。研究还显示，它们可降低镰状细胞危象、月经性癫痫、卟啉症和哮喘发作的频率。此类疾病与雌激素停药时间和出血天数有关，因此延长使用时间或持续使用以减少停药发作次数比循环使用更有效。此外，许多由 CHC 引起的不良反应通常与无激素期间（即服用安慰剂时）雌激素戒断有关，可以通过缩短无激素间隔时间或连续使用雌激素来改善。避孕环含有足够维持 28 天的激素剂量，因此可以连续使用，每月更换，避孕效果相似。CHC 还可抑制卵巢和肾上腺雄激素分泌，阻止睾酮向二氢睾酮的转化，并诱导血清性激素结合球蛋白的产生（sex hormone-binding globulin，SHBG）。这些机制介导了改善 CHC 相关痤疮和多毛症的益处。使用 CHC 也被证明可降低良性乳腺疾病（包括纤维囊性改变、囊肿和纤维腺瘤）的发生风险，并抑制其进展。

25.3.9　单纯孕激素避孕药

对于那些想使用避孕药但有雌激素和孕激素联合避孕药禁忌证或出现不良反应的女性来说，单纯孕激素避孕药（POP）是一种很好的替代方案。美国可获得的纯孕激素避孕药含有炔诺酮，是第一代孕激素，但国际上也有其他单纯孕激素避孕药配方。单纯孕激素避孕药的主要避孕作用机制是使宫颈黏液黏稠、输卵管纤毛功能降低和子宫内膜改变，进而抑制着床，排卵抑制是可变的。纯孕激素药需在整个周期每天服用，没有任何无激素间隔时间。它的一个缺点是激素含量较少，

因此需要更严格地遵守每日给药，以最大限度地发挥功效。然而，与 CHC 药丸的直接疗效比较有限，且无定论。此外，单纯孕激素避孕药使用者比 CHC 使用者有更多不可预测的出血，包括不规则月经周期和经间期出血。单纯孕激素避孕药可能是治疗有先兆偏头痛女性的理想非 LARC 方法，而且有一些证据表明，它们可改善偏头痛的频率。

25.3.10　屏障避孕

屏障避孕是一种非激素的性交方法，用于防止精子和卵子之间的接触。其中包括男用和女用避孕套、隔膜、子宫颈帽和杀精剂。

25.3.10.1　男用避孕套

男用避孕套是最常用的屏障避孕，因为它们价格便宜，使用方便，无须处方。避孕套通常由橡胶乳胶或其他材料（羊皮或合成避孕套）制成，并可与杀精剂一起使用或不与杀精剂一起使用。避孕套由一层柔性保护层组成，可在性交前应用在男性勃起的阴茎上。屏障避孕可发挥预防性传播感染（sexually transmitted infection，STI）和避孕的双重功能，然而屏障避孕并不是非常有效的避孕方法。通常每年有 18% 使用避孕套的女性妊娠。对于年轻女性和性传播感染高危的女性，应鼓励使用双重避孕方法，即使用高效避孕方法加上屏障法预防性传播感染。使用避孕套的一些缺点包括缺乏意识性，以及在每次性交时都需要使用。此外，如果夫妻中有一人对乳胶过敏，则不能使用常用的乳胶避孕套。在这种情况下，合成避孕套是很好的替代品。

25.3.10.2　女用避孕套

女用避孕套为聚氨酯护套，两端各有一个弹性环，封闭端插入阴道，较宽的环在插入后保留在阴道外。与男用避孕套一样，女用避孕套是一种无须处方即可使用的一次性用品，不适用于杀精剂。女用避孕套优于男用避孕套的主要好处是既能避孕又能预防性传播感染。

25.3.10.3　阴道隔膜

阴道隔膜是一种柔软的圆顶状橡胶装置，内含杀精子剂，并在性交前放入阴道。阴道隔膜位

于耻骨联合后方，并向后延伸至后穹隆，覆盖子宫颈外口。美国目前有 2 种类型的隔膜，第一种是传统的阴道隔膜，需要临床医师进行尺寸匹配后下处方。第二种是新型的通用尺寸隔膜，称为 Caya®。Caya® 需要处方，但根据其设计，不需要临床医师匹配尺寸。一旦就位，含有杀精剂的横隔膜可提供长达 6 小时的避孕。性交后，将横隔膜保留在原位至少 6 小时。在一般使用情况下，其年失败率为 12%。

25.3.10.4　子宫颈帽

美国目前只有一种子宫颈帽——FemCap®。FemCap® 是一种形状适合子宫颈的装置。与避孕隔膜相似，杀精剂应与子宫颈帽一起使用。作为一种屏障方法，子宫颈帽形成物理屏障，杀精剂在子宫颈口增加了化学屏障。FemCap® 有 3 种尺寸（22mm、26mm 和 30mm），子宫颈帽上有一条可拆卸的带子。

25.3.10.5　杀精子剂

杀精子剂最常与避孕套或子宫颈帽一起使用，也可单独用于避孕。杀精子剂通过防止精子到达上生殖道与卵子结合受精，从而降低了意外妊娠的风险。其有不同的剂型，如凝胶、乳膏、泡沫、薄膜、海绵和栓剂，最常见的杀精剂是壬苯醇醚。杀精剂在每次性交时必须使用，其每年避孕失败率为 12%~28%。

25.3.11　易受孕期知晓法

易受孕期知晓法（the fertility awareness-based，FAB）也称为"自然避孕法"或"安全期避孕法"，识别月经周期中最容易受孕的日子，并在这些日子里避免性交。FAB 有多种，包括要求女性计算月经周期中的天数以确定哪一天最可能妊娠的方法（标准日法和日历表法），以及涉及评估生育力体征如基础体温和宫颈黏液变化的方法（二日法、比林斯排卵法和症状 - 体温法）。通常使用 FAB 的年失败率为 12%~24%。月经周期不规则，如母乳喂养或多囊卵巢综合征可能使 FAB 更难遵循。

撤退

在美国，有相当高比例的性活跃成年人和青少年使用撤退方法（也称"体外排精"或拉出法）。事实上，全球超过 3500 万人使用体外排精的方式避孕，该方法可能是世界上最古老的避孕方法之一。该方法界定在射精前将阴茎移出，但许多人没有意识到精子可能在射精前从阴茎中漏出，因此避孕失败率为 26%（表 25-3）。

25.3.12　女性和男性绝育

绝育，包括女性绝育和男性绝育，是美国最常用的避孕方法，美国有 33% 的避孕女性使用这些方法。

25.3.12.1　女性绝育

女性绝育包括使用各种方法阻塞或切除输卵管，目的是防止精子与卵子结合受精。总体而言，所有女性绝育方法在使用的第一年有 0.5% 的失

表 25-3　避孕效果：使用避孕方法 1 年发生妊娠的概率

避孕方法	概率（%）
依托孕烯埋植	0.05
男性绝育	0.15
宫内节育器	
含激素宫内节育器	0.2
含铜宫内节育器	0.8
女性绝育	
输卵管结扎	0.5
宫腔镜输卵管阻塞法（如 Essure 法）	5.7
醋酸甲羟孕酮	3~6
避孕丸、避孕贴或避孕环	5~9
阴道隔膜	12
海绵避孕栓	12（未经产）~24（经产）
男性避孕套	18
女性避孕套	21
易受孕期知晓法	24
杀精剂	28
未避孕	85

败率，10 年累积失败率为 1.85%。目前使用的输卵管绝育术有 3 种常用方法：①腹腔镜；②经宫颈或宫腔镜；③产后。

腹腔镜下输卵管绝育可采用双极电灼术、永久性夹、硅胶环或输卵管切除术。输卵管绝育的有效性无标准化方式的报告。CREST 研究报道的双极电灼术和硅胶环输卵管绝育术的 10 年累积失败率分别为 2.48% 和 1.77%，而使用永久性夹研究显示粗略失败率为 3.65%。新的数据表明，完全输卵管切除术可预防某些类型的卵巢癌的发生；但是，有关这种避孕方法的有效性的数据有限。腹腔镜手术的优点包括切口小和见效快，缺点是需要全身麻醉及在手术室进行手术。

经宫颈或宫腔镜的输卵管阻塞是最近发展起来的女性绝育方法。目前在美国只有一种宫腔镜下输卵管阻塞的方法，即 Essurs 法。该手术将宫腔镜插入子宫腔，并使用由钢 / 镍钛线圈包围的聚对苯二甲酸乙二醇酯纤维诱导纤维化，随后阻塞近端输卵管。上市后的研究和有效性实验表明，手术避孕失败的概率在 1‰ ~5.7‰。该手术的优点是，可以在门诊环境进行，只需要很少剂量的麻醉，缺点是双侧放置线圈失败的概率可能在 5%~15%，患者必须在术后使用备用避孕方法 3 个月，直到影像学检查证实线圈闭塞或线圈放置位置正确。

产后绝育在剖宫产时或阴道分娩后经脐下小切口进行。最常用的方法是通过切除一段输卵管并结扎断端。在 CREST 研究中，产后输卵管部分切除术是最有效的方法，10 年累积失败率为 7.5‰。

在进行女性绝育咨询时，重要的是要解决几个问题。研究表明，女性绝育后后悔的累积概率为 13%，其中接受过产后手术的女性和年龄在 30 岁以下的女性后悔的概率最高。在绝育失败的女性中，异位妊娠的风险是 30%。最后，应告知所有患者绝育手术是不可逆转的。

25.3.12.2　男性绝育

输精管结扎术或称男性绝育是一种安全、有效、微创的永久性绝育方法。第一年的避育失败率是 0.15%。与女性绝育相比，输精管结扎术更安全，也更便宜。输精管结扎术的另一个优点是，可以在局部麻烦的情况下作为门诊手术进行。输精管结扎术的缺点是在精液分析证实无精子症之前，夫妻需要使用其他备用的避孕方法 3 个月，此外，女性通过男性伴侣绝育来避孕是安全、有效、可靠的，但前提是其男性伴侣告知已行结扎手术是真实的（表 25-3）。

（覃晓玲　译，林　忠　校）

第 26 章

异常米勒管外科手术处理技巧

Marjan Attaran

26.1 引言

米勒管和外生殖道畸形对生殖潜能和性功能有明显的影响。当患者存在畸形时，我们需要花费大量的精力和时间做出正确的诊断和给予随后的治疗。

文献记载，女性先天性异常的比例占普通人群的 0.2%~0.4%。但当使用一些较新的诊断方法时，女性先天性异常的患病率可能高达 7%。当观察反复妊娠丢失和不孕的患者群体时，这个比例要高得多。然而，在许多情况下，这些异常是无症状的。

本章我们将回顾这类畸形的诊断和术前评估，主要阐述利用外科技术纠正畸形的基本原则。

■ 临床案例

患者，女，20 岁，询问关于人造阴道的信息。她处在一段稳定的关系中，希望有活跃的性生活。她在 16 岁时被诊断为没有阴道、子宫和子宫颈。经检查，她有 Tanner V 型阴毛和乳房发育。她的阴道深约 2cm。

26.2 分类

米勒管畸形的分类既有助于诊断，也有助于对各类治疗方法进行比较。然而，已发表的文献表明没有一种分类能够涵盖所有的畸形。虽然这些异常的直接原因大多数是不知道的，但根据胚胎学知识，这些异常的发病机制大部分是可以理解的。依据病理生理学的基础，米勒管畸形可以根据发育机制障碍导致的畸形作出广义的分类。畸形常被分为：①发育不全；②垂直融合缺陷；③横向融合缺陷。

子宫和阴道发育不全是一种比较常见的畸形。其他米勒管结构发育不全罕见。垂直融合缺陷是由阴道板管道化异常造成的，可导致阴道横隔及无孔处女膜。横向融合障碍可以对称或不对称发生，包括阴道或子宫纵隔，以及单角或双角子宫及相关畸形。

米勒管和阴道的畸形有无数种变化形式。在任何一个分类系统中都不可能有效地注意到这些变化。因此，许多研究人员仍在寻找一种更好的分类系统，这种分类系统不仅能包括阴道、子宫颈、子宫和附件中发现的所有异常，还能转化为其他同行对缺陷的同步理解和可视化。

由 ASRM 发表的对于子宫畸形的分类是被大多数人接受的，其依据畸形的外观将子宫畸形进行明确的分类（表 26-1）。因为阴道的畸形没有包括在其中，它们必须与子宫畸形一同被描述。这种分类方法并不能让我们深入了解病理生理学，但是对交流治疗和预后的观察是一种有效的方法。

26.3 米勒管发育不全

临床表现

米勒管发育不全（即 Mayer-Rokitansky-Kuster-Hauser 综合征）于 1829 年首次被报道，新生女婴的发病率为 1/5000。由于这种疾病的阴道和子宫并不发育，在 ASRM 分类中为米勒

表 26-1 米勒管畸形的 ASRM 分类

1. 发育不全	a. 阴道
	b. 宫颈
	c. 宫体
	d. 输卵管
	e. 复合的
2. 单角	a. 交通的
	b. 无交通的
	c. 无腔
	d. 无角
3. 双子宫	
4. 双角	a. 完全性
	b. 部分性
5. 隔膜	a. 完全性
	b. 部分性
6. 弓形	
7. 己烯雌酚相关	

管畸形 I A 类。典型的患者存在青春期原发性闭经。作为原发性闭经的原因，米勒管发育不全的发生率仅次于性腺发育不全。

米勒管发育不全的患者可以出现正常的青春期和第二性征，但是月经初潮延期。她们不会出现米勒管梗阻性畸形患者周期性盆腔痛的主诉。外生殖器外观完全正常，阴毛生长正常，小阴唇大小正常，这一点与雄激素不敏感综合征的患者完全不同。处女膜边缘可能很明显，但没有阴道开口，没有明显的盆腔肿块提示有结肠积血，这与完全性横膈膜形成对比。

因为这种患者的染色体是 46, XX, 盆腔内有正常的卵巢，基础体温的波动可以证实患者有排卵。这些患者的激素水平是正常的，依据激素的研究她们的月经周期是 30~34 天。另外，她们可能会出现每月一次的疼痛（经间痛），这是排卵的征象。

26.4 米勒管发育不全的相关畸形

有一些畸形，但并非所有的畸形都可以追溯到胚胎发育的异常。有报道称米勒管发育不全的患者有听力障碍。米勒管发育异常的患者与米勒管发育正常的患者相比患有听力缺陷的可能性更高。

米勒管发育不全的患者常合并肾脏或骨髓系统畸形，40% 的患者有肾脏畸形，其中包括肾脏完全发育不全、异位肾、肾脏结构改变等。12% 的患者合并有骨髓系统畸形，包括原发性脊柱畸形，以及四肢和肋骨发育畸形。米勒管发育不全的患者应该注意这些系统是否存在发育异常。

26.5 米勒管发育不全的病因学

米勒管发育不全的病因至今不明。似乎是受多基因遗传影响，但是很少有家族性病例的报道。它似乎不通过常染色体显性遗传传播，因为在患有米勒管发育不全的女性生育的女性后代（经试管婴儿和代孕出生）中没有发现患阴道发育不全的病例。

26.6 米勒管发育不全的诊断

26.6.1 影像

米勒管发育不全可以通过影像技术证实。腹部超声图像可以显示缺失子宫和存在卵巢。存在中线肿物伴积血块通常说明有米勒管梗阻性异常。米勒管发育不全与米勒管梗阻性疾病的鉴别很重要，因为错误的诊断可以严重影响治疗方案的选择。

随着 MRI 的出现，腹腔镜检查不再被认为是诊断的必要手段（图 26-1）。盆腔内典型表现包括正常的卵巢和输卵管，在正常的输卵管附近通常还会发现小的米勒管残迹附着在输卵管近端，这个残迹可能是实性的也可能是含有功能性子宫内膜组织。

在研究影像学资料前与放射科医师进行相关鉴别诊断的直接交流非常重要。偶尔，放射学医师也会将这种始基子宫认为是子宫，当医师仔细辨别并发现这种组织结构非常小的时候，医师就会改变这种诊断。

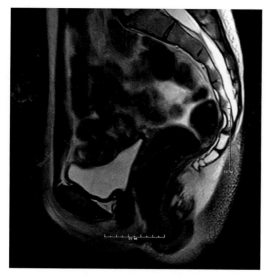

图 26-1　米勒管磁共振图像

盆腔内典型表现包括正常的卵巢和输卵管，在正常的输卵管附近通常还会发现小的米勒管残迹附着在输卵管近端，这个残迹可能是实性的，也可能是含有功能性子宫内膜组织

26.6.2　向患者解释病情

该疾病的好发年龄通常是青春期早期，医师在向患者解释病情时要有很大的敏感度，与患者进行平等的交流是十分重要的，因为知晓这种病情对于患者来说是心理上的一个创伤。医师必须打消患者的疑虑，她的外生殖器的外观是正常的，在进行阴道成形术后可以有正常的性生活。虽然没有人直接说明，但是对于这些处在青春期的患者而言，不能生育仍然会让她们很失望。幸运的是，借助辅助生育技术，如 IVF 和代孕，可以使这些年轻的患者拥有一个有自己遗传学基因的孩子。

26.6.3　阴道成形术

对于米勒管发育不全的患者，第一个治疗目标就是制造一个有功能的阴道，以进行性生活。1938 年，Frank 首次提出使用扩张器来制造新的阴道。然而，多年来，外科阴道成形术仍然是米勒管发育不全患者的首选治疗方法。任何一种技术的成功都在很大程度上依赖于患者在情感上的成熟。治疗前的咨询，以及治疗过程中的持续心理支持是很重要的。

26.6.4　阴道扩张术

由于阴道扩张术简便易行，而且较外科手术而言，并发症的发病率较低，这使得它成为大多数米勒管发育不全患者的初始治疗方案。美国妇产科大学最近发表了一篇委员会声明，推荐对于米勒管发育不全的患者，将非手术治疗作为首选的治疗方式。

Frank 的阴道扩张术主要是将扩张器用力放入阴道窝内（图 26-2）。患者不仅要采取很难掌握的姿势，而且放置扩张器的手也会很累。1981年，Ingram 引入了被动扩张的概念，患者坐在自行车座位上使用扩张器扩张阴道。

Roberts 报道采用 Ingram 的阴道扩张方法，坚持每天 3 次，每次 2 分钟，成功率可以达到 92%。制造一个有功能的阴道的平均时间是 11 个月。这些事实表明对于原始阴道窝直径 < 0.5cm 的患者进行充分的阴道扩张是必要的。有趣的是，这项技术的失败并不在于阴道原始陷窝的长度不够，而是由于这些患者太年轻。大多数阴道扩张失败的患者年龄在 18 岁以下。

26.6.5　步骤

当患者有手术治疗的愿望时，医师可告诉她阴道窝的正确位置和放置阴道扩张器的轴向（图 26-3）。最初使用最小的扩张器放入阴道窝内，轻度前倾地坐在板凳上对扩张器的远端持续加压。当适应这个尺寸的扩张器后，换用更大尺寸的扩张器。建议患者使用这种方法每次至少 20 分钟，每天 2~3 次。若患者意志力很强时，12 周内可做出一个有功能的阴道。

咨询和心理支持是成功治疗的必要条件。医师应该经常询问患者的情况，监督进程，提供指导，并回答患者的问题。当患者可以轻松适应最大尺寸的扩张器后，她们可以尝试进行性生活。

目前市场上有多种由不同材料制成的扩张器，没有发现哪种扩张器更好。患者可以随时停止并随时重新开始使用扩张器，并且没有任何长期的负面影响。治疗的时机主要依赖于患者治疗的愿望，大多数患者喜欢在大学开学前开始这项治疗，因为这时她们已经足够成熟，并且有阴道成形的

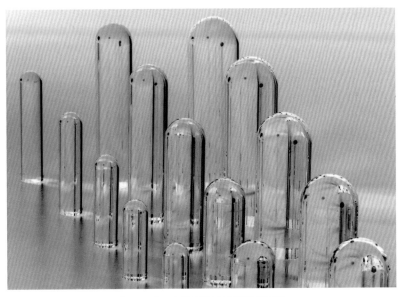

图 26-2　不同型号的阴道扩张棒

经许可，转载自 Attaran M, Gidwani G, Ross J, 2007. Surgical techniques for management of anomalies of the Müllerian ducts and external genitalia//Falcone T, Hurd WW. Clinical reproductive medicine and surgery. Mosby: Elsevier

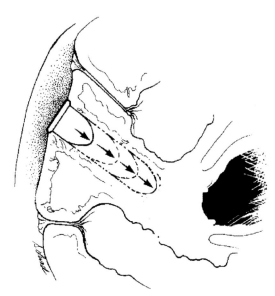

图 26-3　扩张器放置角度示意图

患者取膀胱截石位，轴的方向与膀胱相反。经许可，转载自 Attaran M, Gidwani G, Ross J, 2007. Surgical techniques for management of anomalies of the Müllerian ducts and external genitalia// Falcone T, Hurd WW. Clinical reproductive medicine and surgery. Mosby: Elsevier

愿望。开始治疗的平均年龄是 17 岁，若恰当地选择有治疗动机的患者，这项治疗的成功率可高达 95%。

26.7　Vecchietti 阴道成形术

Giuseppe Vecchietti 于 1965 年提出了 Vecchietti 阴道成形术。与阴道扩张术相似，该方法没有使用移植物，可以在 7 天内一步制造一个新的阴道，该方法通过后腹膜缝线连接一个树脂的扩张探头，通过下腹部的弹簧张力装置连接这个探头。尽管这一技术的原始记录中需要开腹进行手术，现在这项技术多在腹腔镜下完成。

26.7.1　步骤

第一步是在腹腔镜下放置一个应用器通过会阴和膀胱直肠隔进入腹腔。附在该应用器上的是捆绑在扩张器上的线程，也称为假体。两个弯曲的应用器穿过腹壁，在左右侧壁上向下引导，直到针尖接近中线，然后将这些线通过腹腔镜钳装入这些应用器中，并通过腹壁轻轻撤回。这些线被连接到牵引装置上并置于张力之下。当线收紧时，假体会被拉起来，几天内就会形成一个阴道腔。该成型过程需要约 4.5 天，因此当假体被拉入膀胱阴道腔时，患者确实需要进行镇痛。以这种方式制造的阴道平均长 9cm。在阴道发育完全后，患者必须继续使用扩张器。

Brucker 和他的同事们报道了 240 名患者的案例，成功率为98%，很少有手术并发症的报道，包括膀胱血肿、尿道坏死和尿路感染。其他外科医师使用 Vecchietti 腹腔镜技术进行了几项规模较小的研究，取得了类似的结果。

26.7.2 阴道成形术

治疗阴道发育不全的传统手术方式是制造阴道腔隙，并在表面放置一内衬，以防止阴道狭窄。多种组织材料及至少一种人造材料已被用于填充该隙。不同的组织防止阴道狭窄的成功率有很大的不同（表26-2）。

表 26-2	外科方法重造阴道
会阴切开	皮肤移植物厚度（McIndoe 术）
	足够厚的皮瓣
	腹膜（CDavydov 术），颊黏膜
	组织构造
	肌皮瓣
	粘连屏障
	组织扩展
小肠代阴道成形术	乙状结肠
外阴阴道袋	Williams 阴道成形术
直肠会阴牵拉术	Vecchietti 术

26.7.3 McIndoe 手术

被接受最多的制造新阴道的手术方式是 McIndoe 手术。这种手术方式的第一步就是获得较厚的皮瓣。整形外科医师通常从臀部获得这种皮瓣，因为臀部是一个会被衣服遮盖的区域。患者取俯卧位，用消毒液消毒皮肤，用浸润肾上腺素的纱布覆盖臀部皮肤，这样使小的点状出血的部位血管收缩，在供皮的区域涂抹油，然后用电刀切下厚的皮瓣。皮瓣的厚度应该在0.015~0.018in（0.038~0.046cm）。消毒后，供区用 Op-Site 聚氨酯透明薄膜覆盖，并将 Op-Site 聚氨酯透明薄膜用缝线固定。供皮区域皮肤会在 2~3 周愈合，并且它的瘢痕外观患者可以接受的。

通过 1:5 的比例的皮肤网格器放置皮瓣。皮肤网格器的作用并不是伸展皮肤，而是引流其下方的小血块或浆液。用 4-0 可吸收线将皮瓣围绕模具缝合一周(图26-4)。模具必须被完全覆盖，因为任何没有被覆盖的部位，无论是因为组织不够，还是在缝合的过程中出现漏洞，都会形成肉芽组织。因此，医师必须足够小心，以获得足够数量的皮瓣。

患者取膀胱截石位，在阴道前庭的尿道口与直肠之间做一个横切口（图26-5）。这个区域对于无既往手术史或放射史的患者而言，是一个疏松组织。这个组织很容易用手指或 Hegar 扩张器进行剥离（图26-6）。在不进入腹膜腔的情况下，

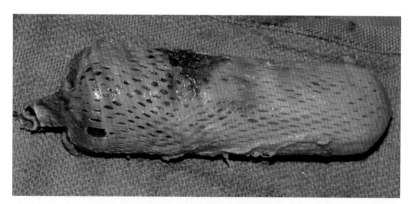

图 26-4　模型周围皮瓣缝合

经许可，转载自 Attaran M, Gidwani G, Ross J, 2007. Surgical techniques for management of anomalies of the Müllerian ducts and external genitalia// Falcone T, Hurd WW. Clinical reproductive medicine and surgery. Mosby: Elsevier

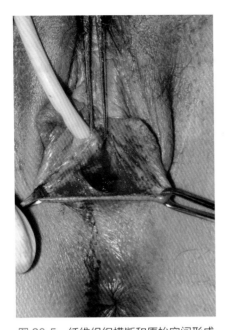

图 26-5　纤维组织横断和原始空间形成

经许可，转载自 Attaran M, Gidwani G, Ross J, 2007. Surgical techniques for management of anomalies of the Müllerian ducts and external genitalia//Falcone T, Hurd WW. Clinical reproductive medicine and surgery. Mosby: Elsevier

继续剥离至模具的长度，剪开中间致密组织，将两个通道连接起来。如果以这种方式进行剥离，则会出现少量出血。任何出血部位都必须小心控制，以避免移植物从新形成的阴道壁脱落，进而导致不黏附和坏死。

当医师制造出阴道腔间后，将覆盖有的模具放入这个腔内（图 26-7）。在阴道口，用 3-0 可吸收缝线将皮瓣固定。为了固定模具，可以用不良反应小的不可吸收的缝线，如 2-0 丝线将小阴唇缝在中线位置上。

患者需要卧床休息 1 周，应用广谱抗生素，少渣饮食，并应用降低胃肠道蠕动的药物，而且需要留置尿管。1 周后在手术室小心地取出模具，用温盐水冲洗阴道腔，仔细检查皮瓣部位有无坏死或血肿。接下来放置一个较软的模具，除了排便和排尿的时间，需在阴道腔中放置 3 个月，并建议在之后的 6 个月，在夜间使用这种模具。为了防止阴道挛缩，指导患者在没有性生活的时候置入模具。

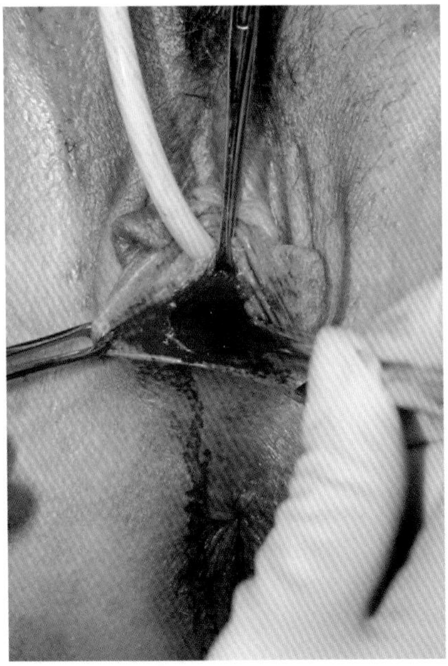

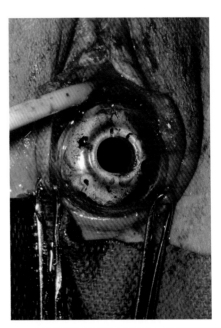

图 26-6　Hegar 扩张器代替移植物，Hegar 扩张器方向向后

经许可，转载自 Attaran M, Gidwani G, Ross J, 2007. Surgical techniques for management of anomalies of the Müllerian ducts and external genitalia//Falcone T, Hurd WW. Clinical reproductive medicine and surgery. Mosby: Elsevier

图 26-7　移植物模型放置于穴道内，注意调节模型适应穴道的大小

经许可，转载自 Attaran M, Gidwani G, Ross J, 2007. Surgical techniques for management of anomalies of the Müllerian ducts and external genitalia//Falcone T, Hurd WW. Clinical reproductive medicine and surgery. Mosby: Elsevier

之前进行过外科手术的患者，在分离新的阴道腔隙时会很困难，并且会增加出血及瘘管形成的可能。其他可能遇到的问题有耻骨弓狭窄、肛提肌强壮、会阴体缩短、早先的处女膜切开及先天性的较深的子宫直肠陷凹。

考虑到由于模具的压力会使组织坏死，继而形成窦道，在这一手术中我们应该准备硬的和软的两种模具（图26-8，图26-9）。窦道通常是由于组织缺血坏死形成的，而从理论上讲，软模具可以减少窦道的形成。软模具可以用避孕套套在泡沫橡皮塞上制成。泡沫橡皮可以膨胀以适应新阴道的腔间，对阴道壁全部有均匀的压力。然而，一项对201位通过McIndoe手术放置硬模具的患者的调查指出，窦道的发病率＜1%。关于这项手术，没有专门对比硬模具和软模具的研究。通常让患者先用硬模具，患者回家后再用软模具。

McIndoe手术的成功率在80%。从未做过阴道成形术的患者手术成功率最高，因此术前患者须明白术后长期应用模具的必要性，术前应该对患者进行全面的评估，包括患者的成熟性、患者对手术的渴求度，这些都关系到是否为患者应用扩张器。术后使用扩张器的依从性差会导致阴道挛缩及阴道长度缩短。

手术并发症包括术后感染、出血、移植失败、肉芽组织形成和瘘管形成。总的来说，并发症的发生率很低，即直肠穿孔率为1%，移植物感染为4%，移植物部位感染为5.5%。在对50例患者的回顾中，报道了2例直肠阴道瘘，1例移植失败，还有5例需要额外的手术过程，85%的患者认为手术是成功的。

McIndoe手术的长期数据虽然有限，但始终

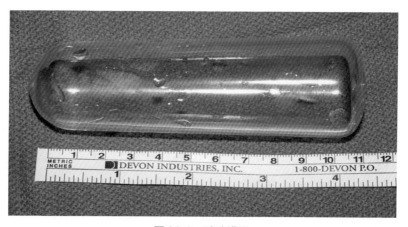

图26-8　玻璃模型

经许可，转载自Attaran M, Gidwani G, Ross J, 2007. Surgical techniques for management of anomalies of the Müllerian ducts and external genitalia// Falcone T, Hurd WW. Clinical reproductive medicine and surgery. Mosby: Elsevier

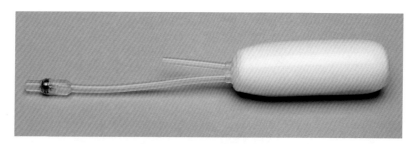

图26-9　可调节阴道模型

经许可，转载自Attaran M, Gidwani G, Ross J, 2007. Surgical techniques for management of anomalies of the Müllerian ducts and external genitalia// Falcone T, Hurd WW. Clinical reproductive medicine and surgery. Mosby: Elsevier

表明生活质量有所改善。在 44 例接受再创造阴道手术的患者中，82% 的患者术后功能满意，阴道长度在 3.5~15cm。在一项对接受 McIndoe 手术的女性进行的长期研究中，79% 的患者认为其生活质量得到了改善，91% 的患者保持了性活跃，75% 的患者定期达到性高潮。

患者每年进行盆腔检查时应该检查再创造阴道，定期做阴道细胞学检查。有些移植的皮瓣因再次长出毛发而成为问题。已有报道称皮瓣可以转化为鳞状细胞癌。

26.7.4　腹膜移植：Davydov 手术

Davydov 是俄国的一位妇产科医师，对腹膜再造阴道手术进行推广和普及。该手术方式首先于 1972 年由美国的 Rothman 提出。在他的原始描述中，在再制造阴道腔后需要进行开腹手术，如同 McIndoe 手术一样。

在覆盖新阴道的腹膜上做一个切口，将腹膜的前后侧壁纵行缝合，然后将缝合的组织拉入阴道腔内，这样就将腹膜组织拉了阴道口。腹膜的边缘被缝合到阴道口的黏膜上，在腹腔侧关闭腹膜，形成阴道顶端。一些学者也对通过腹腔镜完成这一步骤进行了描述。

与传统的 McIndoe 手术比较，Davydov 手术的优点在于没有皮瓣移植供区皮肤的手术瘢痕。在 Davydov 手术中，从外表看不出应用皮瓣的痕迹，而且这种手术不用担心皮瓣的组织不够，或是在皮瓣移植上长出毛发。

在 Davydov 的最初研究中，30 位患者中除了 1 位患者，其余患者均在术后几周开始了性生活，随访发现阴道的长度为 8~11cm。18 位患者在腹腔镜下行该手术，研究显示，在 8~40 个月的随访过程中 85% 的患者对性生活满意。尽管 18 个月后有 1 例直肠阴道瘘的报道，但是没有阴道穹隆脱垂或肠膨出形成的报道。在阴道边缘可以见到小肉芽组织，但是阴道的顶端最终还是被鳞状上皮覆盖。

26.7.5　粘连屏障内层

Jackson 首先于 1994 年报道了应用粘连屏障再

创造阴道。利用氧化再生纤维素（INTERCEED；Johnson and Johnson Patient Care Inc., New Brunswick，NJ）在一个赤裸的表面形成凝胶状屏障，以防止粘连形成。在造出阴道腔后，覆盖薄外衣样氧化再生纤维素板于模具上，与 McIndoe 方法一样放置于阴道内。这个再造的阴道腔必须完善止血。3~6 个月后阴道内上皮化。在阴道的顶端可以见到小的肉芽形成，应用硝酸银后这个问题可以得到解决。阴道的平均深度为 6~12cm，鼓励患者继续应用模具直到阴道完全上皮化。

有学者对 10 例接受这种治疗的先天性阴道发育不全的患者的预后进行了评估。完全鳞状上皮化生发生在 1~4 个月，与正常的阴道相比，阴道 pH 为酸性，且有羊齿状结晶形成。然而，没有患者抱怨阴道干涩或白带有异味，性活跃的患者也没有抱怨有不适感。

氧化再生纤维素的优点是可以不产生瘢痕，材料易得，且花费低。而且，外科手术步骤简化到一步即可完成。尽管报道的数据令人振奋，但在毫无保留地推荐使用氧化再生纤维素前医师还应进行细致的研究。

26.7.6　颊黏膜

颊黏膜被泌尿科医师用于尿道重建和复杂尿道下裂的修复已有几十年的历史。它在 2003 年首次被报道用于阴道成形术。它是一种很好的移植选择：厚的弹性润滑上皮，薄的固有层，与阴道颜色和质地一致。此外，皮瓣的位置较隐蔽，治疗非常快。一旦会阴空间形成，颊黏膜被收集放置在阴道支架上，然后移植到新的空间。术后阴道长 8~10cm，宽 4~5cm。

26.7.7　组织工程

2007 年发布了第一例体外培养阴道组织被用于培植新阴道的病例。从外阴前庭取 1cm^2 活检组织，从该活检组织中产生的自体角质形成细胞培养物。利用 McIndoe 手术创造阴道空间，并使用自体体外培养组织来排列腔体。据报道，阴道的长度和深度均正常。当然，目前缺乏长期数据，如阴道狭窄的信息。但如果被证明是有效的，这种创造阴道的方法可能会使得 McIndoe 手术越来越受欢迎，因为它不会在皮肤上留下瘢痕。

26.7.8　肌肉和皮瓣

这些方法并不是阴道发育不全的女性患者的首选治疗方法。然而，可以应用于那些阴道放射治疗后或多次外科手术后需要阴道重建的患者。应用全层皮瓣的优势在于它可以避免断层皮瓣移植可能会出现挛缩的问题。

有报道，应用股薄肌肌皮瓣或腹直肌肌皮瓣进行阴道再造，但是这种方法会导致明显的瘢痕组织，而且失败率较高。新加坡的 Wee 和 Joseph 设计了保存良好血供和神经组织分布的皮瓣。众所周知，应用阴股沟皮瓣的阴道成形术，对于外阴发育异常的患者，手术成功率很高。

患者自身的大小阴唇也可以用于再造阴道。提倡利用组织的延展性来制造阴道阴唇皮瓣，然后用这个皮瓣来覆盖新的阴道。其他改良的术式也有报道。

26.7.9　肠管阴道成形术

对于阴道发育不全的患者，肠管阴道成形术并不可行。肠管阴道成形术又称阴道直肠吻合术，是将保留血供的一部分大肠蒂部缝合放置进新生成的阴道内的一种方法。近些年，推荐使用乙状结肠。

使用时回肠有收缩的现象，因此没有必要连续使用扩张器。据报道肠管阴道成形术的成功率可以高达 90%。其并发症包括阴道大量分泌物、脱垂、阴道狭窄、肠梗阻和结肠炎。最后，有报道称乙状结肠再造阴道的黏液腺癌发病率升高。

腹腔镜下对手术方式的改进也有报道。考虑到并发症的发病率提高，对于上次阴道成形术失败或有泌尿生殖道多发性畸形等复杂情况的患者，应限制使用该治疗方案。

26.7.10　梗阻的始基子宫

米勒管发育不全的患者通常可以在腹腔镜检查或 MRI 检查时发现米勒管始基结构。MRI 可以辅助诊断在这些始基结构中是否有子宫内膜组织存在（图 26-10，图 26-11）。对于有正常子宫内膜组织的患者可以表现为没有症状，多年后出现每月子宫内膜脱落而导致的周期性盆腔痛，有报道称这种患者会发生子宫内膜异位症。对于有症状的患者应该通过腹腔镜或开腹手术切除残基结构。

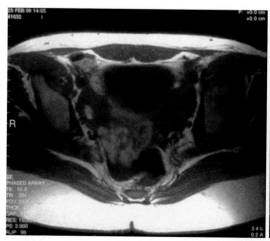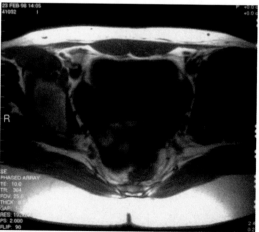

图 26-10　始基子宫的磁共振图像

经许可，转载自 Attaran M, Gidwani G, Ross J, 2007. Surgical techniques for management of anomalies of the Müllerian ducts and external genitalia// Falcone T, Hurd WW. Clinical reproductive medicine and surgery. Mosby: Elsevier

1111111111111111111111111

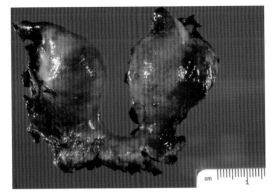

图 26-11　始基子宫切除标本

经许可，转载自 Attaran M, Gidwani G, Ross J, 2007. Surgical techniques for management of anomalies of the Müllerian ducts and external genitalia//Falcone T, Hurd WW. Clinical reproductive medicine and surgery. Mosby: Elsevier

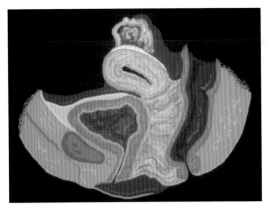

图 26-12　宫颈发育不全示意图

经许可，转载自 Attaran M, Gidwani G, Ross J, 2007. Surgical techniques for management of anomalies of the Müllerian ducts and external genitalia// Falcone T, Hurd WW. Clinical reproductive medicine and surgery. Mosby: Elsevier

26.7.11　手术技术

手术的第一步是对始基子宫的同侧施加牵引。抓住圆韧带，打开前腹膜，这样就形成了一个膀胱瓣，进入后腹膜腔，找到子宫，横切子宫卵巢韧带，继续分离，找到并结扎子宫动脉。最后切断始基子宫和固定它的一些纤维组织。

26.8　宫颈发育不全

宫颈发育不全是米勒管发育不全的一种罕见疾病，尽管很多文献都对宫颈发育不全进行了报道，但是它确切的发病率还不清楚（图 26-12）。宫颈畸形的程度不同，从发育不全到未生育都已有报道，宫颈发育不全的患者可以有或无阴道。在 58 例宫颈闭锁的患者中，48% 的患者仅存在宫颈闭锁，但阴道正常，其余的患者或只存在阴道窝，或阴道完全闭锁。

26.9　宫颈发育不全的诊断

与其他米勒管畸形的患者不同，宫颈发育不全的患者在早青春期即有临床表现。典型的表现是，患者在 12~16 岁可以表现为继发于子宫月经血流梗阻而出现盆腔痛。刚开始疼痛为周期性的，但是随着时间的推移，疼痛可能发展为持续性的。儿科医师经常将患者的腹痛诊断为其他原因引起的腹痛。这些女性患者没有月经，但是这种症状并没有引起人们的注意，因为这些患者年龄很小，没有月经也不会引起医师的注意。在梗阻的子宫内持续月经来潮会形成血肿，并可能形成输卵管积血、子宫内膜异位症、盆腔粘连。

盆腔影像学检查易导致误诊。医师会认为是盆腔包块引起的腹痛，而为患者进行手术，手术时却发现他们仅患有生殖道畸形。尽管 B 超对于寻找宫颈有一定帮助，但是医师必须将临床的可疑之处与放射科医师进行及时沟通。磁共振对宫颈的显示很有帮助，可以精确诊断宫颈是否存在（图 26-13）。

宫颈发育不全合并先天性无阴道的患者必须与高位梗阻阴道横隔相鉴别。MRI 在鉴别诊断中很有帮助，对于高位阴道横隔的患者 MRI 可以显示阴道上部积血，并可以显示宫颈。没有阴道积血可以诊断宫颈发育不全。从理论上讲，MRI 可以发现无宫颈，但不能准确区分宫颈发育不全的程度。

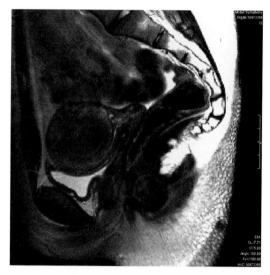

图 26-13　宫颈发育不全的磁共振图像，宫腔因积血扩张

经许可，转载自 Attaran M, Gidwani G, Ross J, 2007. Surgical techniques for management of anomalies of the Müllerian ducts and external genitalia// Falcone T, Hurd WW. Clinical reproductive medicine and surgery. Mosby: Elsevier

26.10　宫颈发育不全的处理

26.10.1　控制疼痛

控制疼痛应该是治疗的第一个目标。尽管可能需要麻醉，但是剧烈的疼痛在几天内即可缓解。在进行外科手术前可以进行对症治疗以预防子宫内膜进一步脱落。用于这种对症治疗的常用口服药物是持续口服避孕药、醋酸炔诺酮、长效醋酸甲羟孕酮及促性腺激素释放激素激动剂或拮抗剂。

大多数青春期患者既没有在感情上做好准备，也没有做好应对全子宫切除术这样大创伤手术的准备。因此，一旦对症治疗，如口服避孕药或长效醋酸甲羟孕酮可以缓解患者的疼痛，大多数患者会选择延缓手术，直至她们完全理解这种疾病所带来的全部后果。另外，患者的父母要对女儿未来的生育问题做出决定，对症治疗可以缓解她们身上的重担。

26.10.2　手术治疗

文献中并没有专门的指南指明正确的手术步骤。然而，每个患者都应该有其个体化的评估。对于宫颈发育不全的患者最明确、最安全的治疗方法仍然是经腹全子宫切除术，全子宫切除术可以减轻持续性的躯体疼痛和不适感。另外，随着代孕技术的出现，一方面，早期行全子宫切除术可以保留更多的卵巢组织，从而可以通过代孕和IVF达到妊娠；另一方面，在这样年轻的年龄就切除全子宫是一个很令人畏惧的决定。

治疗宫颈发育不全的其他手术包括宫颈穿通造口术和子宫阴道吻合术。有很多文献报道了宫颈穿通造口术和支架置入术。尽管有报道称可以成功地恢复患者的月经，但很多患者会因为宫颈纤维化和梗阻而需要再次手术。另外，受孕率也很低。一项对宫颈发育不全的患者的研究显示，59% 接受宫颈造口术的患者可以恢复正常月经。23 例患者中有 4 例患有明显的宫颈畸形，需要接受多次手术。如果患者合并阴道畸形，则需要进行阴道重建术，这项手术则更令人畏惧。

有很多形式的宫颈发育不全会与宫颈未发育混淆。对于没有宫颈的患者可以考虑全子宫切除术，对于有宫颈和阴道梗阻的患者可以考虑行宫颈造口术或子宫阴道吻合术。尽管宫颈造口术的最终目的是保留生育功能，但也有报道称这种手术可导致脓毒血症和死亡，而且之后的受孕率会很低。

受孕率低可以归因于几个因素。诊断延迟可导致子宫内膜异位症病变广泛及形成盆腔粘连。而且尽管宫颈造口术和支架置入术可以为经血的流出创造一个出口，但是这个窦道没有上皮化，这不仅增加了纤维化的危险，而且妨碍精子进入宫腔。在 Rock 的报道中唯一一例妊娠的患者是在造口区应用了皮肤全层皮瓣移植。最近有报道应用膀胱黏膜组织构成新的宫颈通道。

在术前评估和制订手术计划后，如果患者确实患有阴道闭锁，须进行阴道成形术。患者应该在术前就术后模具需要延长的使用时间进行咨询。

先进的人工助孕技术使宫颈发育不全的患者也可以妊娠。因此，很多患者更喜欢选择持续性抑制子宫内膜的保守疗法，而不愿意接受手术治疗，这样先进的人工助孕技术可以使宫颈发育不全的患者妊娠。因此，很多患者更喜欢选择持续性抑制子宫内膜的保守疗法，而不愿接受手术治疗，这样还可以保留一丝生育的希望。随着时间流逝，当这些患者进入成年期，也许他们可以更好地接受这个诊断及这种疾病带来的后果。

26.10.3　子宫融合缺陷

子宫融合缺陷包括子宫纵隔、双角子宫和双子宫。有子宫融合缺陷的患者通常没有症状。通常是在检查不孕症、反复妊娠丢失或产科并发症的过程中做出这种诊断。

对子宫融合缺陷进行准确的诊断是很重要的，因为治疗方案差异很大。这种诊断通常是在影像学的基础上做出的，包括超声、子宫输卵管碘油造影、MRI 及腹腔镜或宫腔镜检查。尽管放射学可以对这些疾病进行鉴别诊断，这些畸形的多发性变异为正确的诊断提出巨大的挑战。

26.11　子宫纵隔

子宫纵隔患者较其他子宫融合缺陷患者更容易出现生育障碍。子宫融合缺陷患者中子宫纵隔的自然流产率最高。

在评估反复妊娠丢失后发现子宫纵隔的处理方法是宫腔镜切除子宫纵隔。然而，在不孕症检查中发现子宫纵隔的处理就不那么简单。虽然纵隔似乎不会导致不孕症，但考虑到在不孕症治疗后可能出现自然流产，可能足以证明在不孕症治疗前进行宫腔镜切除子宫纵隔是合理的。

在历史上，早期 Jones 或 Tompkins 子宫成形术中，有时开腹沿子宫中线切开将子宫纵隔切除。这种极端的路径现在已经完全被宫腔镜纵隔切除术所替代。

26.12　双角子宫

最常见的子宫畸形是双角子宫。这种畸形通常是在进行不孕症或反复妊娠丢失的检查过程中偶然发现的。

双角子宫和子宫纵隔的鉴别诊断很重要。单纯依靠子宫输卵管造影是不能进行鉴别诊断的，因为这种影像学成像手段不能看清子宫的外形轮廓。虽然过去主要应用腹腔镜进行鉴别诊断，但现代的影像学成像技术，如三维超声检查和 MRI 可以对这两种疾病进行充分的鉴别。

影像学上用于鉴别双角子宫和子宫纵隔的标准有所发展。纵隔子宫的宫底平坦或中央向外凸起，或宫底切迹 < 10mm。纵隔相对较窄，这样 2 个半腔之间的内侧缘之间的角度 < 60°。双角子宫有 2 个宫底，中间的切迹至少长 10mm。在多数情况下，双角子宫 2 个半腔内侧缘之间的角度 > 60°。

在 MRI 检查中，T_2 像无法显示低信号间隔之间的肌层，以及分隔子宫内膜腔。相反，双角子宫会显示 2 个 T_2 高信号的子宫内膜腔，T_2 像上双角子宫将显示 2 个高信号宫腔影，并且每个宫腔都有中等信号的子宫内膜结合带。

对于双角子宫，人们通常认为这不是一个问题。然而据报道，这类患者有较高的早产率（19%）和自然流产率（42%）。子宫胎盘功能不足和宫颈功能不全是造成产科并发症高的主要原因。双角子宫的治疗方案包括 Strassman 子宫成形术和宫颈环扎术。因为从来没有对照研究子宫成形术的益处，因此，这种手术通常在多次妊娠丢失及有并发症的时候才使用。

26.13　手术技术：Strassman 子宫成形术

通常在确诊为双角子宫的情况下才会选择 Strassman 子宫成形术。经开腹手术，在双角子宫的宫底部做一个横切口，对这个开放的腔隙进行前后壁修复。对于双角子宫的患者而言，每妊娠丢失一次，再次妊娠的时间将会延长（由于子宫肌层延展或一些未知的因素），因此子宫成形术总是最终的治疗选择。

双子宫

双子宫被定义为有 2 个完全分开的子宫和宫

颈（图 26-14）。它占全部子宫畸形的 10%，B 超可以清楚地显示两个子宫体，并且可以延续至各自的宫颈。

对于双子宫患者并不建议进行手术治疗。对 49 位双子宫的患者进行长期随访发现，89% 渴望妊娠的患者都至少有一个健康的孩子。自然流产率为 21%，只有 1 例患者发生异位妊娠。双子宫患者最常见的问题是早产，占所有妊娠的 24%，幸运的是，只有 7% 的新生儿出生体重小于 1500g。新生儿中臀先露占 51%，因此剖宫产率增加。

26.14 单角子宫和残角子宫

单角子宫可以合并有与之相通或不相通的残角子宫。无论哪种情况，患者都会有规律的月经。如果残角是与单角子宫腔相通，或残角与单角子

宫腔不相通但没有功能，患者不会有严重的痛经。这种疾病通常是在患者进行不孕症的检查，或是产科并发症（如反复妊娠丢失），或是在剖宫产的过程中发现的。相反，如果残角子宫有功能，但与宫腔不相通，多数患者会有严重的痛经，且药物治疗无效（图 26-15）。

26.14.1 诊断

盆腔检查可发现子宫偏向一方或有附件肿块。B 超检查显示一侧为单角子宫，而另一侧为残角子宫、有蒂的肌瘤或卵巢子宫内膜异位囊肿。子宫输卵管造影会显示一个单角子宫，并且残角与宫腔相连的时候通常（但不是永远）显示出来。B 超和 MRI 通常有助于做出明确的诊断。

26.14.2 治疗

治疗方法取决于残角是否有功能，以及是否

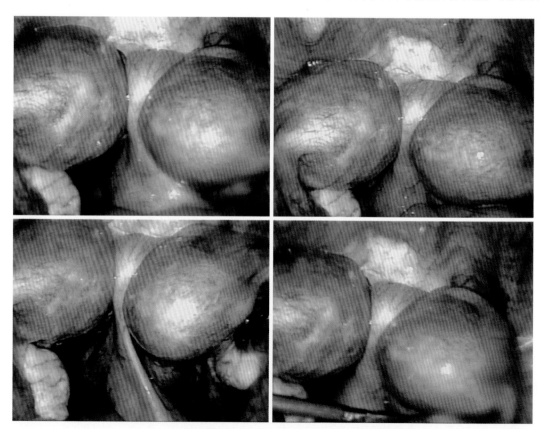

图 26-14 腹腔镜下双角子宫所见，注意双角间的腹膜带

经许可，转载自 Attaran M, Gidwani G, Ross J, 2007. Surgical techniques for management of anomalies of the Müllerian ducts and external genitalia// Falcone T, Hurd WW. Clinical reproductive medicine and surgery. Mosby: Elsevier

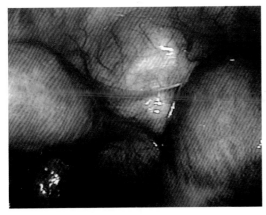

图 26-15　腹腔镜下无交通的子宫角

经许可，转载自 Attaran M, Gidwani G, Ross J, 2007. Surgical techniques for management of anomalies of the Müllerian ducts and external genitalia// Falcone T, Hurd WW. Clinical reproductive medicine and surgery. Mosby: Elsevier

与宫腔相通。一个没有功能、不与宫腔相通的残角不需要切除，因为它是没有症状的，而且不会给患者带来任何风险。相反，如果是一个有功能的且不与宫腔相通的残角，一旦明确诊断，应切除以缓解患者严重的痛经，以及避免残角子宫妊娠破裂出血的危险。有功能的且与宫腔相通的残角可以被保留，因为这样的残角不太可能有症状。然而，这样的残角有妊娠的可能，若妊娠后被确诊，可能继发破裂。因此，建议在准备妊娠前切除这样的残角。

26.14.3　外科手术：切除残角

可以经腹腔镜或开腹用相同的技术切除残角，这有赖于医师的经验。开口进入盆腔后，首先确定与残角相连的圆韧带，将圆韧带结扎、切断。进入腹膜后腔间，确认子宫，将残角下界与膀胱分离。

残角应该与其同侧的输卵管一起切除，防止精子在移入闭锁的输卵管内形成异位妊娠。当将输卵管从输卵管系膜切断后，可以横断子宫卵巢韧带，这样卵巢就可以保留下来。

残角子宫可以和单角子宫共用子宫肌层或通过纤维组织带相连。当两者通过纤维组织带相连时，通常可以在条带中发现血供。因此，需要横断并电凝该条带。

在未发育角通过子宫肌层与子宫相连的情况下，血液供应不容易识别，因此应识别并结扎未发育角下上升的子宫动脉。在子宫角和子宫之间很难找到剥离面，但必须小心避免进入单角子宫腔或损害子宫肌层厚度的完整性。剖开子宫肌层后，应仔细地用间断或连续的缝合线重新缝合子宫肌层缺损，以减少后续妊娠中子宫破裂的风险。

26.15　阴道纵隔

纵向的阴道间隔可以是无梗阻的，也可以是有梗阻的。无梗阻的阴道间隔通常是无症状的，在盆腔检查或分娩时发现。女性阴道隔膜阻塞通常表现为日益严重的痛经和单侧阴道肿块。

26.15.1　非梗阻的阴道纵隔

无梗阻的阴道纵隔占阴道畸形的 12%。尽管大多数患者无症状，但仍有一些患者抱怨放置卫生棉条后阴道持续出血，或取出卫生棉条困难，或性交困难。这些隔膜可以是完整的，也可以是部分的，可以存在于阴道的任何部分（图 26-16）。隔膜可以很小，以至于在盆腔检查时很容易漏诊，尤其是存在一个优势的阴道腔时。

一旦做出这种诊断，应该检查子宫和肾是否存在畸形。一项研究表明，60% 的阴道纵隔患者合并有双角子宫。其他一些学者发现，在这种病

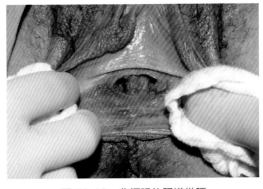

图 26-16　非梗阻的阴道纵隔

经许可，转载自 Attaran M, Gidwani G, Ross J, 2007. Surgical techniques for management of anomalies of the Müllerian ducts and external genitalia// Falcone T, Hurd WW. Clinical reproductive medicine and surgery. Mosby: Elsevier

例中双角子宫的发病率很高。

对于主诉性交困难，以及希望使用卫生棉条的患者应该切除阴道纵隔。对于双子宫患者，切除阴道纵隔是有必要的，这样可以分别对每个宫颈进行宫颈刮片检查。

一些产科专家建议在分娩前切除阴道纵隔，以避免潜在的难产因素和纵隔的裂伤。患有阴道纵隔的女性自然分娩的成功率还不清楚，但是有报道在分娩时急诊切除阴道纵隔以解决难产。比较厚的阴道纵隔应该在妊娠前切除，如果是妊娠期发现的阴道纵隔也最好在分娩前切除。

26.15.2 外科手术

外科手术的目的是切除这种纵隔组织，但不损伤宫颈、膀胱或直肠。膀胱内留置Foley导尿管。因为纵隔组织血供丰富，用单极电刀切除纵隔的前缘及后缘必须很注意，不要紧邻阴道壁切除纵隔，因为这样会导致大面积的黏膜缺损，黏膜缺损的边缘用2-0可吸收线缝合，术后无须使阴道模具。

26.15.3 有梗阻的阴道纵隔

阴道纵隔梗阻的女性通常表现为正常的初潮和日益严重的痛经。这些患者很可能有双子宫。其中一个子宫有一个通畅的出口，而另一个子宫被堵塞（图26-17）。

如果梗阻位于阴道下部，最后在下管检查时可能会发现鼓包。然而，单纯目视检查可能会完全忽略较高的阻塞，这在青少年中经常发生。指诊可发现阴道壁紧张、鼓胀（图26-18）。在许多情况下，膨出物在12点和3点位置之间或9点和12点位置之间，凸出部分朝向阴道前部。

盆腔超声检查通常可以显示盆腔包块，因此很容易误诊，除非在鉴别诊断中已经考虑到阴道纵隔。MRI是用于诊断这种畸形的最准确的影像学检查。像其他的米勒管畸形一样，阴道纵隔可以同时合并肾脏畸形，如肾缺如、盆腔肾及双尿道。

一些阴道纵隔仅为部分梗阻，在月经时仔细观察可以发现在阴道纵隔上有一个小孔。患者的症状各有不同，可以有阴道不规则出血和月经期

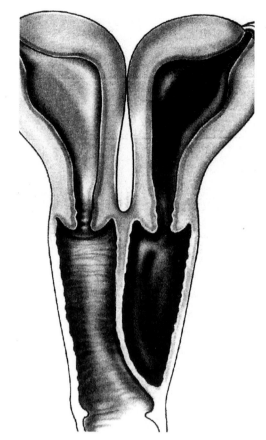

图 26-17　梗阻性纵隔示意图

经许可，转载自 Attaran M, Gidwani G, Ross J, 2007. Surgical techniques for management of anomalies of the Müllerian ducts and external genitalia// Falcone T, Hurd WW. Clinical reproductive medicine and surgery. Mosby: Elsevier

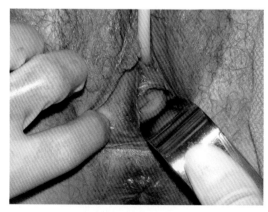

图 26-18　梗阻的纵隔通常表现为阴道内的鼓包

经许可，转载自 Attaran M, Gidwani G, Ross J, 2007. Surgical techniques for management of anomalies of the Müllerian ducts and external genitalia// Falcone T, Hurd WW. Clinical reproductive medicine and surgery. Mosby: Elsevier

延长，也可以有阴道分泌物增多。有时候，这个开放的小孔可以让微生物进入梗阻的阴道，导致盆腔感染和阴道积脓。进行盆腔检查时也许无法摸到有张力的膨出，但是在阴道旁区域可以触及饱满感。

26.15.4　外科手术

对非交通性阴道纵隔畸形的正确评估是手术切除的首要条件。第一步是将一根针扎入阴道壁，以确定切除的平面。一旦有血自针扎处吸出，用电刀将邻近组织切开进入到梗阻的阴道。用 Allis 钳将切开的边缘夹住，可以将这个腔隙暴露。当切除阴道纵隔的内侧缘，必须仔细操作，以避免损伤尿道。阴道纵隔应该被完全切除，这样医师可以很容易地对第二个宫颈进行宫颈刮片检查。暴露的黏膜边缘应该用 2-0 可吸收线缝合。术后不必应用模具，因为术后阴道狭窄的情况很少发生。在一些困难的病例中，也有应用经尿道的前列腺切除器或宫腔镜切除阴道纵隔的报道。

原来隐藏的宫颈和梗阻的阴道通常外观是正常的。宫颈通常是充血的，阴道穹隆是红斑样的并有肉芽。组织学上，阴道和纵隔的梗阻侧表现为柱状上皮细胞和腺体囊腔。一些患者主诉阴道纵隔切除术后阴道分泌物增多。阴道黏膜自发育不全的上皮细胞转化至成熟的鳞状上皮细胞需要很多年。

除非 MRI 诊断不明确或影像学研究表明伴有盆腔肿块，否则不建议在进行阴道纵隔切除术的同时进行腹腔镜检查。在所有梗阻性米勒管畸形病例中，子宫内膜异位症是常见的，即使隔膜只是部分阻塞。除卵巢子宫内膜异位囊肿外，不建议切除子宫内膜异位症，因为这些病变在切除梗阻后会消退。

据报道这些患者的产科结局与双子宫患者的情况相似，妊娠率为 87%，活产率为 77%。

26.16　阴道横隔

阴道横隔的发病率为 1/72 000~1/21 000。阴道横隔可位于阴道的上（46%）、中（40%）和下 1/3（14%）处。阴道横隔可以是完整的，也可以是不完整的，并且厚度不一（图 26-19）。

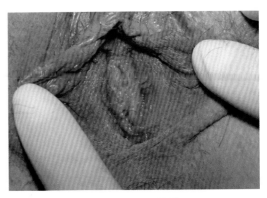

图 26-19　完全性横隔

注意，在 Valsalva 术中，无孔处女膜没有膨出。经许可，转载自 Attaran M, Gidwani G, Ross J, 2007. Surgical techniques for management of anomalies of the Müllerian ducts and external genitalia// Falcone T, Hurd WW. Clinical reproductive medicine and surgery. Mosby: Elsevier

26.17　临床表现

完全性阴道横隔的患者通常表现为青春期早期至中期原发性闭经。盆腔痛是很常见的主诉，但并不是所有的患者都是这样。高位阴道横隔的患者通常会有盆腔痛，而且这种疼痛比低位阴道横隔的患者发生得早。原因可能是月经来潮后阴道积血，使得阴道空间减少。

不全性阴道横隔的患者的主诉有大量阴道分泌物、性交困难、无法插入卫生棉条或性交时撕裂导致出血。如果没有症状，可能进行常规妇科检查时才能发现。

婴儿或幼儿很少能发现阴道横隔。阴道潴留黏液通常表现为盆腔包块。如果包块足够大，可引起输尿管梗阻并继发性水肾病。有腔静脉受压和心肺衰竭的报道。

26.17.1　诊断

手诊和窥器检查可以为阴道横隔的诊断提供最重要的信息。如果横隔位置很低，在外阴也许看不到阴道口。视诊时低位的阴道横隔与处女膜闭锁很难鉴别。增加腹腔压力，使闭锁的处女膜向外膨出，Valsalva 动作可以进一步帮助鉴别诊断。

如果阴道内发现开口，指诊检查或窥器检查可以暴露高位的阴道横隔。直肠指诊对于发现阴道内积血块很有帮助，能够很容易就触及膨出的包块。

经会阴和经腹超声检查有时可以诊断和确定阴道横隔的厚度。然而，在大多数情况下，需要骨盆 MRI 来区分阴道横隔和其他米勒管异常，如宫颈发育不全。

还应评估其他相关异常，如主动脉缩窄、房间隔缺损、尿路异常和腰椎畸形。

26.17.2 外科手术

诊断后建议尽快手术切除阴道横隔，以避免继续经血倒流。子宫内膜异位症常见于阴道横隔患者。然而，不推荐切除子宫内膜异位症的病变，因为缓解梗阻会导致子宫内膜异位症自然消退。

阴道横隔的发现或治疗延误可能会导致不可逆的盆腔粘连、输卵管出血和子宫内膜异位症继发的生育能力受损。在一项对 19 例阴道横隔患者的长期随访研究中，47% 的患者妊娠。然而，芬兰的一项小型研究显示，早期诊断并治疗阴道横隔的女性患者的活产率明显更高。

早期手术治疗的不幸后果是阴道狭窄的发生率增加。这很可能是年轻患者不使用阴道扩张器所致，因此阴道扩张器是治疗阴道间隔厚的患者必需的措施。

对于年龄小的患者除手术外，另外一项治疗选择是用甲羟孕酮这类药物终止子宫内膜的周期性脱落，从而推迟手术时间。当这些患者做好手术准备时，建议扩张阴道远端黏膜，从而延展阴道黏膜，以减少皮瓣的应用，并为术后应用阴道扩张器做准备。

横隔的厚度和位置将决定选用哪种最佳的手术方式。薄的、低位的阴道横隔通常要比厚的、高位的阴道横隔的手术准备简单得多。

26.17.3 外科手术：薄的阴道横隔

阴道内较薄且较低的横隔通常可以很容易切除。如果在检查中肉眼看不出轻微的鼓包，则将血管穿刺针穿过隔膜（图 26-20）。随着血液通过血管导管回流，剥离面变得清晰。通过单极电刀或剪刀穿过横隔进入上阴道腔。

阴道横隔被完整切除，用 2-0 可吸收线将阴道上部的黏膜和阴道下部的黏膜进行缝合（图 26-21）。多数情况下，为了预防阴道狭窄，在术后几周应持续使用阴道模具。

26.17.4 外科手术：厚的阴道横隔

处理厚的阴道横隔非常具有挑战性。术前，患者必须做好长期使用阴道模具并有可能移植分层中厚皮瓣来覆盖阴道的准备。医师主要关心的是潜在的肠道损伤，因此推荐术前进行肠道准备。

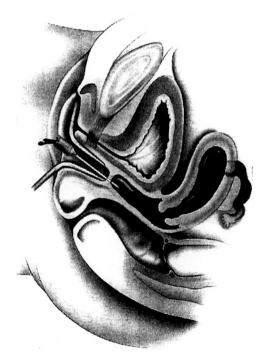

图 26-20　将血管导管置入横隔

经许可，转载自 Attaran M, Gidwani G, Ross J, 2007. Surgical techniques for management of anomalies of the Müllerian ducts and exter=nal genitalia// Falcone T, Hurd WW. Clinical reproductive medicine and surgery. Mosby: Elsevier

择期完成这个手术。当暴露宫颈后，手术的目的是将上部的黏膜组织和阴道下部的黏膜缝合在一起。

26.18　Z 成形术

如果厚的隔膜被完全切开，阴道黏膜近端和远端的间距可能过大，使得阴道黏膜两端不能做无张力缝合。基于这个理由，Garcia 和他的同事首次描述了将 Z 成形术用于修整厚的阴道横隔或阴道很短的情况。

这种技术中通过在横隔会阴侧的阴道组织上做斜交叉切口，形成 4 个下黏膜瓣，小心避免损伤膀胱或直肠。在横隔的阴道积血一侧，斜切阴道组织，形成 4 个上黏膜瓣。上、下黏膜瓣通过钝性剥离分离，应用连续的 Z 形成术，在游离边缘缝合。

13 例接受 Z 成形术的患者手术效果很好。术后需要使用阴道模具 5~8 周，以预防阴道狭窄。如果患者没有性生活，需要夜间使用阴道扩张器 6~8 个月。我们应该指导患者如何进行自己检查并告知患者如果有任何阴道狭窄的迹象应该立即返回医院就医。

如果隔膜较厚，不建议采用 Z 成形术，可能需要皮瓣移植。这种手术与 McIndoe 手术很像。术后需要延长模具使用时间。

（梁　雯　译，林　忠　校）

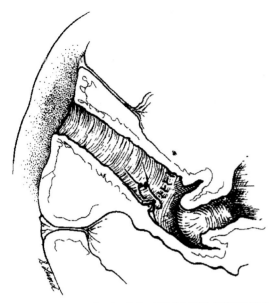

图 26-21　阴道横隔切除术后阴道远端和近端黏膜的重新接近

经许可，转载自 Attaran M, Gidwani G, Ross J, 2007. Surgical techniques for management of anomalies of the Müllerian ducts and external genitalia// Falcone T, Hurd WW. Clinical reproductive medicine and surgery. Mosby: Elsevier

在手术中，厚的横隔看不到鼓包。在正确的解剖角度下，可以通过在 B 超引导下将血管穿刺针插入阴道积血。在困难的情况下，可以使用腹腔镜和开腹手术通过子宫进入隔膜。

进行分离时要注意保护膀胱和直肠。膀胱内要置入 Foley 导尿管。当分开疏松的组织后，必须时常检查直肠，以保证分离角度正确。如果不小心进入膀胱或直肠，必须立即终止手术，并

参考文献

请扫描二维码查看本书参考文献。